Ursula Bien

Das Bi(e)näre System

Intelligentes Gewichtsmanagement

1. Auflage

Shaker Media
Aachen 2008

Bibliografische Information der Deutschen Nationalbibliothek
Die Deutsche Nationalbibliothek verzeichnet diese Publikation in der Deutschen
Nationalbibliografie; detaillierte bibliografische Daten sind im Internet über
http://dnb.d-nb.de abrufbar.

Printed in Germany.

ISBN 978-3-940459-69-5

Shaker Media GmbH • Postfach 101818 • 52018 Aachen
Telefon: 02407 / 95964 - 0 • Telefax: 02407 / 95964 - 9
Internet: www.shaker-media.de • E-Mail: info@shaker-media.de

Ich muss meinem Körper Gutes tun,
damit meine Seele Lust hat, darin zu wohnen.

Theresa von Avila
(1515 - 1582)

Das „Bi(e)näre System" – Kurzform

Das „Bi(e)näre System" ist eine lebenslange Ernährungsform, keine Diät im üblichen Sinne.

Das „Bi(e)näre System" unterscheidet sich zum größten Teil in allem, was Ihnen Ärzte oder Ernährungsratgeber üblicherweise empfehlen.

Das „Bi(e)näre System" reduziert Kohlenhydrate zugunsten von Eiweiß und Fett.

Das „Bi(e)näre System" fördert eine lustbetonte Ernährungsweise und die Achtung gegenüber unseren verzehrten Lebensmitteln.

Das „Bi(e)näre System" verzichtet vollkommen auf Fertiggerichte.

Das „Bi(e)näre System" betrachtet Gewichtsreduktion und Gewichtserhalt als eine Form von Management.

Das „Bi(e)näre System" wird Ihre Gesundheit nachhaltig verbessern.

Das „Bi(e)näre System" funktioniert.

Inhalt

Die etwas andere Schöpfungsgeschichte...

Am Anfang bedeckte Gott die Erde mit vielen köstlichen Gemüsesorten in prachtvollen Farben, auf dass Mann und Frau lange und gesund leben konnten. Er erschuf auch Fleisch, Fisch und Geflügel, damit seine Kinder genügend Proteine bekamen, um ihre strammen Muskeln und ihre schlanken Körper zu erhalten.

Doch Satan sah´s, und er erschuf die Kohlenhydrate. Er gab das weiße Mehl aus dem Weizen und den Zucker aus dem Zuckerrohr und kombinierte sie zu Brötchen, Croissants, Nudeln und Pizzateig. Verführerisch lächelnd fragte er den Mann: „Noch etwas süße Marmelade zu den Brötchen?" und der Mann antwortete "Oh gerne" und die Frau rief: „Und für mich noch etwas Nussnougatcreme und ein bisschen mehr Butter für die Croissants." Und so gewannen sie jeder 5 Kilo …

Und Gott schuf Papayas, Blaubeeren, Quark und Sojamilch, um der Frau jene Figur zu erhalten, die der Mann so liebte.

Doch Satan erfand Kekse, Schokoriegel, Kartoffelpuffer und Vanilleeis, und fügte augenzwinkernd hinzu: "Noch ein paar heiße Kirschen auf das Eis?", und der Mann rief wieder "Oh gerne" und die Frau fügte hinzu: "Und mir bitte noch eine heiße Waffel mit Sahne dazu." Und die Frau änderte ihre Konfektionsgröße von 36 auf 46….

Also sagte Gott: "Versucht's doch mal mit Steak und Salat mit frischen Kräutern und Olivenöl, das wird Euch munden und hält Euch fit und schlank."

Doch der Teufel schuf Croûtons und Baguette als Beilage. Und die Männer und Frauen erweiterten ihre Gürtel um mindestens ein Loch…

Daraufhin schuf Gott die Kartoffel und sagte: „Kocht sie und pellt sie Euch dann, und esst davon zwei pro Tag zu Eurem Mittagsmahl, aber nicht mehr."

Doch der Teufel entfernte die gesunde Schale und zerteilte das Innere in Chips und Pommes frites, die er in triefendem Fett briet und mit Unmengen Salz bestreute. Und Luzifer fragte: „Pommes King Size und mit Majo?" Und der Mann antwortete: „Aber auch noch mit Ketchup" und seine Cholesterinwerte gingen ab durch die Decke….

Gott gab den Menschen frisches, reines Wasser und wertvollen Wein und sagte weise: „Wenn ihr reichlich Wasser trinkt und Wein in Maßen, werdet Ihr gesund sein bis ins hohe Alter."

Doch Satan erfand Bier, Cocktails und die Alko-Pops, und die Jungen bekamen mit Zwanzig schon einen Bierbauch und den jungen Mädels quoll der gepiercte Bauchspeck nur so über die Hüfthose.

Also ersann Gott Laufschuhe und Walking-Stöcke, damit seine Kinder ein paar Pfunde verlören.

Doch der Teufel schuf das Kabelfernsehen mit Fernbedienung, damit der Mensch sich nicht mit dem Umschalten belasten müsse. Und Männer und Frauen amüsierten sich vor den flackernden Bildschirmen und rauchten dazu Zigaretten bis sie einen Herzinfarkt bekamen.

Und Satan sagte zufrieden "So ist es gut."

Und Gott seufzte resigniert und schuf die vierfache Bypassoperation am Herzen.

Und der Teufel erfand die gesetzliche Krankenversicherung.

Das „Bi(e)näre System" – zwei Phasen Richtung Wunschgewicht

Das „Bi(e)näre System" ist eine Ernährungsform, bei der viel Eiweiß und Fett, jedoch wenig Kohlenhydrate gegessen werden. Sie gehört daher zu den „low carb" Diäten (vgl. Seite 29). Kalorien werden nicht gezählt.

In Anlehnung an das „Binäre System" der Mathematik, in der Zahlen lediglich mit den Zeichen 0 und I dargestellt werden, gliedert sich auch die Gewichtsreduktion nach dem „Bi(e)nären System" in zwei verschiedene Abschnitte:

Phase 0: Die Einleitungsphase – Ihr Start ins neue Leben

In der so genannten „Einleitungsphase" werden 14 Tage lang bewusst nur sehr wenige Kohlenhydrate zu sich genommen (Phase Null).

Diese Phase dient dazu, Ihnen den Abschied von Ihren gewohnten Ernährungsgewohnheiten so leicht wie möglich zu machen und sich von Ihrer Abhängigkeit von „schlechten" Kohlenhydraten á la Chips, Croissants und Bratkartoffeln zu befreien. Ganz dramatisch ausgedrückt ist es eine Art „Kohlenhydratentgiftungsphase".

Durch Umstellung Ihres Stoffwechsels wird in der Einleitungsphase außerdem erreicht, Ihren Körper zur Verwertung so genannter Keto-Körper zu bewegen. Den physiologischen Zustand, den man in dieser Phase erreicht, nennt man „Ketose".

Die Einleitungsphase sollte mindestens 14 Tage dauern. Wenn Sie sehr viel abnehmen möchten und mit Ihrer neuen Ernährungsweise sehr gut zurecht kommen, können Sie diese Phase auf bis zu drei Monate ausdehnen. Erfahrungsgemäß gibt es aber nach 12 Wochen extrem kohlenhydratarmer Kost „compliance-Probleme", d.h. die Abnehmwilligen haben Schwierigkeiten, die Regeln weiterhin exakt zu befolgen.

Bevor Sie sich also mit irgendwelchen Schuldgefühle quälen, oder Sie sich einreden, ein schwacher Mensch zu sein, der keine Diät richtig durchhält, treten Sie lieber in die nächste Phase ein.

Phase I: Die Erhaltungsphase – lebenslang „low carb"

Wie schon der Name sagt ist die Erhaltungsphase die Phase, nach der Sie lebenslang weiterleben sollten, um Ihr erreichtes Wunschgewicht zu halten.
Es ist allerdings sehr wahrscheinlich, dass Sie in der Erhaltungsphase fast unbemerkt, aber sehr kontinuierlich noch ein paar weitere Kilos abspecken werden.

In dieser Erhaltungsphase werden der täglichen Ernährung wieder mehr Kohlenhydrate zugefügt. Die Steigerung erfolgt langsam und vorsichtig unter sorgfältiger Beobachtung wie der Körper auf diese Steigerung reagiert. Man arbeitet mit dem Körper, indem man sein „feed-back" abwartet und auf seine Signale hört.

An zusätzlichen Kohlenhydraten sollte man sich zuerst die Dinge gönnen, die man in der Einleitungsphase vermisst hat. Für den einen ist dies etwas mehr Obst am Tag, für den anderen das Glas Wein am Abend und für den nächsten ein Stückchen (dunkle) Schokolade.

Sie enden letztendlich bei der so genannten LOGI*-Kost, einer Ernährungsform nach Dr. Nicolai Worm, die Speisen mit einer niedrigen glykämischen Last bevorzugt.

Die Devise in der Erhaltungsphase heißt: weiterhin sehr gut essen, satt und zufrieden sein, aber nicht wieder zunehmen! Allerdings ist das ein Balanceakt, der - schlecht umgesetzt - auch wieder zu einer Gewichtszunahme führen kann.

Hier kommen auch individuelle Unterschiede zum Tragen, denn der eine nimmt schon bei 100 g Kohlenhydraten in der täglichen Nahrung wieder zu, der andere kann bis auf 200 g gehen. Dies hängt u.a. auch davon ab, wie viel Sie sich bewegen, ob Sie eher ein aktiver Mensch sind oder ein Stubenhocker, ob Sie einen körperlich anstrengenden Beruf haben oder einer rein sitzenden Tätigkeit nachgehen.

In der Einleitungsphase lernen Sie, wie gut man mit einer kohlenhydratarmen Ernährung zurechtkommt. Die Regeln des „Bi(e)nären Systems" gehen Ihnen sehr schnell in Fleisch und Blut über, und Sie werden diese mühelos befolgen, sowohl beim Kochen daheim als auch beim Essen im Restaurant.

Irgendwann hört man einfach auf über „Verbotenes" nachzudenken, weil man gar nicht mehr darüber nachdenken muss. Meistens verliert man auch vollkommen die Lust auf „schlechte" Kohlenhydrate. Wenn man wieder gelernt hat auf seinen Körper zu hören, kennt man bald seine individuelle Grenze an Kohlenhydraten, die man täglich zu sich nehmen kann, ohne zuzunehmen.

Man fühlt sich fit und energiegeladen und genießt das Essen ohne Anflug eines schlechten Gewissens als wundervolle und lustvolle Komponente des Lebens.

Einige besonders schöne „Nebenwirkungen" dieser Ernährungsform:

Sie strahlen diese Lebenslust auch nach außen hin aus und wirken glücklich und zufrieden.
Sie haben deutlich mehr Power als früher und sehen einfach besser aus.
Ihre Blutwerte werden in relativ kurzer Zeit alle im „grünen Bereich" sein, und Ihr Arzt wird Sie fragen, wie Sie das angestellt haben.

* LOGI = low glycemic and insulinemic (siehe Seite 39+128)

Für wen ist das „Bi(e)näre System" geeignet und für wen nicht?

Das „Bi(e)näre System" ist für jeden Menschen geeignet, der bereit ist, seine Ernährungsgewohnheiten langfristig zu verändern und in einem moderaten Tempo Pfunde zu verlieren. Jeder, der eine Methode sucht, mit der man quasi über Nacht Speck verliert und dies bitte möglichst mühelos, ist mit dem „Bi(e)nären System" falsch beraten.

Man nimmt nicht ohne Mühe und ohne sich Gedanken zu machen ab!
Jedem Angestellten ist klar, dass ohne Engagement und Anstrengung kein Erklimmen der Karriereleiter möglich ist. Für alles im Leben mussten Sie doch hart arbeiten und etwas leisten, war es nun das Seepferdchen-Abzeichen, der Führerschein oder das Diplom in Betriebswirtschaft. Und da soll Ihnen ausgerechnet ein gesunder und schlanker Körper einfach so geschenkt werden?

Nein, ein schöner Körper ist Mühe und harte Arbeit, auch wenn die Heidi Klums und Naomi Campbells dieser Welt immer ein bisschen so tun, als wäre das bei ihnen anders. Das „Bi(e)näre System" ist für Menschen geeignet, die bereit sind, sich mit den biochemischen und physiologischen Prozessen des Körpers auseinanderzusetzen und die Lust am Experimentieren haben.

Obwohl das „Bi(e)näre System" sehr gut für Menschen geeignet ist, die aus beruflichen Gründen viel unterwegs sind und häufig in Restaurants essen gehen, ist es absolut notwendig, sich auch mal in die Küche zu stellen und zu kochen oder zu backen. Für Angehörige der „Generation Tütensuppe" ist das „Bi(e)näre System" daher schwierig zu befolgen. Wenn Sie also tatsächlich zu ungeschickt sind, ein Ei in die Pfanne zu hauen, dann lassen Sie es lieber, bevor Sie mir später vorwerfen, mein System würde nicht funktionieren.

Nicht geeignet ist das „Bi(e)näre System" auch für Menschen mit Nierenfunktionsstörungen. Für Diabetiker, die zur Einstellung des Blutzuckerspiegels Tabletten nehmen müssen, ist die Umstellung auf diese Ernährungsform nur unter engmaschiger medizinischer Kontrolle möglich. Bei insulinpflichtigen Diabetikern wird sich der tägliche Insulinbedarf deutlich verringern. Sie müssen daher wesentlich häufiger Ihren Blutzuckerspiegel kontrollieren als sonst, weil Sie ohne Dosisanpassung leicht in eine Unterzuckerung rutschen können.

Beim „Bi(e)nären System" handelt es sich um eine Diät. Das Wort Diät leitet sich vom Griechischen „diaita" ab, was soviel wie "Lebensweise" bedeutet.

Was ich Ihnen hier also vorstelle, ist eine „Lebensweise", eine Art zu leben und zwar für immer! Sie werden nach dem „Bi(e)nären System" mit hoher Wahrscheinlichkeit erfolgreich (nicht mühelos!) abnehmen und Ihre Ernährung umstellen.
Dabei wird Sie kein Hunger plagen, allerdings werden Sie sich von einigen lieb gewonnen Ernährungssünden dauerhaft verabschieden müssen.

Sobald Sie jedoch nachlässig werden, von den Regeln abweichen oder in alte Gewohnheiten zurückfallen, werden Sie wieder zunehmen und Ihr Ausgangsgewicht erreichen und zwar so schnell, wie Sie kaum schauen können.

Es ist also völlig zwecklos, sich mit dem „Bi(e)nären System" zur Bikinifigur zu trimmen, dann im Urlaub aber wieder „wie immer" zu essen. Sie werden von Ihrer Reise deutlich dicker zurückkehren als Sie diese angetreten haben: Jojo-Effekt!

Wenn Sie schlank bleiben möchten, müssen Sie lebenslang nach dem „Bi(e)nären System" leben. Oder, um es mit den Worten von Dr. Robert Atkins zu sagen:
„Man kann eine Diät nicht anfangen und wieder beenden, so wie man einen Bus besteigt, ein paar Haltestellen fährt und dann wieder aussteigt." (Atkins 1999)

Allerdings können Sie immer ein wenig experimentieren. Solange Ihre Blutwerte in Ordnung sind, die Hose noch locker sitzt und Sie nicht zunehmen, dürfen Sie sich Vieles erlauben.

Was ist Ihre Motivation zum Abnehmen?

Menschen verändern aus total unterschiedlichen Gründen ihr Leben.
Bevor Sie also mit dem „Bi(e)nären System" beginnen, möchte ich Sie bitten, sich darüber klar zu werden, was eigentlich Ihre persönliche Motivation für Ihre Ernährungsumstellung ist.

Wenn Sie selbst eigentlich mit Ihrem Äußeren zufrieden sind, bloß ein paar Pfunde zu viel haben, aber abnehmen wollen, weil Ihnen *andere* suggerieren, dass Sie irgendeinem Schönheitsideal nicht entsprechen, so bleiben Sie bloß standhaft und genießen weiter ihr Leben.

Ein paar Kilos zu viel auf den Rippen sind entgegen landläufiger Vorstellungen nämlich *kein* Gesundheitsrisiko, obwohl uns immer wieder das Gegenteil berichtet wird. Viel schlimmer ist ständiges Zu- und Abnehmen, dauernde Kalorien sparende Diäten und Frust. Erst wenn Sie richtig viel Speck zu viel mit sich herumschleppen, kann es gesundheitlich kritisch werden (Worm 2003).

Eitelkeit ist für Frauen allerdings meist der effektivste Motivator.
Susanne Fröhlich, in diesem Buch mehrfach zitierte Autorin des urkomischen Buches „Moppel-Ich", trifft den Nagel auf den Kopf, indem sie nach der Motivation für ihre eigene Abspeckkur befragt grundehrlich antwortet: *"Ich wollte schicke Klamotten"* (Fröhlich 2005).

Tatsächlich sehen die meisten modernen Klamotten wirklich nur bis Größe 42 gut aus. Doch sollte man nur, um in diese Kleidergrößen zu passen ein Leben lang hungern? Nein! Denn Essen ist Lust. Leben ist Lust. Und wer seine Lust nicht befriedigt, lebt nicht!

Wenn Sie sich an meine Regeln halten, werden Sie mit dem „Bi(e)nären System" dauerhaft abnehmen und das erreichte Gewicht behalten. Dabei werden Sie nicht einen Tag hungern und auch nicht unter zwischenzeitlichen Freßanfällen leiden.

Susanne Fröhlich war ein dauerhafter Abnehmerfolg leider nicht vergönnt.
Bereits wenige Monate nach ihren beträchtlichen Abspeckerfolgen war sie leider wieder im XXL-Format zu bewundern.

Gesundheitliche Aspekte

Haben Sie bereits gesundheitliche Probleme, d.h. schlechte Blutfettwerte oder einen erhöhten Blutzuckerspiegel, Herz-Kreislaufprobleme oder Magen-Darm Erkrankungen, so fangen Sie schnellstmöglich an, Ihre Ernährung umzustellen.

Vielleicht ist es Ihre letzte Chance, einem Schlaganfall oder dem ständigen Spritzen von Insulin infolge einer Diabeteserkrankung zu entgehen. Besonders der Typ II Diabetes, auch Altersdiabetes genannt, ist eine absolut vermeidbare Erkrankung, an der niemand leiden müsste. Ich werde im Rahmen dieses Buches noch sehr ausführlich darauf eingehen.

Doch ich warne Sie an dieser Stelle eindringlich: Beginnen Sie bitte niemals mit einer Kalorien reduzierten, Fett sparenden „Standard-Diät". Studien zeigen eindeutig, dass diese Formen von Radikalkuren für Dicke nicht nur gesundheitsschädlich sind, sondern Sie tatsächlich schneller ins Grab bringen (Worm 2000).
Auch „Heilfasten", immer gern als Frühjahrsputz für den Körper glorifiziert, ist für unseren Body die schlimmste Art von Stress.

Sinnvoll für Sie ist eine *kohlenhydratreduzierte* Ernährungsform!
Durch eine drastische Reduktion von Kohlenhydraten werden sich Ihre Blutwerte maßgeblich und zum absoluten Erstaunen Ihres behandelnden Arztes verbessern. Die positiven Effekte können mannigfach sein. Besonders Menschen mit Magen-Darm-Erkrankungen profitieren nachhaltig von einer kohlenhydratarmen Kost.
Sollten Sie unter einer Vorstufe des Altersdiabetes leiden, werden sich Ihre Blutzuckerwerte dramatisch verbessern, und Sie werden wahrscheinlich keinerlei Medikamente benötigen.

Wie Sie später noch verstehen werden, muss sich Ihr Stoffwechsel erst langsam umstellen und lernen, mit der neuen Situation umzugehen.

Damit Sie ihm die Gelegenheit für diese Stoffwechselumstellung geben, beginnt das „Bi(e)näre System" mit einer speziellen Einleitungsphase. Was in dieser Zeit mit Ihrem Körper geschieht, werde ich Ihnen später ausführlich erklären.

Wer hat´s leicht, und wer hat´s schwer?

Sollten Sie eine übergewichtige Frau im gebärfähigen Alter mit einer vorwiegend sitzenden Tätigkeit sein, die in ihrem Leben schon viele Fastenkuren, also kalorienbeschränkte Diäten im herkömmlichen Sinne, hinter sich gebracht hat, braucht Ihr Körper leider eine längere Zeit, um sich an die neue Situation zu gewöhnen und sein mühsam gehortetes Fett freiwillig wieder herzugeben.

Ihr Körper muss zuerst einmal lernen, dass es absolut keinen Grund gibt anzunehmen, dass es demnächst wieder einmal eine riesige Hungersnot gibt und er es hinkriegen muss, mit minimalen Kalorienmengen über die Runden zu kommen und sämtliche Stoffwechselprozesse zu erhalten.

Genau das hat Ihr Body nämlich gelernt bei Ihren zahlreichen Hungerkuren!
Leben auf Sparflamme. Ihr Körper wehrt sich daher, seine Vorräte anzugreifen und knausert bedächtig mit jedem Gramm Fett.

Sind Sie allerdings ein übergewichtiger Mann, der sich im Berufsleben sogar noch ein bisschen bewegt oder sogar ein wenig Sport treibt und noch nie im Leben eine kalorienreduzierte Diät gemacht hat, haben Sie richtig gute Karten: Sie werden sehr schnelle Erfolge erzielen und Ihre Umgebung innerhalb von vier Wochen mit einer für jeden deutlich wahrnehmen Gewichtsreduktion verblüffen.

Generell kann man aber sagen:

- je mehr Diäterfahrung Sie mitbringen, desto schwieriger haben Sie´s und

- Männer haben es generell leichter als Frauen.

Männer und Frauen sind einfach anders, sowohl in puncto Körperwahrnehmung als auch beim Abnehmen. Werfen wir doch einmal einen gemeinsamen Blick auf „Adam und Eva".

Von Männern und Frauen

Die deutsche Durchschnittsfrau trägt Kleidergröße 40 bis 44 und wiegt 67,3 Kilo bei einer Größe von 1,65 Metern. Die nationale Verzehrstudie 2007 ergab, dass 50,6 Prozent der erwachsenen Frauen und sogar 66 Prozent der Männer in Deutschland übergewichtig sind (BMELV 2007). Jede zweite Frau, aber nur jeder fünfte Mann hat schon einmal versucht abzunehmen.

Über die Männer

Männer gehen mit ihrem Übergewicht deutlich entspannter um als Frauen.

Jeden Sommer kann man sich in deutschen Innenstädten davon überzeugen, dass für Männer weder eine dicke Plauze noch Tausende von Krampfadern an den Beinen ein Grund sind, sich zu verhüllen. Ungeniert steigen Sie im Sommer in kurze Hosen und denken auch beim dritten Maß Bier nicht daran, wie viele Extrakalorien sie sich da gerade einverleiben.

Männer definieren ihren Lebenserfolg einfach über andere Dinge und sind mit sich und der Welt zufrieden. Diesbezüglich sollten wir Frauen von Männern lernen.

Männer beginnen erst dann über ihre Ernährung und ihren Lebensstil nachzudenken, wenn es mit ihrem Körper lebensbedrohliche medizinische Probleme gibt oder die Potenz infolge ihrer Fettleibigkeit nachlässt. Stark übergewichtige Männer leiden nämlich Studien zur Folge deutlich häufiger an Erektionsstörungen als normalgewichtige (Kratzik 2005).

Eitelkeit ist bei Männern dagegen nur selten ein Motiv fürs Abnehmen und allenfalls bei Singelmännern ein probates Mittel, um kurzfristig den Marktwert zu erhöhen.
Sobald eine hübsche, vorzugsweise schlanke junge Frau erobert und geheiratet wurde, geraten die Herren dann wieder aus der Form.

Laut Angaben des statistischen Bundesamtes sind 67% der verheirateten Männer übergewichtig, während nur jeder dritte Singlemann zu viel auf die Waage bringt.
Na ja, als Ehemann muss man ja nix mehr erobern, da hat man seine Schäflein im Trockenen. Warum soll man sich also zusammennehmen?

Doch natürlich wünschen wir Frauen uns andere Männer!
Ja, wir sehnen uns nach den Schönen und Durchtrainierten, doch sind die schwieriger zu finden als die Nadel im Heuhaufen. Da muss frau schon mal Kompromisse machen, um nicht auf dem Singlemarkt zu verwelken wie die frustrierten Mädels in „Sex and the City".

Liebe Männer, es wäre wirklich schön, wenn Ihr ein wenig eitler wäret.
Ihr müsst ja wirklich kein George Clooney werden, aber zum Ottfried Fischer müsst Ihr halt auch nicht mutieren.

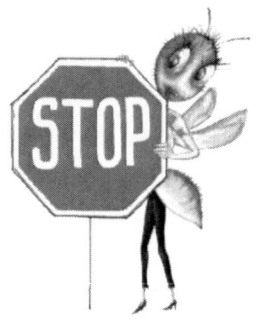

Halt, liebe Männer, jetzt nicht das Buch zuklappen!
Ihr seid wirklich nicht an eine Männerhasserin gekommen, ganz im Gegenteil.

Ich mag Männer wirklich. Und gerade weil ich Euch mag, habe ich dieses Buch geschrieben.
Männer profitieren doch am allermeisten von dieser Ernährungsform!

Warum?

Männer mögen gerne Fleisch und hassen es, Fett einzusparen.

Das „Bi(e)näre System" sieht keinerlei Kalorienreduktion vor, macht satt und erlaubt sowohl Fleisch als auch Fett.

Für Männer ist das „Bi(e)näre System" daher geradezu ideal, denn es hat überhaupt nichts mit nagendem Hunger und Selbstkasteiung zu tun.

Allerdings muss ich Euch leider das geliebte Bierchen rauben …

Über die Frauen

Frauen halten sich fast alle für zu dick. Ein Viertel der sieben- bis zehnjährigen Mädchen versucht bereits durch Kalorienzählerei dem schlanken Ideal unserer Gesellschaft zu entsprechen. Grausam!

Fast nie sind Frauen mit sich und ihrem Äußeren zufrieden. Fragen Sie eine Frau nach dem, was sie an ihrem Körper nicht mag, so wird sie Ihnen wie aus der Pistole geschossen eine lange Liste ihrer Unzulänglichkeiten aufzählen können.
Fragen Sie sie aber, was sie an sich mag, muss frau lange nachdenken.

Frauen halten sich stets für „verbesserungswürdig". In dieser Ansicht unterstützt werden sie durch viele Dutzend so genannter „Frauenzeitschriften", in welchen man lernt, „das Beste aus seinem Typ" zu machen. Und das Beste ist: dünn sein!
So liest frau wöchentlich von einer neuen supertollen Diätform, die „fünf Kilo in einer Woche" wegschmelzen lässt.

Frauen orientieren sich bei ihrem Wunsch nach Schlankheit jedoch nicht an normalgewichtigen Vorbildern, sondern an untergewichtigen Hungerhaken.
Dies ist keine Erscheinung unserer Zeit. Schon in den 60er Jahren bewunderten Frauen das Mannequin „Twiggy", ein 16-jähriges Mädchen, das ihren Spitznamen ihrer spindeldürren Figur zu verdanken hatte (Twiggy heißt Zweigchen, vom englischen twig = Zweig). Allerdings wird der Trend zum „Skelett auf dem Laufsteg" immer krasser.

Während vor 30 Jahren Fotomodelle etwa acht Prozent weniger gewogen haben als die Durchschnittsfrau, bringen heutige Models bereits 23 Prozent weniger auf die Waage.
Müsste das Publikum nicht protestieren, wenn Kleider von magersüchtigen Models präsentiert werden? Sollte man die Designer, die ihre Entwürfe von solch essgestörten Porzellanpüppchen vorführen lassen, nicht mit einem Kaufboykott sanktionieren? Doch was macht die „Frau von heute"? Sie findet das alles ganz normal, hält sich selbst für zu fett und fängt an zu hungern.

Erfreulicherweise gibt es mittlerweile aber auch einen gegenläufigen Trend.
Auf der Modewoche im spanischen Madrid im September 2006 wurden untergewichtige Models erstmals in der Geschichte der Shows vom Laufsteg verbannt.
Die Mädchen wurden vor ihrem Auftritt gewogen und mussten bei einer Größe von 1,75 m mindestens 56 Kilogramm wiegen. Zu magere Models durften nicht auftreten.

Die Initiative stieß auf ein positives Echo. Zu befürchten steht allerdings, dass solche Initiativen sich in der Modeszene ähnlich kurz halten wie die die Kampagne „Lieber nackt als Pelz". Die Mannequins, die noch vor Jahren schworen, keine Tierfelle mehr vorzuführen, sind heute längst wieder in Pelze gehüllt. Was stört mich mein Geschwätz von gestern?

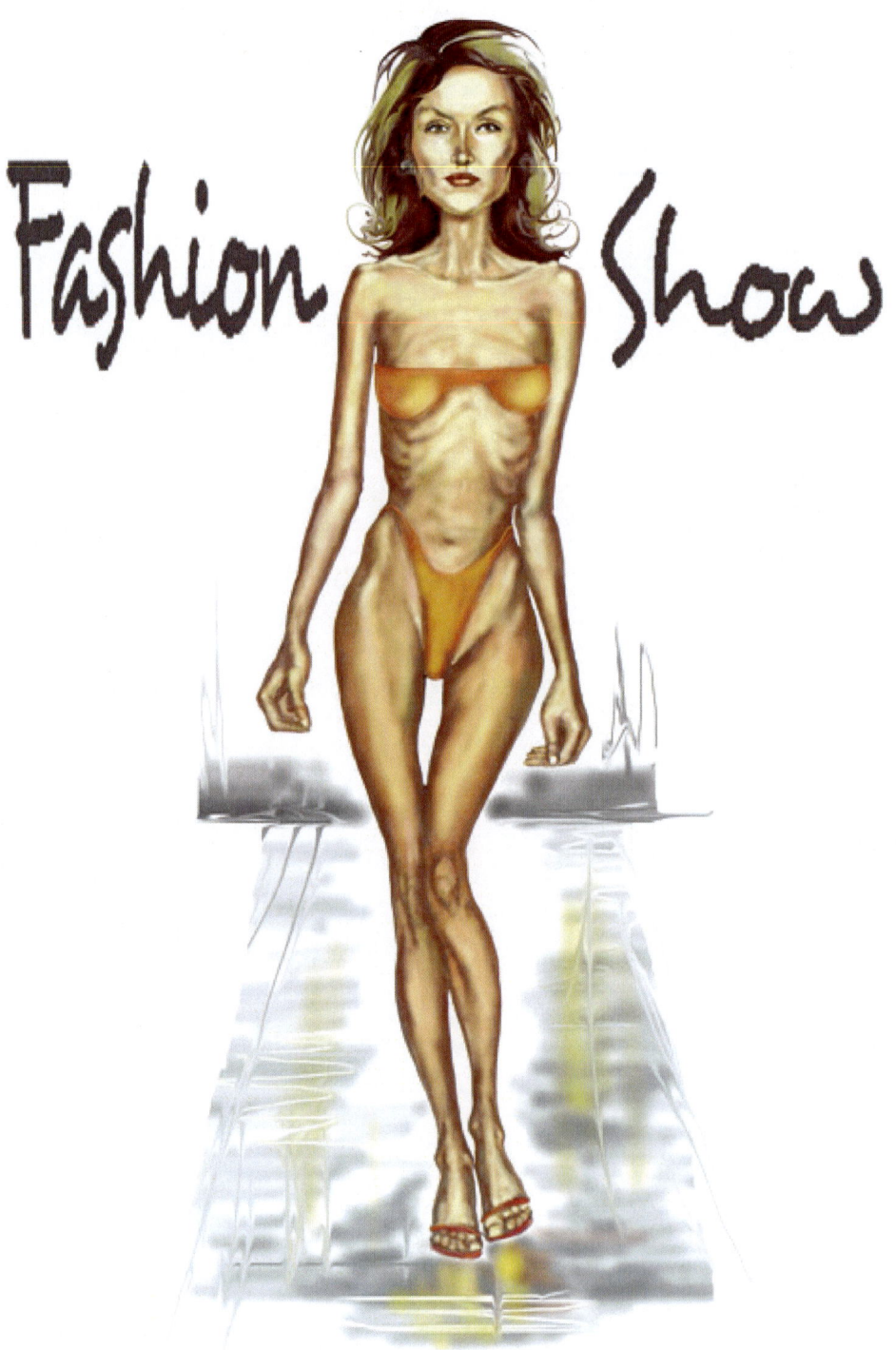

Fashion Show

Sehr gefreut habe ich mich darüber, dass der Creme-Produzent Unilever mit einer Werbekampagne mit „molligen" Models seine Umsätze verdoppeln konnte. Bravo für den Mut, endlich wohlproportionierte Damen zu zeigen!

Als „mollig" würde heute übrigens auch Marilyn Monroe, *das* Sexsymbol der 50er Jahre, bezeichnet werden. Sie wog bei einer Größe von nur 1,65 m zwischen 55 und 58 kg und hatte all das, was wir Frauen heute bei uns hassen: einen „richtigen" Hintern und „dicke" Oberschenkel. Doch die Männer lagen und liegen ihr zu Füßen, denn Marilyns Körper ist bis heute *der* Inbegriff weiblicher Sinnlichkeit und Sexappeals. Fragt man Männer, so wollen die nämlich gar keine Hungerhaken, im Gegenteil. Männer wollen eine Frau mit Kurven, etwas „zum Anfassen" und vor allen Dingen wollen sie eine Frau, die in einem Restaurant nicht eine halbe Stunde an einem Salatblatt knabbert.

Und daher liebe Frauen, ist das „Bi(e)näre System" auch für Euch gut geeignet.

Ihr müsst nicht mehr hungern und könnt beim Abendessen mit dem Liebsten endlich herzhaft zulangen.

Ihr verliert den Heißhunger auf Süßigkeiten, unter dem fast alle Frauen leiden, besonders kurz vor der Menstruation.

Ihr nehmt an den Stellen ab, wo Ihr es auch möchtet und nicht da, wo Ihr es eigentlich gar nicht so schlimm findet etwas Fett zu haben.

Ihr werdet eine schöne und pickelfreie Haut bekommen und viele viele Komplimente.

Doch Euch klau ich die Schokoriegel …

Von Fettzellen und anderen Grausamkeiten

Fettzellen, medizinisch Adipozyten oder Lipozyten, hat der liebe Gott an einem Tag mit den Stechmücken und den Zahnschmerzen erfunden, nicht wahr?
Man könnte in der Tat ganz gut drauf verzichten - glaubt man.

Doch Fettzellen haben weit mehr Aufgaben, als die schnöde Speicherung aufgenommenen Nahrungsfettes. Als Ärgernis an Bauch und Hüften fristen unsere Speckpolster nämlich durchaus keine passive Rolle, sondern gleichen eher einer hoch aktiven Chemiefabrik, die eine massive Bedeutung für unseren Stoffwechsel hat.

Etwa 30 Milliarden Fettzellen sind bei einem normalgewichtigen Menschen über den gesamten Körper verteilt, sehr Übergewichtige können es aber durchaus auch auf 120 Milliarden dieser kleinen Fettdepots bringen. Bei Männern mit normalem Gewicht besteht etwa 15 bis 20 Prozent des gesamten Körpergewichtes aus Fettgewebe, bei normalgewichtigen Frauen liegt der Anteil bei 20 bis 28 Prozent (Norgan 1997).
Nur extrem durchtrainierte Ausdauersportler und Bodybuilder liegen unter der 10% Grenze. Den individuellen Körperfettanteil kann man mit speziellen Waagen recht genau bestimmen.

Doch Fett ist nicht gleich Fett. Als „Baufett" bezeichnet man z.B. das Fett an unseren Handflächen und Fußsohlen. Dies wird nur in extrem Notsituationen und Hungerperioden angegriffen, Hände und Füße werden dann „knochig" und der gesamte Körper wirkt ausgemergelt. So genanntes „Speicherfett" besteht aus weißen Fettzellen, die sich unter der Haut als klassisches Unterhautfettgewebe ansammeln und zudem noch als eine Art „Biopren-Anzug" gegen Kälte von Außen fungieren. Im braunen Fett findet überwiegend der Fettstoffwechsel zur Erzeugung von Wärme statt.
So genanntes „Organfett" polstert unsere inneren Organe zum Schutz vor Erschütterungen.

Blickt man in das Innere einer weißen Fettzelle, so sieht man darin eine Hülle (Vakuole), die mit einem mehr oder minder großen Fett-Tropfen gefüllt ist.
Die Vakuole ist sozusagen das offizielle Fett-Lagerhaus und die Zelle speichert den Energieträger dort so lange ab, bis absolut nichts mehr hineingeht und eine zum Bersten gefüllte Riesenfettzelle entsteht. Bis auf das Zehnfache ihrer ursprünglichen Größe kann sich so eine Fettzelle ausdehnen. Geht die Völlerei dann immer noch weiter, wird das Lager durch Entstehung einer weiteren Fettzelle ausgebaut, so dass sich die Speicherkapazitäten verdoppeln.

Dumm gelaufen, denn dummerweise werden wir eine neu entstandene Adipozyte nie wieder los, es sei denn, wir lassen sie uns beim Schönheitschirurgen absaugen.
Ist also eine neue Fettzelle entstanden, können wir nur noch ihren Füllstand beeinflussen, sie entleeren, aber nie im Leben mehr vernichten. Kein Sport, keine Diät, alles zwecklos. Das ist schon fatal, nicht wahr?

Am allerbesten ist es also, es gar nicht erst soweit kommen zu lassen, dass unser Körper seine Lagerkapazitäten erweitert. Der Großteil der Fettzellen wird während der Kindheit und Jugend gebildet, hier wird sozusagen die Basis für die Fettzellen im Erwachsenenalter gelegt. Aus dicken Kindern werden daher auch häufig dicke Erwachsene.

Unser Speck sitzt nicht schweigend an unseren „Problemzonen". Im Gegenteil, das Fett kommuniziert eifrig mit dem Rest unseres Körpers. „Fett an Großhirn" würde Otto sagen. Zur Kommunikation dienen verschiedene Hormone, die in den Fettzellen gebildet und an das Blut abgegeben werden. Sie haben eine Botenfunktion in unserem Organismus. Ist beispielsweise die Konzentration des Hormons Leptin im Blut gering, erhält das Gehirn die Meldung „Hunger". Haben wir viel davon im Blut, heißt das „satt" (Bennett 1995).

Das Hormon Insulin ist wiederum für die Einlagerung von Fett in die Fettzellen verantwortlich. Bei einem hohen Insulinspiegel geht das aufgenommene Fett sozusagen ohne Umwege direkt in die Speichervakuolen Ihrer Fettzellen.
Besonders Kombinationen aus Zucker und Fett sind dabei heimtückisch. Die Praline, die Ihnen nur wenige Sekunden in Ihrem Munde eine Freude bereitet hat, grüßt Sie danach jahrelang noch an den Hüften.
Sogar Östrogen, das weibliche Geschlechtshormon, wird von den Adipozyten gebildet. Männer mit extremer Wampe haben häufig auch einen regelrechten Busen (medizinisch Gynäkomastie). Jetzt wissen Sie, warum.

Bei einem normalen Fettgehalt im Körper gibt es keine Kommunikationsprobleme.
Je mehr Speck sich ansammelt, je mehr Riesenfettzellen entstehen, die ihre Botenstoffe in den Körper schicken, desto mehr Probleme gibt es.

In unserem fein ausgeklügelten „Signal-Orchester" übertönen die Fettzellen dann die anderen Instrumente, und der Stoffwechsel läuft aus dem Ruder. Dazu kommt, dass in den prall gefüllten Fettzellen große Mengen von Entzündungsstoffen (Zytokinen) gebildet werden, die die Innenwände der Gefäße schädigen und eine Immunreaktion des Körpers in Gang setzen (Callabero 2005).

Auch das Risiko an Schuppenflechte (Psoriasis) zu erkranken ist bei Adipösen erhöht (Setti 2007). Der Körper von sehr stark übergewichtigen Menschen leidet quasi unter einer andauernden, also chronischen Entzündung.

Doch nicht alle Fettzellen sind bei der Ausschwemmung von Zytokinen, Fettsäuren und Blutdruck erhöhenden Stoffen gleich fleißig. Besonders die Fettzellen an Bauch und Taille sind deutlich aktiver als die im Unterhautgewebe und an den Hüften.
Deshalb ist es nicht egal, wo unser Speck sitzt. Übergewichtige mit Apfelform (abdominale Adipositas) tragen das Fett vor allem in der Körpermitte und sind daher gesundheitlich gefährdeter als Übergewichtige mit Birnenform (periphere Adipositas), deren Taille relativ schlank ist und der Speck an Hüften, Po und Oberschenkeln sitzt.

Das „waist to hip ratio" (WHR), also das Verhältnis von Taillenumfang zu Hüftumfang, hilft Ihnen zu erkennen, zu welchem Fettverteilungstyp Sie gehören.

Je größer der Nenner im Bruch, desto birnenförmiger ist ihr Körperbau.

Waist to Hip Ratio (WHR) = Taillenumfang / Hüftumfang

Der Wert sollte bei Männern kleiner als 1 und bei Frauen kleiner als 0,8 sein.

Da der „Birnentyp" den klassisch weiblichen Formen entspricht, nennt man ihn auch „gynoider" Typ. Die Damen, die Peter Paul Rubens auf die Leinwand bannte, entsprachen alle dem Birnentyp.

Der „Apfeltyp" dagegen wird auch als android bezeichnet. Der Taillenumfang bei Männern sollte übrigens unter 102 cm und bei Frauen unter 88 cm liegen.

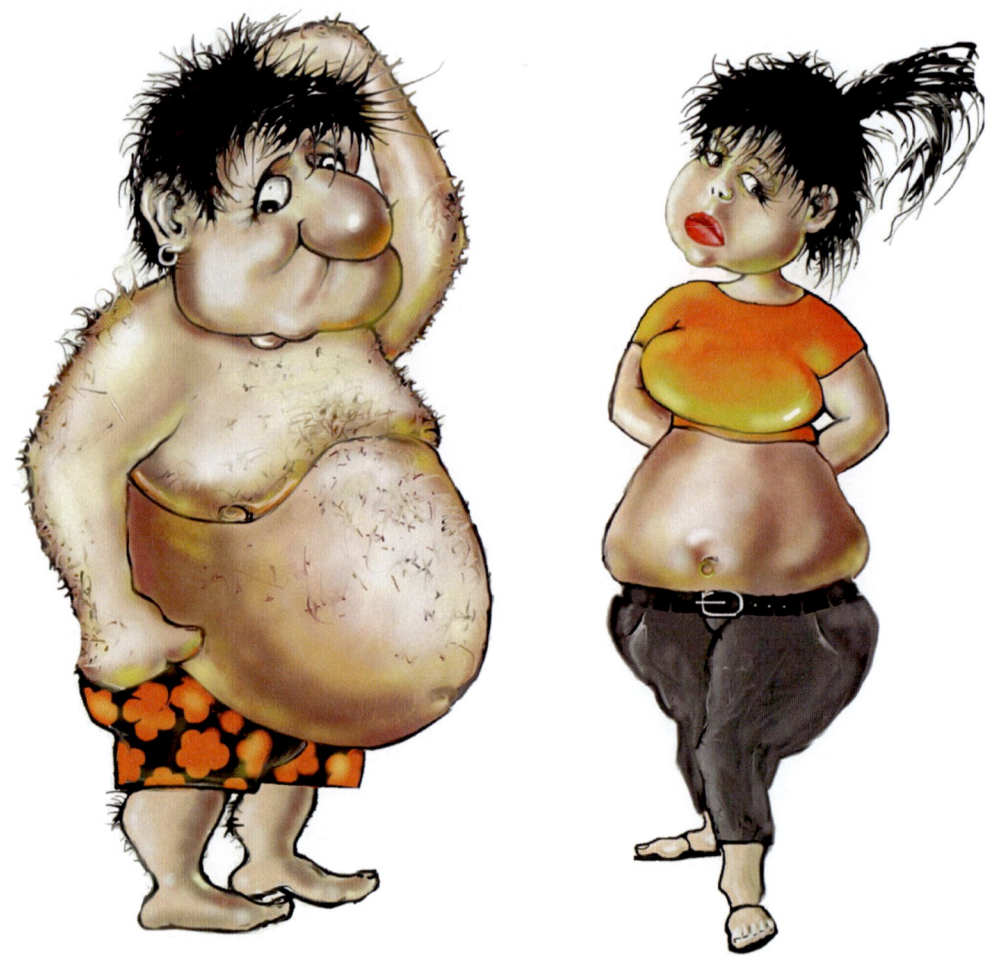

Typische Fettverteilung bei Männern und Frauen (Apfel- und Birnentyp)

Messen Sie doch einmal bei sich selbst nach!
Apfeltypen haben es meist ein wenig einfacher, ihre Fettdepots abzubauen.

Wir Frauen jedoch kämpfen meist vergeblich in so genannten BOP-Kursen (= Bauch, Oberschenkel, Po) in Deutschlands Fitness-Studios gegen unsere „Problemzonen".
Denn der Körper sieht das anders. Gerade bei Frauen ist er bestrebt, genau diese Fettdepots zu erhalten. Für Notzeiten und als Reserve für eintretende Schwangerschaften. Sinkt der Fettgehalt des Körpers bei Frauen unter 11%, können Frauen meist nicht mehr schwanger werden (Frisch 2002). Ohne Fett, keine Fortpflanzung.

Nach einer Kalorien reduzierten Diät setzt unser Körper daher alles wieder daran, die Fettzellen schnellstmöglich wieder aufzufüllen. Geschrumpfte Fettzellen reagieren viel empfindlicher auf das Hormon Insulin und stehen so sperrangelweit auf wie ein Scheunentor, um bloß jedes im Blut schwimmende Fettmolekül zu schnappen und einzulagern.
Unser Körper scheint über so eine Art „Fettgedächtnis" zu verfügen, immer bestrebt, wieder mindestens auf das Niveau VOR der Hungerkur zu kommen. Das erklärt den allseits bekannten Jojo-Effekt.
Na ja, hör ich Sie denken, da gibt es aber eine bequemere Variante: dann muss eben der Doktor ans Werk: Fett absaugen (Liposuktion wie der Mediziner sagt).
Fett weg, Problem gelöst.

Doch schon wieder muss ich Sie enttäuschen.
Nicht nur, dass diese Fettabsaugerei kein harmloser kosmetischer Eingriff, sondern eine echte Operation ist, hilft Sie Ihnen nicht wirklich weiter. Eben wegen des oben bereits erwähnten Fettgedächtnisses können Sie Ihren Körper nicht überlisten.
Wandern die Fettzellen am Hintern durch eine Kanüle in den Ausguss, lagert der Körper nämlich an anderer Stelle wieder vermehrt Fett ein. Fettgehalt: Plus minus Null. Fettabsaugen bringt also nichts und ist dafür gefährlich.
Oder, um es wieder einmal mit Susanne Fröhlichs Worten zu sagen: *"Es gibt Glanzvolleres, als wegen einer Reiterhose sein Leben zu riskieren"* (Fröhlich 2005)

Cellulitis

Jede Frau kennt sie, jede Frau hasst sie: Orangenhaut (med. Cellulitis = wörtlich Zellentzündung). Doch während Schönheit und körperliche Makel bei Frauen von der Natur ja meist ziemlich willkürlich verteilt sind, war die Schöpfung hier halbwegs gerecht. Fast jede Frau hat Cellulitis. Zwar unterschiedlich stark ausgeprägt, jedoch mehr oder minder sichtbar, selbst bei den durchtrainiertesten Sportlerinnen.

Doch warum sind nur Frauen von diesem Problem betroffen?
Der Schlüssel liegt im speziellen Aufbau der weiblichen Haut (Epidermis).

Damit sich diese z.B. bei einer Schwangerschaft ordentlich dehnen kann, ist die Lederhaut bei Frauen deutlich elastischer als bei Männern.
Kollagenfasern, die für diese Elastizität sorgen, sind bei Frauen parallel zueinander an-

geordnet, während sie beim Mann ein Netz bilden. Durch diese „Kollagentunnel" können sich Fettzellen zwischen den Kollagenfasern hindurchzwängen und an die Oberfläche gelangen.

Die Noppenstruktur der Orangenhaut kommt also durch Riesenfettzellen zustande, welche vom Bindegewebe nicht mehr in der Unterhaut festgehalten werden können und daher von Außen erkennbar sind.
Solche „aufgeblähten" Fettzellen verhindern eine ungestörte Blutzufuhr zur Haut und den Abfluss von Lymphe, weshalb Stoffwechselprodukte nicht ordnungsgemäß abtransportiert werden und die Haut anschwillt. Das sieht sehr unschön aus.

Zwar spielt „Veranlagung", also eine erbliche Bindehautschwäche bei der Cellulitis eine große Rolle, doch je mehr Fett in den Fettzellen gespeichert ist, desto mehr sieht man sie eben. Nur eine vernünftige Ernährung, die verhindert, dass sich dauernd mehr Fett in die Fettzellen einlagert, kann daher hier etwas ausrichten.
Doch auch Bewegung ist wichtig, denn nur so kann verhindert werden, dass Muskeln durch Fett ersetzt werden.

Rauchen ist für die Entstehung von Cellulitis gleich doppelt schlimm. Zum einen verengt Nikotin die Blutgefäße der Haut, was die Gewebeversorgung der Problemzonen doppelt schwer macht. Zum anderen wird die Kollagenstruktur des Bindegewebes auch direkt geschädigt.
Einer von zahlreichen Gründen, sich dieses dumme Laster abzugewöhnen.

Was definitiv nichts bringt ist alleiniges Cremen. Zwar machen die zahlreichen Anti-Cellulitis Cremes, Gels, Salben und Öle eine streichelweiche Haut, doch die Dellen bleiben. Angebliche Wirkstoffe aus Algen, Efeu oder Ginkgo gelangen gar nicht erst dahin, wo das Übel entsteht, in die Unterhaut. Gleiches gilt für Mineralstoffe wie Silizium oder Fruchtsäuren. Auch angebliches „Entschlacken" durch Saunahöschen verschlanken höchstens ihre Geldbörse, aber nicht ihre Fettzellen.

Wenn Sie nicht auf den Cent schauen müssen, und es sich finanziell erlauben können, ist ein Tag in einem Kosmetikinstitut eine wunderbare Abwechslung vom Alltag, herrlich zur allgemeinen Entspannung und damit gut für Ihr Wohlbefinden.

Müssen Sie jedoch mit Ihrem Geld haushalten, so stecken Sie es lieber in Nahrungsmittel von wirklich guter Qualität.

Nahrungsmittel mit vielen Mineralstoffen und Spurenelementen sind maßgeblich an der „Entsäuerung" unseres Bindegewebes beteiligt und tragen auf diese Weise auch zur äußeren Schönheit mit bei.

Pickel, Falten und Augenränder

Liebe Damen (und interessierte Herren)!
Auch ich begrüße nicht jede Falte in meinem Gesicht mit Jubelgeschrei. Doch möchte ich trotzdem beim Lachen kein starres Gesicht haben.
„Mimikfalten", wie solche Ausdrucksfalten neuerdings von Claudia Schiffer und einem großen Kosmetikkonzern bezeichnet werden, finde ich klasse.
Sie stehen nämlich dafür, dass man lebt und nicht ein computeranimiertes Etwas ist. Sich deshalb in der Mittagspause mal eben Hyaluronsäure, Kollagen oder das Nervengift „Botox" unter die Krähenfüße spritzen zu lassen, halte ich für absurd.

Gutes Aussehen ist mehr als glatte Haut. Natürlich soll man sich pflegen, und natürlich macht es Spaß, noble und wohlriechende Produkte mit edlen Ingredienzien zu verwenden. Nur kann sich das halt nicht jeder leisten!

Prinzipiell reicht zur Pflege eine milde Waschlotion, etwas Gesichtswasser und eine Feuchtigkeitscreme. All diese Produkte können auch vom Discounter sein. Deren Körperpflegeprodukte werden regelmäßig von Stiftung Warentest mit sehr gut oder gut bewertet. Die Gewinnspannen bei Kosmetikprodukten aus teuren Parfümerien liegen bei bis zu 400%. Stars und Sternchen werden vor den Marketingkarren gespannt, um bei Frau (und neuerdings auch Mann) Bedürfnisse zu wecken.

Zwischenzeitliche Flops wie die „Uschi-Glas-Face-Cream-mit-Anti-Age-Wirkkomplex", die bei ihren Anwenderinnen zu „toxisch-irritativer Kontaktdermatitis", also zu üblen Flecken und Reizungen führte, verzeihen die Konsumentinnen großzügig und warten auf das nächste Wundermittelchen.

Hier folgt mein ultimativer Schönheitstipp: statt 30 Euro für 25 ml Creme auszugeben, investieren Sie das gleiche Geld lieber in ein Rinderfilet von allerbester Qualität. Das versorgt Sie tatsächlich mit Vitalstoffen und hochwertigem Eiweiß.
„Anti-Aging" zum Essen. Schönheit kommt also im wahrsten Sinne des Wortes von Innen, nämlich aus Ihrem gut gefüllten Magen!

Viele Menschen, die eine „Reduktionsdiät" halten, sprich Kalorien einsparen, entwickeln sich während dieser Zeit zu schmallippigen, lustfeindlichen Miesepetern, denen man die Entbehrungen auf 100 m ansieht.

Besonders auffällig sind die dunklen Augenringe, die Frauen auch mit dem besten Make-Up nicht überschminken können. Diese Augenringe sind das Ergebnis eines „nächtlichen Eiweißopfers", welches unser Körper bei einer kohlenhydratbetonten Ernährung regelmäßig im Schlaf erbringen muss.

Da nachts der Zucker ausbleibt, auf deren Verwendung sich der Körper von Kohlenhydrat-Essern spezialisiert hat, muss der Organismus ja irgendwie über die Runden kommen und hält sich an das Eiweiß in unserer Haut.

Das Ergebnis sind nicht nur feinste, für uns nicht sichtbare Verletzungen unserer Gefäße im Körperinnern, sondern auch Blessuren an den Stellen, wo die Haut am dünnsten ist. Besonders deutlich sieht man es unter den Augen.

Kosmetisches Resultat: Augenringe. Models kennen ein Geheimrezept gegen Augenringe: Hämorrhoidensalbe. Wer Kate Moss aber mal ungeschminkt gesehen hat, weiß, dass das auch nicht hilft.

Die Haut gilt als Spiegel der Seele. Viele Menschen haben heute Probleme mit schuppender, juckender Haut. Hautunreinheiten bis hin zur Akne sind nicht mehr nur ein Problem für pubertierende Jugendliche. Auch immer mehr Erwachsene leiden unter hartnäckigen Pickeln und Mitessern. Ganze Kosmetiklinien für Hautunreinheiten bei Erwachsenen sind mittlerweile entstanden.

Was ist der Grund für diese Entwicklung?

Wir essen mehr und mehr Kohlenhydrate, vorwiegend in Form über Zucker/Fett-Mischungen (z. B. Plätzchen, Croissants, Schokoriegel, Chips), selbst Getränke enthalten riesige Mengen an Zucker (Cola, Softdrinks, Fruchtnektar). Kulturen, in denen traditionell nur sehr wenige oder komplexe Kohlenhydrate gegessen werden, kennen weder Akne, noch Pickel oder Mitesser (Cordain 2002).

Eine Ernährung nach dem „Bi(e)nären System" bedeutet einen kompletten Verzicht auf Naschwerk aus Willy Wonka´s Schokoladenfabrik, nicht jedoch einen Verzicht auf Fleisch oder eine Einschränkung von Fett. Diese Ernährungsumstellung wird man Ihnen alsbald „ansehen".

Sie werden innerhalb weniger Wochen deutliche Veränderungen an Ihrem Körper verspüren. Dass Sie Gewicht reduzieren, ohne dabei hungrig zu sein, ist die eine Sache. Doch dabei werden Sie auch noch großartig aussehen.

Sie werden eben nicht herumlaufen wie „Buttermilch und Spucke", sondern eine strahlend glatte Haut haben, die sich gut anfühlt. Ihre Fältchen sind gemildert, Ihre Augenringe werden deutlich reduziert. „Warst Du in Urlaub?" wird man Sie fragen.

Doch noch einmal, es gibt kein „ein bisschen" bei meinem System. Das wäre wie „ein bisschen schwanger". Wenn Sie den Fettanteil in Ihrer Nahrung erhöhen, aber genausoviele Kohlenhydrate verputzen wie vorher, werden Sie zu- und nicht abnehmen. Entweder Sie probieren es also ganz oder gar nicht.

Halten Sie sich doch einmal an die Spielregeln, die ich Ihnen vorgebe, wenigstens einen Monat lang. Wenn Sie merken, dass ein Leben nach dem „Bi(e)nären System" nichts für Sie ist, kehren Sie wieder zu Ihrem normalen Leben im Kohlenhydratdschungel zurück. Doch geben Sie sich und Ihrem Körper wenigstens eine reelle Chance gesund und glücklich zu werden.

10 Tipps für eine tolle Haut und ein gesundes Leben:

1. Lustvolles Essen.
2. Meiden von Kohlenhydraten.
3. Regelmäßige Pflege.
4. Viel Wasser trinken.
5. Ausreichend Schlaf.
6. Gute und ehrliche Freunde.
7. Zeit für sich selbst.
8. Ein suchtfreies Leben: Kein Nikotin, mäßiger Alkoholgenuss.
9. Viel Bewegung an der frischen Luft.
10. Eine glückliche Beziehung mit Zärtlichkeit und gutem Sex.

Women's Only

Liebe Männer, natürlich freue ich mich, wenn auch Sie die nächsten Seiten lesen.
Kann sein, muss aber nicht! Wenn Sie sich für solchen „Frauenkram" nicht interessieren, ist das gar nicht tragisch. Überblättern Sie getrost die nächsten Seiten, doch die Damen müssen da durch.

Die Antibabypille – immer noch ein „Dickmacher"?

Fragt man einige Frauen nach der Ursache für ihre Gewichtszunahme hört man oft „also ich bin so auseinandergegangen, seit ich die Pille nehme".
Doch taugt die Pille tatsächlich zum „Sündenbock"?

Die Entwicklung der „Pille" war für uns Frauen ein Meilenstein. 1961 wurde das erste Kontrazeptivum in Deutschland zugelassen, wurde aber zunächst nur an verheiratete Frauen abgegeben. Heute nehmen rund vier Millionen Frauen in Deutschland täglich die Pille.

Die ersten Antibabypillen waren wahre Hormonbomben, mit einer ganzen Reihe von unerwünschten Nebenwirkungen. Viele Frauen nahmen tatsächlich nicht unerheblich an Gewicht zu. Die Pharmaindustrie bemühte sich jedoch, geringer dosierte Produkte auf den Markt zu bringen, doch durfte die Zuverlässigkeit dadurch nicht gefährdet werden.
Glücklicherweise hat uns die Forschung heutzutage niedrig dosierte Pillen beschert, die die gleiche Sicherheit bei deutlich weniger Wirkstoff aufweisen.
Die heutigen Pillen enthalten die Hormone Östrogen und Gestagen in den verschiedensten Zusammensetzungen und Dosierungen. Basis der meisten Antibabypillen ist das künstliche Östrogen Ethinylestradiol.

Bei einem Anteil von weniger als 0,05 Milligramm pro Tablette spricht man von einer sogenannten „Mikropille". Der Großteil der heutigen Präparate enthält zwischen 0,02 bis 0,03 Milligramm und unterdrückt zuverlässig den Eisprung der Frau. Höher dosierte Pillen regulieren Zyklusstörungen und haben einen positiven Effekt bei bestehenden Haut- und Haarproblemen. Das Östrogen wird dann mit einem Gestagen kombiniert.

Eine sog. „Minipille" enthält dagegen nur Gestagen in minimaler Konzentration.
Im Gegensatz zur „Mikropille" findet hier jedoch keine Hemmung des Eisprungs statt.
Die empfängnisverhütende Wirkung beruht im Wesentlichen auf einer Veränderung der Gebärmutterschleimhaut und des Schleims im Gebärmutterkanal. Spermien können nicht mehr in die Gebärmutter eindringen, und eine eventuell befruchtete Eizelle kann sich nicht einnisten.

Frauen, die östrogenhaltige Präparate einnehmen, klagen manchmal über eine plötzliche Gewichtszunahme. Dies liegt daran, dass Östrogen die Einlagerung von Wasser in das Gewebe begünstigt. Aus gleichem Grunde werden Östrogene – sorry, meine Damen – auch illegaler Weise in der Viehzucht eingesetzt.

Sollten Sie unter einer neu verschriebenen Pille zunehmen, so nehmen Sie das nicht einfach hin, sondern wechseln Sie das Präparat!
Mittlerweile stehen uns Frauen Dutzende verschiedener Produkte zur Verfügung. Sie müssen einfach ein wenig Geduld haben, das für Sie maßgeschneiderte zu finden.
In Deutschland gibt es derweil sogar eine östrogenfreie Pille mit dem Wirkstoff Desogestrel, die so zuverlässig wie Kombinationspillen und so verträglich wie herkömmliche Minipillen ist. Also nicht verzagen, sondern wechseln!

Sollten Sie bereits übergewichtig sein und mit der Pille verhüten wollen, so ist es sehr wichtig, Ihr Gewicht in den Griff zu bekommen. Amerikanische Wissenschaftler konnten nämlich an einer retrospektiven Studie an 1491 Frauen zeigen, dass übergewichtige Frauen (BMI > 30) ein deutlich erhöhtes Risiko haben, trotz Einnahme der Antibaby-Pille schwanger zu werden (Brunner 2007).

Frauen, die die Pille nehmen, sollten auch auf eine ausreichende Zufuhr an Folsäure (z.B. enthalten in Leber, grünen Gemüsen, Pilzen, Hülsenfrüchten, Sauerkraut oder Eigelb). Durch die Östrogengabe kann der Körper das Vitamin Folsäure schlechter verwerten. Symptome eines schleichenden Folsäuremangels sind depressive Verstimmungen, Blutarmut in Verbindung mit Müdigkeit und Konzentrationsstörungen. Auch Zink, Selen und Chrommangel sind bei Frauen, die die Pille einnehmen sehr häufig. Hat Sie Ihr Frauenarzt darauf schon einmal aufmerksam gemacht?

Als Robert Aktins 1972 sein erstes Buch veröffentlichte, schrieb er noch: *„falls Sie die Pille einnehmen, können Sie nicht erwarten, mit dieser oder irgendeiner anderen Diät Erfolg zu erzielen."* Heute ist diese Behauptung definitiv nicht zu halten, die modernen Pillen sind dazu viel zu niedrig dosiert.

Schokoladengelüste und PMS

Frauen sollten nicht mit einer Ernährung nach dem „Bi(e)nären System" beginnen, bevor Sie Ihre Regel bekommen.

Da ihr Stoffwechsel eine Weile braucht, bis er sich auf seine Fettverwertung umgestellt hat, muss man es sich als Frauenzimmer nicht noch zusätzlich schwer machen und ausgerechnet dann mit einer kohlenhydratarmen Diät beginnen, wenn viele Damen nur so nach Schokolade gieren.

Die gute Nachricht: sollten Sie an extremen „Schokoladengelüsten" vor der Regel oder gar am prämenstruellen Syndrom (PMS) leiden, so können Sie Hoffnung schöpfen. Den meisten Frauen geht es bereits vier Wochen nach der Ernährungsumstellung diesbezüglich deutlich besser.

Auch Ihre Männer werden sich freuen, wenn Sie an den „Tagen vor den Tagen" wieder ansprechbar sind und nicht bei jeder Gelegenheit in die Luft gehen oder in Tränen ausbrechen. Auch extreme Spannungsschmerzen der Brust werden sich deutlich verringern oder sogar ganz verschwinden.

Schwangerschaft und Stillen

Viele Frauen kennen das: während der Schwangerschaft wird kräftig an Gewicht zugelegt und nach der Entbindung bleiben die unliebsamen Pölsterchen auf den Hüften sitzen. Wenn man nicht eine Heidi Klum ist und durch einen Personal Trainer und durch eiserne Disziplin innerhalb weniger Wochen wieder auf „Top-Model-Maße" getrimmt wird, verabschieden sich die Rettungsringe meistens nicht so schnell.

Jeder Gynäkologe ermahnt daher seine Patientin, während der Schwangerschaft „gesund" zu essen und auf das Gewicht zu achten.

Doch was bedeutet „gesund essen"? Wenn Sie Ihrem Frauenarzt erzählen, dass Sie während Ihrer Schwangerschaft gedenken, eine kohlenhydratarme Diät zu halten, so wird dieser mit ziemlicher Sicherheit die Hände über den Kopf schlagen, und Sie für ein verantwortungsloses, pseudointellektuelles Weibsbild halten.

Fragen Sie ihn aber, ob es vernünftig sei, in der Schwangerschaft viel Gemüse zu essen, Fisch und Fleisch mit Raps- oder Olivenöl zu genießen, kein Fastfood und keine Süßigkeiten zu naschen, so wird er Ihnen freudig nickend erklären, das sei optimal. Will sagen: Die meisten Ärzte kennen sich mit Ernährung nicht aus (vgl. Seite 26). Daraus kann man Medizinern auch keinen Vorwurf machen, denn wenn überhaupt, halten sie sich ja an die Regeln der „Deutschen Gesellschaft für Ernährung", und warum sollten diese hinterfragt werden?

Jede 5. werdende Mutter in Deutschland ist zu dick. Eine Ernährung nach dem „Bi(e)nären System" ist auch für übergewichtige Schwangere ideal. Gehen Sie während der Schwangerschaft jedoch nicht in eine Ketose (Einleitungsphase). (vgl. S. 48)

Ernähren Sie sich einfach so, wie in der Erhaltungsphase. Damit vermeiden Sie zuverlässig Berg- und Talfahrten des Blutzuckerspiegels und nehmen große Mengen frischen Gemüses, gutes Eiweiß und wertvolle Öle zu sich.

Sie werden sich auf diese Weise nicht nur rundum wohl fühlen, sondern auch die Zukunft ihres ungeborenen Kindes in Richtung „rank und schlank" programmieren. Der Fötus wird nämlich durch den Geschmack des Fruchtwassers in seinem Empfinden bereits dahingehend geprägt, was er im späteren Leben als positiv empfindet.

Sie als zukünftige Mutter haben also die Verantwortung dafür, ob Ihr Kind ein „Zander auf Spinat-Typ" oder aber ein „Burger mit Pommes-Typ" wird.

Wissenschaftler an der Charité in Berlin konnten zeigen, dass das Ernährungsverhalten der Mutter auch zu einer chronisch erhöhten Insulinausschüttung des ungeborenen Kindes führen kann. Dies kann zu Schäden an Gehirnregionen des Embryos führen, die später einmal für die Regulation von Appetit und Stoffwechsel verantwortlich sind. Andreas Plagemann, Professor für „Experimentelle Geburtsmedizin" an der Charité in Berlin fand heraus, dass solche erhöhten Insulinspiegel offenbar lebenslang beibehalten werden, also intrauterin (= im Uterus, in der Gebärmutter) erlernt werden. Babys, die im Mutterleib erhöhte Insulinspiegel aufweisen, entwickeln 4-mal häufiger im Verlauf ihres Lebens eine gestörte Glukosetoleranz (Diabetes). Schon bei der Geburt könnten solche Kinder weit über 4.000 Gramm wiegen und würden später nie richtig satt. (Plagemann 2006). Also von wegen „Wonneproppen"!

Sollten Ihnen all diese Argumente immer noch nicht ausreichen als Schwangere auf das „Bi(e)näre System" umzuschwenken, so hilft Ihnen vielleicht die Eitelkeit.

Sie kennen doch sicher diese unschönen Schwangerschafts- oder Hautdehnungsstreifen, die der Fachmann als Striae bezeichnet? Striae sind Risse im Unterhautgewebe, sehen aus wie Narben und gehen nie (!!!) wieder weg. Viele Frauen in der Schwangerschaft haben damit Probleme, ihnen wird jedoch höchstens empfohlen, sich regelmäßig den Bauch einzuölen, damit das Gewebe geschmeidig bleibt. Die einzige wirksame Möglichkeit Striae zu vermeiden ist jedoch eine kohlenhydratarme Ernährung.

Schon der Mediziner Dr. Wolfgang Lutz stellt in seinem 1967 erstmals erschienenen wunderbaren Buch „Leben ohne Brot" fest: *„Besonders bei übergewichtigen Schwangeren mit Hyperinsulinismus treten die Striae auf, die wir schon von jugendlichen Fettsüchtigen her kennen"* ... *„Frauen sollten wissen, dass sie nur mit kohlenhydratarmer Diät die Sicherheit haben, eine Schwangerschaft ohne Schäden für ihre Figur zu überdauern"* (Lutz 2004).

Eine Schwangerschaft ist für den Körper ein Ausnahmezustand, sozusagen die Stoffwechselstörung der besonderen Art.

Der Körper benötigt Mineralstoffe für Zwei. Sind diese nicht verfügbar und werden sie auch nicht über die Nahrung zugeführt, holt sich unser Körper das Gewünschte aus Knochen und Zähnen. Das alte Sprichwort: "Jedes Kind kostet die Mutter einen Zahn" beschreibt genau dieses Phänomen. Selbst die Mineraldepots der Kopfhaut können aufgebraucht werden und hartnäckiger Haarausfall die Folge sein.

Muss alles nicht sein, ernähren Sie sich nach dem „Bi(e)nären System".

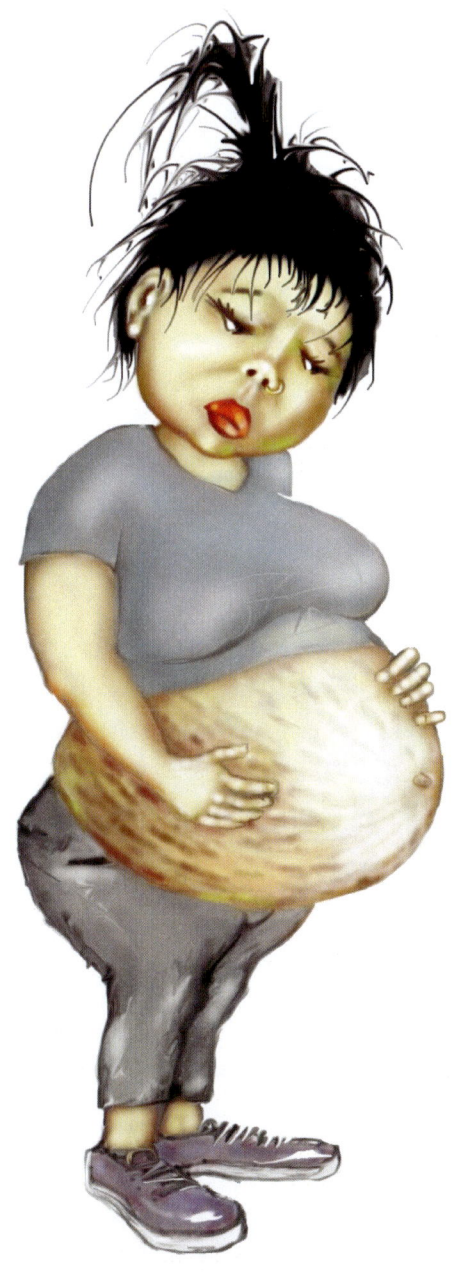

Unschönes „Permanent Make-up" - Schwangerschaftsstreifen

Fangen Sie am besten schon vor einer geplanten Schwangerschaft damit an. Dann sind Ihre Mineralstoffdepots aufgefüllt und Ihr Fett- und Zuckerstoffwechsel zum Zeitpunkt der Empfängnis stabil. Optimale Voraussetzungen für die Geburt eines gesunden Kindes.

Das polyzystische Ovar

Viele geschlechtsreife Frauen leiden an Zysten an ihren Eierstöcken.
Erstmals wurde diese Erkrankung bereits 1935 beschrieben (Stein 1935), Schätzungen zufolge sind heute etwa 4-12% aller Frauen zwischen 20 und 40 Jahren davon betroffen (Azziz 2004).

Die Zysten können sehr schmerzhaft sein und zu Menstruationsstörungen und Vermännlichung (Virilisierung) mit starker Körperbehaarung bis hin zur Unfruchtbarkeit führen. Sehr häufig leiden die betroffenen Frauen unter einem so genannten „Damenbart". Sind mehr als acht solcher Zysten an den Eierstöcken zu finden spricht man vom so genannten polyzystische Ovarialsyndrom (engl.: Polycystic ovary syndrome; kurz: PCO-Syndrom oder PCOS).

Meistens werden die Zysten mit Hormonen behandelt, vor allen, wenn die Frauen schwanger werden wollen. Die Zysten kommen jedoch meistens immer wieder, wenn keine Schwangerschaft eintritt.

Da fast ausschließlich übergewichtige Frauen mit bereits bestehenden Störungen des Zucker- und Fettstoffwechsels betroffen sind, kann eine kohlenhydratreduzierte Ernährung sehr helfen, das Problem in den Griff zu bekommen (Atkins 2004, Mavropoulos 2005).

Sollten Sie also ständig unter solch schmerzhaften Zysten leiden oder seit Jahren einen unerwünschten Kinderwunsch haben und schon an künstliche Befruchtung denken, so kann ich nur an Sie appellieren, es einmal 6 Monate lang mit einer Ernährungsform nach dem „Bi(e)nären System" zu versuchen. Auch die Symptome der Vermännlichung werden stark zurück gehen.

Ich bin mir sicher, dass Sie von den Erfolgen sehr positiv überrascht sein werden.

Pilzinfektionen

Ein ebenfalls sehr verbreitetes Frauenproblem sind Pilzinfektionen der Scheide.
Viele Frauen leiden darunter und werden sehr häufig mit so genannten Antimykotika („Anti-Pilzmittel") in Form von Zäpfchen und Salben behandelt. Diese Mittel haben kaum Nebenwirkungen und sind sehr effektiv. Setzt man sie jedoch wieder ab, kommt die Infektion leider häufig wieder.

„Infektionserreger" sind Hefepilze der Gattung Candida, die aus dem Darm stammen, in die Vagina gelangen, und es sich an diesem feuchten, warmen und rundum gemütlichen Plätzchen so richtig gut gehen lassen.

Auch diese lästigen Plagegeister lassen sich durch eine kohlenhydratarme Ernährung gut in den Griff bekommen. Für viele Frauen mit Problemen dieser Art ist es ratsamer, die Kohlenhydrate vornehmlich in Form von Gemüse zu sich zu nehmen und bei Obst eher zurückhaltender zu sein.

Die „Ja, aber- Fraktion" – von Klugscheißern und selbst ernannten Ernährungsberatern

Nach dem Lesen dieses Buches werden Sie wahrscheinlich hoch motiviert sein und möchten sich mit Feuereifer an die Umsetzung des „Bi(e)nären Systems" machen.
Leider werden Sie jedoch schnell merken, dass Sie in mehrfacher Hinsicht ein „Abtrünniger" sind, und Ihre Umgebung, also Familie, Freunde, Bekannte und Arbeitskollegen ebenso motiviert ist, Sie wieder auf den „rechten Weg" zu bringen.

Unter „rechtem Weg" verstehen diese Menschen eine reichliche Aufnahme von Kohlenhydraten, die Minimierung des Fettkonsums und die Einschränkung des Fleischverzehrs. Ich nenne diese Menschen die „Ja, aber – Fraktion", da diese alles, was Sie tun, ungefragt kommentieren.

Selbst, wenn Sie schon 20 kg abgenommen haben, sich so fit fühlen wie nie in Ihrem Leben, nachweislich gesund sind und mit TOP-Blutwerten glänzen können, wird Ihnen die „Ja, aber – Fraktion" immer noch erklären, dass Sie sich mit Ihrer Ernährungsweise einfach nur schaden und langfristig umbringen werden.
Man wird Ihnen ungebeten Zeitungsartikel ausschneiden und Internetausdrucke von „Experten" auf Ihren Schreibtisch legen, die allesamt behaupten, dass kohlenhydratreduzierte Diäten ernährungsmedizinisch nicht empfehlenswert sind, und es keine Beweise für deren Wirksamkeit gäbe.

Jeder muss seinen individuellen Weg finden, mit dieser „Ja, aber- Fraktion" umzugehen, Sie finden in meinem Buch dazu einige Ratschläge. Es ist allerdings wirklich mühsam, wenn man sich mehrmals täglich für seinen Lebensstil rechtfertigen muss, weil man total gegen den Strom schwimmt. Das ist mühevoll und zugegebenermaßen manchmal auch sehr nervig.

Sofern zur „Ja, aber Fraktion" intelligente Menschen gehören, kann man Ihnen mit Fakten begegnen. Daher habe ich mich bemüht, in den nächsten Kapiteln die wichtigsten „Argumente" unserer „Gegner" zu entkräften, die da lauten:

- Ja, aber der Mensch braucht doch Kohlenhydrate…

- Ja aber, eine Ketose ist doch lebensgefährlich …

- Ja aber, abnehmen tut doch nur der, der weniger Kalorien aufnimmt als er verbraucht…

- Ja, aber Fleisch macht Krebs und Fett macht krank…

- Ja, aber Dein Cholesterinspiegel wird steigen und einen Herzinfarkt kriegst Du auch noch …

- Ja, aber viel Eiweiß ist schlecht für die Knochen und die Niere…

- Ja, aber vom vielen Fleisch bekommst Du Gicht …

und natürlich der Klassiker und ungeschlagen

- Ja, aber mein Arzt hat mir dringend von einer solchen Diät abgeraten, und der muss es schließlich wissen…

Und damit komme ich zu einem leidigen Thema:

Ärztlicher Beistand

In jedem Ernährungsratgeber, der etwas auf sich hält, finden Sie den Satz: "Die Umsetzung der in diesem Buch gegebenen Ratschläge, sollte nur unter Aufsicht eines Arztes durchgeführt werden".

Wie gerne würde ich Ihnen diesen Ratschlag ebenfalls geben. Problematisch ist allerdings, dass man in Deutschland nur sehr wenige Ärzte findet, die sich mit Fragen zur Ernährung jemals wirklich kritisch auseinandergesetzt haben.
Die Ernährungswissenschaft, die Oecotrophologie, ist ein eigenes Studienfach und gehört nicht in den Lehrplan eines Mediziners an der Universität, der ja auch weiß Gott schon genug Stoff zu bewältigen hat.

Also halten sich unsere Ärzte an die Empfehlungen der „Deutschen Gesellschaft für Ernährung" (DGE), dem offiziellen Gremium für Ernährungsfragen in Deutschland.
Seit deren Gründung im Jahr 1953 predigt die DGE allerdings gebetsmühlenartig das Gleiche: „Kohlenhydrate sind lebensnotwendig, und Fett macht fett".
Dieser Kurs wird eisern durchgehalten, egal, welche neuen Erkenntnisse und Studienergebnisse in international anerkannten Fachzeitschriften publiziert werden, obwohl man sich, so der Leitsatz der DGE „Der Wissenschaft verpflichtet" fühlt.

Ernährungsforscher, die die Dogmen der DGE kritisch hinterfragen, werden ignoriert und als „unwissenschaftlich" abqualifiziert. Hartnäckig leugnet man, dass es Belege dafür gäbe, dass eine kohlenhydratreduzierte Ernährungsform Vorteile bringt und sogar dazu beiträgt, die Gesundheit von Menschen wieder herzustellen.

Aus diesem Grunde wird Ihr Arzt mit hoher Wahrscheinlichkeit entsetzt die Hände über dem Kopf zusammenschlagen, wenn Sie ihm offenbaren, dass Sie planen, eine kohlenhydratreduzierte Diät zu machen und Ihnen mitteilen, dies sei gesundheitsschädlich. Statt dessen wird er Ihnen raten, weniger „rotes" Fleisch zu essen, alles Fette vom Speiseplan zu verdammen und dafür viel Vollkornprodukte, Nudeln und Kartoffeln zu sich zu nehmen, wenn Sie abnehmen möchten. Die DGE lässt grüßen.

Es ist schon erstaunlich, wie wenig unserer Ärzte von den Wohltaten und Erfolgen einer kohlhydratarmen Ernährungsweise wissen, waren doch die beiden Pioniere dieser Ernährungsform beide praktizierende Ärzte, nämlich der Österreicher Dr. Wolfgang Lutz und der Amerikaner Dr. Robert Atkins. Interessanterweise ist Dr. Lutz der Öffentlichkeit viel weniger bekannt geworden als Dr. Atkins, was aber wahrscheinlich daran liegt, dass wir stets erwarten, dass revolutionäre Gedanken nur über den großen Teich zu uns schwappen können.

Wie also findet man den richtigen Arzt oder Ernährungsberater?

Vertrauen Sie zuerst einmal Ihren eigenen Augen!
Sieht Ihr Arzt oder Ihre Ärztin „gesund" aus? Ist „er" oder „sie" rank und schlank, oder trägt dieser ebenfalls ein stattliches Wohlstandsbäuchlein vor sich her, predigt Ihnen aber Maßhaltung und Verzicht? Oder ist er/sie so spindeldürr, dass dies schon krankhaft wirkt? Hat er/sie die positive Ausstrahlung eines Menschen, der mit beiden Beinen im Leben steht und dasselbe auch genießt? Kann Ihr Arzt lachen?

Trauen Sie doch einfach Ihrem Gefühl und Ihrem ersten Eindruck!
Ein Arzt oder Ernährungscoach mit „Waschbärbauch" kann nicht der Richtige sein, genauso wenig wie ein schmallippiger Hungerhaken.
Eine wissenschaftliche Studie der Universität Giessen/Marburg an 181 Studentinnen der Ernährungswissenschaften zeigte, dass etwa 20% der Studentinnen selbst als essgestört einzustufen sind (Frey 2003). Und diese Menschen wollen später Ratsuchende in Sachen „gesunder Ernährung" kompetent beraten? Das ist schon paradox!

Nur solche Berater taugen zum Vorbild, die das, was sie predigen auch vorleben. Darum fragen Sie doch Ihren Arzt einmal, ob er Nichtraucher ist und mindestens dreimal wöchentlich Sport treibt.
Apotheker sind in Bezug auf Ernährungsfragen übrigens mit Abstand die schlechtesten Ratgeber. Ärzte kennen sich zwar meist nicht aus, raten oder verschreiben Ihnen aber wenigstens nichts.

Ein Apotheker hat einen ganzen Bauchladen voll an Produkten, welche Sie angeblich beim Abspecken unterstützen sollen, und er lebt schließlich davon, diese an den Rat suchenden Mann oder die Frau zu bringen. Von A wie Appetitzügler bis Z wie Zichoriewurzel-Kautabletten, er hat allerhand zu bieten. Jedoch alles unter dem Motto „Fett sparen und weniger essen" – gähn!

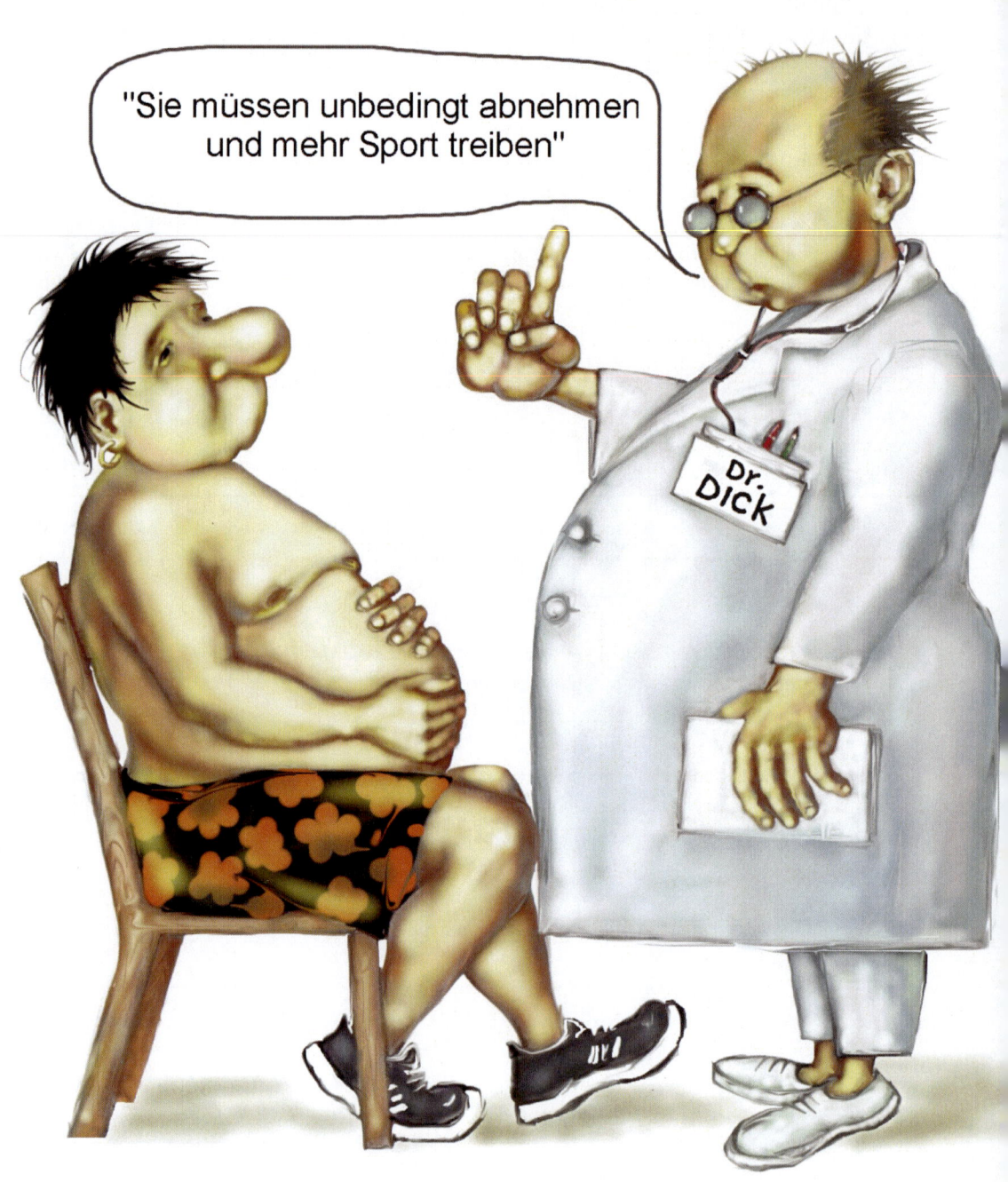

Das ärztliche Vorbild

Pioniere der Low Carb Diäten

William Banting

Die erste „Low-Carb"-Welle in Europa lösten allerdings nicht die Mediziner Lutz oder Atkins, sondern bereits Mitte des 19. Jahrhunderts der Londoner William Banting aus. Beraten durch seinen damaligen Arzt Dr. William Harvey begann Banting seine Ernährung umzustellen und keinen Zucker, wenig Getreide, dafür aber reichlich Fleisch, Fisch und Eier zu verspeisen.

Mit 202 Pfund Körpergewicht bei gerade einmal 1,68 Metern Körpergröße konnte Banting eigenen Berichten zufolge seine Wohnung im ersten Stock nur noch erreichen, indem er die schmale, dorthin führende Treppe rückwärts hinauf ging. Durch Befolgung der Anweisungen Harveys nahm Banting ohne jegliches Hungern innerhalb eines halben Jahres satte 25 kg ab.

Überzeugt von dieser Diät, gepaart mit einem guten Geschäftssinn, verfasste er im Jahre 1864 eine kleine Fibel unter dem Titel „Letters on Corpulence", die er auf eigene Kosten drucken und für 1 Shilling pro Exemplar verkaufte. Sie wurde der erste Bestseller der Ernährungsratgeber (Banting 1869).

Schon damals hagelte es von Seiten der Ärzteschaft heftigste Kritik an Banting´s Ernährungsform. Der Arzt Dr. William Harvey wurde von seinen Gegnern dermaßen attackiert und öffentlich bloß gestellt, dass ihm die Patienten wegliefen.
Später distanzierte Harvey sich daher offiziell von Bantings Thesen und behauptete, dieser habe seine Anweisungen zur Ernährungsumstellung aufgrund seiner Schwerhörigkeit nur vollkommen falsch verstanden.

Dr. Wolfgang Lutz wurde 1913 in Österreich als Sohn eines Allgemeinmediziners geboren und erfreut sich auch heute noch bester körperlicher und geistiger Gesundheit. Er ist heute in England und Irland hochgeschätzt und sogar Ehrendoktor der Universität von Dublin. In Wien und Innsbruck studierte er Medizin und habilitierte sich 1943 als Internist an der Wiener Universität. Nach dem 2. Weltkrieg arbeitete er als Arzt für Innere Medizin in Salzburg.
Die Idee, dass Kohlenhydrate unserer Gesundheit abträglich sein könnten, kamen ihm nach sorgfältigem Studium zahlreicher wissenschaftlicher Publikationen und durch seine eigenen positiven Erfahrungen zur Behandlung seiner Gelenkprobleme mit Hilfe einer Diät, die er auf etwa 60 g Kohlenhydrate limitiert hatte.

Lutz ist Autor des Low Carb Klassikers „Leben ohne Brot", welches er bereits 1967 veröffentlichte. Dieses Standardwerk, das mittlerweile mehr als 8 Millionen mal verkauft wurde, enthält Aufzeichnungen und Auswertungen, die er an mehr als 10.000 Patienten gewonnen hat. Es kann nur als seriöses, wissenschaftliches Werk bezeichnet werden, welches einen wesentlichen Beitrag zum Nachweis der Langzeitsicherheit kohlenhydratarmer Diäten geleistet hat (Lutz 2004).

Trotzdem gehört dieses Buch weder zur Pflichtlektüre im Studium der Ernährungswissenschaft, noch wird es je von den großen deutschen Ernährungspäpsten zitiert, wenn es um die Beurteilung kohlenhydratarmer Kostformen geht. Die Forschungsarbeiten und Publikationen von Lutz werden von der Fachwelt mehr oder weniger ignoriert.

Dies ist umso bedauerlicher, als dass Lutz besonders Patienten mit chronischen Erkrankungen nach einem langen Leidensweg mit seiner „Lutz-Diät" sehr gut helfen konnte, allen voran Patienten mit Colitis ulcerosa und Morbus Crohn (Lutz 1995).

Hierbei handelt es sich um entzündliche Darmerkrankungen, die für die Betroffenen extrem belastend sind und nach einem langen Leidensweg nicht selten mit der Entfernung eines Teils des Darmes und einem künstlichen Darmausgang enden.

Dr. Lutz führte zusammen mit der Deutschen Gesellschaft für Gastroenterologie eine placebokontrollierte klinische Studie mit 204 Patienten durch, an der mehrere deutsche Kliniken beteiligt waren. Die Ergebnisse dieser Forschungsarbeit wurden 1996 als „Crohn V Studie" in einem anerkannten medizinischen Fachjournal veröffentlicht (Lorenz-Meyer 1996). Doch obwohl die Studie sehr schön herausarbeitet, dass Patienten, die ihre Ernährung auf eine Kohlenhydratzufuhr von durchschnittlich 125 g reduzierten, gesundheitlich deutlich profitierten, hatte dies keinerlei praktische Auswirkungen in der medizinischen Fachwelt.

Geht man heute auf die website der deutsche Morbus Crohn/Colitis ulcerosa Vereinigung (www.dccv.de), spielt die Ernährung dort eine vollkommen untergeordnete Rolle. Da es keine wirksame Diät gäbe, die die Erkrankung beseitige, wird den Patienten einfach empfohlen, das zu essen, was ihnen bekommt.

Auch in den aktuellen Leitlinien der DGVS (Deutsche Gesellschaft für Verdauungs- und Stoffwechselerkrankungen) empfiehlt man eine „ausgewogene Kost entsprechend der leichten Vollkost (DGE)" und behauptet ignorant „bisher nicht erwiesen ist der Nutzen von Kostformen, die Brot vermeiden" (Stein 2003).
Der Ernährungswissenschaftler Friedrich Bohlmann warnt sogar im Internet: „Hände weg von der Lutz-Diät! Sie schadet dem Körper" und berichtet „Gichtanfälle und Nierenbeschwerden können die Folgen sein" (www.netdoktor.de).

Das simple Lesen der Bücher von Dr. Wolfgang Lutz hätte ihn das Gegenteil gelehrt. Wieder also einmal ein Ernährungsberater, der seine Hausaufgaben schlichtweg nicht gemacht hat.
Die Mehrheit der Ernährungswissenschaftler hält also felsenfest daran fest, dass Kohlenhydrate den Großteil unserer Ernährung ausmachen sollten. Die zahlreichen Belege von Lutz und seine Langzeitdaten über die positiven Auswirkungen einer kohlenhydratarmen Kost werden einfach nicht beachtet.

Robert Atkins

Wesentlich schlimmer erging es jedoch dem New Yorker Arzt und Ernährungswissenschaftler Robert Atkins. Er ist Verfasser des Buches „Die Atkins-Diät-Revolution", das seit seinem Erscheinen im Jahr 1972 in 25 Sprachen übersetzt und weltweit 17 Millionen Mal verkauft wurde.

Die Atkins-Diät limitiert die Kohlenhydrate extrem stark auf etwa 20 g täglich, was wirklich so gut wie nichts ist. Eiweiß- und fetthaltige Nahrungsmittel, wie Fleisch, Fisch, Geflügel und Eierspeisen sind dagegen ohne Mengenbeschränkung erlaubt. Man erreicht auf diese Weise einen Stoffwechselzustand, in dem der Körper eingelagertes Fett zur Deckung seiner Energie heranzieht (Ketose). Wir werden uns später noch ausführlich damit beschäftigen.

Trotz nachweisbarer Erfolge an mehr als 65.000 (!!!) behandelten Patienten mit stoffwechselbedingten Krankheiten sind die Therapieprinzipien und Ansichten von Dr. Atkins in „Expertenkreisen" regelrecht verpönt. Bis heute versucht man ihm zu unterstellen, dass es unter seiner Diät zu Todesfällen und lebensgefährlichen Komplikationen gekommen sei (Beisswenger 2005, Chen 2006, Shah 2006, Ehrenreich 2006).

Allerdings vergisst man dabei zu erwähnen, dass Atkins ein Kardiologe, also ein Facharzt für Herzerkrankungen war. Naturgemäß behandelt ein Kardiologe viele Patienten mit Herzproblemen, weshalb es demnach nicht verwunderlich war, dass bei seinen Patienten während einer Therapie auch kardiologische Komplikationen auftraten. Können Sie sich vorstellen, welche Klagewelle es in den USA gegeben hätte, wenn man Dr. Robert Atkins ernsthaft hätte beweisen können, dass er seinen Patienten mit seiner kohlenhydratarmen Ernährung schadete?

Am liebsten behaupten aber seine Gegner, Atkins sei selbst völlig übergewichtig an einem Herzinfarkt verstorben und schlachten diese angebliche Tatsache genüsslich aus. Stattdessen verstarb Robert Atkins im April 2003 an den Komplikationen einer schweren Kopfverletzung, die er sich bei einem Sturz auf einer eisglatten New Yorker Straße zugezogen hatte.

Fotos, die nur wenige Wochen vor seinem Tod gemacht wurden, zeigen hingegen einen putzmunteren und recht schlanken 72-jährigen Herren.
Atkins langjährige Kollegin und enge Mitarbeiterin Dr. Mary Vernon berichtete, er habe wochenlang auf der Intensivstation im Koma gelegen, habe zwei Gehirnoperationen gehabt und sei mit starken Medikamenten behandelt worden. Sein Körper sei daher bei seinem Tod stark mit Wasser aufgedunsen gewesen.

Die angebliche Fettleibigkeit von Robert Atkins wurde 2004 sogar im Wall Street Journal gehörig ausgeschlachtet. In Kenntnis eines angeblichen Obduktionsbefundes wurde behauptet, Atkins habe bei seinem Tod stolze 116 kg gewogen.

Die Witwe des Mediziners Veronika Atkins leitete gegen diese Verleumdungen gerichtliche Schritte ein.

In den USA war die Atkins-Diät sehr beliebt und beeinflusste die Ernährungsgewohnheiten vieler Amerikaner. Besonders nach einer Aktualisierung seines Buches und der Neuauflage als „The New Atkins Diet", sanken die Umsätze kohlenhydrathaltiger Speisen in amerikanischen Supermärkten dramatisch, während der Umsatz an Fleisch und Öl boomte.

Dass man mit der Atkins-Diät gut abnimmt, können selbst Atkins-Kritiker nicht leugnen, allerdings postulieren sie, dass die Atkins Diät die Nieren belaste, Gichtanfälle auslöse, die Blutfettwerte in die Höhe treibe und somit das Herz schädige.

Doch gerade *diese* Parameter hat Dr. Atkins jedoch besonders sorgfältig untersucht.
Genau wie sein Österreichischer Kollege Dr. Wolfgang Lutz konnte er beobachten, dass sich die Blutwerte seiner Patienten, welche konsequent Kohlenhydrate mieden, immer weiter verbesserten. Patienten mit Zuckerkrankheit profitierten ebenfalls erheblich und konnten ihre Tabletteneinnahme einstellen bzw. die benötigte Insulindosis reduzieren.

Ich habe sehr häufig das Gefühl, dass Menschen, die die Atkins-Diät als ungesund, eintönig und als nicht durchhaltbar abtun, niemals ein Atkins-Buch vollständig gelesen haben und sich stattdessen gerne gegenseitig zitieren.
So schreibt auch die von mir in diesem Buch mehrfach zitierte Susanne Fröhlich in ihrem Bestseller „Moppel-Ich": *„Die Atkins-Diät ist eine Art Grobian-Trennkost. (…) Ich weiß nur, dass diese Diät richtiggehend ekelig ist. Eine scheußliche Völlerei. (…) Nur, weil unsere Vorfahren Berge von Fleisch in sich reingestopft haben (…), müssen wir das ja kaum auch tun."*

Stimmt genau, liebe Frau Fröhlich, doch zeigen Sie mir bitte einmal die Stellen in Atkins Büchern, wo er Ihnen zu „maßloser Völlerei" geraten haben soll. Atkins sagt nur, dass Sie sich satt essen sollen, von Fleischorgien spricht er in keinem seiner Bücher ein einziges Mal.

Auch, dass man bei einer Atkins-Diät gezielt besonders fettes Fleisch essen und auf nüchternen Magen pure Sahne trinken soll, gehört in den Bereich der Dichtung.

Irgendwie hat man schon das Gefühl, es stecke System dahinter, die Atkins-Diät immer besonders schlecht aussehen zu lassen.

2004 führte der Fernsehsender RTL ein so genanntes „Diät-Duell" durch. 24 Diätwillige wurden willkürlich in 4 verschiedene Gruppen eingeteilt: Weight-Watchers (= Fettpunkte zählen), Strunz-Diät (Eiweiß-Shakes und extrem viel Sport), Brigitte-Diät (1000 Kcal pro Tag) und Atkins (also sehr streng kohlenhydratarm).

Jedes Team hatte einen kompetenten Coach an seiner Seite, der die Gruppe in die Diät-Methodik einführen und unterstützend begleiten sollte.

Die Atkins-Gruppe wurde jedoch von Sven-David Müller-Nothmann betreut, einem treuen Höfling der Deutschen Gesellschaft für Ernährung.

In seinem aktuellen Buch zu „modernen Ernährungsmärchen" schreibt er daher auch brav: *„Im Rahmen einer ausgewogenen Ernährung empfehlen Ernährungsexperten, die Fettzufuhr auf 30-35% der Gesamtenergieaufnahme zu begrenzen und eine Kohlenhydratzufuhr von 55% zu erreichen."* (Müller-Nothmann 2007).

Damit hatte man natürlich den Bock zu Gärtner gemacht, und die Atkins-Gruppe hoffte vergeblich auf fachkundige Unterstützung ihres Instruktors. Völlig frustriert setzte die Atkins-Gruppe den Ernährungsberater schließlich an die frische Luft.
Stattdessen sprang die engagierte Low Carb-Expertin Franca Mangiameli ein und coachte die Gruppe schließlich bis zum Ende des 'Diät Duells', allerdings nicht mit der Atkins-, sondern mit der LOGI-Methode, über die Sie gleich noch mehr erfahren werden.

Ein weiteres solches Beispiel ist das 2005 veröffentlichte Buch „Das Atkins-Risiko: Die wackelige Wissenschaft hinter Low-Carb Diäten" (Reichelt 2005).
Ich hatte es voller Spannung gekauft und gehofft, hier mit interessanten neuen Argumenten konfrontiert zu werden, doch wieder mal findet man nur die alte Leier: zu viel Fleisch ist schlecht, Fett ist böse und macht krank, und Dicke essen einfach zu viel. Ein besonders „bestechendes" Argument für die Unwirksamkeit der Atkins-Diät lautet: *„Keine Frage, den Ernährungsempfehlungen des Arztes können nur wohlhabende Leute folgen, denn Fleisch und Fisch sind teuer".* Na das ist ja wirklich einmal eine besonders kluge wissenschaftliche Beweisführung!

Außerdem kritisiert die Autorin, dass die Firma „Atkins Nutritionals Inc." mit dem Verkauf von Low-Carb Produkten und Nahrungsergänzungsmitteln Umsatz macht.
Damit hat sie recht, doch was bitte hat das mit der „wackeligen Wissenschaft" hinter kohlenhydratarmen Diäten zu tun? Ist eine Diät schlecht, nur weil deren „Erfinder" daran Geld verdienen? Die Meinungsbildner der Deutschen Gesellschaft für Ernährung haben ja auch kein Problem damit, wenn sie ihre Formula-Diäten für teures Geld an Übergewichtige verkaufen. Außerdem verdient die „Fachbuchautorin", übrigens studierte Diplom-Ingenieurin, heute selbst als Geschäftsführerin eines Unternehmens für recht teure Diät- und Nahrungsergänzungsmittel, ebenfalls haargenau damit ihr Geld.

Atkins-Kritiker kommen aber oft gern zu einem gemeinsamen Konsens, so auch die hier zitierte Autorin Peggy Reichelt: *„Atkins-Jünger (...) essen dramatisch weniger Kohlenhydrate, und weil der Rest auf die Dauer fad und reizlos ist, essen sie meist auch weniger Fett und Eiweiß.(...) Wenn sie abnehmen, so liegt das nicht an einer vermeintlich normalisierenden Wirkung von Fett und Eiweiß, sondern daran, dass sie weniger Kalorien aufnehmen."*

Ich weiß allerdings nicht, was daran schlimm sein sollte, selbst wenn es stimmen würde, dass eine kohlenhydratarme Diät „fad und reizlos" ist, was definitiv nicht stimmt, wie ich Ihnen gerne beweisen werde. Glaubt die Autorin tatsächlich, Kalorien zählen, Hungern und Fett sparen sei soviel attraktiver?

Und wenn man durch eine kohlenhydratreduzierte Kost tatsächlich „weniger Kalorien aufnimmt", so kann dies doch auch kein Argument gegen diese Kostform sein.
Genau das ist es doch, was die Deutsche Gesellschaft für Ernährung immer predigt: Abnehmen = weniger Kalorien aufnehmen als verbrauchen!

Warum ist dies ein Argument *gegen* eine kohlenhydratarme Kostform?
In der Medizin heißt es doch so schön „wer heilt, hat Recht", warum kann man das nicht einfach übertragen nach dem Motto „Wer Pfunde schmelzen lässt, hat Recht"?

Jeder noch so kleine Tierversuch wird von den Atkins-Gegnern als „Beweis" angeführt wie gesundheitsschädlich die Atkins-Methode doch sei.
Dabei wird die Atkins-Diät je nachdem, was gerade besser in die Argumentationskette passt, entweder als „extrem fetthaltig" oder „extrem eiweißhaltig" bezeichnet.

Im Juni 2004 z.B. ging eine Meldung durch die Schlagzeilen, dass Frauen, die sich nach Atkins-Regeln ernähren evtl. nicht schwanger werden könnten. Nur, um Ihnen die Absurdität solcher „Studien" klar zu machen, gehe ich an dieser Stelle näher darauf ein und zitiere hier wortwörtlich:

„Die Mäuse erhielten 4 Wochen lang entweder „normales" Futter mit 14% Eiweiß oder proteinreiches mit 25% Protein. Danach durften sie sich paaren.
Um zu untersuchen, ob die Ernährung die Embryonen bereits direkt nach der Empfängnis beeinflusst, übertrugen die Wissenschaftler den ungeborenen Nachwuchs anschließend in die Gebärmütter anderer Mäuse, die mit Standardfutter ernährt worden waren. (?!)

Nur 65 Prozent der Embryonen von den Müttern mit der eiweißreichen Diät entwickelten sich normal, im Gegensatz zu 81 Prozent bei der normal ernährten Gruppe. Auch die Fehlgeburtenrate lag mit 16 Prozent bei der Gruppe mit der proteinreichen Ernährung deutlich höher als bei der Kontrollgruppe mit lediglich 1 Prozent.

Nach Ansicht der Wissenschaftler beeinflussen die stickstoffreichen Abbauprodukte der Eiweiße die Genaktivität im entstehenden Embryo. So zeigten weitere Untersuchungen bei den Embryonen der proteinreich ernährten Mütter untypische Aktivierungsmuster verschiedener Gene, darunter auch bei einem wichtigen Wachstumsgen. Ähnliche Effekte sind bereits aus kultivierten Zellen und bei Kühen bekannt. Obwohl die Untersuchung an Mäusen durchgeführt wurde, warnen die Wissenschaftler, dass ähnliche Effekte möglicherweise auch beim Menschen eine Rolle spielen könnten.
Es sei daher für Frauen, die schwanger werden möchten, nicht ratsam, eine eiweißreiche Diät zu befolgen. Solche Ernährungspläne, deren bekannteste die weit verbreitete Atkins-Diät ist, sind unter Ernährungswissenschaftlern auch aus anderen Gründen stark umstritten." (http://www.wissenschaft.de)

Es ist einfach unglaublich, dass Untersuchungen zur Reproduktionsfähigkeit an Mäusen, die zudem auch noch vorwiegend Pflanzenfresser sind, einfach so auf den Menschen übertragen werden. Studien mit „richtigen" Frauen, die wegen eines so genannten polyzystischen Ovars (PCOS) nicht schwanger werden konnten, zeigten nämlich unter einer Atkinsdiät deutliche Verbesserungen ihrer Problematik (Mavropoulos 2005).

Fast immer wird man in der einschlägigen „Fachliteratur" davor gewarnt, nach den Atkins-Regeln zu leben, so natürlich auch von Krankenkassen, die ihren Mitgliedern bei der Auswahl der „richtigen" Diät beratend zur Seite stehen. Was richtig oder falsch ist, entscheidet dabei natürlich wieder die Deutsche Gesellschaft für Ernährung (DGE) und die nach ihren Regeln lehrenden Diplom-Oecotrophologen.

Danach kann eine kohlenhydratarme Ernährungsform natürlich nur verlieren, denn man vertritt ja die unumstößliche Meinung, Kohlenhydrate seien gut und Fett sei schlecht. Wer an diesem Dogma der Ernährungswissenschaft rütteln will, hat also nie eine Chance. Ein schönes Beispiel ist die Bewertung der Atkins-Diät durch die Techniker Krankenkasse. Ich möchte es ebenfalls als ein exemplarisches Beispiel von Ignoranz zitieren.

So findet man auf der website der Techniker-Krankenkasse folgenden Eintrag:

Atkins -Diät

Kohlenhydrate wie Kartoffeln, Nudeln, aber auch Süßes und Fruchtsäfte sind eingeschränkt oder verboten. Eiweiß und Fett im Verhältnis 60:40 Prozent sind nicht nur erlaubt, sondern sogar Pflicht. Keine Einschränkung der Kalorienzufuhr.

Bewertung:

Wird von der DGE als Mangel- und Fehlernährung bewertet. Diese Diät beinhaltet das Risiko, erhöhte Blutfettwerte zu bekommen. Und damit verbunden Arteriosklerose. Die Harnsäure kann ebenfalls wegen der erhöhten Zufuhr tierischer Eiweiße ansteigen (Gefahr von Gicht). Ballaststoffe und Kohlenhydrate sind zu knapp. Ein Lerneffekt in Bezug auf eine ausgewogene Ernährung ist nicht gegeben.

Alles klar. Atkins ist schlecht, und die Erde ist eine Scheibe.

Warum nur schaffen es angebliche Wissenschaftler nicht, die Ergebnisse eines anderen Forschers völlig neutral zu bewerten? Warum ignoriert man, dass Tausende von Menschen, die nach der Atkins-Methode vorgingen, gut abgenommen haben und sich deren Blutwerte eben nicht verschlechterten, sondern vielmehr verbesserten. Wir werden noch sehr detailliert auf diese Fakten eingehen.

Sicher werden Sie sich wundern, dass ich mich so sehr für Dr. Robert Atkins in Zeug lege. Dies liegt daran, dass die Einleitungsphase des „Bi(e)nären System" sehr stark an Atkins angelehnt ist. Auch ich plädiere für eine sehr deutliche Reduktion der Kohlenhydrate. Allerdings reduziere ich die Kohlenhydrate nicht ganz so stark wie Atkins, sondern bewege mich eher auf einem Niveau von 40-60 g Kohlenhydrate pro Tag.

Es ist nämlich im täglichen Leben schlichtweg etwas einfacher und bietet mehr Variationsmöglichkeiten, wenn man mit den Kohlenhydraten nicht ganz so weit hinunter geht.

Max Planck

Immer wieder hört man, dass auch der berühmte deutsche Physiker Max Planck (1858 – 1947) kohlenhydratarm gelebt haben soll, und es ist sogar eine sog. „Max-Planck Diät" im Umlauf, die ziemlich genau einem Atkinschen Diätbuch entnommen sein könnte.

Die Max-Planck Gesellschaft distanziert sich allerdings ganz massiv von dieser Aussage und vermutet, jemand habe den Diätplan vor etwa 15 Jahren als Aprilscherz in Umlauf gebracht. Leider kann man Max Planck ja nicht mehr selber fragen, doch halte ich es für absolut nicht abwegig, dass ein hoch gebildeter und kluger Mensch wie Max Planck, welcher leichten Zugang zu wissenschaftlicher Literatur hatte, die schon damals bekannten Veröffentlichungen über die Vorteile der kohlenhydratarmen Ernährung für sein tägliches Leben umgesetzt hat.

Fragen Sie Ihren Arzt oder Apotheker

Damit kommen wir zurück auf den „ärztlichen Beistand". Es ist also unwahrscheinlich, dass Sie diesen in adäquater Form erhalten.
Im Gegenteil wird Ihnen Ihr Arzt wahrscheinlich vehement abraten, mit einer kohlenhydratarmen Kostform zu beginnen.

Falls er jedoch ein verantwortungsvoller Arzt ist und Ihren Wunsch abzunehmen Ernst nimmt, wird er Ihnen empfehlen, einen Ernährungsberater aufzusuchen oder Sie bei sehr großem Übergewicht an ein so genanntes Adipositas-Zentrum überweisen. Diese speziellen Zentren für Übergewichtige existieren mittlerweile an einigen Krankenhäusern und sind auch als „Optifast-Zentren" bekannt. Hier wird dem Probanden eingetrichtert, was vermeintlich „richtig" und „gesund" ist, und das heißt natürlich strenges Kalorienzählen und möglichst fettarm essen.

Während der ersten 3 Monate gibt es als Verpflegung ausschließlich eiweißreiche Pulvernahrung die in Wasser aufgelöst wird und in verschiedenen Geschmacksrichtungen erhältlich ist. So kommt der Proband auf magere 400-800 Kcal pro Tag und Hunger ist sein ständiger Begleiter.
Später dürfen dann wieder ein wenig „richtige" Speisen gegessen werden, aber natürlich immer noch streng fettarm und in kleinsten Portionen, bis man bei ca. 1400 Kcal pro Tag angekommen ist.

Ja, *so* hat man abzunehmen! Sich ordentlich quälen, Hunger haben, und bloß nix genießen. Alles andere *muss* doch falsch sein!

Wer behauptet, ohne Hunger und Kasteiung würde es auch funktionieren, rüttelt an den Grundfesten der Ernährungslehre und kann doch nur ein Scharlatan sein!
Daher wird weiter behauptet, kohlenhydratarme Diäten seien gesundheitsschädlich, die Ernährungsweise nicht durchzuhalten, der Nutzen nicht bewiesen, und die Erfolge nicht nachweisbar.

Die Damen und Herren könnten den Mund ja voll nehmen, wenn sie mit ihrem 3000 € teuren Programm selbst den „Stein der Weisen" gefunden hätten.

Die Auswertungen amerikanischer Optifast-Studien zeigen jedoch, dass die Patienten zwar anfänglich gut abnahmen, drei Jahre später jedoch 75% der Teilnehmer wieder gleich dick bzw. dicker als vorher waren (Grodstein 1996). Die deutsche Optifast-Studie kommt im Wesentlichen zu den gleichen Ergebnissen: die Patienten sind nach dem Optifast-Programm dicker als vorher (Olschewski 1997).

Wenn Sie sich gerne näher mit den methodischen Problemen dieser und ähnlicher Studien auseinander setzen möchten, empfehle ich Ihnen das Buch von Nicolai Worm „Diätlos glücklich". Worm hat als hochkompetenter und kritischer Wissenschaftler die zweifelhaften Auswertungen solcher Studien Punkt für Punkt solide herausgearbeitet (Worm 2003).

Es gehört eine Menge Selbstbewusstsein und Standvermögen dazu, Ihrem Arzt zu widersprechen und abzulehnen, wenn er Ihnen anbietet, an einem solchen Programm teilzunehmen. Die Wahrscheinlichkeit, dass er Sie für einen unbelehrbaren Querulanten hält, der in einem Anflug von Größenwahn mehr zu wissen glaubt als er selbst, ist hoch.

Trotzdem ist es unumgänglich, sich vor Beginn Ihrer Diät, von einem Arzt gründlich durchchecken zu lassen, denn Sie müssen unbedingt wissen, mit welchen Ausgangswerten Sie in die Diät hineingegangen sind.
Haben Sie nämlich bei Diätbeginn z.B. einen zu hohen Cholesterinspiegel oder einen zu hohen Triglyzerid-Wert im Blut, lassen ihre Werte aber erst 12 Wochen *nach* dem Start kontrollieren, heißt es nämlich 100%ig: „Sehen Sie, durch Ihre fetthaltige Diät haben sich Ihre Blutwerte verschlechtert!"
Ihre Werte waren aber bei Diätbeginn höchstwahrscheinlich dramatisch schlechter.

Die gesetzliche Krankenkasse übernimmt nur noch die Kosten für eine Standard-Untersuchung des Blutes. Ohne zwingenden medizinischen Grund gibt es für Ihren Arzt keinen Anlass, zusätzliche Untersuchungen zu veranlassen, z.B. eine getrennte Bestimmung von „gutem" oder „schlechtem" Cholesterin (vgl. Seite 98). Es wird heute meist lediglich das Gesamtcholesterin bestimmt. Dieser Wert allein hat jedoch nicht genügend Aussagekraft.

Der Tabelle auf Seite 150 können Sie entnehmen, welche Parameter bei Ihnen getestet werden sollten, bevor Sie beginnen, sich nach dem „Bi(e)nären System" zu ernähren.
Diese zusätzlichen Untersuchungen müssen Sie vielleicht aus eigener Tasche zahlen. Dann werden sie von Ihrem Arzt als sogenannte IGEL-Leistung (Abkürzung für **i**ndividuelle **Ge**sundheitsleistungen) nach der Gebührenordnung für Ärzte privat abgerechnet.

Nun bekommen Sie aber keinen Schrecken! Dies ist wirklich nicht so teuer wie Sie glauben und für die meisten Menschen absolut finanzierbar. Diese Investition sollte Ihnen Ihre Gesundheit Wert sein.

Es ist wirklich erschreckend, dass viele Menschen zwar bereit sind, 2,80 Euro für ein kleines Bier am Tresen in der Gaststätte und 5 Euro täglich für eine Schachtel Zigaretten auszugeben, aber zusammenzucken, sobald einmal 100 Euro für die Gesundheit aus der eigenen Tasche zu zahlen sind.

Bei der Inspektion für Ihr eigenes Auto sind Sie bestimmt nicht so knauserig, oder? Und die 60 € für den Frisör, die Kosmetikerin oder die Fingernagelmodellistin sind auch immer drin, nicht wahr meine Damen?

Einige Parameter können Sie auch selbst gut erfassen.

So empfiehlt es sich, vor Beginn der Diät das Gewicht, evtl. den Körperfettgehalt (geht nur mit Spezialwaage) und den Umfang an verschiedenen Stellen Ihres Körpers nachzumessen. Daraus kann man dann den sogenannten Body-Maß-Index (BMI) und das „waist to hip ratio" (vgl. S. 150) berechnen.

Nach der Einleitungsphase in das „Bi(e)näre System" und danach alle 4 Wochen sollten Sie sich erneut vermessen, da es für Sie in höchstem Maße motivierend sein wird. Auch bei der Ernährung nach dem „Bi(e)nären System" fällt Ihr Körpergewicht nämlich nicht gleichmäßig, also linear ab. Sie werden immer wieder Phasen haben, in denen der Zeiger Ihrer Waage sich nicht einen Millimeter nach unten bewegen wird. Erfahrungsgemäß verringert sich bei der Ernährung nach dem „Bi(e)nären System" jedoch trotzdem Ihr Körperumfang während solcher Plateauphasen.

Auch wenn die Waage es nicht anzeigt, da es sich nur um wenige Gramm handelt, wird direkt an Ihren „Problemzonen" Fett abgebaut. Und es ist ein ungeheuer befriedigendes Gefühl, einen Zentimeter weniger an seiner Taille oder Hüfte zu wissen.

Umgekehrt zeigt Ihnen Ihr Maßband auch, wenn etwas schief läuft, sprich Sie wieder zunehmen. Da der Mensch ein „Gewohnheitstier" ist, fallen viele Menschen in der Erhaltungsphase unbeabsichtigt wieder in einen alten Trott, naschen hier und da mal etwas Kuchen, trinken zwischendurch ein paar Bierchen oder greifen im Restaurant dann doch zum Brotkorb. Sie werden erst dann aufmerksam, wenn plötzlich die neu gekaufte Hose zwackt und die alten Magenschmerzen wieder auftauchen.

Das Maßband ist daher ein Instrument der Eigenüberprüfung und Eigenmotivation und dabei viel aussagekräftiger als jede Waage. Nutzen Sie es, und tragen Sie die Werte regelmäßig in Ihr „Erfolgstagebuch" ein. Was das ist, und wozu es dient, erfahren Sie später.

Nach 3 Monaten sollten Sie erneut bei Ihrem Doktor sitzen und sich wieder Blut abzapfen lassen. Freuen Sie sich auf das verblüffte Gesicht Ihres Arztes.

Wenn Sie sich konsequent nach den Regeln des „Bi(e)nären Systems" ernährt haben, haben sich Ihre Blutwerte mit an Sicherheit grenzender Wahrscheinlichkeit deutlich verbessert. Ihr Arzt wird Sie verwundert anschauen und fragen: "Wie haben Sie denn das gemacht?" und vielleicht einen Selbstversuch starten.

Nicolai Worm und die LOGI-Methode

Mit einer großen Portion Glück landen Sie aber möglicherweise bei einem Arzt, der schon einmal etwas von der „LOGI-Methode" gehört hat.

LOGI ist das Kürzel für **Lo**w **G**lycemic and **I**nsulinemic oder auf gut Deutsch „niedrig glykämisch und insulinämisch". Es ist ebenfalls eine Ernährungsform, die die Kohlenhydratzufuhr zugunsten von Fett und Eiweiß erniedrigt und besonders großen Wert auf einen stabilen Blutzuckerspiegel legt.

Sie wurde von den Professoren David Ludwig und Walter Willett an der renommierten Harvard Universität entwickelt. Dort wird sie eingesetzt, um übergewichtige Kinder abspecken zu lassen (Ludwig 2007).

Die LOGI-Pyramide, eine Auflistung der Art und Menge der Nahrungsmittel, die man Essen kann und darf, ohne zuzunehmen, unterscheidet sich wesentlich von den Empfehlungen der Deutschen Gesellschaft für Ernährung. Wir werden an späterer Stelle noch einmal auf diese Pyramide eingehen (vgl. Seite 128).

Der von mir hoch geachtete Ernährungswissenschaftler Dr. Nikolai Worm brachte die Methode nach Deutschland und machte sie hier publik. Er ist Autor mehrerer interessanter und allesamt lesenswerter Bücher und Artikel, auf die ich mich in diesem Buch an zahlreichen Stellen beziehe. Worm betont immer wieder die Bedeutung eines evidenzbasierten (also Beweis gestützten!) Herangehens an ernährungswissenschaftliche Fragestellungen und scheut sich auch nicht, solche Beweise von den „Ernährungspäpsten" der DGE zu fordern.

Worm tourt durch Deutschland und hält für niedergelassene Ärzte Fortbildungsvorträge in Sachen kohlenhydratarmer Ernährung.
Vielleicht haben Sie das große Glück, dass Ihr Hausarzt einmal einen solchen Vortrag gehört hat. Dann haben Sie es etwas leichter und müssen nicht bei „Adam und Eva" anfangen.

In Deutschland haben bereits erste Reha-Kliniken (z.B. Reha-Kliniken Überruh, Isny) die LOGI-Kost zu ihrer „Hausdiät" erkoren und die positiven Wirkungen auf Blutzucker und Fettstoffwechsel dokumentiert (Heilmeyer 2006).

Dies macht mir Hoffnung, dass langfristig in den nächsten Jahren vielleicht doch ein wenig Bewegung in die stark verkrustete Ernährungsszene kommt.

Die „Ja, aber- Fraktion" oder warum ist Low Carb gesund?

Gegen die „Ja, aber Fraktion" helfen manchmal Argumente, manchmal ist es aber auch besser, die Ohren auf Durchzug zu stellen. Wenn Ihr Gegenüber nicht einmal den Unterschied zwischen Fett und Kohlenhydrat kennt, brauchen Sie erst gar nicht mit der Diskussion zu beginnen. Bildungsbürger und Akademiker allerdings werden häufig versuchen, sich mit Ihnen zu duellieren, und wenigstens für diese Herausforderung sollten Sie argumentativ gerüstet sein.

Dass eine Ernährung, deren Basis die Kohlenhydrate darstellen, nicht schlank macht, sondern zu einem typischen und „bauchbetonten Übergewicht" führt, sehen wir tagtäglich auf der Straße. Die Welt wird immer dicker. Deutsche Männer sind die Dicksten in ganz Europa (EU Statistik 20.02.2007), und es handelt sich hier beileibe nicht nur um ein ästhetisches Problem.

Das „tödliche Quartett", sprich

1. erhöhte Blutfettwerte (Hyperlipidämie),
2. zu hoher Blutdruck (Hypertonie),
3. ein erhöhter Blutzuckerspiegel (Hyperglykämie)
4. meist gepaart mit erhöhten Insulinspiegeln (Hyperinsulinämie)

gefährdet die Gesundheit der Menschen nachhaltig und macht auch vor unseren Kindern nicht halt. Mediziner bezeichnen dieses Phänomen auch als "Metabolisches Syndrom" oder "Syndrom X" (Worm 2004).

Mediziner, Forscher und Ernährungsfachleute suchen verzweifelt nach den Ursachen für diese unerwünschte Entwicklung und glauben, sie auch schon gefunden zu haben: unsere Ernährung sei zu fett, insbesondere zu reich an tierischen Fetten.

Doch die Suche nach der Ursache für unsere „Rettungsringe" erfolgt nicht so, wie Wissenschaft eigentlich gedacht ist: vorurteilsfrei.
Nein, sie erfolgt mit Scheuklappen und einer Ignoranz der Ergebnisse der „anderen Seite", die ihresgleichen sucht.

Davon ab, dass es schlichtweg unfair ist, sich die Argumente und Belege der Gegenseite nicht einmal anzusehen, können wir uns diese Ignoranz schon finanziell gar nicht leisten. 70 Milliarden Euro kosten laut Bundesverbraucherministerium die deutsche Volkswirtschaft durch Übergewicht verursachte Krankheiten mittlerweile pro Jahr (WAZ 27.12. 2007) und jeder von uns hat diese Unsummen mitzufinanzieren.

Die meisten Übergewichtigen würden alles tun, dem gängigen Schönheitsideal zu entsprechen und sich dauerhaft von ihrem Fett zu verabschieden. Beinahe jeder Dicke hat mindestens eine Diät hinter sich, strich Butter, Sahne und Fleisch vom Speiseplan, zählte eifrig Kalorien oder „weight watchers-Punkte" und übte sich im Verzicht.

Doch dauerhafte Erfolge sind mit solchen Fett- und Kalorien sparenden Diäten eben selten zu verzeichnen. Schaut man nach ein oder zwei Jahren die vormals Abgespeckten noch einmal an, wiegen diese meistens mehr als vorher. Den Grund dafür haben wir in dem Kapitel „Fettzellen und andere Grausamkeiten" schon erörtert.

Wie ich immer wieder betonte, ist auch das „Bi(e)näre System" eine lebenslange Ernährungsform. Da sie allerdings absolut nichts mit Kasteiung zu tun hat, ist es vollkommen unproblematisch, sie lebenslang zu befolgen. Warum sollte man sich auch von einer Kostform abwenden, die einen rundum zufrieden und glücklich macht?

Für Dr. Robert Atkins war der Schlüssel zum Verständnis von Übergewicht eine Fehlsteuerung des Kohlenhydrat-Stoffwechsels. Im Mittelpunkt der Verstoffwechselung von Kohlenhydraten steht die Bauchspeicheldrüse (Pankreas), die in den so genannten „Langerhansschen Inseln" das Hormon Insulin bildet.

Insulin ist der „Kohlenhydrat-Manager" unseres Körpers. Seine Hauptfunktion besteht darin, die mit der Nahrung aufgenommene Glukose (Traubenzucker) geregelt in die Körperzellen zu schleusen, wo diese dann als Energiequelle verbraucht oder zu Fett umgebaut wird. Das „Insulin-Regelsystem" arbeitet im Normalfall sehr präzise, die Bauchspeicheldrüse sondert immer nur soviel Insulin ab, wie für die Verarbeitung des im Blut vorhandenen Traubenzuckers gerade benötigt wird.

Überreizen wir nun mit der heute üblichen extrem kohlenhydratreichen Kost unseren Körper mit zuckerhaltiger Nahrung, so ist die Bauchspeicheldrüse dazu gezwungen, extreme Mengen des Hormons auszuschütten, so dass es zu einem dauerhaft hohen Insulinspiegel (Hyperinsulinismus) kommt. Sie haben also ständig zuviel Insulin in Ihren Adern schwimmen.

Wir wissen heute, dass dauerhaft hohe Insulinspiegel mit hohen Triglyzeridspiegeln (freie Fettsäuren) im Blut einhergehen. Wie Sie sicher schon gehört haben, wird ein hoher Triglyzeridgehalt im Blut für Herzerkrankungen verantwortlich gemacht (Tirosh 2007). Triglyzeride werden unter dem Einfluss von Insulin in der Leber aus jedem Überschuss an Zucker hergestellt, der nicht als Energie verbraucht wurde. Die brachliegende Glucose wird also zu Fett. Meidet man Kohlenhydrate, normalisieren sich erhöhte Triglyzeridwerte sehr schnell wieder.

Hohe Insulinspiegel im Blut führen dazu, dass Ihr Körper unterzuckert, d.h. es zeitweise schwimmt wieder weniger Traubenzucker im Blut herum, als es sollte (Hypoglykämie). Zur Gegensteuerung meldet sich der „kleine Hunger" und fordert Süßigkeiten. Geben Sie ihm diese, z. B. in Form eines Müsliriegels, eines Stück Kuchens oder Puddings, so schüttet die Bauchspeicheldrüse schon wieder Insulin aus, diesmal um den im Snack enthaltenen Zucker zu verarbeiten. Danach sinkt der Blutzuckerspiegel schon wieder und zwar unter das „Wohlfühlniveau". Eine halbe Stunde nach dem Stück Kuchen, hat man schon wieder „Lust" auf etwas Süßes. Willkommen auf der „Blutzuckerachterbahn"!

Dies kann extreme Formen annehmen: Im Februar 2007 wurde in den Medien von dem achtjährigen Connor McCreaddie aus England berichtet, der stolze 100 Kilo auf die Waage bringt. Der Junge verschlingt täglich drei Hauptmahlzeiten und verlangt alle 20 Minuten nach einem Snack. Verweigert seine Mutter ihm das Essen, bekommt er Tobsuchtsanfälle und tyrannisiert sie solange, bis sie nachgibt (Koydl 2007).

Das Kind wiegt dreimal soviel wie ein normaler Achtjähriger, kann sich wegen seines Übergewichtes weder selbstständig waschen noch anziehen.

Natürlich „helfen" die „Experten" und raten der allein erziehenden Mutter, dem ungezügelten Essverhalten ihres stark übergewichtigen Sohnes Einhalt zu gebieten, allenfalls werde man ihr das Sorgerecht entziehen (Wandt 2007). Eine echte Unterstützung für die überforderte Mutter!

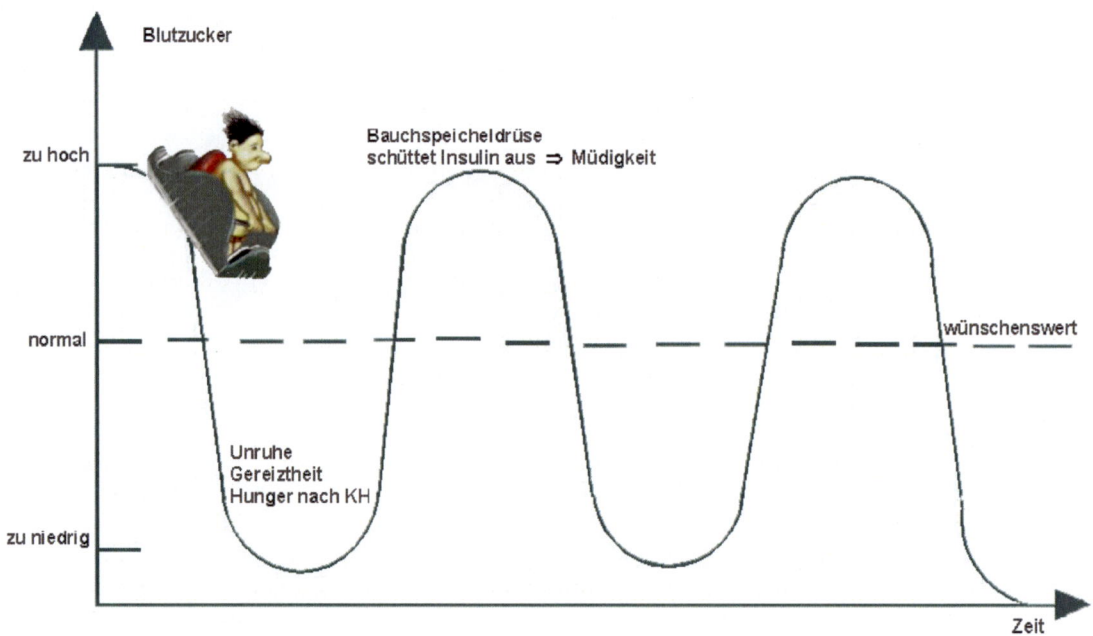

Die Blutzuckerachterbahn – Jahrmarkt für die Bauchspeicheldrüse

Auch Connor McCreaddie befindet sich auf der Blutzuckerachterbahn. Wie wird es mit ihm weitergehen? Wahrscheinlich wird er das gleiche Schicksal erleiden wie Tausende andere dicke Kinder und Erwachsene:

Irgendwann hat unser Körper die Dauerdusche mit Insulin einfach satt und kapituliert vor der andauernden Reizüberflutung. Die Zellen beginnen, dem Insulin gegenüber unempfindlicher zu werden, eine „Insulinresistenz" ist entstanden. Dieser Prozess kann Jahre oder Jahrzehnte dauern, doch es ist der klare Weg in Richtung Diabetes.

Auch mit Megadosen an Insulin schafft es unser Körper nun nicht mehr, die Glukose in die Zellen zu zwingen. Der Blutzucker beginnt nach Kohlenhydrat reichen Mahlzeiten zunächst ungewöhnlich hohe Spitzen aufzuweisen, irgendwann bleibt er auch nüchtern auf einem permanent hohen Niveau. Endstation Diabetes mellitus – „Zuckerkrankheit" (siehe auch 118).

Wer seiner Bauchspeicheldrüse (Pankreas) jahrzehntelang solche Höchstleistungen abverlangt, erkrankt jedoch nicht nur mit hoher Wahrscheinlichkeit an Diabetes.
Studien des renommierten Karolinska Institutes in Stockholm an 78.000 schwedischen Frauen und Männern zeigten, dass Menschen, die ihre Bauchspeicheldrüse derart fordern, auch ein höheres Risiko haben, an Pankreaskrebs zu erkranken (Larsson 2006). Prominentes Opfer der jüngsten Zeit: Luciano Pavarotti.

So wollen Sie nicht enden?
Dann seien Sie nett zu Ihrer Bauchspeicheldrüse! Reduzieren Sie den Anteil an Kohlenhydraten in Ihrer Nahrung, dann bleibt Ihnen eine solche Entwicklung erspart.
Oder kurz gesagt: wenige Kohlenhydrate, kein metabolisches Syndrom.

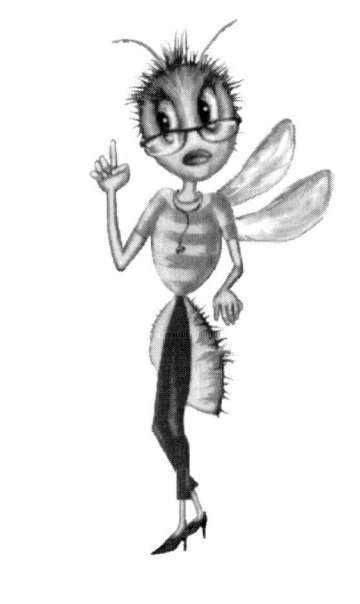

Zusammenfassung

Die „Ja, aber- Fraktion" oder warum ist Low Carb gesund?

Vermeidet oder reduziert man Kohlenhydrate in der Nahrung, ist das Wellness pur für die Bauchspeicheldrüse. Der empfindliche Insulin-Regelmechanismus wird nicht über Gebühr strapaziert.
Damit ist eine Ernährung nach low-carb Prinzipien der sicherste Schutz vor Diabetes.
Ein Mensch, der sich mit wenigen Kohlenhydraten ernährt, hat keine hohen Triglyzeridwerte im Blut. Dies ist ebenfalls günstig zur Vermeidung koronarer Herz Erkrankungen.

Ja aber, der Körper braucht doch Kohlenhydrate …

Eine Ernährung ohne Kohlenhydrate wie Brot, Nudeln oder Reis ist den meisten Menschen im höchsten Maße suspekt. Christen erbitten im Vaterunser „Unser täglich Brot gib uns heute", warum also ausgerechnet *darauf* verzichten?

Zwar gibt es im Volksmund Sprüche wie „Fleisch ist das beste Gemüse" oder „in der allergrößten Not, schmeckt die Wurst auch ohne Brot", doch sind diese nicht wirklich ernst gemeint, da sie aus Zeiten stammen, wo Menschen von einem Mehrverbrauch von Fleisch oder Wurst nur träumen konnten.

Tatsächlich glauben die meisten Leute, dass ein Leben mit wenigen Kohlenhydraten ein normales Lebewesen innerhalb kürzester Zeit zu einem antriebslosen Griesgram mutieren ließe, der dauermüde und ständig schlecht gelaunt durch das Leben schleicht.

Schließlich, so lehren die Fettphobiker, würde man nur durch „Vitalkost", sprich Müsli und Co, zu einem echten Gewinner. Fitnessguru Dr. med. Michael Spitzbart bezeichnet „vollwertiges, also ungeschältes Getreide" gar als das „Glück aus dem Kornfeld" und behauptet, Getreide sei „seit Beginn der Menschheitsgeschichte das wichtigste Nahrungsmittel" gewesen (Spitzbart 2005).

Nun ja, wo der „Beginn der Menschheit" tatsächlich anfängt, ist natürlich immer eine Frage des Standpunktes. Wie weit blickt man denn zurück?
Tatsächlich fing die Menschheit nämlich erst vor etwa 10.000 Jahren mit dem Ackerbau und der Nutzung pflanzlicher Stärke an, zuerst im Orient, in manchen europäischen Gegenden (England bis Finnland) sogar erst vor etwa 2.000 Jahren (Lev-Yadun 2000). Dieser Zeitraum ist in der Entwicklungsgeschichte der Menschheit nur ein kurzer Lidschlag, im Rahmen der Evolution ein winzig kleiner Abschnitt.

Professor Loren Cordain, anerkannter Evolutionsbiologe von der Colorado State University hat einen einleuchtenden Weg gefunden, diese Zeitverhältnisse für einen Menschen überhaupt vorstellbar zu machen.
Er benutzt in seinen Vorlesungen einen selbstgebastelten „Zeitstrahl" aus Computerendlospapier. Breitet man diesen wie eine lange Tapetenrolle auf dem Boden aus, stehen jeweils 3 cm für 1000 Jahre menschlicher Entwicklungsgeschichte.

Ausgerollt ist dieser Zeitstrahl stolze 60 m lang. Erst auf dem allerletzten Blatt beginnt die Landwirtschaft für die Ernährung des Menschen eine Rolle zu spielen.
Unsere heutige Ernährung mit industriell bearbeiteten Speisen, Fastfood, Keksen, Kuchen und Gummibärchen beschränkt sich gar auf die letzten Millimeter.
Dies macht deutlich, dass sich der modere Mensch unter einer kohlenhydratarmen Kost entwickelt hat. Unsere Gene sind sozusagen an kohlenhydratarme Kost gewöhnt. „Low carb" zu leben, entspricht demnach der Natur unserer Entwicklungsgeschichte (Cordain 2002 und 2004)

Wo sollten die Kohlenhydrate auf dem Speiseplan der Jäger und Sammler auch herkommen? Sie waren eine absolute Seltenheit, da es kaum entsprechende Quellen dafür gab. Es gab eben nur das, was man erbeuten oder im Wald finden konnte. Dies waren in erster Linie Fleisch und Fett von erlegten (oder verendeten) Tieren.

Statt Pasta und Weißbrot gab es Beeren, Pilze und Wurzeln und im Glücksfall ein wenig Honig. Damit kam der Steinzeitmensch offenbar glänzend zurecht und fiel nicht auf der Jagd nach einem flüchtenden Beutetier in den Sekundenschlaf.

Evolutionsbiologisch ausgerichtete Wissenschaftler wie Loren Cordain oder Sally Fallon und Mary Enig empfehlen daher, sich ernährungstechnisch an der Nahrung unserer Vorfahren zu orientieren und nennen diese Kostform „Paleo Diet" bzw. „Caveman Cuisine" (Fallon 1999). Das macht Sinn, denn - so der Ernährungswissenschaftler Nikolai Worm - *„Wir leben immer noch mit Steinzeitgenen, jetzt allerdings in einer High-Tech-Welt"* (Worm 2002).

Die Evolution des Menschen

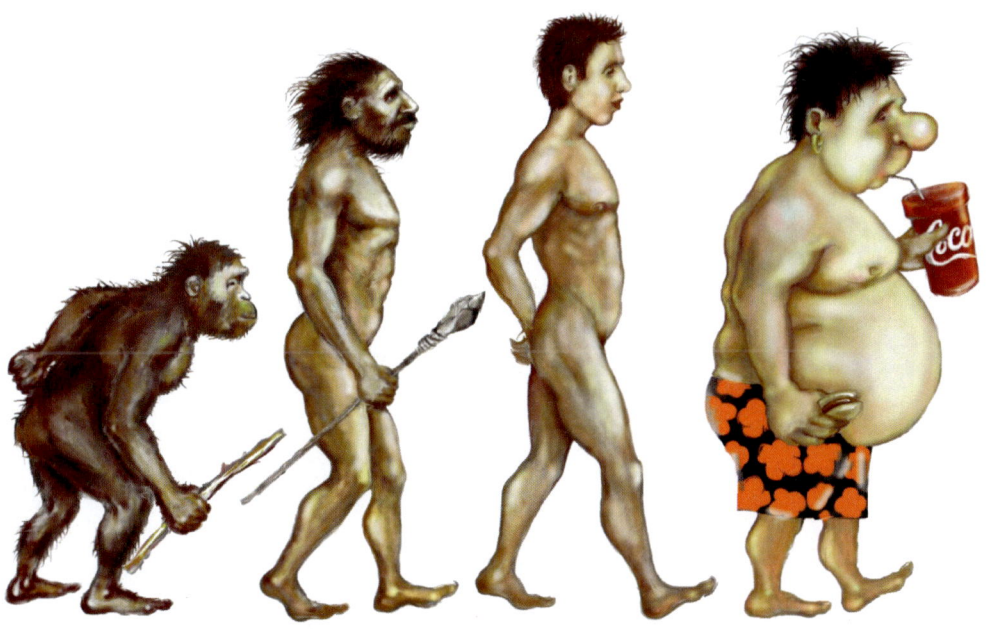

Dass sich der Mensch überhaupt für den Verzehr von Getreide entschied, geschah ganz sicher nicht deshalb, weil Fred Feuerstein plötzlich sein ethisches Gewissen entdeckte und ihm die erbeuteten Tiere so leid taten. Das Motiv war eher die blanke Not, sein Antrieb der nagende Hunger.

Ob nun steigende Bevölkerungszahlen die Wildbestände verringert hatten, oder Krankheiten die männlichen Jäger wegsterben ließen, ein freiwilliger Schritt unserer Urahnen war es nicht, auf die mickerige Getreidekost umzusteigen.
Erst über Generationen hinweg entstanden durch gezielten Anbau und Hege der Pflanzen aus spillerigen Gräsern echte Getreideähren.

Prähistorische Funde zeigen, dass die Lebenserwartung der Jägervölker beim Übergang zur Körnerkost rapide sank. Unter anderem kam es zu Eisenmangel und degenerativen Veränderungen des Skelettes (Arthrose, Osteoporose) und die Kindersterblichkeit stieg an (Cordain 2004). Laut Pollmer *„dauerte es Jahrhunderte, bis sich die Menschen von diesem Ernährungsschock wieder erholt hatten und ihre Anbau- und Verarbeitungstechniken so weit verbessert hatten, dass sie mit dieser Kost (Getreide) gesund bleiben konnten."* (Pollmer 1994)

Ursprünglich wurden die Pflanzensamen des ersten „Getreides" mit Wasser vermengt, erhitzt und dann als Brei gegessen. Später wurde Getreidebrei dann auf heißen Steinen oder in der Asche des Feuers getrocknet. Das erste Fladenbrot war entstanden!
Anbau und Verarbeitungstechniken wurden von Jahrzehnt zu Jahrzehnt mehr verfeinert, unterschiedliche Getreidesorten wurden herausgezüchtet, und die ersten Backöfen aus Lehm entstanden. Die Broterstellung wurde dann im Laufe vieler Generationen verfeinert und die Brote durch den Zusatz von Backtriebmitteln (Hefe, Sauerteig, Backpulver) immer voluminöser.

Der Durchschnittsbürger aß stets Vollkornbrot. Zwar waren die Müller technisch dazu in der Lage, die Randschichten des Getreidekorns, vom Inneren abzutrennen, doch waren die Menschen meist viel zu arm, um sich dieses weiße Mehl leisten zu können. Es wurde an die Reichen, sprich den Adel und wohlhabenden Handwerker verkauft. Begüterte Bauern aßen die Kleie nicht etwa selbst, sie wurde gekocht und zur Schweinemast verwendet.

Bezüglich unseres typisch deutschen Pumpernickels gibt es übrigens eine nette kleine Anekdote, wie diese Roggenschrotspezialität zu seinem Namen kam: Als die Truppen Napoleons deutsche Lande besetzten, verschmähten sie das dunkle, schwere Brot als „pain pour Nickel", Brot für Nickel - Napoleons Lieblingspferd.

Der Verzehr von hellem Weißbrot in Form von Baguette, Croissants, Ciabatta usw. gehört heute in der als äußerst gesund bewerteten (aber nicht einheitlichen) „Mittelmeerküche" einfach dazu. In Italien, Frankreich oder Griechenland isst man traditionell *kein* Vollkornbrot. Trotzdem gelten die Franzosen und insbesondere Kreter als super gesund. Warum?

Ganz einfach: Man isst es stets nur scheibchenweise und nicht dick belegt zum satt werden. Das klassische deutsche „Butterbrot" gibt es dort nicht, Weißbrot ist eine Beilage, die man nutzt, um das wundervolle Olivenöl oder die auf dem Teller verbliebene köstliche (Fleisch)-Sauce aufzutunken.

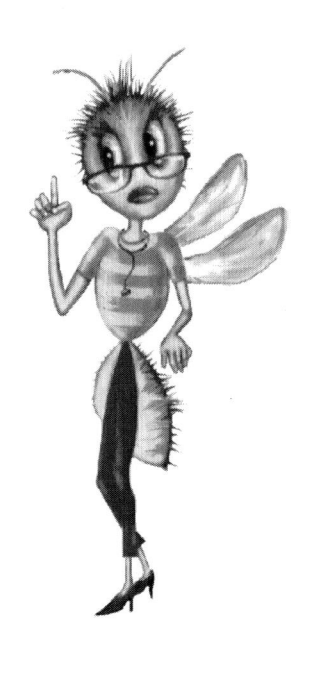

**Zusammenfassung
Ja aber, der Körper braucht doch Kohlenhydrate …**

Der Verdauungsapparat des Menschen ist seit 2 Millionen Jahren als Jäger und Sammler auf die Verwertung von Eiweiß und Fett als Energieträger ausgerichtet.

Eine Verwertung von Kohlenhydraten spielte in der Ernährung des Steinzeitmenschen nur eine untergeordnete Rolle.

Da sich unsere Gene kaum verändert haben, sind wir an eine protein- und fettreiche „Paleo Diet" wahrscheinlich besser adaptiert als an unsere heutige moderne Kostform.

Diese Hypothese wird durch neuere klinische Studien gestützt, die neben einer Gewichtsreduktion auch eine deutliche Verbesserung des Zucker-und Fettstoffwechsels unter „low carb" Ernährung beobachteten.

Alternative Stoffwechselwege

Besteht der überwiegende Teil der aufgenommenen Nahrung, wie bei den meisten Menschen üblich aus Kohlenhydraten, insbesondere aus Zucker und Stärke, werden eben diese Kohlenhydrate auch zur Energiegewinnung heran gezogen. Unser Organismus verbrennt dann Glukose (Traubenzucker) als Treibstoff. Hauptabnehmer der Glukose ist dabei das Gehirn.

Etwa 400-450 g Glukose können in Muskeln und Leber als Glykogen (tierische Stärke) gespeichert werden. An diese Glykogenspeicher geht der Körper, falls ihm einmal kurzfristig zuwenig Traubenzucker zur Verfügung steht (siehe nächstes Kapitel).

Nehmen wir allerdings nur wenige oder gar keine Kohlenhydrate auf und sind unsere Glukosespeicher erschöpft, kommt unser Körper damit ebenfalls problemlos zurecht.
Er schlägt dann einen anderen Stoffwechselweg ein und geht an seine Fettvorräte. Bei diesem Fettabbau (Lipolyse) entstehen so genannte Keto- oder Ketonkörper, die das Gehirn ebenso gut nutzen kann wie Traubenzucker (Cahill 1970, Veech 2001).
Einen solchen Stoffwechselzustand nenn man Ketose.

Genau diesen Zustand werden Sie innerhalb der ersten 14 Tage des „Bi(e)nären Systems" erreichen, wenn Sie sich an meine Regeln halten. Diese so genannte Einleitungsphase dient Ihrer psychischen und physischen Einstimmung auf Ihre neuen Essgewohnheiten mit deutlich weniger Kohlenhydraten.

Manche Menschen merken überhaupt nicht, dass Sie sich in einem anderen Stoffwechselzustand befinden, andere hingegen fühlen sich in der Ketose ausgesprochen wohl und energiegeladen. Oftmals jedoch werden Sie von Ihren Mitmenschen jedoch gewarnt mit den Worten:

Ja aber, eine Ketose ist doch lebensgefährlich ...

Dieser Behauptung begegnen Sie immer und immer wieder, besonders, wenn Sie Ärzte bzw. „medizinisch geschultes Personal" in Ihrer Verwandtschaft oder Bekanntschaft haben. Sie müssen daher unbedingt wissen, wie Sie hier kontern und daher ist dieses Kapitel für Sie eine absolute Pflichtlektüre.

Um verstehen zu können, warum das „Bi(e)näre System" wirkt und um Fehler zu vermeiden, müssen Sie wirklich begreifen, welche Mechanismen in Ihrem Körper ablaufen. Machen wir es daher mal wie in der berühmten Feuerzangenbowle: "Wat is en Ketose? Da stelle mer uns jaanz dumm."

Beginnen wir einmal beim Fasten, auch „Heilfasten" genannt oder weniger esoterisch als „Nulldiät" bezeichnet: Nachdem man sich die ersten Tage mittels Abführmittel, Wasser, verdünnten Säften und Gemüsebrühe „entschlackt" hat, berichten die Fastenden einhellig darüber, dass das anfangs nagende Hungergefühl plötzlich wie weggeblasen sei, und man in einen nahezu euphorischen Zustand gleite, in dem man keinerlei Appetit mehr habe. Man glaube, man könne den Rest seines Lebens ausschließlich mit stillem Mineralwasser überleben.

Die Heilfastenden fühlen sich stark und geläutert, da sie den schnöden irdischen Genüssen des Essens nicht mehr erliegen und ihren Gelüsten widerstehen.
Ein überlegenes Gefühl, zumal parallel die Pfunde purzeln und suggeriert wird, dass der Fastende auf dem richtigen Weg ist.

Doch was hier geschieht, ist keine Läuterung, sondern schlichtweg Biochemie.

In den ersten Tagen, in denen nur stark verdünnte Säfte und Gemüsebrühe getrunken werden, schreit der Körper permanent: „Hunger, wann gibt es endlich was zu essen? Am Besten etwas, was meinen Blutzuckerspiegel schnellstmöglich wieder hoch puscht. Gib mir Nudeln, gib mir Kuchen, gib mir die längsten Pralinen der Welt!"
Doch der Fastende bleibt eisern, versagt sich diese irdischen Genüsse, nippt weiter an seiner ungesalzenen Brühe und darbt meditierend vor sich hin.

„Na gut" sagt sich der Körper, „da ist wohl wirklich nichts zu machen, eine unvorherge-
sehene Hungersnot scheint es meinem Bewohner unmöglich zu machen, für Essensnach-
schub zu sorgen, also gehe ich mal an meine erste Vorratskammer und spendiere meiner
Kommandozentrale Traubenzucker (Glukose)."

Ein Erwachsener benötigt unter „Kohlenhydratbetrieb" etwa 160 g Glukose täglich, der
Großteil davon wird für das Gehirn verwendet, doch auch unsere Netzhaut im Auge, die
Nieren und roten Blutkörperchen benötigen teilweise Glukose für ihre Funktion (Flatt
1995).

In einem Liter Blutplasma eines gesunden Menschen sind immer nur etwa 1 g Traubenzucker gelöst, quasi das, was direkt gebraucht wird. Die Vorratskammern zur Lagerung von
Glukose im menschlichen Körper sind die Muskeln (ca. 350 g) und die Leber (80-100 g).
Ordentlich reihen sich dort viele Traubenzuckerbausteine aneinander und bilden die
„menschliche Stärke", das Glykogen, eine schöne Zuckerreserve, die der Körper beiseite
geschafft hat, um diese in Hungersnöten oder bei extremen körperlichen Belastungen, z.B.
bei einem Marathonlauf, anzuzapfen.

Je nachdem mit wie viel Muskulatur eine Person ausgestattet ist, stecken im Glykogen bis
zu 2.000 Kcal Energiereserve, damit lässt sich der erste und auch der zweite Fastentag
ganz gut überstehen.

Wenn bloß dieser Hunger nicht wäre! Der Körper heult förmlich laut auf, und das Magenknurren des Fastenden wird begleitet von Essensphantasien, die sich um Pastateller
und üppige Desserts drehen. Oft wird der Appetit auf Schokolade und Süßigkeiten schier
unerträglich. Fastende schildern einhellig, dass der 3. Tag des „Heilfastens" im Allgemeinen der schlimmste sei.

Sobald die Glykogenvorräte in Muskeln und Leber aufgebraucht sind, der Fastende seinem Körper aber weiterhin nichts gibt außer Kräutertee, zapft unser Body seine zweite
große Speisekammer an: die Fettreserven. In den meisten Fällen tragen Menschen ja mehr
als genug davon mit sich herum. Dieses „Depotfett" stellt ein ziemlich großes Energiere-
servoir dar. Schon Jugendliche kommen auf Notreserven von mehr als 100.000 kcal in
Form von Fett (Arndt 2004).

Bei ausreichender Flüssigkeits- und Mineralstoffzufuhr könnten die meisten Menschen
einige Wochen, wenn nicht gar Monate, von ihrem eingelagerten Speck leben.

Ran an den Speck - Lipolyse

Allerdings liegen die Nahrungsmoleküle hier ja eben als Fett und nicht als Kohlenhydrate
vor, weshalb unser Körper mit dem Heimwerken beginnt.
In einem biochemischen Prozess, den man Lipolyse nennt, schmilzt er das eigene Fett ein
und bastelt sich aus seinem Speck alternative Energiequellen.

Die neu entstehenden Brennstoffmoleküle werden „Keto(n)körper" oder „Ketosen" genannt. Ketokörper können alternativ zur Glukose von allen Geweben und auch von unserem Gehirn, Herz und unserer Muskulatur als Energielieferant verwertet werden (De Vivo et al 1967, King und Veech 1998, Hartman 2007).

Dies ist so ähnlich, als würden Sie Ihr Auto mit einem anderen Treibstoff betanken, statt Benzin z.B. mit Erdgas. Allerdings geht das ja auch beim Auto erst nach einer baulichen Veränderung und daher auch bei uns nicht auf Knopfdruck.
Der Körper muss zunächst die Gelegenheit haben, sich auf die neue Situation einzustellen und Zeit haben, spezielle Enzyme zu bilden.

Ein 1.400 g schweres Gehirn hat unter „Kohlenhydratbetrieb" einen Glukosebedarf von ca. 110-145 g Tag (Cahill 1970). Nach mehrtägigem Fasten ist es dem Gehirn dann aber möglich, mit etwa 40 g Ketokörpern zu arbeiten, der Glukosebedarf geht bis auf 45 g zurück (Owen 1967 und 1971).

Soweit verstanden? Der „Heilfastende" oder „Null-Diätler" erreicht also einen Zustand, in welchem er sein eigenes Fett verbrennt (Lipolyse) und welcher allgemein als „Ketose", ich nenne es hier „Hungerketose", bezeichnet wird.

Da unser Body mit den Ketokörpern nach einer gewissen Umstellungszeit prima klar kommt, und der Körper seinen Energiebedarf wieder gut decken kann, stellt unser Organismus seine Hilferufe nach Nahrung wieder ein. Genau *das* ist der Zustand, über den sich der Fastende dann selber wundert: „Komisch, ich esse gar nichts und habe trotzdem überhaupt keinen Hunger." Es sind also nicht die „körpereigenen Endorphine", die den Fastenden besänftigen, sondern hübsche kleine, äußerst nützliche Moleküle: die Ketone.

Klingt also, als sei eine rigorose Nulldiät eine ideale Abnehmstrategie. Leider hat die Sache gleich zwei Haken.

Haken Nr.1: In einer Kurklinik, im Kreise abnehmwilliger, hoch motivierter Mitstreiter, abgeschottet von der Außenwelt, ohne viel Stress und mit angenehmer Ablenkung in Form von Massagen und anderen „Anwendungen", lässt sich so eine Radikalkur noch ganz gut aushalten, auch, wenn wir uns nach Kaubarem sehnen.
Doch wehe wehe man kehrt wieder in sein normales Leben, seinen Alltag zurück.

Dort lauern an jeder Ecke Verführungen, als habe der Satan persönlich beschlossen, den Hungerkünstler wieder schwach werden zu lassen.

In den ersten 14 Tagen schafft es der Fastende vielleicht noch mit eisernem Willen, „gesund" zu essen, knabbert Möhrchen und Apfelscheiben und ernährt sich brav von fettarmem Joghurt und Mineralwasser.
Doch dann kommt die erste Familienfeier mit Mamis köstlicher Buttercremetorte und Omas Kartoffelsalat und schon sind alle guten Vorsätze vergessen. Bye-bye Askese, mit Ausnahme von ein paar Shaolin-Mönchen sind wir einfach nicht für Dich geschaffen.

Haken Nr.2: Außer Fetten und Kohlenhydraten benötigt unser Körper auch noch Eiweiße (Proteine). Leider sind diese in einem stillen Mineralwasser und etwas Gemüsebrühe eben nicht enthalten.

Nun ja, werden Sie sagen, vielleicht kennt der Körper da ja auch wieder so einen coolen Trick aus der Biochemie-Kiste. Bestimmt haben wir irgendwo auch einen Speicher für Proteine.

Haben wir! Unser Körper ist sozusagen voll davon: Muskeln, Sehnen, Venen, Adern, Haut, das alles ist Eiweiß, Eiweiß, Eiweiß.
Allerdings eigentlich nicht für den Wiederverbrauch bestimmt. Doch, wenn halt kein Nachschub kommt, holt sich der Körper sein Eiweiß zuerst einmal von dort.
Und so werden unsere Muskeln und Sehnen langsam aber stetig abgebaut, Venen und Arterien angeknabbert, das Kollagen in unserer Haut Stück für Stück zerlegt, um daraus Antikörper, Enzyme oder rote Blutkörperchen zu basteln.

Ahnen Sie die Folgen?
Haut ohne Spannkraft, Knitterfältchen, Muskelschwund, schmerzende Gelenke und besonders fatal: ausgeleierte Blutgefäße, in die sich dann Blutfette und Kalk ablagern und deren Oberflächen vernarben. Die Schlagadern sind nicht mehr elastisch, sondern verhärten allmählich. Arteriosklerose nennt das der Fachmann, u.a. eine Folge des Eiweißmangels bei eiweißarmer Ernährung, z.B. im Rahmen von Fastenkuren.

Genau deshalb sehen die meisten Menschen auf Nulldiät eben mitnichten aus, wie das sprichwörtliche blühende Leben, sondern eher wie ein welkendes Blümchen, eine Mischung aus Buttermilch und Spucke. Eine Kreatur im Ausnahmezustand, die uns aus tiefen Augenringen anschaut wie Dobby, der Hauself aus den Harry-Potter Filmen.

Auch Susanne Fröhlich, Pummelchen der Nation, die uns ihre zahlreichen, vergeblichen Bemühungen Gewicht zu verlieren in ihrem köstlich komischen Buch „Moppel-Ich" beschreibt, weiß zu erzählen, dass nach 15. Tagen „spirituellem Höhenflug" des Heilfastens, ihre *„Waden morgens beim Ausstehen dicker waren als zwei Fußballerwaden zusammen".* Susanne Fröhlich, ein Opfer des Eiweiß- und Elektrolytverlustes.

In professionellen Kurkliniken wird dem Phänomen des Eiweißabbaus damit begegnet, dass man den Fastenden einen entsprechenden Protein- und Mineralstoffdrink verabreicht. Dies kann die verheerenden Folgen des Nichts-Essens eindämmen, mit einem lustvollen Dasein hat das meiner Meinung nach jedoch nicht das Geringste zu tun.

Wir können unseren Bauch eben nur eine sehr kurze Zeit mit dem Kopf steuern.
Essen ist ein Trieb, stärker als alle anderen Triebe zusammen. 4 Wochen ohne Sex übersteht man meist ganz gut, 4 Wochen ohne Essen sind die Hölle auf Erden!
Also: Nichts essen ist keine Lösung um abzunehmen, sondern taugt allenfalls zur Selbsterfahrung nach dem Motto „Wie verhalte ich mich in Extremsituationen?".

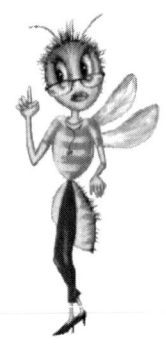

Nur für Streber:

Für diejenigen von Ihnen, die früher mal Biologie oder Chemie-Leistungskurs in der Schule hatten und/oder alles ganz genau wissen wollen:

Das Neutralfett aus dem Fettgewebe wird zunächst in Glycerin (Propantriol) und freie Fettsäuren gespalten.
Diese Fettsäuren werden in der Leber in einem komplizierten biochemischen Abbaumechanismus, den man als Fettsäure-β-Oxidation bezeichnet, zu Acetyl-CoA („aktivierte Essigsäure") verwandelt.
Dieses Acetyl-CoA wird normalerweise im Citratzyklus, in dem letztendlich jeder Nährstoff (auch Kohlenhydrate und Proteine) endet, weiter verarbeitet.

Durch den körpereigenen Fettabbau wird jedoch sehr viel mehr Acetyl-CoA angehäuft, als im Citratzyklus verarbeitet werden kann. Daher stauen sich die Moleküle quasi vor dem Citratcyclus und gehen schon vor dessen „Eingang" miteinander eine chemische Reaktion ein: Jeweils 2 Moleküle Acetyl-CoA verbinden sich zu so genannten Ketokörpern. Diese werden dann weiter verstoffwechselt oder werden im Urin ausgeschieden.

Der Chemiker unterscheidet drei verschiedene Ketokörper, nämlich Acetoacetat (=Acetacetat), Aceton und β-Hydroxybutyrat. Oft werden auch die Säure-Formen der Ketonkörper genannt, also statt dem Azetoazetat die Azetessigsäure und statt dem Beta-Hydroxybutyrat die Beta-Hydroxybuttersäure. Chemisch gesehen ist das zwar ein kleiner Unterschied, in der Medizin meint man damit aber das Gleiche.

Nicht einmal das bisschen Glukose, das der Körper unbedingt benötigt (z. B. für die Retina und Erythrozyten) muss man theoretisch mit der Nahrung aufnehmen.
Glukose kann im Körper durch Neusynthese aus Eiweiß (Gluconeogenese), aus Milchsäure (Cori-Zyklus) und aus Glycerin über die Lipolyse synthetisiert werden.

In ketogen ernährten Mäusen fanden US-Forscher jüngst einen signifikant höheren Wert an FGF21. Das ist eine leberspezifische Subklasse des *Fibroblast Growth Factor* (FGF), der die Mäuse vor der Entstehung von Übergewicht bewahrt, indem es durch eine Steigerung der Fettsäureoxidation zu einem erhöhten Verbrauch von Kalorien führt (Reitman 2007).

Benigne Diätketose – mit Travestie zur Fettschmelze

Was aber funktioniert denn dann?

Der Weg über die Ketose, also der Fettschmelze (Lipolyse) zur Verwertung der Ketokörper anstelle von Traubenzucker, war ja gar kein schlechter Ansatz.
Doch wie kommt man dahin ohne dieses unangenehme Hungern?

Die Antwort ist so einfach wie genial: Indem man die Nährstoffversorgung des Körpers zugunsten von Fett und Eiweiß verschiebt!
Erstaunlicherweise reagiert unser Körper dann genauso, als ob er im Hungerzustand wäre und deckt seinen Energiebedarf ebenfalls aus Ketokörpern.
Wir imitieren mit dieser Ernährung sozusagen die Stoffwechseleffekte des Hungerns und spielen unserem Körper das Fasten sozusagen nur vor. Travestie der besonderen Art.

Praktisch gesehen bedeutet dies, dass Sie sich den Bauch durchaus mit sehr leckeren Dingen wie Fleisch, Fisch, Wurst, Käse oder Eiern voll schlagen dürfen und dadurch satt, zufrieden und bestens mit Eiweiß versorgt sind, und Ihr Körper *trotzdem* sein eingelagertes Fett zu Ketokörpern ummontiert.

Hungerleiden ist zur Erreichung der Ketose also so überflüssig wie ein Kropf!

Dadurch, dass der Blutzuckerspiegel normalisiert wird und der Körper nicht im Übermaß Insulin ausschüttet, gelangt das aufgenommene Nahrungsfett nicht in die Fettzellen. Auch Heißhungerattacken und die Lust auf Süßigkeiten wird es nicht geben, denn Ihr Magen ist stets gut gefüllt und Ihr Körper mit seinen Ketokörpern zufrieden. Was wollen wir also mehr?

Für viele „Süßigkeiten-Junkies" ist dieses Phänomen kaum zu fassen.
Ihr ganzes Leben lang wurden sie von einer unbändigen Gier nach Bonbons, Pralinen und Gummibärchen geplagt und meinten, ohne diese Naschereien nicht leben zu können.
Plötzlich ist dieses Verlangen wie weggeblasen, und man fühlt sich wie ein Kastrat im Harem: frei von jeglichen Gelüsten.
Endlich hat man das Gefühl, wieder die Macht über seinen Körper zurück erobert zu haben und nicht mehr das Opfer seiner eigenen Lust und Unzulänglichkeiten zu sein.

Atkins selbst hat es ganz besonders niedlich ausgedrückt, indem er sagte: *„Ketose ist ein bezauberndes Geschenk des Lebens. Sie ist genau so wunderbar wie Sex und Sonnenschein, hat aber weniger Nachteile."* (Atkins 1999)

Müssten daher nicht alle Ärzte Befürworter einer ketogenen Ernährungsweise sein?
Nun ja, dann sagen Sie einmal Ihrem Arzt, dass Sie vorhaben, eine ketogene Diät zu beginnen. Er wird wahrscheinlich die Hände über dem Kopf zusammenschlagen, Sie eindringlich vor diesem Gesundheitsrisiko warnen und nachdrücklich versuchen, Ihnen dies auszureden. Wie ist das zu erklären?

Ketose ist nicht Ketoazidose

Gewohnt, sich stets nur mit krankhaften, nicht aber mit gesunden Stoffwechselvorgängen zu befassen, setzt Ihr Arzt eine Ketose mit einer Ketoazidose (oder Acetonämie) gleich. Letzteres ist in der Tat ein klinischer Notfall: Ketoazidose ist eine Stoffwechselentgleisung, die durch extremen Insulinmangel ausgelöst wird.
Gefährdet sind vor allem Typ-1-Diabetiker, Typ-2-Diabetiker meist nur dann, wenn keine oder kaum eine eigene Insulinreserve besteht.

Um zu begreifen, was bei dieser Entgleisung geschieht, müssen wir uns noch einmal mit der Bauchspeicheldrüse und der Regulation des Blutzuckers in unserem Körper beschäftigen.

Die Bauchspeicheldrüse (*das* Pankreas) produziert das Hormon Insulin. Dieses wird in sogenannten Langerhans'schen Inseln produziert, die in kleinen Gruppen in der ganzen Bauchspeicheldrüse zu finden sind. Von dort aus wird das Insulin direkt ins Blut abgegeben. Glukose (Traubenzucker) wird aus dem Darm ins Blut aufgenommen. Dort angekommen öffnet Insulin dem Zucker gewissermaßen die Türen zu den Körperzellen.

Insulin ist also eine Art „Hakan – der Türsteher", ein Kontrolleur, ohne den nichts läuft. Lediglich für die Gehirnzellen hat der Zucker eine „green card" und kommt auch ohne Insulin hinein.

Gibt es zuwenig oder gar kein Insulin mehr, was ja beim Diabetiker der Fall ist, kann der Traubenzucker nicht mehr vom Blut in die Körperzellen gelangen und zur Energiegewinnung genutzt werden. Es ist vergleichsweise so, als sei eine Mahlzeit in eine Konservendose verpackt, und man hat keinen Dosenöffner.
Dose um Dose kommt zusätzlich in den Vorratsschrank, bald passt nichts mehr hinein (= Überzuckerung, Hyperglykämie), doch ohne Dosenöffner (Insulin) kommt man nicht an den Inhalt und würde in einer vollen Vorratskammer verhungern.

Doch die Körperzellen heulen und verlangen nachdrücklich nach Energie.
Bemüht einen Ausweg aus diesem Debakel zu finden, schaltet der Körper in wohlmeinender Absicht auf eine alternative Energiegewinnung um. Den Weg kennen wir schon: er bildet aus Fett Ketokörper. Grundsätzlich eine klasse Idee, so hat er es schließlich gelernt.

Dem Diabetiker bringt dies aber auf die Schnelle überhaupt nichts, denn einerseits wird sein Zuckergehalt im Blut dadurch auch nicht geringer, zum andern weiß der Körper ad hoc rein gar nichts mit den vielen Ketokörpern anzufangen.
Der Stoffwechsel kann eben nicht einfach einen Hebel umlegen und „umschalten".
Er muss sich langsam an den neuen Treibstoff gewöhnen und spezielle Enzyme für dessen Verwendung basteln.

Doch nun hat der Diabetiker gleich zwei Energiequellen im Blut, den Traubenzucker und die Ketokörper und kann keine von beiden gebrauchen (Fery 1985).

Folge: akuter Energie-Notstand! Herz und Muskeln können ohne Treibstoff nicht mehr vernünftig arbeiten, die Ketokörper überschwemmen massenhaft das Blut und übersäuern es extrem. Folge: Es kommt zum absoluten Super-Gau.

In einem gesunden Körper passiert dies nicht, denn sobald dort die Ketone im Blut ein gewisses Maximum überschreiten, hemmen die Ketone ihre eigene Synthese (Koeslag 1982). Auch das Insulin greift wieder regulierend ein und stoppt die weitere Fettsäurefreisetzung aus dem Speck, so dass sich daraus keine weiteren Ketokörper mehr bilden (Balasse und Fery 1989).

Doch Insulin ist ja beim Diabetiker Mangelware. Die Ketokörper werden weiter und weiter gebildet wie im „Zauberlehrling“, wo der böse Besen einen Eimer Wasser nach dem anderen in die Stube schüttet und einfach nicht zu stoppen ist. Zuerst versucht der Körper den pH-Wert des Blutes wieder zu normalisieren, indem er zur Neutralisation mehr CO_2 (Kohlendioxid) aus der Atemluft entnimmt.

Der Patient schnappt daher sehr geräuschvoll nach Luft und sieht aus, wie ein Fisch auf dem Trockenen. Ein Phänomen, welches in der Medizin als Azidose-Atmung oder nach seinem Entdecker Adolf Kussmaul auch „Kussmaul-Atmung“ genannt wird.
Spritzt man dem Diabetiker in einer solchen Situation nicht sofort schnell wirksames Insulin, wird er bewusstlos und fällt in das „ketoazidotische Zuckerkoma“, an dem er versterben kann.

Tragisch, doch dieser klinische Notfall hat nichts, rein gar nichts mit der Ketose zu tun, die bei einer kohlenhydratarmen Diät eintritt.

Zwar entstehen in beiden Fällen durch einen Mangel an Kohlenhydraten Ketokörper, doch ist dieser Mangel bei der Ketoazidose wie oben erklärt durch fehlendes Insulin verschuldet.

Robert Atkins hat zur klaren Unterscheidung dieser beiden Zustände den Begriff benigne (also gutartige) Diät-Ketose erfunden.

Die Ketose von der *ich* spreche, wäre auch für einen Diabetiker kein Problem.
Würde ein Diabetiker also per se auf Kohlenhydrate verzichten, könnte er gar keine Ketoazidose entwickeln. Er müsste kein Insulin spritzen, um Kohlenhydrate zu verwerten, sondern bezöge seine Energie direkt aus dem Fettstoffwechsel.
Statt in eine Ketoazidose käme auch er in eine benigne Diätketose.

Übrigens war genau das in der ehemaligen DDR für einen Diabetiker die damals gängige Behandlung. Humaninsulin war rar und deshalb stellten DDR-Ärzte Diabetiker einfach auf eine kohlenhydratarme Ernährung um. Auf diese Weise benötigte der Körper kein oder nur sehr wenig von außen zugefügtes Insulin. Mehr zu diesem Thema erfahren Sie in dem Kapitel „Diabetes – Kohlenhydrate sind Gift für Sie“. (Seite 118)

Die einzige Gemeinsamkeit von Ketose und Ketoazidose ist also das verstärkte Vorkommen von Ketonkörpern im Blut. Weisen Sie Ihren Arzt bitte auf diese Verwechselung hin, oder geben Sie ihm dieses Kapitel zu lesen, falls Sie sich nicht trauen, mit ihm eine Diskussion zu führen.

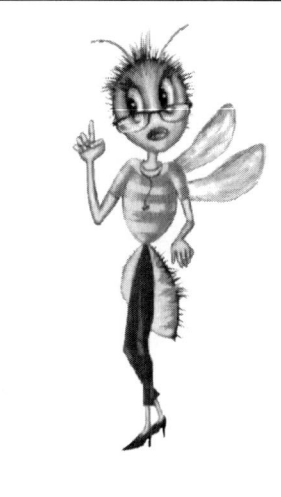

Zusammenfassung
Ja aber, eine Ketose ist doch lebensgefährlich …

Fettabbau (Lipolyse) erreicht man durch Nulldiät oder durch das Weglassen von Kohlenhydraten in der Nahrung.
Es entstehen „Keto(n)körper", die der Organismus nach einer Übergangszeit alternativ zu Glukose verwerten kann. Es kommt zu keiner pathologischen Übersäuerung des Blutes.

Die benigne Diätketose ist nicht das gleiche wie eine Ketoazidose. Eine benigne Diätketose ist nicht gefährlich, sondern lediglich ein alternativer Stoffwechselweg zur Bereitstellung von Energie (Elia 1990).

Durch die Einleitungsphase in die Ketose

Wie schon erwähnt, kann etwas Zeit vergehen, bis der Körper sich an eine Energiegewinnung aus Ketonen gewöhnt. Er muss zunächst bestimmte Enzyme bilden, die er für deren Verwertung benötigt. Der Zeitrahmen dafür ist individuell unterschiedlich.

Bei den meisten Menschen geht dies innerhalb von wenigen Tagen, einige wenige brauchen jedoch auch länger. In der Umstellungsphase kommt es bei manchen Menschen zu Kopfschmerzen, Müdigkeit und Schlappheit (Yancy 2004).

Sobald Ihr Körper allerdings mit den Ketonen etwas anfangen kann, fühlen Sie sich genauso „high" wie die Heilfastenden. Sie werden sich sehr wohl und ausgesprochen energiegeladen fühlen.

Der Stoffwechsel stellt sich von der Kohlenhydratverwertung auf die Verwertung von Ketokörpern aus Fett um, sobald weniger als 10% der aufgenommenen Nahrung aus Kohlenhydraten besteht. Je weniger Kohlenhydrate man zu sich nimmt, desto „tiefer" kommt man in die Ketose, d.h. desto mehr Ketokörper werden aus Körperfett gebildet. Die gebildeten Ketokörper werden von unseren Zellen verbraucht (Ketolyse), überflüssige Ketone über unsere Körperflüssigkeiten ausgeschieden. Reichliches Trinken ist daher eine unbedingte Notwendigkeit!

Im Urin lassen sich die ausgeschiedenen Ketokörper mit Hilfe spezieller Messstäbchen, so genannter Ketosticks (siehe Seite 1601), nachweisen. Auch im Speichel finden sich Ketokörper. Menschen in der Ketose haben einen ganz typischen süßlichen Atem (Musa-Veloso 2002), zu Ehren von Dr. Atkins wird er auch manchmal „Atkins-Atem" genannt. Um Mundgeruch (medizinisch: Halitose) zu vermeiden, ist daher auf sorgfältige Mundhygiene zu achten (vgl. Seite 173).

Für Ihren Abnehmerfolg ist es nicht zwingend notwendig, dass Sie die Ketokörper mittels Messstäbchen im Urin nachweisen. Ob Sie abnehmen oder nicht, sehen Sie schließlich auch auf Ihrer Waage. Mich hat aber die Erfahrung gelehrt, dass es einen ungeheuren Motivationsschub gibt, seinen „Erfolg", nämlich das Erreichen der benignen Diätketose im wahrsten Sinne des Wortes direkt vor Augen zu haben.

Die Energiegewinnung durch Verwendung von Ketokörpern ist natürlich keine „Erfindung" von Atkins. Wie schon im vorherigen Kapitel ausführlich beschrieben, lebten unsere steinzeitlichen Vorfahren nicht im Schlaraffenland. Hungern war der Normalzustand, und wenn der Magen einmal gefüllt werden konnte, dann hauptsächlich mit Nahrungsmitteln, die reich an Fett und Eiweiß waren. Die Kohlenhydrataufnahme war gering und beschränkte sich auf ein paar Beeren, Wildkräuter, Wurzeln bzw. den Mageninhalt von Pflanzenfressern (hmm, lecker, lecker!).
Ketokörper zu verwenden war also der alltägliche und völlig normale Weg des Stoffwechsels – notgedrungen.

Auch heute noch gibt es Menschen, die ihre Energie „freiwillig" aus Ketokörpern beziehen und dabei froh und glücklich, schlank und gesund sind. In Anlehnung an ihr Dauerleben in der Ketose, nennen sie sich selbst „Ketarier".
Theoretisch können Menschen lebenslang in der Ketose bleiben, sofern sie keine angeborenen Stoffwechselstörungen, wie z.B. eine Störung der Ketokörperbildung und des Abbaus haben.
Davon wüssten Sie allerdings ohnehin schon oder würden sich innerhalb von drei Tagen so hundeelend fühlen, dass Sie eine ketogene Ernährung sofort aufgeben würden. Der ganz überwiegende Teil der Menschen kommt mit einer ketogenen Ernährung wirklich sehr gut zurecht.

Mein Rat ist es, in der so genannten „Einleitungsphase" zuerst einmal 14 Tage lang „ketogen" zu leben und zwar aus folgenden Gründen:

- Sie verabschieden sich bewusst von Ihrem alten Leben mit schlechten Ernährungsgewohnheiten.
- Sie reduzieren Ihren Insulin- und Blutzuckerspiegel und vermeiden auf diese Weise Heißhungerattacken.
- Sie werden schnelle Erfolge haben, was sehr motivierend ist und Ihnen zeigt, dass Sie auf dem richtigen Weg sind.

Kommen Sie gut damit zurecht, können Sie diese Phase auch verlängern.

Im Rezeptteil dieses Buches finden Sie Vorschläge, wie Ihr Speiseplan in den ersten zwei Wochen aussehen könnte.

Besonders schön ist es natürlich, wenn man Gelegenheit hat, die Einleitungssphase in einen zweiwöchigen Urlaub daheim zu legen. Man kann dann nach Herzenslust kochen und rumprobieren und sich durch nette Aktivitäten belohnen.

Frauen sollten immer erst nach der Regel mit der Umstellung beginnen und nicht davor. Gemeinsam mit einem motivierten Partner oder einem Freund oder Freundin macht das Anfangen natürlich gleich doppelt so viel Spaß.

Ja aber, abnehmen tut doch nur der, der weniger Kalorien aufnimmt als er verbraucht...

Immer wieder kann man lesen, dass eines für das Abnehmen unabdingbar sei: die negative Energiebilanz. Weniger vornehm ausgedrückt bedeutet das, dass Sie Ihr Körpergewicht nur dann reduzieren können, wenn Sie über einen längeren Zeitraum weniger Kalorien aufnehmen, als Sie tatsächlich verbrauchen.

Das klingt einleuchtend und ist schon deshalb das Prinzip jeder Diät, weil es den Grundlagen der Physik entspricht.

Darin waren Sie schon immer schlecht? Ach quatsch, lesen Sie einfach weiter.

Energie misst man heute in Joule, der früher verwendete Begriff der Kalorie hält sich in der Ernährungslehre jedoch hartnäckig. Jedes 10-jährige Mädchen weiß heute, was eine Kalorie ist und dass man davon nicht so viele essen darf, wenn man „Germany´s Next Top Model" werden will.

Oft wird umgangssprachlich allerdings fälschlicherweise die Bezeichnung „Kalorie" anstelle von „Kilokalorie" gebraucht. Ein Gramm Fett enthält nämlich 9,3 *Kilo*kalorien, das sind 9300 Kalorien. Also Vorsicht, drei Nullen mehr sollten nicht leichtfertig unterschlagen werden. Machen Sie auf Ihrem Bankkonto schließlich auch nicht!

Da ein Gramm Eiweiß nur 4,1 Kilokalorien und Kohlenhydrate nur 3,9 Kilokalorien Brennstoff liefern, lag die Schlussfolgerung nahe: Wir nehmen einfach reichlich die Nahrungsmittel zu uns, die am wenigen Kalorien mit sich bringen (Kohlenhydrate) und meiden das, was viele Kalorien hat (Fett). Klingt wirklich logisch.

Auf dieser Tatsache fußt die Empfehlung der Ernährungswissenschaftler, sich an Kohlenhydraten satt zu essen und Fette zu meiden wie der Teufel das Weihwasser.

58

Denn auf diese Weise – so die Theorie – isst man eine große Menge kalorienarmer Nahrungsmittel und bleibt lange satt.

Doch kennen Sie das?
Sie haben zu Mittag eine ordentliche Portion Nudeln mit einer leckeren Gemüsebeilage zu sich genommen und zum Nachtisch eine große Banane verputzt, folgten damit also voll und ganz den heute gängigen Ernährungsempfehlungen für „gesundes" Essen, doch 2 Stunden später haben Sie schon wieder Hunger. Es folgt der Griff zur „Zwischenmahlzeit". Die Disziplinierten greifen nach der nächsten Banane, die weniger Disziplinierten nach dem Schokoriegel.

Können Sie sich aber vielleicht auch daran erinnern, wie Sie sich fühlten, als Sie mal ein Riesensteak, eine dicke Schweinshaxe oder gar ein Eisbein – Inbegriff der Völlerei und ungesunden Ernährung - verputzt hatten?
Wahrscheinlich waren Sie stundenlang pappsatt und haben schlichtweg abgewartet, bis Ihr Körper den Mageninhalt verdaut hatte.
Sehen Sie?

Eigentlich weiß man aus eigener Erfahrung: Mahlzeiten, die reich an Eiweiß und Fett sind, sättigen einfach besser.

Genau das Gegenteil behauptet allerdings Professor Volker Pudel, Präsidiumsmitglied der Deutschen Gesellschaft für Ernährung, und belehrt im Februar 2007 die Leser der Bild-Zeitung: *„Besonders nach fettreichen Mahlzeiten bekommen wir sehr schnell wieder Hunger"* (Busch 2007). Hmm, ich glaube, für diese Behauptung hat er sich besonders bei der Bildzeitungsleserschaft die Falschen ausgesucht.

Doch was bewirkt eigentlich Sättigung?
Das Gefühl „genug" gegessen zu haben, wird in unserem Körper durch unterschiedliche Faktoren ausgelöst:

Ein Faktor ist die Dehnung der Magenwand, spezielle Mechanorezeptoren melden diese ans Gehirn weiter. Doch wenn es nur darauf ankäme, würde sich der Körper ja durch reines Wassertrinken überlisten lassen.

Zwar kann das Trinken von Flüssigkeit bei großem Appetit, das Hungergefühl etwas unterdrücken, der Effekt ist jedoch nur von ziemlich kurzer Dauer.
Chemorezeptoren im Magen prüfen nämlich sehr zuverlässig, ob wir ihn mit einer großen Tasse Kamillentee foppen wollen oder ihm mit einer gehaltvollen Hühnersuppe etwas Brauchbares anbieten (Klaus 2007).

Volumen und Gewicht der Nahrung spielen eine besondere Rolle für den Sinnesreiz sich „den Bauch voll geschlagen" zu haben. Die Kombination eines guten Stückes Fleisch oder Fisch mit einem volumenreichen Salat mit Olivenöl ist daher ideal, möglichst lange satt zu bleiben und nicht nach 2 Stunden schon wieder Appetit zu verspüren.

Eben dieser gute und lang anhaltende Sättigungseffekt führt zu einer tiefen Zufriedenheit beim „Anwender". Die ans Hirn gesendeten Sättigungssignale vermitteln unserem Körper Sicherheit und Befriedigung. Wir sind satt und greifen eben nicht nach zwei Stunden schon wieder zu einem Snack. Unterm Strich gesehen essen wir deshalb weniger als bei einer kohlenhydratbetonten Kostform (Worm 2005).

Schon allein dieser einzelne Aspekt ist ein elementarer Vorteil kohlenhydratarmer Ernährungsformen und macht „low carb" allen anderen Diäten überlegen.

Dass uns große Mengen an kohlenhydrathaltigen Speisen auf eine Blutzuckerachterbahn bringen, wird in diesem Buch mehrfach besprochen.

Der dadurch einsetzende Effekt der Unterzuckerung löst einen intensiven Wunsch nach neuen Kohlenhydraten aus, der dann eben bei den meisten von uns nicht mit gesundem Obst oder Gemüse, sondern mit Fruchtgummis, Schokoriegeln und Fertigpuddings befriedigt wird. Man gerät so in einen Teufelskreis und entwickelt umso mehr Verlangen auf Kohlenhydrate, je mehr man davon zu sich nimmt (Bell 2003).

Wie viel Energie man tagtäglich benötigt, hängt natürlich von der individuellen Lebensweise eines Menschen ab. Sicher gibt es auch in Ihrer unmittelbaren Umgebung Menschen, die immer in Bewegung sind und durch Ihre außergewöhnliche Aktivität im Alltag auffallen. „Wie die Hacken, so die Backen" sagt der Volksmund und meint damit: jemand, der immer nur faul und träge auf dem Sofa hockt, hat eine positive Energiebilanz und bekommt davon (Paus-)backen, jemand der ständig „in action" ist, hat eine ausgeglichene Energiebilanz und bleibt schlank.

Wie viele Kalorien pro Tag für einen Menschen richtig sind, d.h. wieviel diese Person essen und trinken darf ohne zuzunehmen, ist individuell höchst unterschiedlich und unter anderem abhängig von Alter, Geschlecht und Körpergewicht.

Selbst bei Menschen mit gleichem Körpergewicht kann der Grundumsatz um 1.000 Kilokalorien voneinander abweichen. Jeder von uns kennt ja irgendeinen spindeldürren Menschen, der wirklich nach Herzenslust isst und trotzdem nicht zunimmt.

Diese Menschen gibt´s tatsächlich, und es bleibt uns nichts anderes übrig als diese maßlos zu beneiden, und die Gewissheit, dass der- oder diejenige in der Steinzeit wahrscheinlich nicht überlebt hätte.

Wieviel Kalos für die Kilos?

Unser Energieverbrauch setzt sich aus zwei Hauptkomponenten zusammen: dem Grundumsatz und dem Leistungsumsatz.

Der Grundumsatz ist der Basiskalorienverbrauch in Ruhe, also die Kalorienmenge, die der Körper braucht, um überhaupt lebensfähig zu sein.

Er hängt vom Geschlecht, dem Alter, der hormonellen Situation (z.B. Schwangerschaft, Wechseljahre), Größe und Gewicht des Einzelnen ab.

Der Leistungsumsatz richtet sich nach dem Ausmaß der körperlichen Aktivität.

Je mehr Sie sich also tagsüber körperlich verausgaben, desto höher ist Ihr Leistungsumsatz. Der Kalorienverbrauch von Verausgabungen in den Nachtstunden wird übrigens im Allgemeinen überschätzt. Laut dem italienischen Ernährungsexperten Bruna Fabbri verbraucht der „Durchschnittskopulierer" in 26 Minuten Sex 300 Kcal (Ärztezeitung 15.07.2007). Da muss man sich schon den Kamasutra als Trainingsguide vornehmen, um ordentlich abzunehmen. Sex ist also allenfalls als „supportive Maßnahme" einer Diät zu werten.

Wie viel Kalorien verbraucht denn Otto Normalverbraucher so am Tag?

Hier ein paar Angaben zu Ihrer Orientierung: Ein normalgewichtiger Mann bis 35 Jahre mit einer überwiegenden Tätigkeit am Computer verbraucht etwa 2.600 kcal pro Tag, ein Handwerker etwa 3.300 kcal und ein Bauarbeiter 3.800 kcal.

Für gleichaltrige Frauen kann man ca. 2.200 kcal pro Tag bei einer sitzenden Tätigkeit veranschlagen, 2.800 kcal für (wirkliche fleißige) Hausfrauen und etwa 3.400 kcal für Frauen mit körperlich sehr anstrengenden Berufen.

Menschen, die lebenslang Kalorien zählen und sich beim Essen Zwänge auferlegen, haben nachweislich einen geringeren Grundumsatz als Menschen, die sich nicht mit solchen Restriktionen quälen. Fastende senken langfristig ihren täglichen Energiebedarf, um den „Rettungsring" am Bauch möglichst sparsam zu verbrauchen.

Dies ist absolut kumpelig von unserem Körper, denn er geht natürlich wieder davon aus, dass es widrige Umstände sind, die dafür verantwortlich sind, dass es nichts zu beißen gibt (Korner 2003). Unser Körper will uns schützen, nicht ärgern.

Dick sein trotz dauernden Hungerns, mangelnde Lebensfreude durch ewigen Verzicht. Das ist keine Lebensqualität. Unterbrechen Sie diesen Teufelskreis. Gehen Sie einen Schritt in eine schlanke Zukunft. Essen Sie nicht weniger, sondern das Richtige! Starten Sie mit dem „Bi(e)nären System".

Kann man Kalorien ins Klo spülen?

Dass man mit der Atkins-Methode so effektiv abnimmt, verwundert noch heute die Fachwelt. Wie kann es sein, dass man sein Körperfett reduziert, wenn man solch kalorien- und fettreiche Nahrungsmittel zu sich nimmt? Das kann doch nicht gehen!

Noch ein bisschen Physik: Der berühmte Chemiker Antoine Laurent de Lavoisier (1743 - 1794) legte den Grundstein für die so genannten thermodynamischen Gesetze. Eines davon lautet: *„Nichts wird bei Operationen künstlicher oder natürlicher Art geschaffen, und es kann als Axiom angesehen werden, dass bei jeder Operation eine gleiche Quantität Materie vor und nach der Operation existiert."* (Lavoisier 1789)

Upps! Was soll das heißen? Ganz einfach ausgedrückt: Energie kann weder erzeugt noch vernichtet werden, sondern nur in verschiedene Arten umgewandelt werden (1. Hauptsatz der Thermodynamik).

Ein Argument der Atkins-Gegner ist stets, dass die Versprechungen der Aktins-Befürworter genau diesem physikalischen Gesetz widersprächen, denn schließlich sei eine Kalorie immer eine Kalorie, ganz egal in welcher Form man die Kalorie aufnähme. Es sei vollkommen egal, ob die aufgenommene Energie aus Fett, Eiweiß oder Kohlenhydraten stamme, entscheidend sei immer nur die insgesamt aufgenommene Menge. Also alles Humbug! Diskussion beendet! Basta. Da braucht man gar nicht näher hinzuschauen.

Doch wie sagte schon Mathematiker und Nobelpreisträger Russel (1872-1970)? *„Darin besteht das Wesen der Wissenschaft. Zuerst denkt man an etwas, das wahr sein könnte. Dann sieht man nach, ob es der Fall ist, und im Allgemeinen ist es nicht der Fall."*

Erfreulicherweise haben einige Forscher nämlich doch genauer hingeschaut und Erstaunliches herausgefunden: Die ersten diesbezüglichen Versuche gehen auf die renommierten Wissenschaftler Prof. Alan Kekwick und Dr. Gaston Pawan vom Middlesex Hospital in London Mitte der 50er Jahre zurück.

Sie behandelten übergewichtige Patienten und erkannten, dass diese bei einer protein- und fettreichen Diät von 1000 Kcal pro Tag abnahmen, jedoch kein Gewicht verloren, wenn diese 1000 Kcal pro Tag in Form von Kohlenhydraten aufgenommen wurden (Kekwick und Pawan 1956) Was ist der Grund für dieses auf den ersten Blick unerklärliche Phänomen?

Bei der Kalkulation des Kalorienverbrauches geht man immer davon aus, dass aufgenommenes Fett im Körper entweder vollständig „verbrannt" wird oder als überschüssiges Nahrungsfett in die Fettzellen wandert. Wo sollte das Fett auch sonst landen? Völlig korrekt gedacht, wenn man es mit Menschen zu tun hat, die sich überwiegend von Kohlenhydraten ernähren.

Wir jedoch wissen, dass es bei einer kohlenhydratlimitierten Ernährungsform zu der Entwicklung von Ketokörper kommt, die mit Urin und Stuhl, dem Schweiß und dem Atem nach Außen abgegeben werden.

Zum einen ist dieser Stoffwechselweg für den Körper aufwendig und mit einem zusätzlichen Energieverbrauch verbunden. Zum anderen sind die entstehenden Ketokörper durchaus energiehaltig und verlassen ungenutzt unseren Körper. Da haben wir also die Kalorien, nach denen wir gefahndet haben wieder gefunden, und schon ist auch die Welt der Physik wieder in allerbester Ordnung.

Es gehen gar keine Kalorien verloren, wir spülen sie einfach nur ins Klo! Dass es durch Stuhl und Urin zu einem Energieverlust kommen kann, wird von vielen Ernährungsfachleuten bestritten. Es ginge einfach nicht, Teile der Nahrung unverbraucht auszuscheiden. Ob diese Menschen noch nie in Ihrem Leben Durchfall hatten?
Eindrucksvoller kann man wohl kaum erleben, wie es funktioniert, Kalorien ungenutzt auszuscheiden.

Kekwick und Pawan machten sich sogar die Mühe, diese ungenutzt ausgeschiedenen Kalorien zu quantifizieren. Dazu steckten sie Mäuse in eine Stoffwechselkammer, in der alle Parameter wie Wärmeentwicklung, Wasserverlust und Kalorienverbrauch genau kontrolliert werden können. Art und Menge der Ketokörper in Stuhl und Urin wurden penibel genau bestimmt, so dass festgestellt werde konnte, dass stark fettreich ernährte Mäuse erhebliche Mengen ungenutzter Kalorien einfach ausschieden. Auch hatten die Tiere einen geringeren Körperfettanteil als die normal ernährte Vergleichsgruppe (Kekwick und Pawan 1964).

Gerne wird von den Atkins-Gegnern behauptet, der durch eine ketogene Diät eintretende Gewichtsverlust sei in erster Linie ein Verlust an Wasser.
Das ist in den ersten 2-3 Tagen auch korrekt. Werden in der Anfangsphase die Zuckerreserven des Körpers in Leber und Muskulatur (Glykogen) verbraucht, geht dies tatsächlich mit einem erheblichen Wasserverlust einher. Da 1g Glykogen etwa 2,7 g Wasser bindet, und wir je nach vorhandener Muskulatur über ca. 480 g Glykogen verfügen, ist das Entleeren der Speicher mit etwa 1,3 l Wasserausscheidung verbunden. Das sind natürlich schon allein 1,3 kg weniger Wasser auf der Waage.

Umgekehrt sieht man jede Kohlenhydrat-Sünde sehr eindrucksvoll auf der Waage, denn sobald sich Ihre Glykogenreserven nach einer „Kohlenhydrat-Orgie" wieder füllen, wird dabei auch Wasser eingelagert, das Sie natürlich mitwiegen. Übrigens auch der Grund für den enormen Durst, den man nach einem „Sündenfall" entwickelt.

Das Phänomen des Wasserverlustes beim Entleeren der Glykogenspeicher gilt aber nicht nur für die Atkins-Diät, sondern auch genauso fürs „Heilfasten" oder andere stark Kalorien limitierende Diäten. Die ersten 2 Tage sinds nur Wasser!

Doch wie schaut der langfristige Fettverlust im Rahmen einer ketogenen Diät aus?
Benoit und seine Kollegen gingen dieser Frage schon im Jahre 1968 nach und verglichen zwei Männergruppen: Die eine bekam 1000 Kcal täglich in Form von Nahrungsmitteln mit sehr hohem Fettanteil und nur 10% Kohlenhydraten (z.B. Frühstücksspeck, Schlagsahne, Frischkäse usw.), die andere Gruppe fastete einfach zehn Tage lang.

Das Ergebnis: Die Fastengruppe verlor binnen 10 Tagen 21 Pfund Gewicht, 7,5 Pfund davon waren Fett, der Rest also Wasser und Eiweiß, sprich Muskulatur. Die Keto-Gruppe verlor im gleichen Zeitraum zwar nur 14,5 Pfund, davon war jedoch fast alles Körperfett.

Außerdem hatten die Männer, die sich ketogen ernährten, deutlich weniger Kaliumverluste als die Männer in der Fastengruppe (Benoit 1965). Zu wenig Kalium kann zu Herzrhythmusstörungen führen.

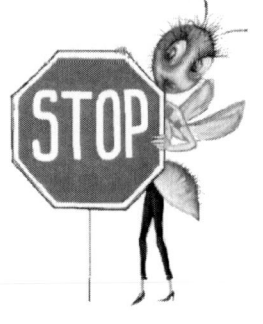

Achtung, Achtung: Ich appelliere jetzt nicht an Sie, sich dauerhaft mit Frühstücksspeck, Schlagsahne und Frischkäse vollzustopfen. Die hier zitierten Bedingungen waren experimentell mit dem Ziel, eine Antwort auf eine wissenschaftliche Fragestellung zu erhalten. Auch wenn viele Menschen eine solche Ernährungsweise mit der Atkins-Diät gleichsetzen, entspricht dies nicht seiner Methode.

Dass es auch kulinarisch anspruchsvoller geht, bewies Dr. Penelope Greene von der Harvard School of Public Health in Cambridge, welche folgende Studienergebnisse im Oktober 2003 der staunenden Öffentlichkeit präsentierte:

21 übergewichtige Probanden über Fünfzig wurden in drei Gruppen aufgeteilt, eine „low fat-Gruppe" mit je 1.500 Kcal täglich für Frauen und 1.800 Kcal für Männer, eine „low carb-Gruppe" mit ebenfalls 1.500 Kcal täglich für Frauen und 1.800 Kcal für Männer, und eine weitere „low carb-Gruppe" mit täglich 1.800 Kcal täglich für Frauen und 2.100 Kcal für Männer.

In der zweiten „low carb-Gruppe" nahm also jeder Proband am Tag 300 Kcal mehr zu sich als ein Proband der „low fat-Gruppe", so dass über den Zeitraum von 3 Monaten hinweg jeder einzelne Teilnehmer der zweiten „low carb-Gruppe" stolze 25.200 Kcal mehr an Kalorien zu sich genommen hatte, als ein Teilnehmer in der „low fat-Gruppe".

Damit alles korrekt und wissenschaftlich nachprüfbar war, wurden die Gerichte für die Studienteilnehmer in einem sehr guten italienischen Restaurant unter Aufsicht der Wissenschaftlerin zubereitet und den Teilnehmern 3 Monate lang tagtäglich abholbereit vorbereitet. Pro Tag gab es einen Snack und drei Mahlzeiten, die sich in der „low fat Gruppe" aus 55 % Kohlenhydraten, 15 % Eiweiß und 30% Fett zusammensetzten, beide „low carb Gruppen" wurden mit 5 % Kohlenhydraten, 30 % Eiweiß und 65 % Fett versorgt. Die Essen in beiden Gruppen waren abwechselungsreich und schmackhaft und stellten unter Beweis, dass eine Ernährung mit nur wenigen Kohlenhydraten nicht automatisch mit eintönigen Fettorgien gleichzusetzen ist.

Wenn es nun vollkommen egal wäre, was man isst und es nur auf die Menge der aufgenommenen Kalorien ankäme, hätten die Teilnehmer der ersten „low carb-Gruppe" genauso viel abnehmen müssen wie die Teilnehmer der „low fat-Gruppe", da ja beide Gruppen pro Tag die exakt gleiche Kalorienmenge verzehrten.

Dem war aber nicht so! Tatsächlich verlor die „low fat-Gruppe" pro Teilnehmer im Durchschnitt 7,7 kg, die „low carb-Gruppe" mit exakt der gleichen Kalorienzahl verlor im gleichen Zeitraum durchschnittlich 10,4 kg, also rund 2,7 kg mehr.

Die Teilnehmer, der zweiten „low carb-Gruppe", die 300 Kcal mehr pro Tag zu sich ge-nommen hatten, müssten laut „Kalorienhypothese" dann natürlich auch deutlich weniger abgenommen haben als die „low fat-Gruppe", denn 25.200 Kcal Mehraufnahme innerhalb von 12 Wochen sind natürlich eine deutlich schlechtere „negative Energiebilanz". Tat-sächlich jedoch nahm die low carb-Gruppe jedoch durchschnittlich 9,1 kg ab, also 1,4 kg mehr als die low fat-Gruppe mit 300 Kcal weniger am Tag (Green 2003)

Zu ähnlichen Ergebnissen kam Brehm in einer Studie mit 42 stark übergewichtigen Frau-en, die über 6 Monate entweder eine Kalorien reduzierte „low carb" oder „low fat" Diät mit jeweils gleicher Kalorienzahl machten. Auch hier schnitten die low carber signifikant besser ab (8,5 kg Gewichtsverlust zu 3,9 kg Gewichtsverlust) (Brehm 2003).

In einer weiteren Studie wurden 132 extrem übergewichtige Menschen, die entweder schon Diabetes hatten oder aber am metabolischen Syndrom litten, 6 Monate lang wieder einmal entweder auf eine ketogene Diät ohne Kalorienbeschränkung oder auf eine fett- und kalorienreduzierte Diät gesetzt.
97 Adipöse schlossen die Studie ab, wieder mit eindeutigem Sieg für die low-carb Gruppe, die 5,8 kg verloren, während die „Fettaugen-Zähler" nur 1,9 kg verloren. Außerdem ver-besserten sich die Insulinempfindlichkeit und die Triglyzeridwerte im Blut sanken (Sama-ha 2003).

Noch einmal – ich wiederhole das gerne immer und immer wieder, weil Viele es mir ein-fach nicht glauben wollen: Um abzunehmen, brauchen Sie nicht unbedingt weniger Kalo-rien aufzunehmen, sondern nur in einer anderen Form. Hören Sie auf, sich mit Hungern zu quälen.

Spielen Kalorien jetzt gar keine Rolle mehr?

Natürlich sind Kalorien nicht vollkommen unrelevant.
Selbstverständlich wird der „low carber", der täglich 500 Kcal weniger aufnimmt als eine andere „low carb" lebende Person schneller abnehmen. Noch rasanter wird es mit dem Gewicht bergab gehen, wenn er sich dabei auch noch sehr viel bewegt oder sogar Sport treibt (größerer Kalorienverbrauch).

Doch viel wichtiger als *kurzfristig* sehr viel weniger Kalorien aufzunehmen ist es, *dauerhaft* täglich etwas weniger Kalorien aufzunehmen als vorher. Und das ist mit einer kohlen-hydratlimittierten Kost am einfachsten.

Sie macht satt und zufrieden, so dass sich die tagtägliche Kalorienaufnahme sozusagen „von allein" reduziert. Viele Menschen, die sich „low carb" ernähren, wundern sich z. B., dass sie morgens kaum Appetit auf ein „richtiges" Frühstück haben.
Das ist häufig der Fall und überhaupt kein Grund zur Sorge. Wenn dies auch bei Ihnen so sein sollte, freuen Sie sich darüber. Essen Sie morgens nur eine Kleinigkeit und verschie-ben die erste umfangreichere Mahlzeit auf einen späteren Zeitpunkt des Tages.

Sollten Sie meinen Empfehlungen folgen und in der Einleitungsphase Ihrer Diät die Kohlenhydrate stark limitieren, werden Sie zusätzlich auch noch durch die Ausscheidung von Ketokörpern an Gewicht verlieren.

Das Erreichen einer tiefen Ketose ist aber kein vorrangiges Ziel der Kohlenhydratlimitierung. Wie stark Sie die Kohlenhydrate limitieren oder nicht hängt davon ab, ob Sie sich in der Ketose wohl fühlen.

Viele Menschen sagen, dass sie gar keinen Unterschied bemerken würden, ob sie in Ketose sind oder nicht. Ich persönlich fühle mich in der Ketose ausgesprochen wohl, ich könnte dann Bäume ausreißen. Mit einer Grenzsituation mit nur „ein bisschen" Kohlenhydraten kommt mein Körper viel schlechter zurecht.

Probieren Sie also einfach aus, wie viele Kohlenhydrate Ihnen persönlich gut tun, bleiben Sie aber möglichst unter einer Schallgrenze von 100 g pro Tag und decken Sie diese Kohlenhydratmenge möglichst mit Gemüse und stärkearmen Obstsorten.

Gewichterhalt

Von Skeptikern wird immer wieder behauptet, dass es bei Kohlenhydrat reduzierten Diäten nur anfänglich zu höheren Gewichtsverlusten komme als bei Fett reduzierten Kostformen.

Diesen „Beweis" trat auch Gary Foster, Wissenschaftler der Universität von Pennsylvania an und teilte 63 Übergewichtige in zwei Gruppen ein, die entweder herkömmlich Kalorien zählten oder aber ohne eine Beschränkung der Kalorien nach Atkins lebten.

Wie gewöhnlich hatte die Atkins-Gruppe innerhalb des ersten halben Jahres deutlich mehr abgenommen als die Kalorien reduzierte Gruppe (-9,6 kg Atkins und -5,2 kg Kalorienzähler). Schaute man nach 1 Jahr erneut aufs Gewicht, war der Unterschied tatsächlich nicht mehr so deutlich, aber immer noch sehr eindrucksvoll: durchschnittlich 7,2 kg Gewichtsverlust in der Atkins Gruppe, gegenüber 4,4 kg verlorenen Kilos in der Kaloriengruppe (Foster 2003). Trotzdem wird diese Studie immer wieder zitiert, um zu „beweisen", dass low carb-Diäten ja auf lange Sicht unwirksam seien.

Eine Erkenntnis ist in allen Studienergebnissen gleich: Low Carb Diäten werden von den Teilnehmern grundsätzlich länger durchgehalten, die Abbrecherquote ist prinzipiell immer geringer als bei Probanden, die Kalorien reduziert leben müssen, selbst wenn diese – wie in der Foster-Studie – keinerlei zusätzliche Diätberatung erhielten.

Teilweise nahmen Probanden im „low carb-Arm" auch deutlich weniger Kalorien zu sich als im „Kalorienzähler-Arm" und das, obwohl sie ja gar nicht auf Kalorien zu achten brauchen. Für praktizierende „low carber" ist dies nichts Verwunderliches.

Von Kritikern wird dieses Phänomen meist in zweifacher Hinsicht triumphierend als „Argument" *gegen* low carb ausgelegt:

1. Ätsch, ätsch – low carb ist ja so eintönig und wenig schmackhaft, dass man schon freiwillig auf Essen verzichtet. Und
2. Ätsch, ätsch – sehr Ihr, es ist also doch nur die negative Energiebilanz, die zur Gewichtsabnahme führt.

Wie schon mehrfach erwähnt, ist low carb zu leben weder langweilig noch ekelhaft, es sättigt hervorragend und hilft sein natürliches Hungerempfinden wieder zu finden. Im Gegensatz zu permanentem Magenknurren und der dauernden Zählerei von Kalorien oder „Fettaugen" ist es Lebensqualität pur.

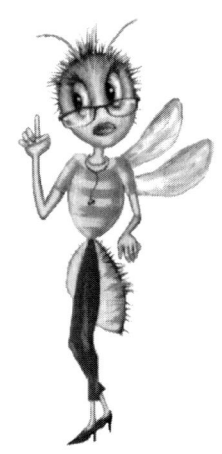

Zusammenfassung

Ja aber, abnehmen tut nur der, der weniger Kalorien aufnimmt als er verbraucht...

In Studien, in denen Probanden die gleiche Kalorienanzahl pro Tag zu sich nahmen, hatten diejenigen einen größeren Erfolg bei der Gewichtsreduktion, die ihre Kalorien in Form von Eiweiß und Fett aufnahmen, als diejenigen, die die gleiche Kalorienmenge in Form von Kohlenhydraten aßen.

Kohlenhydratarme Diäten werden seltener abgebrochen und länger durchgehalten als fett- und kalorienreduzierte Abmagerungskuren.

Durch das Verschwinden von Heißhungerattacken und einen generell besseren Sättigungseffekt nehmen „Low Carber" tatsächlich aber meistens weniger Kalorien auf.

Ein höherer Kalorienverbrauch durch viel Bewegung oder gar Sport begünstigt natürlich das Abnehmen.

Durch die Ausscheidung von Ketokörpern geht zusätzlich Energie verloren, das Erreichen einer Ketose ist für den Abnehmerfolg aber nicht zwingend erforderlich.

Energiebedarf im Alter

Gerne liest man in Frauenzeitschriften, dass der Energiebedarf eines Menschen quasi „automatisch" mit zunehmendem Alter sinke. Dr. Pamela Peeke, Autorin des an Damen gerichteten Buches „Fettfalle Vierzig" doziert gar: *„Wenn Sie die Vierzig überschritten haben, befinden Sie sich in einer Phase, in der Ihr Stoffwechsel sich zum dritten Mal verlangsamt – in jeder Dekade ab 20 gibt es einen derartigen Schub"* (Peeke 2001).

Gegen diese durch das Alter einsetzenden Gewichtsprobleme entwickelte sie daher ein - so wörtlich - „revolutionäres Programm". Neben Stressabbau und mehr Bewegung ist einer ihrer Ratschläge sich „gesund" zu ernähren, natürlich mit viel Kohlenhydraten und wenig Fett. Wow – was für ein innovatives, noch nie da gewesenes Konzept! Wie gut, dass uns Frauen das endlich mal jemand gesagt hat.

Alt = dick, da braucht man ja gar nicht erst anzufangen, etwas in seinem Leben zu verändern, resigniert da so mancher „Midlifer" vorschnell.
Tatsächlich ist es richtig, dass viele Menschen – Frauen wie Männer – im Alter größere Probleme damit haben, rank und schlank zu bleiben.
Doch liegt das tatsächlich an einem schicksalhaft über uns hinein brechenden verlangsamten Stoffwechsel, sobald der Zeiger der Lebensuhr Vierzig zeigt?
Sicher nicht. Es liegt wohl eher daran, dass das Leben ab 40 bei Vielen um Einiges ruhiger wird.

Man hat den „Traumprinzen" (bzw. Prinzessin) bereits gefunden, warum also noch soviel auf Äußerlichkeiten geben? Die Eitelkeit lässt merklich nach, und man fällt zwischen seinen Altersgenossen mit Bierbäuchlein und Reiterhosen gar nicht weiter auf. Schließlich hat ja fast jeder mit seinen Pfunden zu kämpfen.

Die Kinder sind aus dem Gröbsten raus und erfordern nicht mehr dauerndes Hin- und Hergerenne. Aus dem Sportverein ist man längst ausgetreten („keine Zeit und keine Lust"), und man trifft sich lieber bei Chips und Bier zum Fußballgucken (Männer) oder bei Pralinen und Prosecco zum „Sex and the City-Abend" (Frauen).

Die Karriereleiter ist man meistens bereits ausreichend hoch geklettert, und man schielt schon mit einem Auge auf die Rente. Das Leben wird allmählich ruhiger, und man wird bezeichnenderweise „gesetzter".

Erfreulicherweise finden sich jedoch mittlerweile auch eine ganze Menge Ausnahmen. Aktive, sportliche, lebenslustige und knackige „Over Fourties", die zeigen, dass man nicht automatisch dick und hässlich werden muss, sobald man das vierte Lebensjahrzehnt erreicht hat.

Allerdings ist es tatsächlich so, dass wir Muskelmasse verlieren, wenn wir älter werden. Laut Friel liegt dies wahrscheinlich daran, dass sich die Nierenfunktion im Laufe des Älterwerdens verändert. Der Körper scheidet Stickstoff im Alter schneller aus, so dass weniger davon zum Aufbau von Muskelprotein zur Verfügung steht (Friel 2007).
Je älter wir werden umso wichtiger ist es daher, den Muskelabbau durch geeignete sportliche Betätigung zu verlangsamen.

Ja, aber Fleisch macht Krebs und Fett macht krank...

„Fleisch ist ein Stück Lebenskraft", so hieß es noch in den 80er Jahren in der Werbung. Vegetarier wurden vor 20 Jahren noch als „Ökos" belächelt und für esoterische Spinner gehalten. Man amüsiert sich auch heute noch gern auf deren Kosten, erklärt doch Jürgen von der Lippe in seinem Bühnenprogramm „Alles aus Liebe" der Begriff „Vegetarier" käme aus dem Indianischen und bedeute übersetzt „der, der von der Jagd mit leeren Händen heimkam."

Doch haben Rinderwahn, Maul- und Klauenseuche, Etikettenschwindel und Gammelfleisch auch manchem „Otto-Normal-Verbraucher" mittlerweile den Appetit auf Fleisch gründlich verdorben. Auch das Thema Tierschutz wurde mehr und mehr gesellschaftsfähig. Der „Zeitgeist" hat sich eben gewandelt. Auf Fleisch zu verzichten gilt derweil als chic und gesundheitsbewusst, so dass man sich heute eher dafür verteidigen muss, dass man gern und mit Genuss Fleisch isst.

Fleischgegner argumentierten damals wie heute, dass die „Wohlstandskrankheiten" in den Ländern, in denen viel Fleisch konsumiert wird, immer weiter ansteigen. Schnell wurde ein Zusammenhang hergestellt: viel Fleisch, viel krank - ein vermeintlich „wissenschaftlicher Beleg". Konsequenterweise wurde deshalb dazu geraten, möglichst selten, maximal zweimal wöchentlich Fleisch zu konsumieren, um „gesund" zu bleiben.
Doch wenn an dieser Behauptung etwas dran wäre, müssten dann nicht unsere Groß- und Urgroßeltern ganz besonders gesund gewesen sein?
Fleisch gab es schließlich bis in die 70er Jahre hinein höchstens einmal pro Woche, denn es war teuer. Auch waren die Fleischrationen deutlich kleiner als heute.
Den Hunger stillten Oma und Opa durch Sättigungsbeilagen. Man aß viel Brot, Kartoffeln, Nudeln, Reis und Gemüse aus dem eigenen Garten, lebte also genau so, wie es die Deutsche Gesellschaft für Ernährung heute empfiehlt.

Doch komischerweise leben wir heute "trotz" unseres hohen Fleischkonsums heute deutlich länger als unsere Vorfahren, die oft schon mit Ende Fünfzig das Zeitliche segneten.

Und was ist mit Vegetariern? Zumindest die müssten doch ein Ausbund an Gesundheit sein. Auf den ersten Blick sprechen auch die Fakten für einen fleischlosen Lebensstil. Tatsächlich leiden Vegetarier seltener an Bluthochdruck und erhöhten Blutfett- oder Blutzuckerwerten und haben eine höhere Lebenserwartung als Otto Normalverbraucher. Doch kommt das tatsächlich nur durch den Verzicht auf Fleisch?

Schaut man sich die Ergebnisse einer vom Deutschen Krebsforschungszentrum von 1978-1999 durchgeführten Studie mit 1904 Vegetariern einmal genauer an, so stellt man fest, dass Vegetarier außer in der Ernährung auch in anderen Lebensbereichen einiges anders machen (Chang-Claude 2005).
Vegetarier sind fast immer Nichtraucher, sind keine „flat-rate-Säufer" und sportlich aktiv. Sie essen mehr Obst und Gemüse und betreiben häufig Entspannungstechniken wie autogenes Training oder Yoga (Worm 2002)

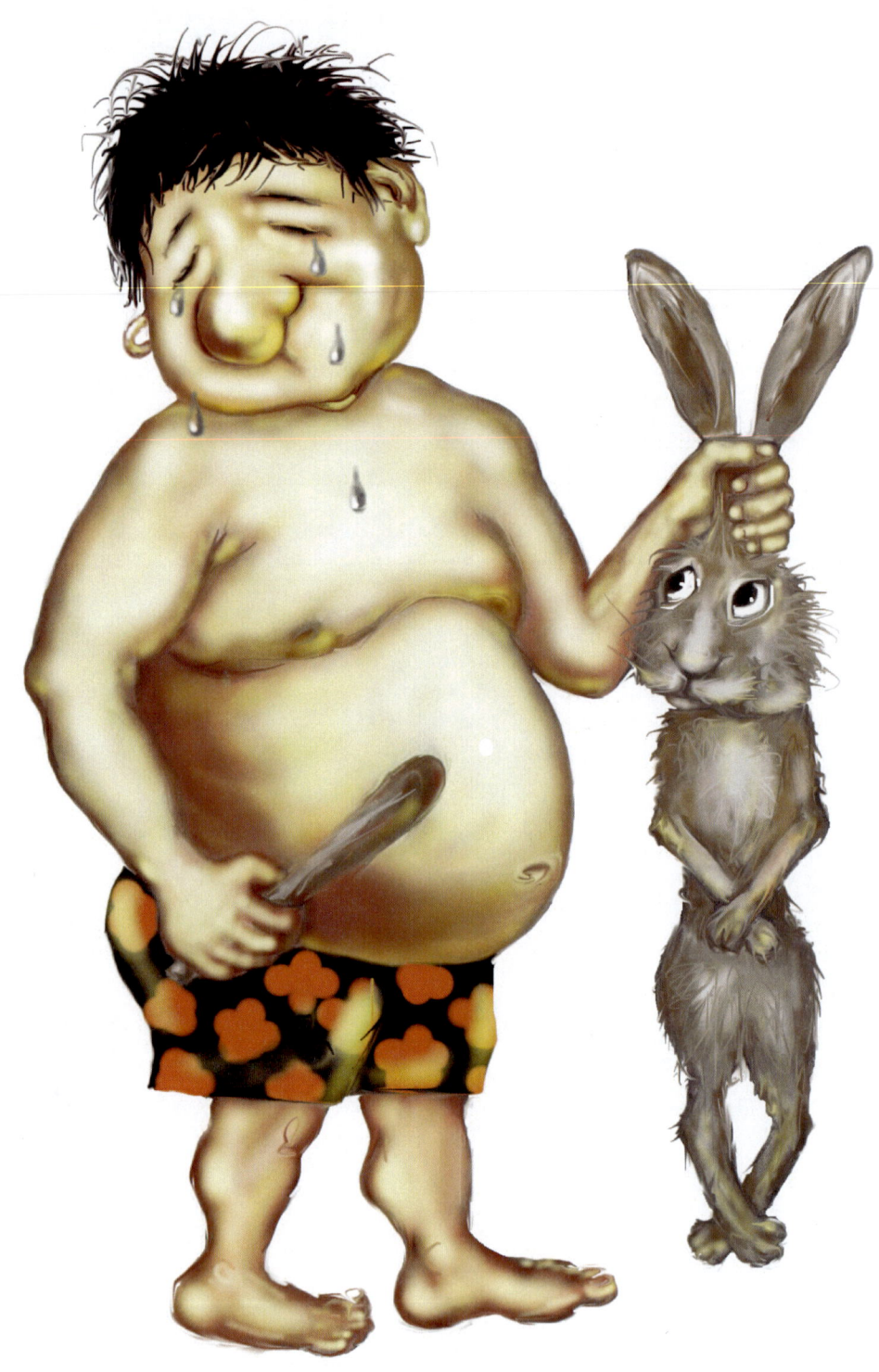

Die Schattenseiten des Fleischkonsums

Leben Vegetarier vielleicht nur deshalb länger, weil sie einen insgesamt gesünderen Lebensstil pflegen als der übergewichtige und qualmende Couch-Potato?

Um zu klären, ob Fleischverzicht sich tatsächlich positiv auf die Gesundheit auswirkt, muss man also Vegetarier mit ebenso schlanken, Sport treibenden und nicht rauchenden Fleischessern vergleichen. Tut man dies, so schneiden Vegetarier in Bezug auf die Gesamtmortalität, Schlaganfall- und Krebsrate nicht besser ab als die Fleischesser (Key 1999).

Was viele Menschen nicht wissen: Vegetarier leiden häufig unter einer mangelhaften Versorgung an Zink und Eisen, der Aminosäure Taurin, Vitamin A und B_{12} und den hoch ungesättigten langkettigen Omega-3-Fettsäuren EPA [Eicosapentensäure] und DHA [Decosahexansäure] (Cordain 2000). Dies wird umso dramatischer, je weniger tierische Produkte sie zu sich nehmen. Daher haben Veganer, also Menschen, die den Konsum sämtlicher tierischer Produkte, also auch Eier und Milch ablehnen, hier die allergrößten Defizite.

Ich möchte an dieser Stelle deutlich klar stellen, dass ich die Lebensweise von Vegetariern respektiere. Im Gegenteil, da ich Tiere über alles liebe, habe ich sogar eine enorme Hochachtung vor ihnen. Bertha von Suttner (Trägerin des Friedensnobelpreises 1905) sagte einmal: *„Von Hundert gebildeten und feinfühlenden Menschen würden schon heute wahrscheinlich Neunzig nie mehr Fleisch essen, wenn sie selber das Tier erschlagen oder erstechen müssten, das sie verzehren."*

Stimmt. Ich muss zugeben, dass ich in diesem Falle wahrscheinlich auch vegetarisch leben würde. Doch ich mag Fleisch und möchte auf diesen Genuss nicht verzichten.
Ein köstlich duftendes Steak, eine gut gebratene Gänsekeule, ein rosafarbenes Lammcarree, das gehört für mich zu den schönsten Genüssen des Lebens.

Wenn Vegetarier der Meinung sind, aus *gesundheitlichen* Gründen auf Fleisch verzichten zu müssen, legen sie sich grundlos Beschränkungen auf. Doch Vegetarier entscheiden sich eben oft aus *ethischen* Gründen gegen den Verzehr von Fleisch.

Neben dem Aspekt, dass es nicht vertretbar sei, Tiere zu töten, wird auch der Umweltaspekt ins Feld geführt.
Dazu ein kurzes Statement von mir: Es ist richtig, dass die Fleischproduktion mit der Emission von Treibhausgasen verbunden ist und damit natürlich auch am Klimawandel beteiligt ist. Im Magen von Wiederkäuern entsteht Methan, das wie CO_2 als klimaschädigend gilt. Werden in den Tropen Wälder gerodet, um diese Flächen in Weideland zu verwandeln, ist dies selbstverständlich ebenfalls mit einer Anhebung der CO_2 Emission verbunden (Heimann 2008)
Die Rodung von Wäldern für die Viehhaltung ist ebenso wie Massentierhaltung und Lebendtransporte von Schlachtvieh auch meiner Meinung nach nicht vertretbar. Gerade deshalb kaufen Sie Ihr Fleisch möglichst regional bei einem Metzger, der „Bioware" führt. Wegen der deutlich besseren Fleischqualität von Biofleisch und der verantwortungsbewussten Viehhaltung der Biobauern ist hier auch ein Mehrpreis akzeptabel. Aus Umweltschutzgründen sollten Sie zu ihm mit dem Rad statt mit dem Auto fahren.

Es wird kein Kind in der dritten Welt weniger sterben, wenn wir in Deutschland auf ein Stück Fleisch verzichten. Die Argumentation, in den Entwicklungsländern würden Futtermittel für die Industriestaaten produziert und exportiert, statt Nahrungsmittel für die Ernährung der Bevölkerung vor Ort anzubauen, ist so nicht haltbar.

Das Viehfutter stammt meist von anderen Industrienationen, die froh darüber sind, überschüssig produzierte Feldfrüchte noch gewinnbringend an Fleischproduzenten verkaufen zu können, statt diese kostspielig zu entsorgen.

Nur Sie selbst können für sich entscheiden, ob der Verzehr von Fleisch für Sie vertretbar ist oder nicht. Da die Summe der Laster ja bekanntlich immer gleich ist, sind Vegetarier wahrscheinlich nicht die besseren Menschen. Konrad Lorenz sah diese Diskussion sehr sachlich und meinte: *„Die einzige Legitimation ein Tier zu töten, ist die Absicht, es zu verzehren."*

Eine Ernährung nach dem „Bi(e)nären System" auf rein vegetarischer Basis ist allerdings relativ schwierig, und es erfordert großes Geschick, trotzdem mit allen notwendigen Nährstoffen versorgt zu werden. Sind Sie ein „Vegetarier light", essen Sie also „nur" kein Fleisch, aber Fisch und konsumieren zudem Eier und Milch, ist die Sache bedeutend einfacher.

Warum geht's nicht ohne Fleisch?

Der Mensch ist auf die Zufuhr tierischer Produkte angewiesen, weil er es einfach nicht drauf hat, bestimmte chemische Substanzen in ausreichender Menge selbst zu synthetisieren. Die externe Aufnahme solcher Substanzen ist daher für uns lebensnotwendig (essentiell).

Die vormals bereits erwähnten mehrfach ungesättigten Omega-3-Fettsäuren EPA [Eicosapentensäure] und DHA [Decosahexansäure] sind solche essentiellen Fettsäuren, es gibt sie in namhafter Menge nur in tierischen Produkten.

Da es also schlichtweg keine essbare vegetarische Alternative gibt (Ausnahme: bestimmte Algen), ist der Mensch zwingend auf deren Zufuhr aus tierischen (!) Quellen angewiesen.

Doch woran liegt es denn dann, dass typische Zivilisationskrankheiten wie Gicht, Übergewicht, Bluthochdruck und Zuckerkrankheit in Ländern mit hohem Fleischkonsum erhöht sind?

Haben Sie sich mal von Ihrer Oma oder Uroma „von früher" erzählen lassen?
Wusste Sie Ihnen davon zu berichten, dass sie am Abend eine Tüte Chips und eine Tafel Schokolade verdrückt hat? Kannte Oma Vanille-Eis zum Nachtisch? Sicher nicht!
Am Geburtstag oder an hohen Feiertagen gab es mal 5 Pfennige, mit denen man dann mal eine Kugel der Leckerei erstehen konnte, doch der Weg zur Eisdiele wurde zu Fuß oder mit dem Fahrrad gemacht.

Und heute? Da stehen gleich 2 Liter-Boxen Speiseeis im Gefrierfach des Kühlschrankes. Wenn abends der Spielfilm geguckt wird, gibt es Tapas, Erdnussflips und Kräcker und natürlich gibt es auch jeden Tag Fleisch, doch meist paniert und als Beilage vorfrittierte Pommes, Kroketten oder Kartoffelpüree aus der Tüte.

Merken Sie was? Mit steigendem Wohlstand in unserer Gesellschaft erhöht sich eben nicht nur der Fleischkonsum, sondern der gesamte Lebensstil verändert sich.

Nicht der Verzehr von Fleisch ist das Gesundheitsrisiko, sondern unser luxuriöser Lifestyle, der in Industrienationen sowohl mit einem hohen Fleischkonsum als auch mit einem hohen Kohlenhydratverzehr einhergeht.

Es ist schon erstaunlich, dass ausgerechnet das Fleisch zum Buhmann der Ernährungsfachleute wurde. Fleisch wird immer gern wegen seiner in ihm enthaltenen „gesättigten" Fettsäuren und des Cholesterins angeprangert und von Ernährungsexperten als böse und gesundheitsschädlich gebrandmarkt.

Dr. Ulrich Strunz, bis zu seinem schweren Radunfall 2005 einer der erfolgreichsten Fitness- und Ernährungsgurus Deutschlands, bezeichnet sie auch gerne als *„Killerfette"*, *„Moppelfette"* oder noch abfälliger als *„gesättigter klebriger Fettschmodder"* (Strunz 2002). Damit bläst er grundsätzlich in das gleiche Horn wie viele andere Ernährungspäpste, denen es durch das ständige Wiederholen des Leitsatzes „gesättigt = schlecht" gelang, dieses Axiom in unsere Köpfe zu hämmern.

Heute gehört die vermeintliche „Tatsache" der schlechten gesättigten Fette bereits zum Allgemeinwissen und wird als Lehrmeinung weiter gegeben. Obwohl es auch pflanzliche gesättigte Fette gibt (Kokosnuss- und Palmkernfett), werden natürlich wieder nur die tierischen Fette zum „King-Kong" der Fehlernährung stigmatisiert.

Eben diese seien verantwortlich für die gefürchtete Verstopfung der Arterien und würden auch das Diabetesrisiko erhöhen (Vessby 2000).

Dabei werden die „Killer-Fette" hollywoodreif visualisiert als *„garnelengroße gelbe Fettklumpen in der Halsschlagader"* (Strunz 1999). Tatsächlich werden „allein am Nürnberger Klinikum jährlich 1200 Halsschlagadern und 800 Bauchschlagadern von Fett befreit" doziert Dr. med. Michael Spitzbart, und warnt weiter *„tatsächlich sterben heute mehr Menschen an Herzinfarkt und Schlaganfall als im Mittelalter an der Pest"* (Spitzbart 2005).

Aber sind daran tatsächlich die bösen gesättigten Fette schuld?

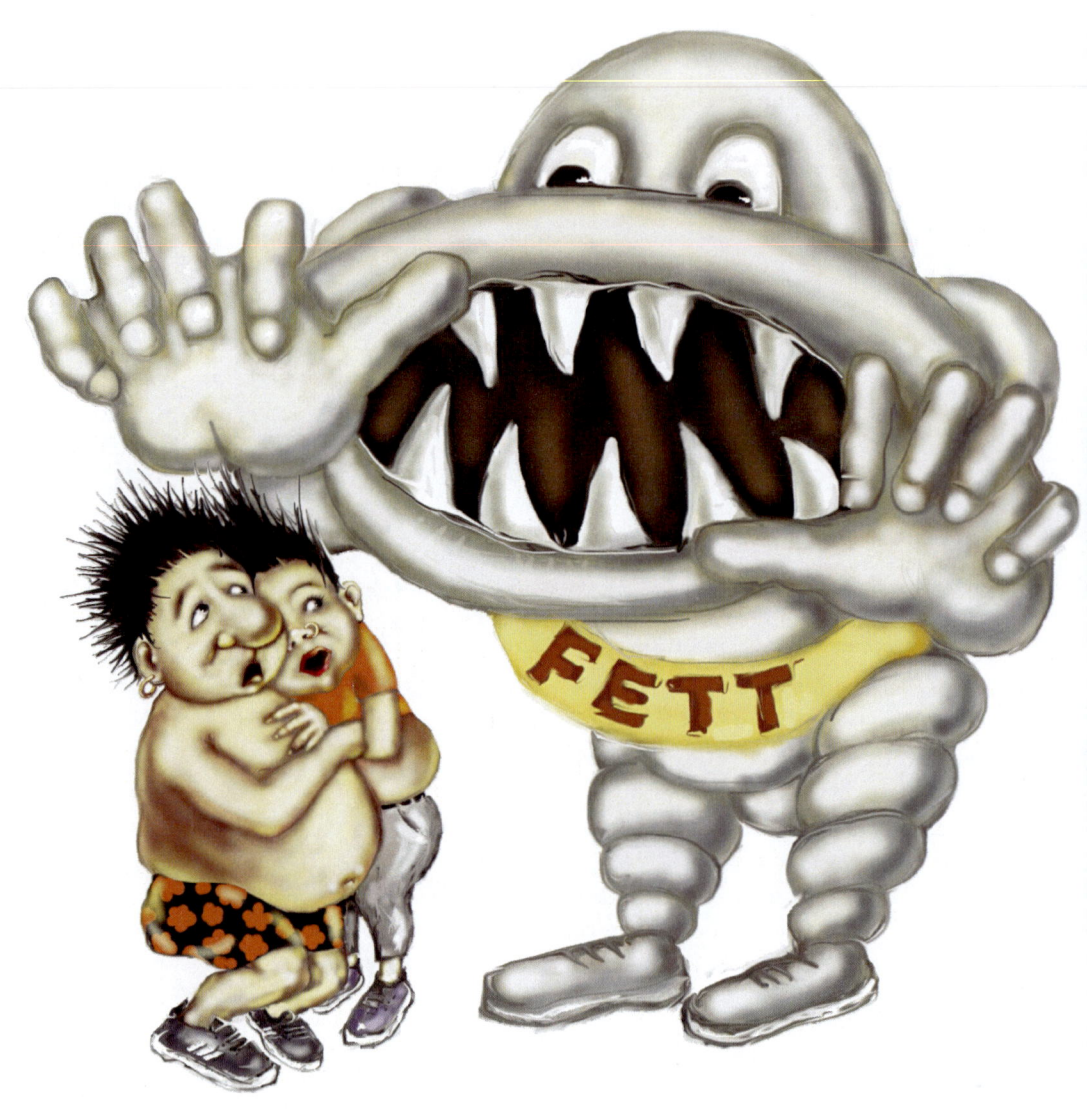

Wer hat Angst vorm bösen Fett?

Das Bild der schmierigen Butter als Rohrverstopfer ist vielleicht doch etwas zu simpel gewählt. Macht man sich nämlich einmal die Mühe, diese Arterien-Pfropfen auf ihre Fettzusammensetzung hin zu überprüfen, so stellt man fest, dass in diesem „Fettschmodder" nur 26 % des Fetts gesättigte Fettsäuren sind. Der Rest ist ungesättigt, davon mehr als die Hälfte mehrfach ungesättigt (Felton 1994, Ravnskov 1998).

Eigentlich ziemlich logisch, werden die vermaledeiten tierische Fette, also Butter, Sahne oder Schmalz, ja nicht intravenös in die Adern gespritzt und bleiben dort hängen, sondern passieren zunächst einmal die Magen-Darm-Passage und die Leber.

Auch weiß man heute, dass die meisten gesättigten Fette unseres Körpers gar nicht aus der Nahrung stammen, sondern in unserer Leber eigenständig produziert werden - und zwar aus Kohlenhydraten (Heilmeyer 2008, pers. Komm.).

Weniger gesättigte Fette, weniger Herzinfarkte?

Wenn Herzkrankheiten – wie man uns ständig weismachen will – durch den Konsum von gesättigten Fetten verursacht würden, müsste in genau den Ländern mit einer rapide ansteigenden Rate an Infarkten und Schlaganfällen ja ein ganz besonders hoher Konsum dieser „Killerfette" festzustellen sein.

Das 100 %ige Gegenteil ist der Fall. Bei unseren amerikanischen Freunden, die heute unumstritten zu den dicksten und ungesündesten Menschen der Welt zählen, *sank* der Anteil der gesättigten Fette in der Nahrung in den letzten Jahrzehnten eklatant. Während um die Wende zum 20. Jahrhundert die meisten Fette in der Nahrung der Amerikaner noch Butter, Schweineschmalz, Rindertalg und Kokosöl waren, wird der Fettbedarf in den USA heute überwiegend durch mehrfach ungesättigte Öle pflanzlicher Herkunft, vorwiegend aus Soja, Mais, Raps, Disteln und Sonnenblumen gedeckt (Enig 1995). Trotzdem sind die Amis fetter und kränker denn je - ein "amerikanisches Paradoxon".

Gerne werden uns auch immer die Japaner als besonders vorbildlich lebende Volksgruppe präsentiert. Angeblich seien die japanischen Gerichte so gesund, weil sie so fettarm seien und mit viel Fisch und (pflanzlichen!) Sojaprodukten anstelle von Fleisch gekocht würden. Dies sei auch der Grund, warum die Lebenserwartung von Japanern höher sei als die in allen anderen Industrienationen.

Nun, uns gutgläubigen Deutschen kann man das natürlich alles weismachen, kennen wir die Essweise von Japanern schließlich nur aus dem Sushi-Restaurant an der Ecke. Schaut man sich jedoch den „frei laufenden Japaner" einmal genauer an, so stellt man fest, dass sich dieser mitnichten „fettarm" und „pflanzlich" ernährt.

Zwar essen Asiaten wegen ihrer Unverträglichkeit von Milchzucker kaum Milchprodukte und Molkereifette, dafür schlagen sie aber bei Eiern, Schweinefleisch, Geflügel, Rindfleisch und Innereien „tierisch" zu.

Dazu konsumieren Sie mit Leidenschaft Krusten- und Schalentiere, die aufgrund ihres besonders hohen Cholesteringehaltes bei uns schon lange auf dem Index des Bösen stehen. Eine von 1969 bis 1978 durchgeführte Studie zeigte übrigens auch, dass es in den Gegenden Japans mit dem höchsten Konsum an Fleisch und Eiern die wenigsten Schlaganfälle gab (Omura 1987).

Was allerdings Japaner im Gegensatz zu uns Fettphobikern nicht viel konsumieren, sind pflanzliches Öl, Weißmehl und industriell hergestellte Nahrungsmittel.
Beim Japaner gibt es keine „Maggi-Fix-Küche", hier wird alles „flisch geblaten".

Zwar essen Japaner weißen Reis (Kohlenhydrate!), die in Japan und anderen asiatischen Staaten favorisierten, eher klebrigen Sorten sind allerdings mit der Konkurrenz aus den USA nicht zu vergleichen. Unsere westliche Welt bevorzugt stark polierte, schneeweiße Sorten, die quasi nur noch aus Stärke bestehen, extrem lange langerfähig sind und beim Kochen bissfest bleiben (Montignac 1999).

Halten wir also fest: Die Lebenserwartung der Japaner ist seit dem Ende des zweiten Weltkriegs gestiegen, parallel (!) zum Anstieg von gesättigtem Fett und tierischen Protein in der Nahrung (Koga 1994).

Ein weiteres schönes Beispiel sind die Franzosen: Die französische Küche geizt keineswegs mit Butter, Eiern, Käse, Sahne, Gänseschmalz, Entenleber und Fleisch, alles „böse", ungesättigte Fette. Trotzdem litten die Franzosen bis in die 90er Jahre hinein unter signifikant weniger Herzkreislauf-Erkrankungen als Bürger anderer westlichen Länder, ein Phänomen, das als „französisches Paradoxon" Einzug in die Ernährungslehre fand (Richard 1987, Kritchevsky 2001). Da die „moderne" Ernährung allerdings nicht vor den Grenzen Frankreichs halt macht und besonders die jungen Franzosen ihre Liebe zum „fast food" entdeckt haben, gleichen sich die Ereignisse von Herzkreislauf-Erkrankungen immer mehr dem (traurigen) Durchschnitt an.

Es liegt in der Natur der Sache, dass bei Ernährungsstudien erst nach vielen Jahren und nach Sichtung der Datenlage tausender Studienteilnehmer eine Aussage getroffen werden kann. Weltweit laufen verschiedene große epidemiologischer Untersuchungen. Eine davon ist die so genannte „Framingham Herz-Studie", die 1948 startete und sich zum Ziel gesetzt hatte, die Ursachen und Risiken für die koronare Herzkrankheit und Arteriosklerose ausfindig zu machen. Der Grund dafür lag darin, dass bis 1920 Herzkrankheiten in den USA eine echte Rarität waren, bis Mitte der 50er Jahre jedoch zur häufigsten Todesursache in den USA avancierte.

Die Amis wollten es daher ganz genau wissen und bezogen gleich die Bevölkerung einer ganzen Kleinstadt, nämlich dem Örtchen Framingham im US-Bundesstaat Massachusetts (USA), in die Untersuchung mit ein. Zunächst wurden 5209 Probanden zwischen 30 und 60 Jahren beiderlei Geschlechts für die Studie gewonnen. 1971 wurden dann zusätzlich die Kinder der ersten Teilnehmer einbezogen, so dass sich die Studie über zwei Generationen erstreckte.

In der Framingham-Studie konnten unter anderem zwei Gruppen mit unterschiedlichen Ernährungsgewohnheiten unterschieden werden: Eine Gruppe, welche wenig Cholesterin und auch wenig gesättigte Fette konsumierte, und eine andere mit einem hohem Konsum an gesättigten Fetten und Cholesterin.

Nach 40 Jahren resümierte Studienleiter Castelli das Ergebnis: *"Wir stellten fest, dass die Menschen in Framingham, die am meisten Cholesterin, am meisten gesättigte Fette und die meisten Kalorien aßen, am wenigsten wogen, den niedrigsten Blutserumcholesterinspiegel hatten und am aktivsten waren"* (Castelli 1992). Upps!

2004 erschien im anerkannten American Journal of Clinical Nutrition eine Studie, die zeigte, dass der Verzehr von Fett, insbesondere von gesättigten (!) Fettsäuren, das Voranschreiten einer Arterienverengung bei Frauen nach den Wechseljahren *verlangsamt*. Es wurden 235 Frauen mit bereits bestehender koronarer Herzkrankheit untersucht und über 2.000 Blutgefäße angiographisch untersucht und vermessen.

Der durchschnittliche Fettverzehr lag zwischen 19 und 31% der täglichen Kalorienzufuhr. Bei jenen Frauen, die das meiste Fett, die meisten gesättigten und die meisten einfach ungesättigten Fettsäuren gegessen hatten, war die Verengung der Herzkranzgefäße innerhalb eines dreijährigen Beobachtungszeitraumes am wenigsten fortgeschritten. Eine beschleunigte Gefäßverengung fanden die Forscher jedoch bei den Frauen, die besonders viel mehrfach ungesättigte Fettsäuren in Form von Pflanzenölen und viele Kohlenhydrate gegessen hatten. Dies betraf vor allem Kohlenhydratlieferanten, die den Blutzuckerspiegel stark ansteigen ließen, sowie Frauen mit geringer körperlicher Aktivität (Mozaffarian 2004) Ob der Rat der „Ernährungsweisen" Kohlenhydrate gegenüber Fett zu verzehren und Pflanzenöle statt Butter und Sahne zu konsumieren wohl doch ein falscher war?

Es gibt verschiedene Studien, die genau diesen Schluss nahelegen.
Doch finden sie in ernährungswissenschaftlichen Kreisen kaum Beachtung und werden weitgehend ignoriert. Diese Selektion erfolgt von den Fachleuten wahrscheinlich nicht einmal in böser Absicht. Es liegt in der Natur des Menschen, also auch in der Natur eines Wissenschaftlers, den Dingen mehr Aufmerksamkeit zu schenken, die seine eigene Sichtweise der Dinge stützen, statt zu widerlegen.

Daher werden die wenigen Studien, die Hinweise darauf ergaben, dass eine Verringerung des Anteils gesättigter Fette die Häufigkeit von Todesfällen durch Herzkrankheiten verringert, viel mehr beachtet. Sie werden in wissenschaftlichen Veröffentlichungen immer wieder zitiert, so dass sie Medizinern und Ernährungswissenschaftlern dadurch viel gegenwärtiger sind.

Bitte glauben Sie nicht, dass Wissenschaftler jede Behauptung, die sie in einer eigenen Veröffentlichung machen, vorher auch auf Richtigkeit überprüft haben.
Um sich die Arbeit zu erleichtern und möglichst viele wissenschaftliche „paper" zu veröffentlichen, was für ein Erklimmen der Karriereleiter für einen Forscher von großer Bedeutung ist, werden grundsätzliche Aussagen gerne aus anderen Publikationen übernommen.

Der Kollege wird die Arbeit schon vernünftig gelesen und interpretiert haben.

Und wenn es sich dabei um eine Koryphäe - also eine herausragende wissenschaftliche Eminenz mit großem Einfluss - handelt, wird man sicher nicht im Traum daran denken, dieser habe seine „Hausaufgaben" nicht richtig gemacht.

Das käme einer Majestätsbeleidigung gleich. Ein Jungakademiker mit Karriereabsichten sollte nicht einmal daran denken, dass sein Professor die wissenschaftliche Literatur mit selektivem Blick begutachtet.

Dazu kommt noch, dass wissenschaftliche Institute sich oft mit so genannten „Drittmitteln" über Wasser halten. Das sind Gelder, die das Labor aus der Industrie erhält, um bestimmten Forschungsinhalten auf den Grund zu gehen.

Wenn nun ein Margarinehersteller ein Institut mit einer großen Geldsumme unterstützt, kann kaum davon ausgegangen werden, dass die dort arbeitenden Wissenschaftler gezielt nach Studien suchen, die die positiven Seiten des Butterkonsums belegen, nicht wahr? Noch einmal: wahrscheinlich gar nicht aus böser Absicht, sondern nur durch unbewusstes „Scheuklappendenken".

So bleibt auch gerne unerwähnt, dass in Studien in denen Menschen wenig gesättigte Fettsäuren und wenig Cholesterin zu sich nehmen, meist höhere Sterberaten durch Krebs oder Schlaganfälle ermittelt werden (JAMA 1982).

Mehr Fleisch und Fett – mehr Krebs? Ist denn an dieser Behauptung etwas dran?

Was weiß man überhaupt zum Zusammenhang zwischen Ernährung und Krebs?

Es würde den Rahmen dieses Buches sprengen, jetzt den Zusammenhang bei einzelnen Krebsarten zu beleuchten. Schauen wir stellvertretend daher auf Magen-, Darm-, Brust- und Prostatakrebs.

Ernährung und Krebs

Jährlich erkranken in Deutschland 350.000 Menschen an Krebs.

Eintausend Menschen täglich erhalten von ihrem Arzt eine Hiobsbotschaft, die ihr ganzes Leben vollkommen auf den Kopf stellt. „Was habe ich denn bloß falsch gemacht?" fragen sich die Betroffen. „Warum trifft es ausgerechnet mich?"

Viele Betroffene denken vielleicht zum ersten mal in ihren Leben daran, dass ihre Lebensführung Ursache für ihre Erkrankung sein könnte.

Schließlich weiß der medizinisch vorgebildete Laie und regelmäßige Leser der „Senioren-Bravo" (so nennt der Kabarettist Dr. Stratmann die „Apotheken-Umschau", das sind die Rätselheftchen, die gerne in Apotheken verteilt werden) gut Bescheid:

Falsche Ernährung sei die Ursache für viele Krebsleiden: Zu hoher Konsum an rotem Fleisch, zu viel „gute Butter", zu viel Alkohol und zu wenig Ballaststoffe

Aus lauter Angst vor einer Krebserkrankung und in guter Absicht sich „richtig" zu ernähren und dem Totengräber von der Schippe zu springen, verwehren sich die Menschen daher dieser Genüsse. Wird dennoch ein Steak mit Kräuterbutter konsumiert, dann mit schlechtem Gewissen und dem unguten Gefühl, den Ast abzusägen, auf dem man sitzt.

Doch wieder muss gefragt werden: Sind diese als Tatsachen verkauften Erkenntnisse denn wirklich gesichert? Kann man stichhaltig beweisen, dass es beispielsweise einen Zusammenhang zwischen Magen- und Darmkrebs und dem Konsum gepökelter Wurstwaren gibt, oder *glauben* einige Wissenschaftler nur, dass es einen Zusammenhang geben *könnte*?

Fleisch- und Fettkonsum und Magen- und Darmkrebs

Der viel zu hohe Fleischkonsum der Deutschen von mehr als 1200 Gramm pro Woche sei verantwortlich für die vielen Darmkrebserkrankungen in unserem Land (jährliche Neuerkrankungen: 27.000 Männer und 30.000 Frauen). Dies meint zumindest die Deutsche Gesellschaft für Ernährung. Würden die Deutschen ihren Fleischkonsum pro Woche halbieren, gäbe es nicht nur weniger Magen- und Darmkrebs, sondern auch weniger Übergewicht und Herz-Kreislauf-Erkrankungen.

Da lehnen sich unsere DGE-Freunde ja wieder ganz schön weit aus dem Fenster.
Tatsächlich gibt es nämlich nur drei wissenschaftliche Studien, die einen Zusammenhang zwischen Fleischkonsum und Krebs ermittelten, dafür aber 14 Studien, die keinen Zusammenhang erkannten (Gonder 2006). Warum bloß schon wieder ein solch selektiver Blick?

Schauen wir uns einmal die gern als Beleg zitierten Daten aus der so genannten EPIC (European Prospective Investigation into Cancer and Nutrition)-Studie an.
Hierbei handelt es sich um eine Ernährungsstudie mit rund einer halben Million Teilnehmer, in der ein eventueller Zusammenhang zwischen bestimmten Krankheiten und Ernährungsgewohnheiten von Menschen untersucht wird.

Die Studiengruppe publizierte jüngst auch Daten zum Zusammenhang zwischen Darmkrebs (Dick- und Enddarm) und dem Verzehr von Fleisch, Wurst, Fisch und Geflügel (Norat et al. 2005). Tatsächlich ging hier ein Konsum von „rotem" Fleisch (hier Rind, Schwein, Kalb- und Lammfleisch) mit einer leichten Erhöhung des Darmkrebsrisikos einher. Allerdings war dieser Trend nicht signifikant, d.h. es gab statistisch gesehen keinen deutlichen Unterschied zur Kontrollgruppe. Mathematisch gesehen handelt es sich hierbei um ein Zufallsergebnis, was auch die Autoren korrekterweise betonen.

Ungeachtet dessen wird aber genau diese Publikation immer wieder als *Beweis* zitiert, dass „rotes" Fleisch das Risiko für Darmtumoren erhöhe. Nach Veröffentlichung dieser Studie vermeldeten alle „wissenschaftlichen Presseagenturen" die neuen „Erkenntnisse". Schließlich war doch auch irgendwie sowieso immer schon klar, dass Fleisch nicht besonders gesund ist, oder?

Kein Journalist las die Studie offensichtlich im Original, denn von Statistik und Signifikanz haben die meisten sowieso keine Ahnung. Hauptsache man hatte eine schöne Schlagzeile für den nächsten Tag. Und so zog sich die Meldung dann auch quer durch alle Medien: Ärztezeitung, Ärzteblatt, Medica-Newsletter, Medknowledge und wie sie alle heißen, jeder berichtete über den belegten Zusammenhang zwischen Fleischkonsum und Darmkrebs.

Noch mal ein Blick aufs Original: Was war in der Studie denn nun signifikant?

Ein *positiver* Einfluss des Fischkonsums zum Beispiel. Je mehr Fisch die Menschen aßen, desto *weniger häufig* hatten sie Darmkrebs. Und übrigens: Selbst der höchste Konsum von „rotem" Fleisch und Wurst (über 160 Gramm täglich) erhöhte das Darmkrebsrisiko nicht, falls die Menschen sowohl Fisch als auch Ballaststoffe verzehrten.

Mein Rat: Bei der Zubereitung von Fleisch sollte darauf verzichtet werden, es sehr scharf und lange anzubraten, also Tim Mälzers berühmte „Röstaromen" (sein Euphemismus für „ich hab was ankokeln lassen") zu erzeugen. Bevorzugen Sie Niedrigtemperaturen (z. B. 80°C) und garen es dafür länger. Das Fleisch wird dann auch ganz besonders zart und saftig.

Beim Grillen mit Holzkohle sollte kein Fett, Fleischsaft oder Marinade direkt auf die Glut tropfen, da dabei PAK (Polyzyklische Aromatische Kohlenwasserstoffe) entstehen, chemische Substanzen, die als krebserregend gelten.

Legen Sie das Grillgut daher immer auf Aluschälchen. Verbrannte Stellen essen Sie einfach nicht mit. Bevorzugen Sie ungepökeltes Fleisch zum Grillen, und essen Sie stets eine große Portion Salat mit Raps- oder Olivenöl incl. Zwiebeln und Knoblauch zu Ihrem leckeren Grillfleisch.

Fleisch ist nicht automatisch auch fettig. Im Gegenteil zählen besonders Steaks oder Schnitzel zu den ausgesprochen mageren Lebensmitteln. Das Schöne bei Fleisch ist, dass man das Fett ja eindeutig erkennen kann. Es ist kein Problem, auch einmal eine Scheibe fettigeres, gegrilltes Bauchfleisch zu essen, wenn Sie darauf Appetit haben. Greifen Sie beim zweiten Stück dann aber zu einem magereren Teilchen.

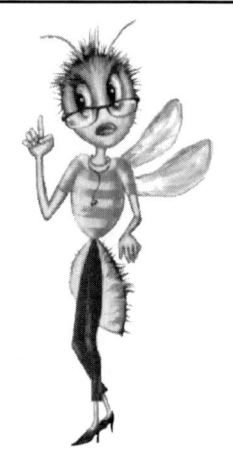

Die beste Prophylaxe gegen Darmkrebs ist die Vorsorgeuntersuchungen in Anspruch zu nehmen.

Führen Sie ab dem 50. Lebensjahr einmal jährlich eine Untersuchung auf verstecktes Blut im Stuhl durch.

Mit dem vollendeten 55. Lebensjahr sollte eine Darmspiegelung anstehen, um mal „nach dem Rechten" zu schauen (bei einem familiären Risiko auch früher).

Essen Sie ballaststoffreich, trinken Sie reichlich und bewegen Sie sich soviel wie möglich.

Fleisch- und Fettkonsum und Brustkrebs

Unter dem Begriff „Brustkrebs" (med. Mammakarzinom) versteht man einen bösartigen Tumor der Brustdrüse. Zwar sind mit ca. 55.000 Neuerkrankungen pro Jahr in Deutschland hauptsächlich Frauen betroffen, doch werden auch etwa 400 Männer pro Jahr mit dieser Diagnose konfrontiert.

Man unterscheidet generell zwischen Brustkrebs vor dem Eintritt der Wechseljahre (prämenopausales Mamma-Ca) und nach dem Eintritt der Wechseljahre (postmenopausales Mamma-Ca). Die Faktoren, die zur Entstehung von Brustkrebs führen, werden in zahlreichen wissenschaftlichen Instituten intensiv untersucht.

Bei etwa 5% aller Brustkrebsfälle beruht die Erkrankung auf angeborenen Veränderungen (Mutationen) in bestimmten Genen (z.B. BRCA1- oder BRCA2-Gen) und kann von einer Generation an die nächste weitergegeben werden.

Statistisch betrachtet haben Frauen, die keine Kinder haben oder nicht gestillt haben, ein höheres Risiko, an Brustkrebs zu erkranken (CGHF 2002). Das Gleiche gilt für Frauen, die früh ihre erste Menstruationsblutung hatten, oder die erst sehr spät in die Wechseljahre kamen.

Natürlich versucht man auch der Frage auf den Grund zu gehen, ob die Entstehung von Brustkrebs etwas mit der Ernährung zu tun haben könnte.

Zunächst erkannte man, dass Übergewicht das Risiko von Brustkrebserkrankungen nach Eintritt der Wechseljahre erhöht (Ahn 2007).
Da das Einsparen von Fett stets als der Königsweg zur Reduzierung von Übergewicht gilt, ergab sich daraus die allgemeine Empfehlung zur Verhütung von Brustkrebs möglichst fettarm zu essen. In 15 Langzeitstudien, die den konkreten Fettverzehr von Frauen und deren Mamma-Ca Risiko in Korrelation zueinander setzten, gab es nur in zwei einen Zusammenhang. Die anderen 13 Studien zeigten keinen Zusammenhang (Gonder 2006).
Auch stellte man fest, dass einige Frauen mit erhöhten Triglyzeridwerten des Blutes (med. Hypertriglyceridämie) - ein bei Dicken häufig auftretendes Phänomen - ein höheres Risiko haben, an Brustkrebs zu erkranken (Moysich 2000). Tatsächlich korrelieren hohe Triglyzeridwerte jedoch stets mit einem hohen Konsum von Kohlenhydraten (Heilmeyer 2006).

Die Ursache für hohe Triglyzeridwerte wird gerne in einem hohen Verbrauch von Fleisch- und Wurstwaren, Speck, Eiern und tierischem Eiweiß gesehen und demnach empfohlen, den Konsum solcher Produkte einzuschränken.

Die bekannte, seit 1976 laufende "Nurses Health Study", in der die Ernährungsgewohnheiten von fast 90.000 amerikanischen Krankenschwestern und diverse Krebsrisiken untersucht wurden, fand sich jedoch kein Zusammenhang zwischen Fleischverzehr und Brustkrebs (Holmes 2003).

Da bei 70 % aller Frauen der Brustkrebs hormonabhängig ist, d.h. das weibliche Sexual-hormon Östrogen die Krebszellen zum Wachstum anregt, erscheint der Zusammenhang zwischen Übergewicht und Brustkrebs recht logisch. Wie schon am Anfang dieses Buches erwähnt, haben Fettzellen ja bekanntermaßen ein „hormonelles Eigenleben" und produzieren zusätzliches Östrogen (Clemons 2001, Mahabir 2006, Drabsch 2007).

Da bei Asiatinnen das Mamma-Ca kaum auftritt, vermutet man auch einen gewissen Schutz durch in Soja enthaltene Inhaltsstoffe (Isoflavonoide). Diese Substanzen ähneln in ihrer Struktur den menschlichen Sexualhormonen und könnten die körpereigenen Hormone von den Gewebsrezeptoren verdrängen. Da diese „Phytoöstrogene" jedoch viel schwächer sind, würde sich insgesamt die Wirkung der körpereigenen Östrogene vermindern. Es gibt allerdings keine konkreten Ergebnisse in Studie, die diese Theorie bekräftigen. Die Studienergebnisse sind uneinheitlich und geben allenfalls einen Hinweis auf eine schützende Wirkung von Phytoöstrogenen, wenn diese schon seit der Kindheit durch die Nahrung aufgenommen wurden (Duffy 2007).

Da auch der Konsum von mehr als 30 g Alkohol pro Tag den Östrogenspiegel von Frauen ansteigen lässt (Schatzkin 1994, Smith-Warner 1998) empfiehlt sich ein moderater Alkoholkonsum (vgl. auch Seite 219). Auch chronisch erhöhte Insulinwerte (Hyperinsulinämie), welche wie beschrieben durch eine ungezügelte Aufnahme von Kohlenhydraten zustande kommen, können das Brustkrebsrisiko möglicherweise erhöhen (Kaaks 2001).

Eine Ernährung, die reich an Folsäure und Vitamin B_6 ist (z. B. mit Sojaprodukten, Leber, Tomaten, Spinat, Hülsenfrüchte, Käse, Gemüse, Salaten und Kohlgemüse) könnte eventuell vor Brustkrebs schützen (Zhang 2003).

Aktuelle Auswertungen der Nurses Health Studie ergaben den Hinweis, dass ein häufiger Verzehr von Pommes frites im frühen Kindesalter die Entwicklung von Brustkrebs begünstigen könnte. Pommes frites enthalten neben reichlich Kohlenhydraten, besonders schädliche trans-Fettsäuren und Acrylamid. Positiv wirkte sich dagegen das regelmäßige Trinken von Vollmilch im Vorschulalter aus. Es war mit einem verringerten Brustkrebsrisiko bei den erwachsenen Frauen verbunden (Rosner 2006).

Tasten Sie regelmäßig selbst Ihre Brust ab und schauen Sie selbst nach Veränderungen, die Ihnen verdächtig vorkommen.

Nehmen Sie unbedingt die Vorsorgeuntersuchungen zur Krebs-Früherkennung bei Ihrem Frauenarzt in Anspruch. Je eher ein Tumor entdeckt wird, umso größer ist Ihre Chance den Brustkrebs zu besiegen.

Fleisch- und Fettkonsum und Prostatakarzinom

Auch das Prostatakarzinom (med. PCa) des Mannes ist ein hormonabhängiger Tumor. Hierbei handelt es sich um eine bösartige Tumorerkrankung, die vom Drüsengewebe der Vorsteherdrüse (Prostata) ausgeht. Nach Lungen- und Darmkrebs steht er dritter Stelle bei den krebsbedingten Todesursachen deutscher Männer.

Das PCa ist eine typische Erkrankung des älteren Mannes, das mittlere Alter bei Diagnosestellung ist 71 Jahre.

Wie das weibliche Geschlechtshormon Östrogen beim Brustkrebs, so ist es hier das männliche Geschlechtshormon Testosteron, welches die Tumorzellen zum Wachstum anregt. Über den Einfluss von Übergewicht bei der Entwicklung des Prostatakarzinoms gibt es in den bisher publizierten Studien ausgesprochen uneinheitliche Ergebnisse (O´Malley 2006).

Japaner erkranken fast nie an einem Prostatakarzinom, was möglicherweise auf den häufigen Verzehr von Sojaprodukten zurückzuführen ist (Nagata 2007).
Eine Untersuchung an 33.000 Männern in den USA zeigte, dass ihr Risiko an Prostatakrebs zu erkranken reduziert war, wenn sie hohe Selenspiegel aufwiesen (Yoshizawa 1998). Die Aufnahme von Nahrungsmitteln, die viel Selen enthalten, z.B. Paranüsse, Innereien, Fisch, Sojaprodukte und Eigelb könnten daher vielleicht einen schützenden Effekt vor Prostatakrebs haben.

Einen ebenfalls protektiven Einfluss könnte der Konsum sonnengereifter Tomaten haben. Das Lycopin, ein Pigment, das für die rote Farbe von Tomaten verantwortlich ist, könnte hier ein krebshemmendes Potential zu haben. Je älter die Männer waren, desto stärker profitierten sie von Nahrungsmitteln mit hohem Lycopingehalt (Giovannucci 2002, Campbell 2004, Wertz 2004, Darlington 2007, Fleshner 2007).
Eine jüngst veröffentlichte epidemiologische Studie mit 82.483 amerikanischen und hawaianischen Männern ergab keinerlei Anhaltspunkte für irgendeinen Zusammenhang zwischen der Aufnahme von Fleisch und irgendeiner Fettart (Park 2007).

Interessante Hinweise auf den eventuell positiven Einfluss kohlenhydratarmer Ernährung ergab eine Studie aus den USA. Bei 75 Labor-Mäusen, denen man Prostata-Krebszellen injiziert hatte, war dort überprüft worden, wie sich die Ernährung auf die Größe des entstandenen Tumors auswirkt.

Die eine Gruppe von Mäusen erhielt eine sehr stark kohlenhydratlimittierte, ketogene Diät, die andere eine fettreduzierte mit vielen Kohlenhydraten.
Interessanterweise waren nach 51 Tagen die Tumoren in den Mäusen, die eine kohlenhydratarme Diät erhalten hatten, durchschnittlich 33% kleiner als bei Mäusen mit fettarmer, kohlenhydratreicher Kost. Insgesamt lebten die Mäuse unter ketogener Diät im Durchschnitt auch länger als die Tiere der Vergleichsgruppe. Eine Limitierung der Kohlenhydrataufnahme verlangsamte also offensichtlich das Tumorwachstum (Freedland 2007).

Der Darmstädter Tumorwissenschaftler Dr. Johannes Coy erkannte, dass bestimmte Tumore einen sehr intensiven Zuckerstoffwechsel haben und ihre Energie aus der Vergärung von Glukose zu Laktat gewinnen. Die Krebszellen verbrauchen dazu extreme Mengen an Glukose, die mit Hilfe eines speziellen Enzyms TKTL1 [Transketolase-like-1] verstoffwechselt werden.

Daraus ergab sich die Hypothese, ob man Tumore durch einen Substratentzug mit Hilfe einer ketogenen Diät aushungern kann. Erste Erfahrungen aus der Schweiz von Professor Ben Pfeifer von der Aeskulap-Klinik in der Schweiz zeigen ermunternde Resultate. Der Erfolg einer ketogenen Ernährung als „Krebsdiät" wird derzeit an der Universitätsfrauenklinik Würzburg innerhalb von klinischen Studien untersucht.

Quintessenz Ernährung und Krebs

Bleibt also festzuhalten, dass man über die Beziehung zwischen Ernährung und der Entstehung von Krebs noch ziemlich wenig weiß.
Klare Zusammenhänge, wie immer gern behauptet wird, sind hier sicher nicht auszumachen. Die bisher publizierten wissenschaftlichen Studien geben keinerlei Grundlage, den Verzehr gesättigter Fette oder von rotem Fleisch als eine bewiesene Ursache für die Entstehung von Krebs darzustellen. Aus diesem Grunde ist es zum jetzigen Zeitpunkt auch unsinnig, Warnungen vor diesen wertvollen und schmackhaften Lebensmitteln auszusprechen.

Was uns bleibt sind Beobachtungen, dass in manchen Regionen der Erde mehr Krebserkrankungen auftreten als in anderen, was den Schluss nahe legt, dass es zwangsläufig die unterschiedlichen Lebensgewohnheiten sein müssen, die diesem Phänomen zugrunde liegen. Die tägliche Ernährung ist jedoch nur ein Puzzleteilchen im großen Mosaik unserer Lebensgewohnheiten.

Der Thailänder, der nach Amerika auswandert und dort plötzlich eine Krebsart entwickelt, die in seinem Vaterland unbekannt ist, hat bestimmt nicht nur anders gegessen. Er hat sich vielleicht auch weniger bewegt, mehr Stress gehabt, mehr oder anderen Alkohol getrunken, war weniger Sonnenlicht ausgesetzt, und kam in der neuen Heimat mit vollkommen neuen Viren, Bakterien und auch Chemikalien in Berührung.

Das Ereignis „Krebs" hat daher in jedem Falle multikausale Ursachen.
Insofern ist die Verhütung von Krebserkrankungen durch die Ernährung noch als eine Baustelle zu betrachten.

Als gesichert kann man jedoch ansehen, dass Übergewicht das Risiko für die meisten Krebserkrankungen tendenziell erhöht, vor allem, wenn bereits ein metabolisches Syndrom vorliegt.
Ein erhöhter Body-Maß-Index ließ in der „Million Women Study" zumindest bei Frauen sowohl die Inzidenz (Anzahl der Neuerkrankungen), als auch die Sterblichkeit (Mortalität) vieler Krebsarten steigen (Reeves 2007).

Bemerkenswert ist, dass das Krebsrisiko nach der Menopause offensichtlich stärker mit dem BMI steigt als davor. Eine Korrelation fand sich auch für Blutkrebserkrankungen wie Leukämie oder Non-Hodgkin-Lymphome.

Im Sinne einer Krebsprophylaxe ist es daher sinnvoll, erst gar keinen Speckgürtel zu entwickeln, besonders nicht im fortgeschrittenen Alter. Eine lebenslange Ernährung nach low carb Prinzipien ist ein Garant für einen lebenslangen Gewichtserhalt.

Die Aufnahme ballaststoffreicher, stärkearmer Gemüse-und Obstsorten gehört in der Erhaltungsphase zum festen Bestandteil einer Ernährung nach dem „Bi(e)nären System". Da der Konsum von Obst und Gemüse aufgrund des Gehaltes an sekundären Pflanzenstoffen, welche als „Radikalfänger" gesehen werden, allgemein als positiv beurteilt wird, ist auch hier von einem projektiven Effekt gegen Krebs auszugehen.
Der Konsum von Fisch, Fleisch, Nüssen und Eiern versorgt den Körper zusätzlich mit wertvollen Fettsäuren, Mineralstoffen und Spurenelementen.
Die Aufnahme gehärteter Fett und krebserzeugender trans-Fettsäuren ist bei einer Ernährung nach dem „Bi(e)nären System" praktisch gleich Null.

Unter dem Aspekt der Krebsvorbeugung gibt es demnach keine bessere Ernährungsform als ein Leben nach „low carb"-Prinzipien. Nehmen Sie außerdem regelmäßig die Krebsvorsorgeuntersuchungen in Anspruch.

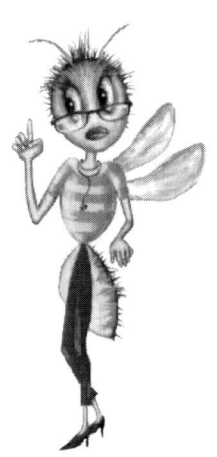

Krebsdiäten

Die Bekämpfung von Tumorzellen durch ketogene Diäten ist derzeit Gegenstand der wissenschaftlichen Forschung. Erste interessante positive Ergebnisse geben Anlass zur Hoffnung, dass diese neben Chemotherapie und operativen Verfahren einen *zusätzlichen* Beitrag bei der Krebsbekämpfung leisten könnten.

Als Betroffener dürfen Sie jedoch in keinem Falle ohne ärztliche Aufsicht und auf eigene Faust aus der Not der Verzweiflung heraus ein solches „Ernährungsexperiment" beginnen.

Die deutschen Krebsärzte (Hämatologen und Onkologen) sind bestens ausgebildete, weltweit anerkannte Experten. Vertrauen Sie auf den wissenschaftlichen Sachverstand Ihres behandelnden Arztes, und fallen Sie nicht auf Versprechen alternativer Wunderheiler herein.

Ich hoffe der kleine Exkurs auf den letzten Seiten hat Ihnen ein wenig die Augen geöffnet, so dass Sie der „Ja, aber-Fraktion" jetzt mit Fakten entgegentreten können. Schließlich lernt auch die „Ja, aber-Fraktion" nie aus.

Selbst der von mir geschätzte „Fitnesspapst" Dr. Ulrich Strunz hat das getan und revidiert eigene Aussagen in seinen neu aufgelegten Büchern.
Während er in seinem Bestseller „Forever Young" aus dem Jahre 1999 noch empfahl, beschichtete Pfannen nur mit Öl auszupinseln, um insgesamt so wenig Fett wie möglich zu verbrauchen, folgte nur drei Jahre später das Buch „Fit mit Fett", ein extrem lesenswertes Buch, in dem er die Vorzüge von Fetten betont (Strunz 2002).

Zwar lobt er dort die pflanzlichen Fette noch über den grünen Klee, während die tierischen Fette noch immer nicht ganz so gut weg kommen, aber immerhin ist er ab vom „Fettaugen zählen". Wir müssen wahrscheinlich nur wieder ein paar Jahre warten, bis er in einem seiner nächsten Bücher auch die tierischen Fette rehabilitiert.
Ich würde mich nicht wundern, wenn wir irgendwann mal auf einen gemeinsamen Nenner kommen.

Den eenen sein Uhl ist den annern sein Nachtigal

sagt der Volksmund in schönstem Plattdütsch. Deshalb muss man schon einmal darüber nachdenken, wer eigentlich von der Verteufelung tierischer Fette wirklich profitiert hat. Diese Antwort ist einfach: die Pflanzenöl- und Margarineindustrie.

Sie waren die Hauptnutznießer der Abkehr von den traditionellen Fetten wie Butter, Schmalz oder Sahne, finanzierten daher so einige „neutrale" Studien mit und ließen so manch einflussreichen Ernährungspapst auf firmeneigenen Symposien zum Thema „So gesund ist Pflanzenöl" sprechen. Dieses Marketing verfehlte seine Wirkung in der Bevölkerung nicht. Tatsächlich stieg der Konsum an Pflanzenölen in den letzten Jahrzehnten rapide an.

Während Mutti früher das gute Gänse- oder Griebenschmalz zum Anbraten nutzte, gab es jetzt stattdessen Sonnenblumenöl. Schließlich wollte sie ihre Familie „gesund" ernähren und strich deshalb die „schlechten" tierischen Fette von der Speisekarte.

Bis zu 30 % des Kalorienbedarfs deckten die gutgläubigen Lemminge plötzlich aus Pflanzenölen. Die Ernährungsexperten freuten sich zunächst, endlich hatte ihre „gesundheitliche Aufklärung" etwas gebracht, endlich hatte man die Bevölkerung weg vom tierischen, gesättigten Fett bekommen. Doch nach einigen Jahren kam der Kater.

Aus heiterem Himmel häuften sich nämlich plötzlich die Erkenntnisse, dass auch der unkritische Konsum der vorher so hoch gelobten mehrfach ungesättigten Pflanzenöle zur Gewichtszunahme und der Entwicklung von Krebs und Herzkrankheiten führte (Pickney 1973, Machlin 1987, Felton 1994).

86

Was war geschehen? Gab es irgendwo einen Denkfehler im System?
Ja, den gab´s, wie sich bald herausstellte.

So simpel war das Dogma „pflanzlich = gut, tierisch = schlecht" eben doch nicht. Beileibe nicht jedes Pflanzenöl ist nämlich automatisch ganz toll für uns.

Mittlerweile weiß man, dass wir durch den Verzehr bestimmter Pflanzenöle wie Sonnenblumenöl, Distelöl oder Maiskeimöl, deutlich zuviel Omega-6 Fettsäuren aufnehmen. Stattdessen bekommen wir viel zu wenig der essentiellen Omega-3-Fettsäuren, welche in Leinöl, Rapsöl, Nüssen, aber auch in fettem Fisch und hochwertigem Fleisch stecken. Anzustreben wäre eigentlich ein Omega 6 zu Omega 3 Verhältnis von 5:1 bis 1:1 (Simopoulos 2002).

Das Ungleichgewicht von Omega 6 und Omega 3 Fettsäuren wirkt sich ungünstig auf die Produktion bestimmter Gewebehormone, so genannte Eicosanoide (oder kurz „Eicos") aus. Fehlen bestimmte „Eicos" kann dies zu Blutgerinnseln, Entzündungen, Herzrhythmusstörungen, Verdauungsproblemen, Autoimmunstörungen und Rheuma führen.

Es ist daher unbedingt notwendig, die Waage in Richtung Omega 3 Fettsäuren zu verschieben. Am empfehlenswertesten ist die Aufnahme tierischer Omega 3 Fettsäuren durch fetten Seefisch wie Makrelen oder Sardinen. Diese Lebensmittel versorgen uns nämlich direkt mit den wichtigsten Omega 3 Fettsäuren, nämlich EPA [Eicosapentensäure] und DHA [Decosahexansäure].

Zwar kommt Omega-3-Fettsäure auch in Rapsöl, Leinöl und Nüssen vor, hier treffen wir aber lediglich auf die so genannte alpha-Linolensäure (ALA), welche erst im Körper zu EPA und DHA umgebaut werden muss.

Dieser Prozess verläuft langsam und individuell höchst unterschiedlich.
Außerdem kann der Körper nur etwa ein Zehntel der aufgenommenen pflanzlichen Omega 3 Fettsäuren zu DHA umwandeln. Eben daher haben Vegetarier immer ein Problem, durch ihre Ernährung an ausreichende Mengen von DHA zu kommen (Kasper 1996).

Bei Männern funktioniert die Umwandlung von ALA zu DHA übrigens bedeutend schlechter als bei Frauen im gebärfähigen Alter. Mit zunehmendem Alter lässt die Fähigkeit zusätzlich nach. Am schlechtesten mit DHA versorgt sind demnach also ältere, vegetarisch lebende Männer.

Auch die Zeugungsfähigkeit von Männern kann durch DHA-Mangel beeinflusst werden. Spermien haben normalerweise hohe DHA-Gehalte. Niedrige DHA Spiegel bei Männern gehen oft mit Anomalien der Samenzellen einher (Aksoy 2006).

EPA und DHA beeinflussen auch die Entwicklung des Gehirns und des Nervensystems von Babys und Kindern. Muttermilch ist im Idealfall genau deshalb ganz besonders reich

Kleine Typologie der Fette

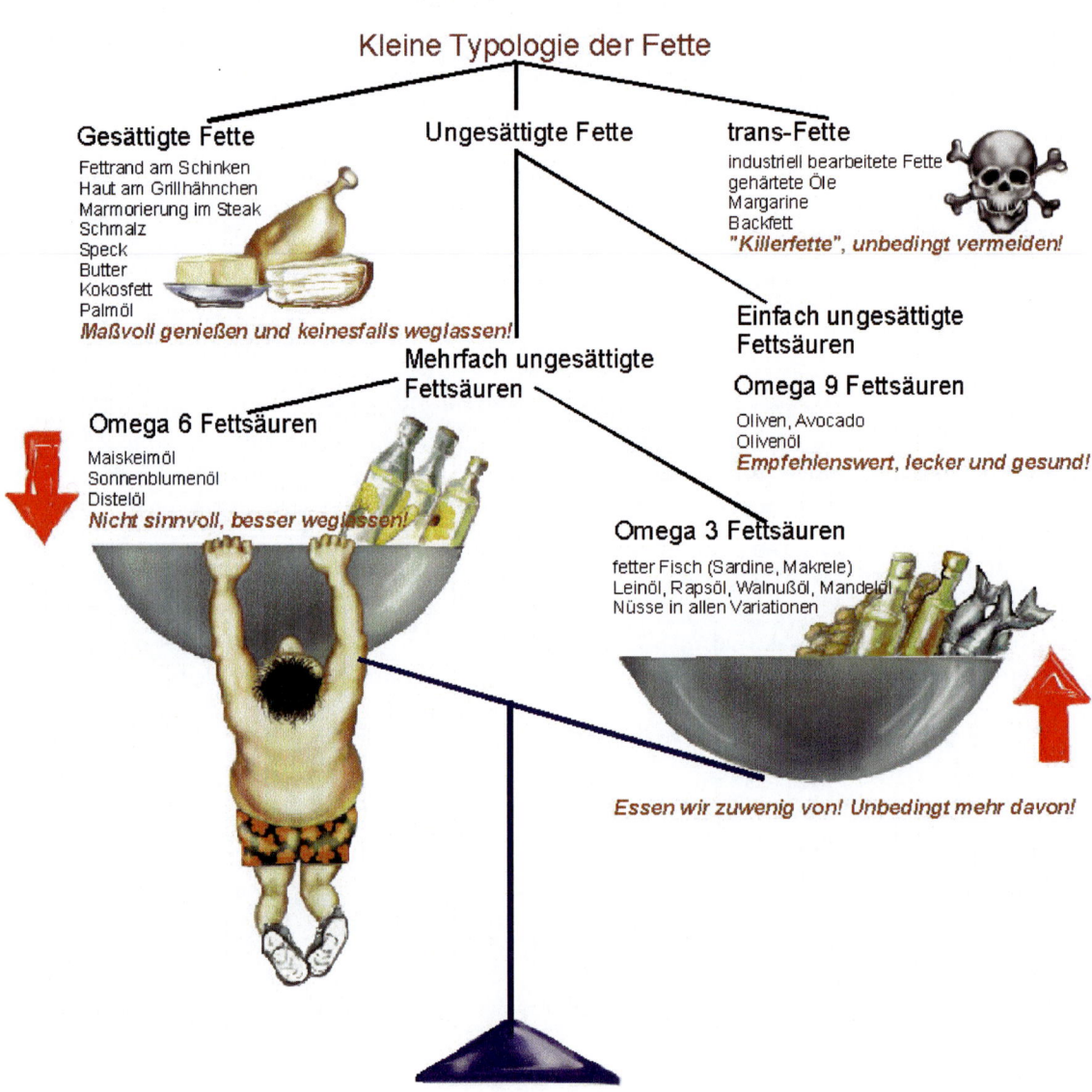

Gesättigte Fette

Fettrand am Schinken
Haut am Grillhähnchen
Marmorierung im Steak
Schmalz
Speck
Butter
Kokosfett
Palmöl
Maßvoll genießen und keinesfalls weglassen!

Ungesättigte Fette

trans-Fette

industriell bearbeitete Fette
gehärtete Öle
Margarine
Backfett
"Killerfette", unbedingt vermeiden!

Einfach ungesättigte Fettsäuren

Omega 9 Fettsäuren

Oliven, Avocado
Olivenöl
Empfehlenswert, lecker und gesund!

Mehrfach ungesättigte Fettsäuren

Omega 6 Fettsäuren

Maiskeimöl
Sonnenblumenöl
Distelöl
Nicht sinnvoll, besser weglassen!

Omega 3 Fettsäuren

fetter Fisch (Sardine, Makrele)
Leinöl, Rapsöl, Walnußöl, Mandelöl
Nüsse in allen Variationen

Essen wir zuwenig von! Unbedingt mehr davon!

Heute schon ins Fettnäpfchen getreten?

an DHA, aber natürlich nur, wenn die Mutter auch genügend DHA zu sich nimmt. Einige Studien legen den Schluss nahe, dass eine zu geringe Zufuhr an DHA in der Säuglingszeit die geistige Entwicklung hemmt (Farquharson 1995)

Auch die "Wochenbettdepression", eine hormonell bedingte depressive Verstimmung nach der Geburt, im Volksmund auch als „Heultage" bezeichnet, werden offensichtlich durch einen Mangel an DHA mitverursacht. Stillen kann diesen Effekt noch verstärken. Schätzungen zufolge leiden etwa 50 bis 80% aller Mütter nach der Geburt über mehr oder minder ausgeprägte Symptome. Studien zeigen, dass der Gemützstand von Frauen mit hohen DHA Spiegeln nach der Geburt ihres Kindes besser ist als bei Frauen mit niedrigen DHA Spiegeln (Hibbeln 2002). Schwangere, junge Mütter und Stillende sollten also unbedingt häufig Fisch essen, Lein- und Rapsöl konsumieren und am besten noch zusätzlich Fischölkapseln einnehmen.

Omega-3 Fettsäuren sind ein sehr wirksames Mittel gegen schlechte Laune.
Ja, Omega-3 Fettsäuren machen glücklich! In Gegenden mit hohem Fischkonsum sind Depressionen sehr selten (Mischoulon 2000). Depressive haben weniger DHA im Blut (Hibbeln 1995). Schon Schulkinder sind von Depressionen betroffen. Kein Wunder, denn viele Kids ernähren sich nur noch von Süßigkeiten und Fastfood.

Auch Aggressionen und Hyperaktivität bei Kindern können durch einen DHA-Mangel verursacht sein. Bei Jungen mit Aufmerksamkeits- und Konzentrationsstörungen (ADS, ADHS) fanden Forscher geringere DHA im Blut als bei gesunden Altersgenossen (Stevens 1995). Wollen Sie also daheim keinen Zappelphillip oder streitsüchtigen Rambo gilt wieder: viel Fisch, viel Leinöl, viel Rapsöl.

Was für Kinder gut ist, gilt übrigens auch für Hunde. Durch Aggressivität auffallende Hunde haben ebenfalls zu wenig Omega 3 Fettsäuren im Blut (Re 2007). Sollte Ihr „Pfiffi" also aggressiv sein, füttern Sie ihn häufiger mal mit Fisch (Katzenfutter!) und rühren ihm in jedes Futter einen Teelöffel Lein- oder Rapsöl.

Wollen Sie noch mehr über die Wichtigkeit von Omega 3 Fettsäuren erfahren?
Okay, eines noch: Können Sie schlecht gucken und haben vor allem in der Nacht Sehprobleme? In der Netzhaut (Retina) unserer Augen sind besonders hohe Konzentrationen an DHA enthalten. Mehr als 50 % der Fettsäuren, die die Nachtsicht-Zellen (Stäbchen) in die Netzhaut einbetten, bestehen aus DHA. Außerdem weiß man, dass DHA für das Augenpigment Rhodopsin von Bedeutung ist. Rhodopsin bildet den Sehfarbstoff in der Retina und ist notwendig, um Lichtsignale aufzunehmen und weiterzugeben, so dass Sehen überhaupt erst möglich wird (Schmidt 2004).

Erhöhen Sie also unbedingt Ihre Aufnahme an Omega 3 Fettsäuren, indem Sie mehr Fisch (z.B. Lachs, Sardinen, Hering, vgl. Seite 251) in Ihren Speiseplan einbauen und ruhig noch zusätzlich Fischölkapseln einnehmen. Öle, die hauptsächlich Omega 6 Fettsäuren (Sonnenblumenöl, Maiskeimöl, Distelöl) enthalten, streichen Sie einfach von Ihrem Speiseplan, von denen kriegen wir mehr als genug.

Olivenöl enthält einfach gesättigte Fettsäuren, die Ölsäure, eine so genannte Omega 9 Fettsäure. Durch die Verwendung von Olivenöl statt stark Omega 6 haltiger Pflanzenöle verbessern Sie Ihr „Fettsäureprofil".

Fleisch von Ihrem Speiseplan zu streichen, um weniger gesättigte Fette aufzunehmen macht keinen Sinn. Übrigens enthält auch Fleisch beileibe nicht nur gesättigte Fette, sondern ebenfalls Omega 3 Fettsäuren und zwar umso mehr, je natürlicher das Tier aufgewachsen ist. Wild ist daher ebenfalls eine gute Omega 3 Quelle.

Selbst das verpönte Schweineschmalz besteht zu etwa 60% aus ungesättigten Fettsäuren (Worm 2002). Ein Müsliriegel schlägt witzigerweise mit 5-11 g gesättigten Fettsäuren auf 100 g zu, während eine Frikadelle gerade mal auf 2,8 g pro 100 g kommt. Gesättigte Fette sind für unseren Körper nicht gefährlich und genauso wichtig wie einfach- und mehrfach ungesättigte Fette. Nicht umsonst ist Muttermilch besonders reich daran.

Fett ist also absolut nichts, wovor man sich hüten muss, wenn man auf die richtige Balance der einzelnen Fettquellen achtet.

Einzig die so genannten „trans-Fettsäuren" haben den Begriff „Killerfette" wirklich verdient. Trans-Fettsäuren entstehen bei der industriellen Fetthärtung, z.B. bei der Margarineherstellung und sind in fast allen Fertigprodukten enthalten (Gonder 2006).

Gehärtete Fette erhöhen das Risiko für Diabetes und verschlechtern die Blutwerte. Sie sind in vielen Fertiggerichten, Fertigbackwaren und Snacks enthalten.
Trans-Fettsäuren reichern sich auch in der Muttermilch an und werden beim Stillen an den Säugling weitergegeben, was sich schädlich auf die Entwicklung des Kindes auswirken kann (Pelletier 1995).

Wem es nach noch detaillierteren Informationen zum Lebensmittel Fett gelüstet, sei das Buch „Fett" der Oecotrophologin Ulrike Gonder wärmstens empfohlen.

Zusammenfassung

„Ja, aber soviel Fleisch macht Krebs und Fett macht krank…"

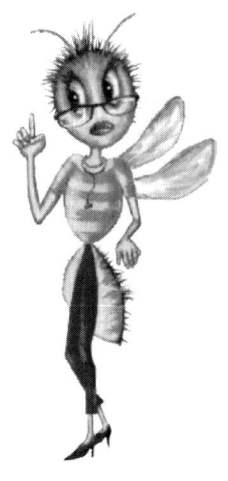

Es gibt derzeit keine wissenschaftlichen Belege, dass der Konsum von Fleisch dick oder krank macht.

Fleisch ist entgegen der landläufigen Meinung kalorienarm und ein erstklassiger Lieferant von hochwertigem Eiweiß, wertvollen Vitaminen, lebenswichtigen Mineralstoffen, Spurenelementen und essentiellen Fettsäuren. Fleisch ist damit tatsächlich „ein Stück Lebenskraft" und stellt eine optimale Nährstoffversorgung sicher.

Die gesättigten Fettsäuren aus Fleisch sind nichts, das man im Sinne einer gesunden Ernährung vermeiden sollte. Zusätzlich sollten vermehrt ungesättigte Fettsäuren vom Omega 3 Typ in Form von fettem Seefisch, Lein-und Rapsöl aufgenommen werden.

Auf die Verwertung von Fleisch hat sich unser Körper in Millionen von Jahren eingestellt. Es gibt nur ethische Gründe auf Fleisch zu verzichten, nicht aber gesundheitliche.

Nur für Streber: Klassifizierung der Fettsäuren nach dem Grad der Sättigung

Fette (Triglyzeride) sind in Wasser unlösliche Moleküle, die aus einem Glycerinmolekül mit 3 Fettsäuren bestehen. Chemisch unterscheidet man Fette nach ihrer Länge und nach der Anzahl ihrer Doppelbindungen. Da in der Literatur zunehmend die englischen Abkürzungen benutzt werden, habe ich diese in Klammern gesetzt.

Gesättigt (SFA = saturated fatty acids): Eine Fettsäure ist gesättigt, wenn alle vorhandenen Kohlenstoff-Bindungen durch Wasserstoffatome besetzt sind. Sie ist chemisch sehr stabil, da alle ihre Kohlenstoffatom-Bindungsstellen durch Wasserstoffatome besetzt, eben gesättigt sind. Gesättigte Fette werden nicht leicht ranzig und können gut erhitzt werden. Gesättigte Fette sind bei Raumtemperatur fest oder halbfest.

Einfach ungesättigt (MUFA= Mono unsaturated fatty acids): Einfach ungesättigte Fettsäuren haben eine Doppelbindung in Form von zwei miteinander verbundenen Kohlenstoffatomen und haben genau dort einen Knick oder Bogen. Sie sind ebenfalls chemisch relativ stabil, bei Raumtemperatur flüssig und können gut zum Kochen verwendet werden. Das in unserer Nahrung am meisten vertretene einfach ungesättigte Fett ist die Ölsäure (Oleinsäure), der Hauptbestandteil von Olivenöl und dem Öl aus Mandeln, Pecannüssen, Cashewnüssen, Erdnüssen und Avocados.

Mehrfach ungesättigt (PUFA = Poly unsaturated fatty acids): Mehrfach ungesättigte Fettsäuren haben zwei oder mehr Paare von Doppelbindungen. Die zwei am meisten auftretenden Arten mehrfach ungesättigter Fettsäuren sind die doppelt ungesättigte Linolsäure mit 2 Doppelbindungen – auch Omega 6 genannt – und die dreifach ungesättigte Linolensäure mit 3 Doppelbindungen – auch Omega 3 genannt. (Die Omega-Nummer bezeichnet die Position der ersten Doppelbindung.) Der menschliche Körper kann diese Fettsäuren nicht selbst herstellen, weshalb man sie "essentiell" nennt und mit der Nahrung aufgenommen werden müssen. Die mehrfach ungesättigten Fettsäuren sind Öle, die auch in gekühltem Zustand flüssig bleiben. Die Doppelbindungen machen diese Fettsäuren sehr reaktionsfreudig. Sie werden schnell ranzig und sollten kühl und dunkel aufbewahrt werden. Mehrfach ungesättigte Öle dürfen niemals erhitzt oder zum Kochen verwendet werden. In der Natur liegen die mehrfach ungesättigten Fettsäure-Moleküle üblicherweise in der cis-Form vor, was bedeutet, dass die beiden Wasserstoffatome an den Doppelbindungen auf der gleichen Seite angedockt sind.

Fette und Öle tierischer oder pflanzlicher Herkunft sind niemals Reinfette, sondern eine Mischung aus gesättigter, einfach ungesättigter und mehrfach ungesättigter Linolsäure und Linolensäure. Tierische Fette wie Butter, Schweineschmalz und Talg (Rinderfett) enthalten 40 – 60 % gesättigte Fettsäuren und sind bei Raumtemperatur fest. Pflanzliche Öle aus kühleren Klimazonen enthalten vorwiegend mehrfach ungesättigte Fettsäuren und sind bei Raumtemperatur flüssig. Tropische Pflanzenöle sind hoch mit gesättigten Fettsäuren angereichert. Kokosnussöl ist beispielsweise zu 92 % gesättigt. Dieses Öl ist in den Tropen flüssig, aber in kühleren Zonen fest wie Butter. Der höhere Gehalt an gesättigten Fettsäuren verhilft den tropischen Pflanzen zu einer höheren Festigkeit ihrer Blätter.

(nach Enig 2001 modifiziert)

Nur für Streber: Klassifizierung der Fettsäuren nach der Länge

Chemisch werden Fettsäuren nicht nur nach dem Grad der Sättigung, sondern auch nach der Länge klassifiziert.

Kurzkettige Fettsäuren haben vier bis sechs Kohlenstoffatome. Diese Fette sind immer gesättigt. Die kürzeste existierende Fettsäure ist die Buttersäure aus 4 C-Atomen, die im Milchfett von Kühen vorkommt. Die Capricsäure hat 6 C-Atome und findet man in Ziegenmilch. Sie müssen nicht durch die Gallensalze aufgeschlossen werden, sondern können direkt vom Körper aufgenommen und als Energie verwertet werden. Außerdem verfügen sie über antimikrobielle Eigenschaften, das heißt sie schützen uns vor Viren, Pilzen und pathogenen Bakterien im Darm und stärken das Immunsystem.

Mittelkettige Fettsäuren (MCT = medium chain triglyceride) haben acht bis zwölf Kohlenstoffatome. Sie finden sich ebenfalls in Butterfett und in Ölen tropischer Pflanzen. Wie die kurzkettigen Fettsäuren wirken sie antimikrobiell, werden direkt vom Körper aufgenommen und tragen zur Gesundheit des Immunsystems bei.

Langkettige Fettsäuren haben 14 bis 18 Kohlenstoffatome. Sie können entweder gesättigt, einfach ungesättigt oder mehrfach ungesättigt sein. Stearinsäure ist eine 18-Kohlenstoff gesättigte Fettsäure, die hauptsächlich in Rindfleisch und in Hammeltalg vorkommt. Oleinsäure ist eine 18-Kohlenstoff einfach ungesättigte Fettsäure, mit einer Doppelbindung am neunten C-Atom (Omega 9 Fettsäure), die den Hauptbestandteil von Olivenöl darstellt.

Eine andere einfach ungesättigte Fettsäure ist die Palmitolensäure, eine 16-atomige Kohlenstoffkette mit starker antimikrobieller Wirkung. Sie kommt fast ausschließlich in tierischen Fetten vor. Die zwei essentiellen Fettsäuren sind ebenfalls langkettig mit jeweils 18 Kohlenstoffatomen. Eine weitere wichtige Fettsäure ist Gamma-Linolen-Säure, bestehend aus 18 Kohlenstoffatomen und 3 Doppelbindungen. Sie kommt vor im Öl von Schlüsselblumen, Borretsch und schwarzen Johannisbeeren. Der menschliche Körper produziert diese Fettsäure aus Omega-6-Linolsäure und benützt sie zur Herstellung von sogenannten Prostaglandinen, Gewebehormonen, welche viele Vorgänge auf Zell-Niveau steuern.

Überlange Fettsäure-Ketten bestehen aus 20 bis 24 Kohlenstoffatomen. Sie tendieren dazu, hoch ungesättigt zu sein, mit vier, fünf oder sechs Doppelbindungen. Die wichtigsten überlangen Fettsäuren sind die Gamma-Linolensäure mit 20 Kohlenstoffatomen und drei Doppelbindungen, die Arachidonsäure mit 20 Kohlenstoffatomen und vier Doppelbindungen, die Icosapentaenolsäure mit 20 Kohlenstoffatomen und fünf Doppelbindungen und die Docosahexaenolsäure mit 22 Kohlenstoffatomen und sechs Doppelbindungen. Alle diese – mit Ausnahme der Letztgenannten – werden im Körper zur Produktion der oben genannten Prostaglandine verwendet. Arachidonsäure und Docosahexaenolsäure spielen außerdem eine wichtige Rolle in der Funktion des Nervensystems. Bei manchen Menschen werden diese Fettsäuren im Körper aus essentiellen Fettsäuren produziert. Bei anderen Menschen, speziell bei solchen, deren Vorfahren sich großteils von Fisch ernährt haben, fehlen jedoch die dazu erforderlichen Enzyme. Diese "obligaten Fleischfresser" müssen ihren Bedarf an überlangen Fettsäuren aus tierischer Nahrung wie Eingeweiden, Eigelb, Butter und Fischöl aufnehmen. (nach Enig 2001 modifiziert)

Ja, aber Dein Cholesterinspiegel wird steigen und einen Herzinfarkt kriegst Du auch …

Kennen Sie das? Sobald bei einer Familienfeier die Buttercremetorte vom Nachmittag und der Kartoffelsalat vom Vorabend verdrückt wurden, und die Herren der Schöpfung beim Bier und die Damen beim Likörchen angelangt sind, fängt es an: Der Austausch von Krankheiten und Gesundheitsdaten.

Heißt es Mitte Vierzig noch: mein Auto, mein Boot, mein Haus, so gilt ab Mitte Sechzig nur noch: mein grauer Star, mein Schrittmacher, meine künstliche Hüfte.
Mit Hingabe werden untereinander Werte, Befunde und Art und Anzahl der eingenommenen Medikamente ausgetauscht. Doch am wichtigsten sind immer noch der Blutdruck und der Cholesterinspiegel, denn – das weiß nun mittlerweile jeder Laie – wenn diese Werte hoch sind, so ist das schlecht.

In den Köpfen der meisten Menschen ist Cholesterin für unseren Körper eine dauernde Bedrohung, sozusagen der große Bösewicht der Körperchemie. Unerwünscht schleicht es sich in unseren Körper, wo es Adern verstopft und Venen blockiert, sozusagen als verdiente Quittung für ein Leben in Saus und Braus.
Hypercholesterinämie, auf gut Deutsch „zuviel Cholesterin" – DIE Ursache von Herzinfarkt und Schlaganfall. Cholesterin, der Volksfeind Nr. 1. Bloß nicht zuviel davon sagen die „Experten"!

Und so meidet Otto Normalverbraucher auch folgsam all die Dinge, die ihm als so genannte „Cholesterinbomben" benannt wurden, nämlich Eier, tierische Fette wie Speck, Schmalz, Butter und Sahne, fetten Käse, Innereien und Meeresfrüchte.
Also schlichtweg alles das, was so richtig gut schmeckt…

Nur wenige Menschen wissen, dass Cholesterin ein absolut lebenswichtiger Stoff in unserem Körper ist, ohne dessen Vorhandensein wir keinen einzigen Tag lang existieren könnten. Unser gesamter Organismus enthält ca. 150 g reines Cholesterin, davon sind allerdings nur 5-10 g im Blut gelöst. Widmen wir uns zunächst daher wieder einmal der „Substanz" an sich:

Cholesterin oder Cholesterol ist ein zur Gruppe der Steroide gehörendes Fett, das der Körper zum Großteil in Leber und Dünndarm selber herstellt. Cholesterine werden aber auch über die Nahrung von außen zugeführt. Dabei werden wir meist belehrt, dass Cholesterin ausschließlich in tierischer Nahrung, nicht aber in pflanzlicher Nahrung vorkomme. Dies ist eine Fehlinformation, die offensichtlich der Großteil unserer Ernährungsberater wiederkäut. Palmfette beispielsweise können bis zu 0,5 Gramm gebundenes Cholesterin pro Liter aufweisen (zum Vergleich: Schweinefett ca. 1 g pro kg) (Pollmer 1994). Tatsächlich sind aber die üblicherweise verwendeten Öle wie Sonnenblumenöl, Maiskeimöl und Olivenöl cholesterinfrei.

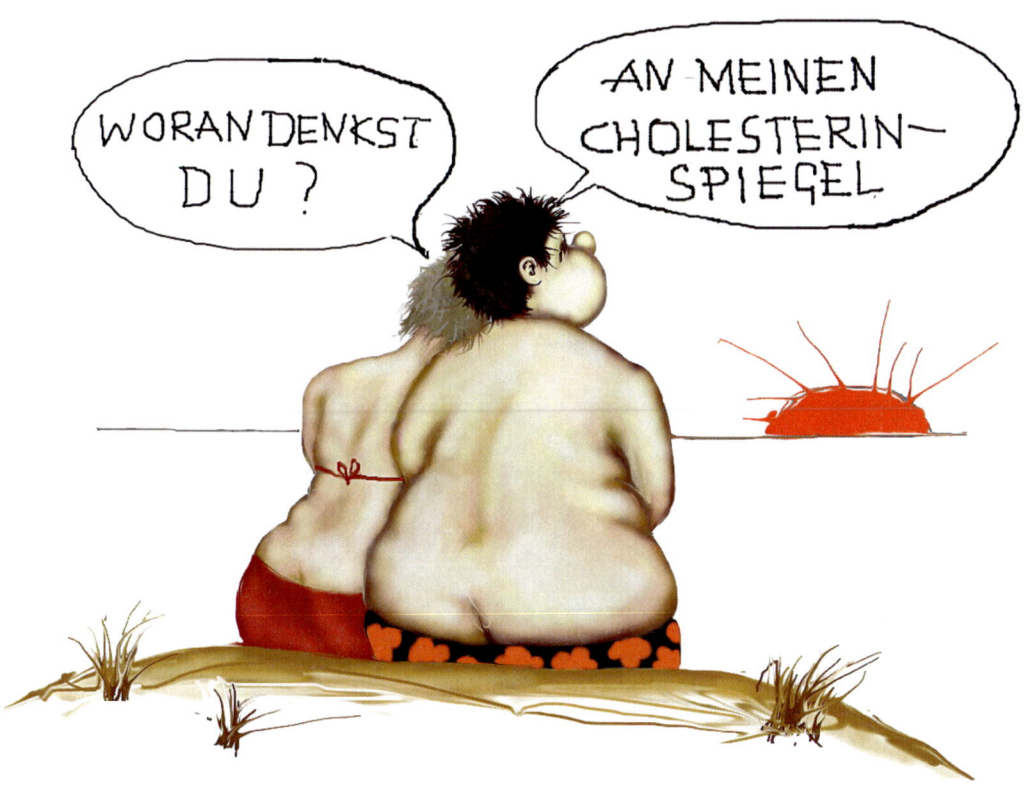

Bei einem gesunden erwachsenen Menschen werden 1/3 der Cholesterine mit der Nahrung zugeführt und etwa 2/3 vom Organismus selber hergestellt. Der Grund für diese Eigensynthese (1-1,5 g täglich) ist, dass das Cholesterin wie die gesättigten Fette in unserem Körper lebenswichtige Funktionen hat:

● Zusammen mit den gesättigten Fetten verleiht Cholesterin den Membranen der Körperzellen die erforderliche Stabilität (Enig 2001).
Vegetarier mit cholesterinarmer Ernährung leiden oft unter durchlässigen Magen- und Darmwänden (Alfin-Slater 1980). Wenn wir mit der „gesunden" Ernährung kaum gesättigte Fette aber extrem viele mehrfach ungesättigte Fettsäuren aufnehmen, werden diese statt des Cholesterins in die Zellmembran eingebaut.
Dadurch werden die Zellwände „labberig" (Enig 1999), so dass der Körper zur Stabilisierung Cholesterin aus dem Blut in die „Schwabbelmembran" an diesen Stellen einbaut, um diese wieder zu „versteifen" (Jones 1997). Cholesterin, das „Viagra" der Zellmembran! Dieser Reparaturmechanismus ist der Grund dafür, dass der Gesamtcholesterinspiegel im Blut vorübergehend absinken kann, wenn wir in der Nahrung gesättigte Fette durch mehrfach ungesättigte Öle ersetzen.

● Apropos Viagra: Cholesterin ist ein Vorläufer der Sexualhormone Androgen, Testosteron, Östrogen und Progesteron. Ohne die läuft im Bett nix!
Außerdem dienen sie der Synthese von Hormonen, die gegen Stress wirken (Corticosteroide) und vor Herzkrankheiten und Krebs schützen (Ravnskov 2004).

● Cholesterin ist ein Vorläufer des Vitamin D, einem fettlöslichen Vitamin, welches von grundlegender Bedeutung für den gesunden Knochenwuchs, das Nervensystem, ein gutes Wachstum, den Mineralstoff-Stoffwechsel, die Muskelbildung, die Insulinbildung, die Reproduktion und die Funktion des Immunsystems ist (Pollmer 1996)

● Die Gallensäuren entstehen ebenfalls aus Cholesterin. Sie sind unersetzlich in der Verdauung und für die Aufnahme von Fetten aus der Nahrung (Enig 2001).

● Cholesterin wirkt als Antioxidans, d.h. es verhindert die Oxidation empfindlicher Moleküle und wirkt als Radikalfänger (Cranton 1984). Da wir uns mit zunehmendem Alter immer schlechter gegen solche freien Radikale wehren können, ist es als natürlicher Abwehrmechanismus zu werten, dass der Cholesterinspiegel mit dem Alter ansteigt (Hartenbach 1999).

● Cholesterin ist erforderlich für die einwandfreie Funktion der Serotonin-Rezeptoren im Gehirn. Serotonin ist das Glückshormon des Körpers. Mit einem hohen Serotonin-Spiegel in Blut fühlt man sich gut gelaunt und selbstbewusst. Niedrige Cholesterin-Spiegel werden mit schlechter Laune, aggressivem Verhalten, Depressionen und Neigung zu Selbstmord in Verbindung gebracht (Engelberg 1992)

Kein Wunder, dass eine so tolle Substanz von unserem Körper geschätzt wird.

Muttermilch enthält mehr Cholesterin als jedes andere Nahrungsmittel (doppelt soviel wie Kuhmilch!). Sie enthält außerdem über 50 % ihrer Kalorien als Fett, wovon der Großteil gesättigtes Fett ist. Sowohl bei Babys als auch bei heranwachsenden Kindern sind Cholesterin und gesättigte Fette unersetzlich für den Aufbau des Gehirns und das Wachstum. Trotzdem empfiehlt die amerikanische Herzgesellschaft (American Heart Association) gemäß dem Trend eine Niedrigfett- und Niedrigcholesterin-Diät für Kinder! Kommerzielle Babynahrung ist arm an Fetten, und Soja-Nahrung enthält so gut wie kein Cholesterin. Doch neueste Studien lassen Verbindungen von Niedrigfett-Diäten und der Unfähigkeit der kindlichen Entwicklung erkennen:
Fettarm ernährte Kinder entwickeln sich körperlich und geistig nicht im gleichen Maße wie Kinder, bei denen Fette in die Kost integriert sind.
Ist das vielleicht der Grund, warum unser Nachwuchs bei den PISA-Studien immer so schlecht abschneidet?

Cholesterin ist für unseren Körper von so immenser Bedeutung, dass wir dieses Molekül sogar selbst herstellen können, damit es bloß nicht zu einem Cholesterinmangel in unserem Organismus kommt. Biochemisch können daher auch unterschiedlichste Ausgangssubstanzen wie Kohlenhydrate, Fette, Proteine und sogar Alkohol zur Synthese verwendet werden. 1-1,5 g Cholesterin synthetisiert unser Körper täglich.

Doch unser Körper ist clever und verwaltet seine Ressourcen höchst effizient:
Nehmen wir sehr viel Cholesterin durch unsere Nahrung zu uns, schraubt der Körper seine eigene Produktion runter und erhöht ggf. sogar die Cholesterinausscheidung.

Bekommt er dagegen nur sehr wenig Cholesterin aus der Nahrung präsentiert, fährt er seine Eigenproduktion einfach wieder an.

Unser Körper ist also wieder einmal bestens organisiert und sorgt durch einen perfekten Selbstregulationsmechanismus dafür, dass bei uns alles im Lot bleibt, und die Cholesterinmenge im Blut sich nie großartig verändert.
Was „im Lot bleiben" bedeutet, ist jedoch eine ziemlich individuelle Angelegenheit und hängt vom Alter, dem Geschlecht, der individuellen körperlichen Aktivität, ja sogar von der jeweiligen Tageszeit ab.

So haben jüngere Menschen beispielsweise niedrige Cholesterinspiegel, meist um die 200 mg/dl Blut. Bei jungen Frauen ist der Gesamtcholesterinspiegel etwas niedriger als bei jungen Männern, im Alter ist es aber wieder genau umgekehrt.

In der Schwangerschaft ist der Gesamtcholesterinspiegel grundsätzlich deutlich erhöht, und Raucherinnen haben weniger „gutes" Cholesterin im Blut als Nichtraucherinnen (Pohlmeier 2000).

„200 plus Lebensalter" war früher die Devise unserer Hausärzte. Selbst Gesamtcholesterinwerte von 300 mg/dl führten nicht dazu, dass Onkel Doktor die Stirn runzelte und besorgt den Rezeptblock zückte. Doch davon völlig unbeeindruckt und in dem irrsinnigen Bestreben alle Menschen über einen Kamm zu scheren, legte man zu Anfang des neuen Jahrtausends neue Grenz- bzw. Normwerte fest.

Dabei setzte man ein ehrgeiziges Ziel: Weniger als 200 mg/dl Gesamtcholesterin seien „normal" und erstrebenswert. Mit anderen Worten peilte man für alle Menschen einen Cholesterinspiegel wie den eines Jungspundes an.

Das kann doch nicht gehen, sagen Sie. Richtig, geht auch nicht.
Die Folge: Auf einen Schlag wurden gesunde Menschen zu Kranken erklärt und – therapiebedürftig! (Blech 2003) Nachtijall ik hör Dir trapsen!

Na ja, sagt jetzt die „Ja aber-Fraktion", Mediziner und Ernährungsexperten wissen schließlich, was sie tun. Vielleicht brauchen wir „ein bisschen" Cholesterin, aber es ist doch wissenschaftlich bewiesen, dass zuviel davon im Essen zu Herzinfarkt und Arterienverkalkung führt.

Bitte seien Sie jetzt ganz tapfer: Nein, das wurde es nicht, genau das Gegenteil ist der Fall. Wie Nikolai Worm in seinem engagierten und unbedingt empfehlenswerten Buch „Diätlos glücklich" schonungslos offen legt, gab es in der Vergangenheit 13 Langzeitstudien, in denen es keinerlei statistischen Zusammenhang zwischen der Cholesterin-Zufuhr und dem Auftreten von Herzinfarkten gab (Worm 2003).

„Doch wieso sollte man denn dann überhaupt zu solchen Empfehlungen gekommen sein?" fragt die „Ja aber-Fraktion" wieder.

Tja, manchmal sind die Wege der Wissenschaft schon erstaunlich:

Der Schwede Ravnskow ist nämlich genau dieser Frage auf den Grund gegangen und stellte fest, dass Studien, die die negativen Einflüsse von Cholesterin betonen, in der Fachliteratur schlichtweg sechsmal häufiger zitiert wurden.
Studien, welche die Höhe des Gesamtcholesterins als neutral oder sogar positiv darstellten, wurden nach 1970 einfach nicht mehr erwähnt (Ravnskov 1992). So zitiert Pollmer die Analyse von Ravnskov zusammenfassend: *"Alle Studien, egal ob von Befürwortern oder Gegnern, ergaben gleichermaßen, dass die Senkung des Serumcholesterins die Zahl der Herzinfarkte kaum und die Lebenserwartung gar nicht beeinflusste"* (Pollmer 1994).

Ganz im Gegenteil zeigten Studien sogar, dass Senioren mit viel Cholesterin im Blut länger leben als solche, die sehr niedrige Blutwerte hatten (Forette 1989, Weverling 1997, Dyker 1997) und ältere Menschen mit einem hohen Cholesterinspiegel bei Krankenhausaufenthalten eine bessere Überlebenschance haben (Bauer 1989).
In anderen Studien ging der medizinisch empfohlene niedrige Cholesterinspiegel sogar mit erhöhten Krebsraten einher (Cerin 1995)

Ja, da staunt der Laie und der Fachmann müsste sich wundern.
Tut er aber nicht, obwohl die eben zitierten Studien nicht etwa in der „Bäckerblume" oder dem „Goldenen Blatt" veröffentlicht wurden, sondern in höchst anerkannten medizinischen Journals, wie z.B. dem Lancet. Hat sie denn niemand gelesen?

Halten wir noch einmal fest. Cholesterin im Körper ist also nichts Schlimmes oder Bekämpfenswertes. Unser Körper ist seit Jahrmillionen bestens auf den Umgang mit Cholesterin in der Nahrung eingestellt. Der Steinzeitmensch aß bewiesenermaßen fast ausschließlich tierische Beute und damit cholesterinreich und kam offensichtlich bestens damit klar (Cordain 2000).

HDL und LDL Cholesterin - "The Beauty and the Beast"

Ja aber, so sagen die, die es immer noch nicht glauben wollen, schließlich gibt es auch gutes und schlechtes Cholesterin. Wahrscheinlich liegt's daran.
Richtig, liebe „Ja aber Fraktion", so werden landläufig das HDL und LDL Cholesterin benannt. But who is who? Lassen Sie uns einmal genauer schauen:

Wie bereits zu Beginn dieses Kapitels erwähnt, ist Cholesterin zwar kein Fett im chemischen Sinne, jedoch eine wachsartige, in Wasser nicht lösliche Substanz.

Unser Blut und unsere Lymphe sind aber nun mal wässrige Flüssigkeiten.
Wenn diese (hydrophoben) Substanzen nicht wie Fettaugen auf der (Blut-)Suppe schwimmen sollten, musste unser Körper einen Weg finden, Cholesterin und Fette (Triglyzeride) trotz deren Unlöslichkeit erfolgreich auf dem Wasserweg zu transportieren. Die Lösung für dieses Problem hätte von dem Verpackungskünstler Christo stammen können.

So wie Christo den Berliner Reichstag verhüllte, verpackt unser Körper Cholesterin und auch Triglyzeride fast ebenso kunstvoll mit einer dünnen Eiweißschicht. Auf diese Weise entstehen verschieden große Partikel aus Fett und Eiweiß, so genannte „Lipoproteine", ideale Transportboote, welche dann in unserem Blutkreislauf zu Wasser gelassen werden.

Von solchen „Fett-Gondeln" gibt es drei verschiedene „Grundmodelle" die verschieden dicht gepackt und unterschiedlich groß sind:

- VLDL Partikel (**V**ery **L**ow **D**ensitiy **L**ipoprotein), sehr geringe Dichte, Durchmesser 30-80 nm, also ziemlich groß

- LDL Partikel (**L**ow **D**ensitiy **L**ipoprotein), geringe Dichte, Durchmesser ca. 20 nm, also mittlere Größe (umgangssprachlich „schlechtes" Cholesterin)

- HDL Partikel (**H**igh **D**ensitiy **L**ipoprotein), sehr hohe Dichte, Durchmesser ca. 10 nm, also ziemlich klein (umgangssprachlich „gutes" Cholesterin)

Jetzt wissen Sie also, woher diese komischen Abkürzungen stammen. Aber warum in aller Welt ist jetzt die eine Gondel „gut" und die andere „schlecht"?

HDL Partikel enthalten nur wenig Cholesterin, sind aber unter anderem für dessen Rücktransport in die Leber verantwortlich, wo es chemisch zu „Galle" verwandelt, in den Darm weitergeleitet und ausgeschieden wird.

Die „HDL-Boote" sind also Recycling-Spezialisten, da sie alles, was an überschüssigem Cholesterin herumliegt und unser „Blut-Kanalsystem" verstopfen könnte, binden und der Entsorgung zuführen. Damit fungieren sie in den Gefäßen wie ein „Rohrreiniger", und das ist natürlich gut für uns. Es gibt auch noch weitere positive Wirkungen, wie z.B. eine Weitstellung der Gefäße.

Dr. Eckhart von Hirschhausen, Arzt und begnadeter Kabarettist erklärt es deshalb mit der Eselsbrücke: HDL = **H**at **D**ich **l**ieb (Hirschhausen 2007).

Schlußfolgerung: Je höher Ihr HDL-Spiegel, desto besser.

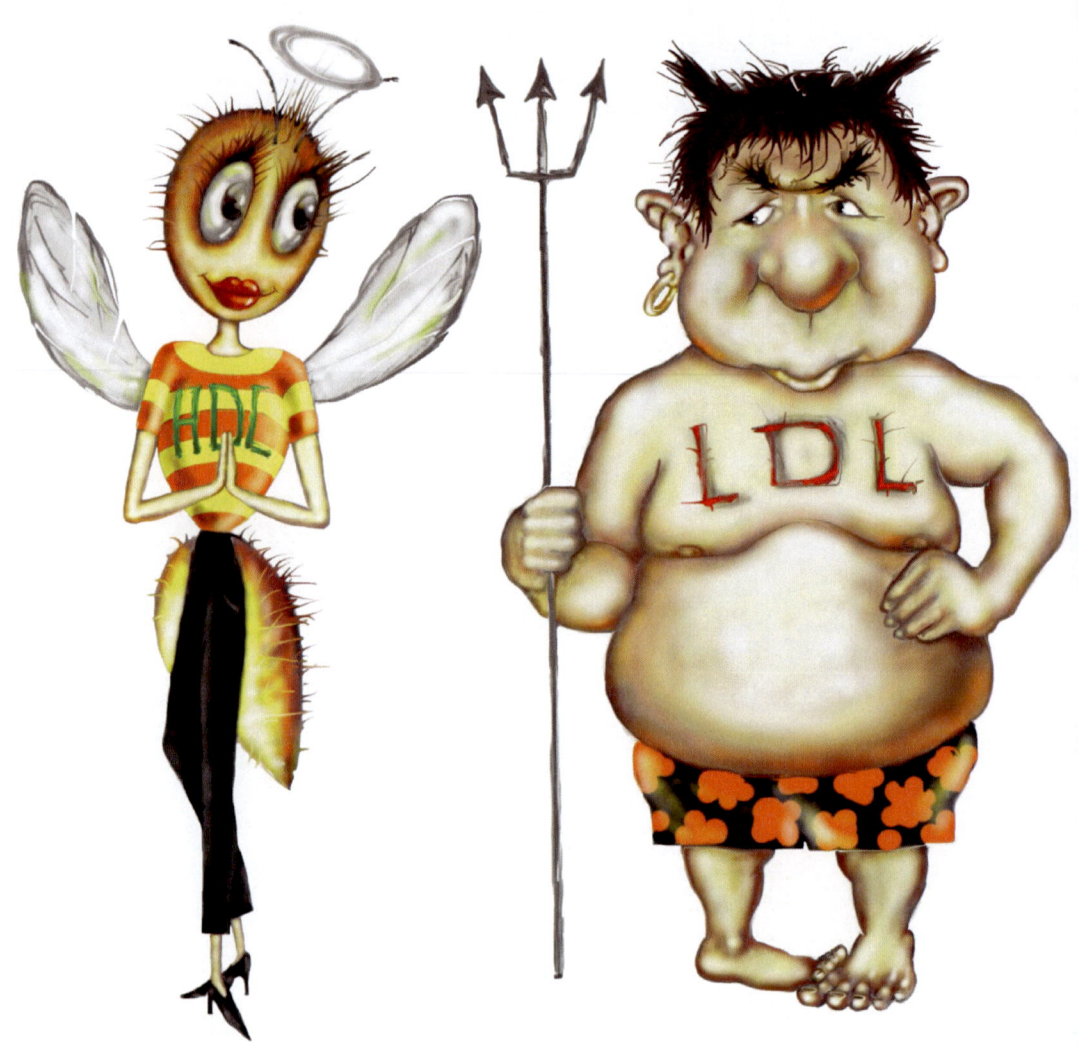

Das „gute" HDL und das „böse" LDL

Nun zu „schlechtem" Cholesterin: LDL Partikel sind die „Fett-Boote", in denen das meiste Cholesterin enthalten ist. Sie sind aber nicht per se „böse".

Ganz ohne LDL könnten wir nicht auskommen, denn es bringt das Cholesterin aus der Leber zu den Zellen, die es brauchen. (Merke also: LDL – aus der Leber raus, HDL – in die Leber rein.) Es gibt zwei verschiedene LDL Modelle: Pattern A (engl. pattern = Muster), die ziemlich locker mit Cholesterin bepackt sind und das kleinere und kompaktere Pattern B, das stets ganz dicht mit Cholesterin beladen wird.

Dieser dicht bepackten Variante sagt man nach, sie sei schädlicher für die Gefäße als die größere Variante, da sie viel stärker an die Gefäßinnenseiten unserer Adern anpappen und dann dort oxidiert werden (Austin 1988, Griffin 1999, William 1999).

Oxidiertes LDL ist deshalb so unangenehm, weil es in den Adern zusammen mit diversen Arten von Immunzellen und Kollagen einen gelatineartigen Belag (so genannte "fatty streaks") in unseren Schlagadern bildet (Harjai 1999).

Stellen Sie sich dieses Phänomen einfach so vor, als würde man die Blutgefäße mit einer aushärtenden Silikonmasse ausschäumen. Im Volksmund nennt man die so entstehende Erkrankung Arterienverkalkung oder Arteriosklerose.

Dass es infolge solcher massiven Staus in unserem Blutgefäßsystem zu Durchblutungsstörungen der Beine („Schaufensterkrankheit"), Nierenproblemen, Herzinfarkt und Schlaganfall kommen kann, wundert natürlich gar nicht.

Die VLDL Partikel (auch als Triazylglycerol bezeichnet) transportieren in erster Linie Triglyzeride und nur ganz wenig Cholesterin. Triglyzeride (Neutralfette) werden nach dem Essen in der Leber gebildet, an Partikel gebunden und dann zum Weitertransport ins Blut geschickt. Menschen mit erhöhten Triglyzeridspiegeln haben daher auch viele VLDL-Partikel. Abbauprodukte dieser VLDL Partikel (so genannte Remnants, englisch für: Überrest, Rückstand) scheinen ebenfalls an der Bildung dieser unsympathischen Ablagerungen in unseren Adern zu sein und gelten heute als besonders gefährlich (Hodis 1999).

Auch Triglyzeride sind per se nichts Schlechtes, so können Sie z.B. in den Muskeln in Energie verwandelt werden. Doch zu viele frei kursierende Triglyzeride aktivieren die Blutgerinnung, verdicken das Blut und sind an der Pfropfbildung in den Arterien (Thrombose) mitbeteiligt. Daher sollte Ihr Triglyzeridspiegel möglichst niedrig liegen. Zwar liegt der kritische Grenzwert in der Schulmedizin derzeitig bei 200 mg/dl, anzustreben sind allerdings Werte unter 100 mg/dl (Stampfer 1996).

Na bitte, sagt die „Ja aber- Fraktion", da haben wir es doch wieder. Klarer Beweis! Wenn man also gleich weniger Fett zu sich nimmt, hat man auch weniger „schlechtes" Cholesterin und weniger Triglyzeride im Körper. Am besten man meidet gleich die ganzen tierischen Fette und isst ordentlich Kohlenhydrate in Kombination mit Pflanzenöl, denn da ist ja schließlich gar kein Cholesterin drin.

Tut mir echt leid, Leute, aber so ist es schon wieder nicht.

Das genaue Gegenteil ist der Fall. Bitte lesen Sie sich die folgenden Abschnitte daher ganz genau durch, und fällen Sie dann Ihr eigenes Urteil.

Wenn Sie sich bewusst fettarm ernähren, also genau das tun, was unsere Ernährungsexperten als „herzgesunde Kost" propagieren, kommt es tatsächlich zum Absinken Ihres Gesamtcholesterinspiegels. Genau dieser Aspekt wird von den Experten stets triumphierend hervorgehoben.

Was unsere „der Wissenschaft verpflichteten" Experten jedoch mit schöner Regelmäßigkeit unter den Tisch fallen lassen, ist die Tatsache, dass von dieser Absenkung in erster Linie das für uns so wertvolle „gute" HDL betroffen ist. Dieser Effekt ist umso drastischer, je weniger Fett bei der Diät verzehrt wird. (Katan 1994, Howell 1997).

Nicht gut, doch machen Sie bitte den Mund zu und lesen weiter, denn es gibt noch weitere Nachteile: Unter der angeblich so vorbildlichen kohlenhydratreichen und fettarmen Ernährung steigt auch der Gehalt freier Triglyzeride im Blut (Ginsberg 1998).

Erinnern Sie sich? Dieser Wert sollte möglichst niedrig liegen. Sie erreichen also genau das Gegenteil des Gewollten! Denn ein niedriger HDL-Spiegel in Kombination mit hohen Triglyzeridwerten ist fürs Herz und die Gefäße ein ganz besonders fatales Duo (Lichtenstein 1998, Abbasi 2000, McLaughlin 2000).

Nun ja, meldet sich jetzt wieder die „Ja aber- Fraktion, aber das ist doch bei fettreichen Diäten ganz bestimmt auch nicht besser. Schließlich liest man immer wieder, dass es unter „low carb" Diäten zu einem Anstieg des Gesamtcholesterins kommt.

Ja, Sie haben recht, genau so ist es.
Irritiert?

Tatsächlich ist es so, dass unter vermehrter Fett- und Proteinaufnahme der Gesamtcholesterinspiegel steigen kann. Davon ist manchmal auch das „böse" LDL-Cholesterin betroffen, in ganz erheblichem Maße jedoch steigt das „gute" HDL-Cholesterin (Westman 2007). In der Summe ist damit zwar der Gesamtcholesterinspiegel erhöht, aber zugunsten des „guten" Cholesterins. Eine ausgesprochen positive und wünschenswerte Verschiebung der Relationen.

Signifikant, das bedeutet in der Statistik klinischer Studien also in deutlicher Weise, fallen im Rahmen einer kohlenhydratarmen Kost auch die Triglyzeridwerte, diese kleinen im Blut schwimmenden Fett-Tröpfchen. Bei Frauen ist dieses Phänomen übrigens noch ausgeprägter als bei Männern und geschieht oft schon bevor die ersten 5 kg Gewichtsabnahme zu verzeichnen sind. Die Optimierung des HDL-Cholesterinspiegels erfolgt innerhalb von 3-6 Monaten (Vernon 2006)

Keine einzige neuere Studie zur Überprüfung des Funktionierens von „low carb-Diäten" zeigte einen statistisch signifikanten Anstieg des LDL-Cholesterins. Doch davon liest man jedoch bei den Kritikern von Atkins und Co kein einziges Wort.

Allerdings konnte eine ganze Reihe von Studien belegen, dass sich die Blutfettwerte unter „Low Carb-Diäten" zum Positiven wandeln (Sharman 2002, Westman 2002, Brehm 2003, Foster 2003, Samaha 2003, Sondike 2003, Volek 2003, Dansinger 2005, Westman 2006, Heilmeyer 2006, Westman 2007, Forsythe 2008). Diese Tatsache wird von einem Teil der Fachwelt weitgehend ignoriert.

Mit der Aufzählung der vielen Literaturzitate will ich Ihnen übrigens nicht zeigen, wie schlau ich bin, oder wie fleißig ich medizinische Journale studiere, sondern ich will Ihnen beweisen, dass alles das, was ich Ihnen hier erzähle, auf wissenschaftlichen Fakten beruht. Meine als wissenschaftliche Belege herangezogenen Facharbeiten entstammen nicht der Hauszeitschrift eines Drogeriemarktes oder dem St. Pauli Magazin, sondern hoch anerkannten medizinischen Fachzeitschriften, die heutzutage jedem Arzt und Ernährungsberater über das Internet zur Verfügung stehen.

Selbst wenn man also mit „low carb"-Diäten keinerlei deutliche Gewichtsverluste erzielen könnte (was jedoch der Fall ist!), würde es sich schon allein wegen der verbesserten Blutfettwerte lohnen, auf diese Kostform umzusteigen. Wenn Sie also etwas für Ihr Herz tun wollen, dann essen Sie low-carb und nicht low-fat.

Dr. Eric Westman, Arzt für Innere Medizin an der renommierten amerikanischen Duke-Universität, begann sich nach eigenen Aussagen Mitte der 90er Jahre nur deshalb mit den Prinzipien von Atkins zu beschäftigen, weil er sich über seine naiven Patienten ärgerte, die auf eigene Faust und entgegen seiner ausdrücklichen Anweisungen mit der vermeintlich so schädlichen Atkins-Diät begannen.

Er war überzeugt davon, dass diese blindlings in ihr eigens Unglück rannten und sich auf der Ideallinie in Richtung Herzinfarkt und Schlaganfall befanden.

Überrascht musste er feststellen, dass seine Patienten nicht nur sehr viel Gewicht verloren, sondern sich ihre Blutwerte und ihr Gesundheitszustand deutlich verbesserten. Neugierig geworden nahm er persönlichen Kontakt mit Dr. Atkins auf und begann mit eigenen wissenschaftlichen Untersuchungen, die all das bestätigten, was Atkins schon seit Jahren bekannt war. In einem Interview für eine BBC-Dokumentation gibt er kleinlaut zu: *„Es war wohl ziemlich arrogant, Dr. Atkins nicht zuzuhören."* (Westman 2004)

Heute ist Westman eher ein Befürworter der Atkins-Diät und arbeitet intensiv an verschiedenen Projekten zur Erhebung von Langzeitdaten mit low-carb Diäten.

Nach den Gründen für die Ablehnung von low carb Diäten in der Ärzteschaft spekuliert er, es sei wahrscheinlich die „Furcht vor dem Unbekannten" und dass die meisten Mediziner bei der Atkins-Diät nur an den Konsum von Fleisch, Käse und Eier denken würden und gar nicht wüssten, dass hier auch viel Gemüse verzehrt wird.

Atkins, der selbst lebenslang nach den Gründen für die Ablehnung seiner Methode durch den Großteil seiner Kollegen suchte, sprach in diesem Zusammenhang von „kognitiver Dissonanz", das ist die *„Unfähigkeit zu glauben, was man nicht glauben darf, ganz gleich wie zwingend die Beweise sind."* (Atkins 1999)

Dat liecht inne Familie – zuviel Cholesterin und Genetik

Es ist eine besondere Eigenschaft des Menschen, Verantwortung gerne abzuschieben und nicht sein eigenes Tun als Ursache eines Problems zu sehen.

Statt die Ernährung umzustellen, sich mehr zu bewegen und mit dem Rauchen aufzuhören, heißt es dann auch oft: „Dat liecht inne Familie", sprich Papa, Mama, Opa und Uroma hatten eben alle einen zu hohen Cholesterinspiegel und deshalb müsse man sich einfach mit seinem Schicksal abfinden.

Tatsächlich gibt es eine erblich bedingte Störung des Fettstoffwechsels (med. familiäre Hypercholesterinämie) durch Veränderungen (Mutationen) im Erbgut. [für Streber: im LDL-Rezeptor-Gen sowie im Apolipoprotein-B-Gen].

Bei den Betroffenen gibt es oft schon in der Jugend Probleme mit stark erhöhten Blutfettwerten [Cholesterin (500-1000 mg/dl), Triglyzeride, Lipoproteine], die schon im Kindesalter zu Herzinfarkt und Schlaganfall führen können.

Bei solchen Patienten findet man manchmal auch Cholesterinablagerungen in der Haut, so genannte Xanthome (auch Xanthelasma), die man als gelbgefärbte Fettpolster um die Augen herum, aber auch an Sehnen und Gelenken, sowie am Po deutlich erkennen kann (Roller 2004). Besonders im Gesicht sind diese Fettablagerungen entstellend und können die Betroffenen psychisch äußerst belasten.

Ebenfalls findet man häufig weißliche Cholesterinablagerungen auf der Hornhaut, die dann als Ring um die Iris sichtbar werden.

Der Einsatz cholestrinsenkender Medikamente ist für die Menschen meist unumgänglich. Solche Patienten sollten tatsächlich „Cholesterinbomben" meiden, unbedingt auf das Rauchen verzichten und durch Bewegung etwas für sich tun. Übergewicht ist streng zu vermeiden.

Allerdings sind nur etwa Zwei von 1000 Erwachsenen von einer solchen vererbten Fettstoffwechselstörung betroffen. Bei den 998 anderen ist ein erhöhter Cholesterinspiegel eine reine „Kochtopfgenetik", sprich durch eine Ernährung nach low carb Prinzipien vermeidbar.

Oxycholesterin – der wahre Lord Voldemort aus der „Fix und Fertig Küche"

Noch ein Wort: Wie im vorherigen Kapitel ausführlich erörtert, ist Cholesterin also kein toxischer Stoff, den wir durch angeblich ungesundes Essen zugeführt bekommen.

Allerdings kann Cholesterin durch starkes Erhitzen und Sauerstoffeinfluss zu „Oxycholesterin" verändert werden. Wird dieses „ranzige" Cholesterin in die Arterien eingebaut, haben wir den gleichen Effekt wie beim Einbau falscher Fette in die Membran. Die Arterienmembran ist strukturell geschädigt, und es können sich leichter Ablagerungen absetzen.

Solche ranzigen Cholesterine wurden teilweise in Tierstudien eingesetzt, um zu „beweisen", dass Cholesterin für die Arteriosklerose verantwortlich ist, oftmals setzte man dabei auch Dosierungen ein, die jenseits von Gut und Böse waren. Wer sich über all diese Tricks einmal im Detail informieren möchte, dem seien die Bücher von Ravnskov und Pollmer, sowie Hartenbach ans Herz gelegt (siehe Literaturverzeichnis).

Gibt es solches „Oxycholesterin" in der Realität überhaupt? Leider ja, überall dort, wo cholesterinhaltige Lebensmittel industriell stark verarbeitet werden, z.B. bei der Herstellung von Eipulver, Puddingpulver, Milchpulver, Sprühsahne, Fertigsaucen und vorgeriebenem Käse entsteht solch „ranziges" Cholesterin.

Auch bei sehr hohen Temperaturen, z.B. beim Grillen und Frittieren, kann Cholesterin oxidiert werden. Wieder ein Grund, so wenig wie möglich Fertigprodukte zu verwenden, sondern immer auf natürliche Zutaten zurückzugreifen. Fleisch sollten Sie, wenn möglich, nur bei mittlerer Temperatur grillen oder braten.

Cholesterinsenkende Medikamente

Heute gibt es sehr effektive Möglichkeiten, den Cholesterinspiegel durch die Einnahme von Medikamenten zu senken. Der Absatz solcher cholesterinsenkender Arzneimittel wird derzeit auf 25 Milliarden Euro geschätzt. Ein boomender Wachstumsmarkt, denn in 5 Jahren soll das Umsatzvolumen bereits bei über 50 Milliarden Euro liegen.
Die Pharmaindustrie braucht für ihre Markterweiterung eigentlich nichts zu tun als abzuwarten, getreu dem Motto „Lasset die Patientlein zu mir kommen."

Doch, wenn Sie jetzt von mir die große Schelte erwarten, wie unmoralisch die Industrie doch sei, sich auf Kosten dieser armen Leidenden zu bereichern, muss ich Sie enttäuschen. Die Pharmaindustrie befriedigt nur unsere Bedürfnisse, denn wir haben mittlerweile die Mentalität erlangt, dass es für jede existierende Erkrankung gefälligst umgehend ein Mittelchen zu geben hat, was wir uns bei Bedarf mal eben schnell reinpfeifen können.

Selbst etwas tun? Beim eigenen Schopf aus dem Sumpf ziehen? Bewegen, gar Sport treiben? Mit dem Rauchen aufhören oder anders ernähren – och nee, das ist ja anstrengend! Lieber fragen wir wie die beiden bildhübschen blonden Zwillinge aus der Werbung erwartungsfroh: „Gibt´s da nicht was von Ratiopharm?"

Tja, und da gibt´s dann eben tatsächlich fast immer etwas Wirksames aus der „Pharma-Trickkiste." Werfen wir einmal einen Blick auf die so genannten „Statine", eine Gruppe von Medikamenten, die derzeit gegen zu hohe Cholesterinspiegel verordnet werden und tatsächlich hochwirksam sind.

Statine sind Wirkstoffe, die eine Zelle daran hindern, selbst Cholesterin zu bilden. Gehemmt wird das **C**holesterin-**S**ynthese-**E**nzym, weshalb Statine auch CSE-Hemmer genannt werden. Da die Zelle das von ihr benötigte Cholesterin nicht mehr selber herstellen kann, nimmt sie es stattdessen aus dem Blut auf, und der Cholesterinspiegel sinkt.

Doch damit nicht genug: Statine verfügen auch noch über entzündungshemmende Eigenschaften (Nissen 2005), reduzieren wahrscheinlich das Risiko einer Alzheimer-Erkrankung (Hoglund 2005) und stärken die Lungenfunktion älterer Menschen (Alexeeff 2007).
Genial denkt man sich, eine echte Superpille und genau das, was wir uns wünschen.

Tatsächlich scheinen Statine sich in der Medizin zu einer ähnlichen „Allroundwaffe" zu entwickeln wie das bekannte Aspirin (ASS = Acetylsalicylsäure)

Doch sollten wir es auch genauso sorglos einnehmen wie die bekannte Kopfschmerztablette? Meine Antwort lautet: NEIN!

Statine bewirken einerseits nur eine mäßige Erhöhung des „guten" HDL-Cholesterins und eine geringe Senkung der Triglyzeride. Außerdem haben die derzeit fünf in Deutschland zugelassenen Statine natürlich auch Nebenwirkungen.

Auftreten können: Magen-Darm-Beschwerden, allergische Reaktionen, Schlaflosigkeit, Kopfschmerzen, Muskel- und Rückenschmerzen (Rote Liste 2007).

Sogar die Auflösung der quer gestreiften Muskelfasern von Skelettmuskulatur, Zwerchfell oder Herzmuskulatur wurden unter Statinen beobachtet (Graham 2004).
Diese unerwünschte Nebenwirkung machte dem hochpotenten Cholesterinsenker Lipobay® der Firma Bayer im Jahre 2001 den Garaus. Beschrieben wurde auch, dass sich bei Patienten das Kurzzeitgedächtnis verschlechterte, und das Interesse an Alltagsaktivitäten und sozialen Kontakten nachließ (Wagstaff 2003).

Die Wirkung von Statinen ist nicht selektiv und führt auch zum Abfall eines wichtigen Coenzyms, welches Q10 oder Ubichinon genannt wird (Bliznakov 2002).
Q10 dient als Elektronenträger bei der Energiegewinnung in den Mitochondrien, stabilisiert Zellmembranen und ist ein äußerst potenter Radikalfänger. Bei einem Q10 Mangel können Muskelzellen absterben (Crane 2001). In Fachkreisen wird diskutiert, ob ein durch Statine verursachter Q10 Mangel eventuell für die fatalen Folgen von Lipobay® verantwortlich gewesen sein könnte.

Es wird erwägt, ob Statin-Patienten vorsichtshalber gleichzeitig Coenzym Q10 als Nahrungsergänzungsmittel zu sich nehmen sollten. Da dies die Patienten jedoch derzeit aus eigener Tasche zahlen müssten, wird das Thema von Ärzten erst gar nicht angesprochen. Bitten Sie Ihren Arzt daher, Ihren Q10 Spiegel zu überprüfen, wenn Sie Statine einnehmen und nehmen Sie ggf. Q10 als Nahrungsergänzungsmittel ein.

Zusammenfassend kann man sagen, dass es sicher durchaus Gründe gibt, moderne cholesterinsenkende Statine bei Kranken einzusetzen. Abzulehnen ist meiner Meinung nach ein breit gefächerter Einsatz nach dem Gießkannenprinzip.

Sollte es in Kenntnis der möglichen Nebenwirkungen von Statinen jedoch nicht zumindestens einmal einen Versuch wert sein, seine Blutfettwerte zunächst ohne das Einwerfen von Tabletten in den Griff zu bekommen? Vor allem, wenn es auf so ausgesprochen lustvolle und schmackhafte Weise geht wie mit einer kohlenhydratarmen Ernährung?

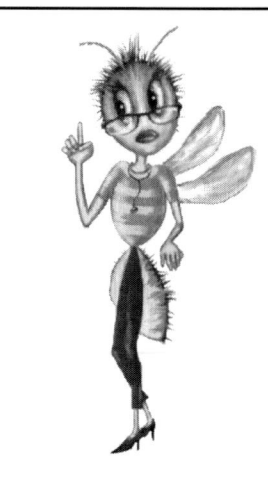

Zusammenfassung

Statine sind hochwirksame Medikamente zur Senkung des Cholesterinspiegels. Statine sind zur Senkung des „schlechten" Cholesterins deutlich effektiver als eine fettarme und kohlenhydratreiche Ernährung.

Ebenso effektiv und ohne schädliche Nebenwirkungen ist jedoch eine kohlenhydratarme, fett- und eiweißbetonte Ernährung, bei der auch noch das „gute" Cholesterin deutlich ansteigt.

Krankenkassen – und sie wissen nicht, was sie tun

Unter dem Aspekt, dass unsere Krankenkassen jährlich viele Milliarden Euro für Medikamente zur Gewichtsreduktion, Cholesterinverbesserung und Blutdrucksenkung zu zahlen haben, sollte man davon ausgehen, dass auch sie sich nach Alternativen umsehen, um vielleicht auch einmal ohne Pillen die gewünschten Effekte zu erreichen. Doch leider käuen auch unsere Krankenkassen nur das wieder, was schon seit Jahren erzählt wird.

Exemplarisch seien hier einige „Ratschläge" aus der Broschüre „Fettstoffwechselstörungen – eine Information für Patienten und Angehörige" der Techniker Krankenkasse aus dem Jahre 2001 (aktuellste Auflage!) zitiert:

- Bevorzugen Sie Kartoffeln und Getreideprodukte wie Brot, Nudeln oder Reis und Obst und Gemüse (Kohlenhydratanteil 50-60%)
- Senken Sie Ihren Fettkonsum, indem Sie auf den Fettgehalt der Lebensmittel, insbesondere solche tierischer Herkunft, achten. Wer abnehmen will oder muss, sollte möglichst nur etwa 30 Gramm Fett pro Tag essen.
- Anstelle von Fleisch und fetter Wurst ziehen Sie als Eiweißquelle magere Milchprodukte vor. Essen Sie nicht mehr als zwei bis drei Mal pro Woche Fleisch oder Wurst.
- Verzichten Sie auf cholesterin- und fettreiche Lebensmittel wie Innereien, Haut (Schweineschwarte), fette Fleisch- und Wurstsorten, Vollfettkäse, Eigelb, Mayonnaise, Pommes frites und Sahne. Essen Sie nicht mehr als 300 Milligramm Cholesterin durchschnittlich pro Tag (ein Eigelb = 315 Milligramm!).

Ja, ja – und ewig grüßt das Murmeltier.

Auch die AOK ruft seit 17 Jahren in schöner Regelmäßigkeit zur „Pfundskur" auf, wie der Imam zum Freitagsgebet. Dabei handelt es sich um ein angebliches „Präventionsprogramm" zur Gewichtsreduktion, nach besten Kräften unterstützt von Ernährungspsychologe und „Fettaugen-Zähler" Professor Volker Pudel.

Hunderttausenden ratsuchenden Dicken wird hier mal wieder erklärt wie toll doch „Dinkelvollkorn-Croissants" beim Abnehmen helfen und wie gesund und schmackhaft „Rosinen-Sprossenbrötchen" sind.

Im Westen (wie Osten) nichts Neues!
Es ist einfach schade, dass es offensichtlich auch bei unseren Krankenkassen keine Querdenker gibt, die einmal den Mut haben, ausgetretene Pfade zu verlassen und neuen Erkenntnissen eine Chance zu geben. Unsere Krankenkassen verwalten die Kranken, vielleicht heißen sie deshalb *Kranken*kassen?

Angesichts der immer dicker und kränker werdenden Patienten, die Deutschlands Ärzten tagtäglich gegenüber sitzen, kamen aber wenigstens einige Mediziner ins Grübeln, so dass in der offiziellen Verbandszeitschrift „Der Kassenarzt" 2003 die ketzerische Frage gestellt wurde: „Des Pudels Kern. Bringt die AOK die Dicken um?"

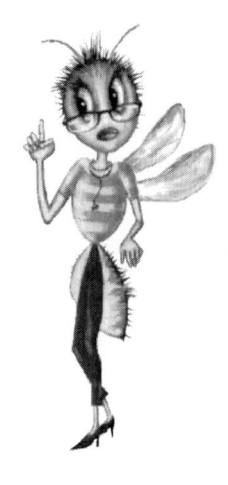

Zusammenfassung

Ja, aber Dein Cholesterinspiegel wird steigen und einen Herzinfarkt kriegst Du auch …

Bei gesunden Menschen gibt es nur einen geringen Zusammenhang zwischen aufgenommenem Nahrungscholesterin und dem Cholesterinspiegel des Blutes, daher ist eine cholesterinarme Ernährung genauso sinnlos wie unnötig.

Bisher konnte keine wissenschaftliche Studie stichhaltig beweisen, dass ein erhöhter Cholesterinspiegel im Blut eine Ursache für Arteriosklerose und Herzinfarkt ist, jedoch konnte gezeigt werden, dass ein zu niedriger Cholesterinspiegel dem Körper schadet. Publizierte Studien belegen eindeutig, dass nur unter einer kohlenhydratarmen, fettreichen Ernährung das „gute" HDL-Cholesterin ansteigt und die Triglyzeridwerte sinken. Unter dem Aspekt der Prophylaxe von Herzinfarkt, Schlaganfall und Arterienverkalkung gibt es daher keine bessere Ernährungsform als „low carb".

Ja, aber viel Eiweiß ist schlecht für die Knochen

Auch wieder so ein beliebtes Thema beim nachmittäglichen Damenkränzchen:
die Osteoporose oder der „Knochenschwund".
Um sich davor zu schützen, so dozieren die reiferen Herrschaften gern aus der Apothekenzeitschrift, müsse man unbedingt säurebildende Nahrungsmittel meiden, vor allem aber das böse tierische Eiweiß, also Fleisch.

Um die Säuren abzupuffern, hole sich der Körper nämlich das Kalzium aus den Knochen und bums, sei man im Alter so löcherig wie ein Schweizer Käse.
Was ist dran an dieser Theorie? Gehen wir wieder einmal systematisch an die Beantwortung dieser Frage heran.

Zunächst: Richtig. Ja, beim Abbau von Eiweiß entsteht im Körper tatsächlich „Säure".
Keineswegs ist dies jedoch ein Phänomen, das nur beim Abbau von tierischem Protein auftritt. Bei der Verdauung von Getreideprodukten entsteht ganz genauso Säure.

Der Grund: Eiweiß ist aus einzelnen Aminosäurebausteinen zusammengesetzt.
Einige davon (besonders die schwefelhaltigen Aminosäuren Methionin und Cystein) sind starke Säurebildner, da bei ihrem Abbau Schwefelsäure gebildet wird.
Auch Nahrungsmittel, die Phosphor und Chlorid enthalten, sind säurebildend, bei ihrem Abbau entstehen Phosphorsäure und Salzsäure.

Klingt ziemlich giftig, gell? Doch keine Sorge. Unser Körper ist diesem „Säureangriff" keineswegs schutzlos ausgeliefert. Wir verfügen über verschiedene ausgeklügelte Systeme, stets alles „im Lot" zu halten und im Stoffwechsel entstehende Säuren zu neutralisieren und auszuscheiden.

Zunächst gibt es da den sehr effektiven Bicarbonatpuffer im Blut. Die Säure wird aufgefangen, neutralisiert und aus dem Körper hinauskomplimentiert.

Zwei Organsysteme betätigen sich hier als effektive „Rausschmeißer": Lungen und Nieren. Die Lungen wandeln die angefallene Kohlensäure (H_2CO_3) in Kohlendioxid (CO_2) um, welches wir einfach ausatmen. Ade, Du schlimme Säure!

Die Nieren wiederum verfügen über einen sehr effektiven Ammoniakpuffer, mit dem Säuren aus stickstoffhaltigen Eiweißen durch die Bildung Ammonium (NH_4^+) höchst effektiv gebunden und mit dem Pippi ins Klo gespült werden.
Und Tschüß, Du Säure!

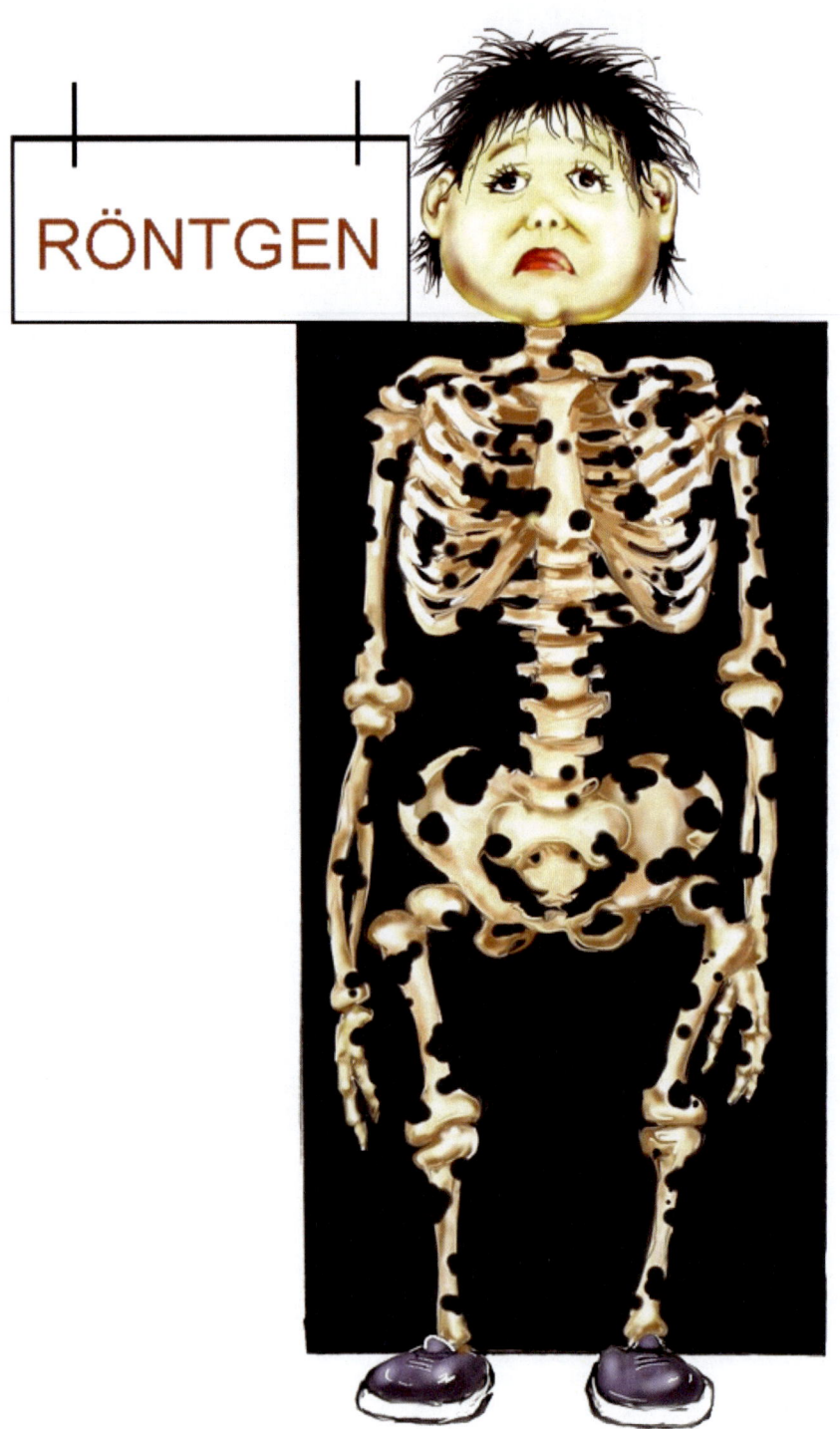

RÖNTGEN

Knochenschwund durch zuviel Eiweiß?

Damit diese Puffersysteme optimal funktionieren können, muss der Körper gut mit Mineralstoffen (Kalium, Magnesium, Kalzium, Natrium) versorgt sein.

Ist der Körper damit unterversorgt, schickt er die sauren Stoffwechselprodukte zunächst zur Zwischenlagerung ins Bindegewebe, wo es erstmal keinen weiteren Schaden anrichten kann. Entsorgt werden diese immer dann, wenn er wieder ein paar Mineralstoffe zur Verfügung hat. Kriegt er aber nix, holt er sich die fehlenden Mineralien gegebenenfalls aus den Knochen (Hegsted 1981).

Ein hoher Eiweißkonsum ohne eine gleichzeitige ausreichende Versorgung mit basisch wirksamen Mineralstoffen, könnte also theoretisch wahrhaftig dazu führen, dass die Knochensubstanz abnimmt. Doch sind Sie durch eine Ernährung nach dem „Bi(e)nären System" nun gefährdet? Sicher nicht!

Zwar gibt es im „Bi(e)nären System" reichlich „Säurebildner" wie Fleisch, Fisch, Eier, Nüsse und Käse, doch werden bei jeder Mahlzeit gleichzeitig auch „Basenbildnern" in Form von Salat, Gemüse, frischen Kräutern und Getränken zugeführt.

Da Mineralwasser, Tee, Kaffee und Tomatensaft eindeutig den basischen Nahrungsmitteln zuzuordnen sind, ist dies ein weiteres Argument für regelmäßiges Trinken. Auch das Gläschen Wein am Abend (in der Erhaltungsphase erlaubt!) ist aufgrund der enthaltenen Mineralstoffe übrigens ein schmackhafter Basenlieferant.

Apropos „schmackhaft": Ob ein Lebensmittel säure- oder basenbildend ist, kann man nicht schmecken. Zwar hat eine Zitrone einen sauren pH-Wert und vermittelt uns auch die Geschmacksempfindung „sauer", aufgrund der reichlich enthaltenen organisch gebundenen Mineralstoffe in unserem Körper haben Zitronen dennoch einen basischen Effekt.

Ob ein Lebensmittel im Körper sauer oder basisch wirkt, kann man in speziellen Nährwerttabellen nachschlagen. Die Einteilung erfolgt nach dem so genannten PRAL-Verfahren (**p**otential **r**enal **a**cid **l**oad) und gibt an, welche Menge an Säure oder Base (in Milliäquivalent) durch den Verzehr von 100 g eines Lebensmittels theoretisch rein *rechnerisch* entsteht (Remer und Manz 1995). Da der Gehalt an Mineralstoffen eines Nahrungsmittels jedoch von der Art seines Anbaus, Düngung, Bodenbeschaffenheit und Zubereitungsart abhängig sind, bieten solche Tabellen nur eine grobe Orientierung.

Kurzum, Sie müssen nicht fürchten, brüchige Knochen zu bekommen, wenn Sie zu Ihrem Fleisch, Käse oder Fisch stets etwas Salat oder Gemüse essen.

Selbst die in der Einleitungsphase bewusst herbeigeführte Ausscheidung (saurer) Ketokörper wird Ihrem Körper nicht schaden, da es nur eine temporäre Verschiebung des pH-Wertes ist. Außerdem versorgt Sie die Einnahme von Nahrungsergänzungsmitteln in der Einleitungsphase noch zusätzlich mit einer ausreichenden Menge an Mineralstoffen.

Eine betont eiweißreiche Ernährung stellt für jeden Menschen eine Art „Lebensversicherung" für das Knochengerüst dar. Wissenschaftler aus Harvard beobachteten 615 ältere Probanden über vier Jahre und stellten fest, dass die Menschen, die besonders eiweißarm aßen, deutlich mehr Knochenmasse abbauten, als die, die sich eiweißreich ernährten (Hannan 2000).

Maßgeblich für die Knochengesundheit ist eine ausreichende Versorgung mit Kalzium *und* Vitamin D_3 (Heaney 2000, Dawson-Hughes 2002). Pflichtbewusste Mediziner empfehlen Ihren älteren Patienten daher Kalzium/D_3 als Nahrungsergänzung zum Schutz vor maroden Knochen. Zusammen mit einer kohlenhydratarmen, aber eiweißreichen Ernährung, mit Salat und Gemüse ist dies ein effektiver Schutz vor Entmineralisierung der Knochen (Heaney 2000, Kerstetter 2003, New 2003, Roughead 2003, Dawson-Hughes 2004). Diese Maßnahme könnte so manchen Oberschenkelhalsbruch bei unseren Senioren verhindern (Rizzoli 1999).

Vergessen Sie bitte wohlmeinende Ratschläge, aus Sparsamkeit statt kommerzieller Nahrungsergänzungsmittel Natron (auch als Speisesoda, Backsoda, „KaiserNatron®" oder „Bullrich-Salz®" bekannt) zum Ausgleich Ihres Säure-Base-Haushaltes zu verwenden.

Das darin enthaltene Natriumhydrogencarbonat (chemisch $NaHCO_3$, veraltet auch Natriumbicaronat) reagiert sofort mit der Magensäure, und man muss durch das frei werdende Kohlendioxid tierisch rülpsen.

Außerdem ist es physiologisch absolut notwendig und sinnvoll, dass Magensäure sauer ist und sollte von uns nicht beeinflusst werden (Abtötung von Keimen, Vitamin B_{12} Verwertung). Bei der Auswahl von so genannten „Basenpräparaten" sollte man immer darauf achten, dass die Mineralstoffe organisch gebunden vorliegen (z.B. als Citrate) wie es auch bei Obst und Gemüse der Fall ist.

Ja, aber viel Eiweiß ist schlecht für die Nieren

Von allen Vorurteilen, mit denen kohlenhydrathaltige Ernährungsformen zu kämpfen haben, hält sich diese Behauptung wohl am hartnäckigsten.
Bis heute gibt es keine einzige wissenschaftliche Studie, die einen Zusammenhang zwischen einem hohen Eiweißkonsum und einer Schädigung der Nieren belegt.

Dass Eiweiß schlecht für die Nieren sei, glaubt Otto Normalverbraucher wahrscheinlich deshalb, weil Menschen mit schweren Nierenschäden, z.B. aufgrund einer durch Diabetes geschädigten Niere, empfohlen wird, ihren Proteinkonsum auf 0,8 g pro Kilogramm Körpergewicht zu beschränken.

Doch diese Menschen sind nicht durch ein Zuviel an Eiweiß zu nierenkranken Diabetikern geworden, sondern durch ein Zuviel an Kohlenhydraten.

Nierenerkrankungen sind typische Folgeerscheinungen der Zuckerkrankheit.

Durch eine Ernährung nach low-carb Prinzipien kommt es zu einer Entlastung der Nieren, weil das Gewicht reduziert wird, der Blutdruck sinkt, und die feinen Gefäße der Niere nicht durch erhöhte Blutzuckerspiegel zerstört werden.

Selbst bereits schwer nierengeschädigte Diabetiker können von einer Umstellung auf eiweißreiche, kohlenhydratreduzierte Kost profitieren (Nielsen 2006).

Wissenschaftler aus San Franzisko versorgten 100 nierengeschädigte Diabetiker mit einer low-carb Diät mit reichlich Eiern, Fisch, Geflügel und Soja und eine weitere Gruppe von 100 ebenso Betroffenen mit der üblicherweise empfohlenen eiweißarmen Diät. Nach 5 Jahren ging es den low-carb Patienten deutlich besser als der Vergleichsgruppe (Facchini 2003). Betroffene sollten ihre Ernährung jedoch nur unter ärztlicher Aufsicht umstellen.

Als problematisch für die Nieren sehen Kritiker von low-carb Diäten die hohe Stickstoffbelastung durch die Aufnahme von Protein an. Doch schafft es unser Körper ganz elegant, sich des Stickstoffes wieder zu entledigen. Im so genannten „Harnstoffzyklus" wird in der Leber ungiftiger Harnstoff gebildet, an die Nieren weitergeleitet und durch das Klo in die Kläranlage gespült. Ausreichende Flüssigkeitsaufnahme ist für diesen reibungslosen „Ablauf" wieder einmal sehr wichtig.

Es gibt also keinerlei Hinweise, dass ein deutlicher Mehrverzehr von Eiweiß für unseren Körper negativ wäre (Martin 2005). Allerdings gibt es wissenschaftlich eindeutige Belege dafür, dass ein Mehrverzehr von Proteinen zahlreiche positive Effekte mit sich bringt: Beobachtungen zeigen, dass Menschen mit einem hohen Eiweißkonsum einen niedrigeren Blutdruck haben, als Menschen, die sich eiweißarm ernährten (Stamler 1996). Frauen, die sich proteinreich ernährten hatten deutlich weniger Herzinfarkte als Frauen, die sich eiweißarm ernährten (Hu 1999).

Eiweißhaltige Lebensmittel schmecken gut, sättigen lang anhaltend und wirken anabol, d.h. muskelaufbauend. Nicht umsonst ist Eiweiß das Lieblingskind der Bodybuilder! Unter proteinbetonter Ernährung kommt zu deutlichen Gewichtsreduktionen und zu geringeren Schwankungen des Blutzuckerspiegels (Layman 2004).

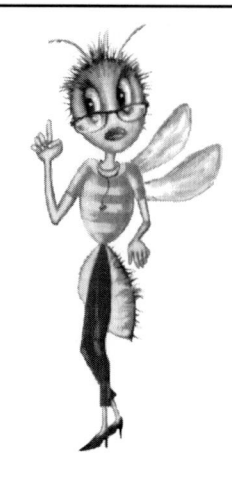

Zusammenfassung

Eine vermehrte Zunahme von Eiweiß tierischer und pflanzlicher Herkunft ist weder für die Nieren schädlich, noch fördert es eine Demineralisierung der Knochen.

Eine erhöhte Aufnahme von Proteinen trägt langfristig dazu bei, den Blutdruck zu senken und den Blutzuckerspiegel zu normalisieren. Auf die ausreichende Aufnahme basisch wirkender Mineralstoffe in Form von Gemüse, Salaten und Obst (in der Erhaltungsphase) ist ebenso sorgfältig zu achten wie auf eine genügende Flüssigkeitszufuhr.

Ja, aber vom vielen Fleisch bekommst Du Gicht ....

Häufiger Konsum von Fleisch und Alkohol gelten bei Ärzten heute als Risikofaktoren für die Erhöhung des Harnsäurespiegels und einer sich daraus entwickelnden Gichterkrankung. Um sich vor dieser „Wohlstandskrankheit" zu schützen, wird im Allgemeinen empfohlen, sich „purinarm" zu ernähren und insbesondere auf Fleisch, Wurst und Alkohol zu verzichten.

Was sind Purine?
Purine sind Bausteine der Erbsubstanz (DNA und RNA) und stecken in jedem tierischen oder pflanzlichen Zellkern. Nehmen wir diese mit der Nahrung auf, bauen wir sie in einem komplizierten biochemischen Prozess zu Harnsäure ab und scheiden sie zu 75% über die Nieren wieder aus. Der Rest verschwindet über den Schweiß und die Exkremente.

Wir haben aber auch einen ganz eigenen Purinstoffwechsel, d.h. unser Körper kann Purine (als so genannte Nukleotide) selber herstellen und muss diese nicht von außen aufnehmen.

Im Normalfall gibt es bei gesunden Menschen ein Gleichgewicht zwischen der Synthese von Harnsäure und dessen Ausscheidung. Manche Menschen haben jedoch zuviel Harnsäure im Blut, und der Arzt diagnostiziert dann eine so genannte „Hyperurikämie".

Untersuchungen an Blutspendern zeigten, dass 28,6 % aller Männer und 2,6 % aller Frauen den derzeit geltenen Grenzwert von 5,7 mg/dl (~0,336 mmol/l) für Frauen und 7,0 mg/dl (~0,413 mmol/l) für Männer überschreiten (Gresser 1989). Doch nicht jeder Mensch mit einem erhöhten Harnsäurespiegel hat auch automatisch körperliche Probleme und entwickelt eine Gichtsymptomatik.

Erst das Auskristallisieren der Harnsäure kann gesundheitliche Probleme verursachen. Es bilden sich regelrechte Harnsäurenadeln, die sich dann in Gelenken und Geweben, aber auch in der Niere ablagern können. Dieses Phänomen nennt man Gicht.

Schmerzattacken treten meist plötzlich auf, man spricht von einem Gicht*anfall*. Die betroffenen Gelenke sind dann stark angeschwollen, gerötet und fühlen sich heiß an. Schon die Berührung des betroffenen Gelenkes tut weh. Weil unser Immunsystem aktiv wird und weiße Blutkörperchen die Harnsäurekristalle auffressen, kann es sogar zu Fieber kommen. Dieses als Phagozytose bezeichnete Phänomen kann man im Polarisationsmikroskop erkennen (Gresser 2003).

Unbehandelt ist ein solcher Gichtanfall meist nach drei Tagen wieder vorbei, mit entzündungshemmenden Medikamenten und kühlenden Umschlägen bekommt man die Schmerzen heutzutage jedoch viel schnell wieder in den Griff (Li 2004).

Zuerst spürt der Betroffene das „Zipperlein“, wie man früher die Gicht bezeichnete, in den Gelenken der großen Zehe (medizinisch Podagra). Bleibt die Gicht unbehandelt, kann sie jedoch chronisch werden und zu extremen und sehr schmerzhaften Deformationen des gesamten Gelenkapparates führen (Arthritis urica). Äußerlich erkennbar sind die „Gichtknoten“ (medizinisch Tophi) an Händen und Füßen, ja teilweise sogar im Knorpel der Ohren („Gichtperlen“). Ablagerungen finden sich auch in Schleimbeuteln und Sehnenscheiden. Diese so genannte Weichteilgicht kann ebenfalls ausgesprochen schmerzhaft sein. Da sich ja aber auch Harnsäurekristalle in den Nieren ablagern (Gichtniere), starben früher viele Gichtkranke auch an Nierenversagen (DRL 2003)

Jeder verantwortungsbewusste Arzt möchte seinem Patienten dieses Schicksal natürlich ersparen und wird ihn zunächst ermahnen, seinen Harnsäurespiegel zu normalisieren. Voraussichtlich wird er versuchen ihn zu motivieren, seine Ernährung auf eine fleisch- und damit purinarme Vollkost umzustellen und seinen Alkoholgenuss einzuschränken. Dutzende von „Patientenratgebern“ stehen dazu zur Verfügung.

Doch bringt dieser Ratschlag tatsächlich einen Nutzen?

Nicht wirklich, sagen klinische Studien. Niederländische Forscher fanden im Rahmen einer Studie an 460 Patienten im Alter zwischen 65-79 Jahre nur bei Frauen einen Zusammenhang zwischen dem Konsum von Fleisch und Fisch und dem Anstieg des Harnsäurespiegels (Loenen 1990).

Eine Studie an 92 Gichtpatienten aus Taiwan konnte gar keinen Zusammenhang zwischen der Aufnahme von purinreicher Kost und Gicht feststellen (Lyu 2003). Bei einigen Studien korrelierte die Gesamtproteinaufnahme mit der Entwicklung von Gicht, bei anderen jedoch nicht (Choi 2004).

Die „Low-carb-Pioniere" Dr. Lutz und Dr. Atkins stellten in ihrer täglichen Praxis immer wieder fest, dass sich die Harnsäurespiegel im Rahmen ihrer sehr purinreichen, aber kohlenhydratarmen Diäten bei ihren Patienten deutlich verringerten und schlossen daraus, dass der Harnsäurespiegel durch den Kohlenhydratgehalt der Nahrung beeinflusst wird (Lutz 2004).

Tatsächlich stellte man schon früh fest, dass Infusionen von Zuckerlösungen, besonders nach Verabreichung von Fruktose (Fruchtzucker), Sorbit oder Xylit, die als Zuckeraustauschstoffe Verwendung finden, zu einem Anstieg der Harnsäure im Blut führen (Förster 1971). Die Wissenschaftler Choi und Curhan bestätigten jüngst den Zusammenhang zwischen der Aufnahme fruktosehaltiger Limonaden und der Entwicklung von Gicht (Choi 2008).

Diese Beobachtungen wurden vielfach bestätigt, werden aber bei den Ernährungsempfehlungen für Menschen mit erhöhten Harnsäurespiegeln von der Fachwelt weitestgehend ignoriert (Davies 1998, Yamamoto 1999, Nakagawa 2006, Gao 2007, Johnson 2007).
Daher heißt es unbekümmert weiter: „Um die erhöhten Harnsäurewerte zu senken, ist es erforderlich, die mit der Nahrung aufgenommene Menge an Purinen einzuschränken" und verbietet wieder einmal alles, was gut schmeckt: Fleisch, vor allem Innereien, Muskelfleisch und Wurst, Schweineschwarte und die Haut von Geflügel und Wurst, Hering, Sprotten und Sardellen, Lachs, Hummer und Muscheln.
Auf der Verbotsliste stehen auch pflanzliche Nahrungsmittel, wie Hülsenfrüchte, Blumenkohl, Spinat oder Brokkoli, Spargel oder Pilze.
Empfohlen wird stattdessen eine *„ovo-lakto-vegetarische Ernährung, die zwar Eier und Milch, aber kein Fleisch enthält"* (Müller 2000).

Auf die Idee, dass es sinnvoll sein könnte, den Konsum zuckerhaltiger Speisen und Softdrinks einzustellen, kommt anscheinend keiner der Experten.
Da auch verschiedene Geschmacksverstärker und Lebensmittelzusatzstoffe Purine enthalten, wäre es sinnvoll, genauso vor dem Verzehr von Fertigprodukten zu warnen, doch davon nirgendwo ein Wort (Krüll 2006). Übrigens ist bekannt, dass auch das allseits beliebte Schmerzmittel ASS (Acetylsalicylsäure, Aspirin®) in niedriger Dosierung die Harnsäureausscheidung vermindert (Rote Liste 2007).

Da erhöhte Harnstoffwerte besonders häufig bei Patienten mit metabolischem Syndrom sind, - also Patienten mit Übergewicht vor allem am Bauch („Apfeltyp"), Bluthochdruck und Fett- und Zuckerstoffwechselstörungen und ein hoher Insulinspiegel die Ausscheidung von Harnsäure hemmt (Fam 2002, Ishizaka 2005, Ioachimescu 2007, Lee 2007) ist auch die Gicht, wie Nikolai Worm wunderbar treffend sagt, ein *„Kind des Kohlenhydrat-Desasters"* (Worm 2005).

Da im Rahmen einer kohlenhydratarmen Ernährung das Gewicht reduziert wird, dadurch der Blutdruck sinkt, der Fettstoffwechsel normalisiert wird und auch die Bauchspeicheldrüse bedeutend entlastet wird, schließt sich der Kreis vollkommen logisch und wie immer zugunsten von „low carb".

Nicht das Zählen von Purinen ist die sinnvolle Anti-Gicht-Diät, sondern die Beschränkung von Kohlenhydraten!

Da Ketokörper mit der Ausscheidung von Harnsäure in den Nieren konkurrieren, empfehle ich Menschen mit erhöhtem Harnsäurespiegel die Kohlenhydrate nicht soweit zu reduzieren, dass Sie in die Ketose fallen. Starten Sie also direkt mit der Erhaltungsphase.

Gichtpatienten wird der Konsum von Alkohol allgemein abgeraten.
Eine neuere, in der renommierten Zeitschrift Lancet veröffentlichte Studie zeigte jedoch, dass der moderate Konsum von Wein das Gichtrisiko nicht erhöht. Eine positive Korrelation gab es jedoch beim Verzehr von Bier und Spirituosen (Choi 2004).

Das Trinken von Tee und Kaffee gilt mittlerweile für Gichtkranke als unbedenklich, im Gegenteil senkt Kaffee nach neueren Studien sogar den Harnsäurespiegel (Choi 2007). Das Trinken von mindestens 2 Litern Flüssigkeit ist zum „Herausspülen" der Harnsäure von außerordentlicher Bedeutung.

Kaffee und Tee, sowie ein täglicher, gemäßigter Weingenuss sind nach den Regeln des „Bi(e)nären Systems" erlaubt, von Bier und Spirituosen lassen wir sowieso die Finger.

Natürlich gibt es auch Medikamente, die den Harnsäurespiegel erfolgreich und für den Betroffenen wieder einmal ohne eigene Mühen und Veränderung der Lebensgewohnheiten absinken lassen.

In Deutschland gilt das Medikament Allopurinol als das Mittel der Wahl gegen zu hohe Harnsäurespiegel (Gresser 2003). Natürlich hat dieses sehr effektive Arzneimittel aber auch Nebenwirkungen (z.B. Hautreaktionen, Leberprobleme).
Die Hersteller mahnen ausdrücklich, dass älteren Patienten die „niedrigst vertretbare Dosis" verordnet werden solle (Rote Liste 2007).

Sollten Sie also einen zu hohen Harnsäurewert haben, so versuchen Sie es doch zuerst einmal mit einer Ernährungsumstellung nach den Prinzipien von „low-carb".
Auf die „Allopurinol-Pille" können Sie dann aller Wahrscheinlichkeit nach verzichten.

Zusammenfassung

Ja, aber vom vielen Fleisch bekommst Du Gicht ...

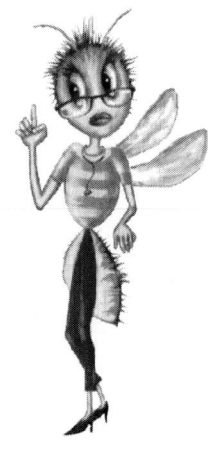

Zwar gilt in Fachkreisen die Einschränkung purinhaltiger Lebensmittel, allen voran von Fleisch als geeignetes Mittel zur Senkung hoher Harnsäurespiegel, in der Realität hat aber die Befolgung dieser Ratschläge kaum Konsequenzen.

Die meisten Betroffenen werden daher irgendwann auf ein harnsäuresenkendes Medikament (in Deutschland Allopurinol) eingestellt. Die Therapie mit Allopurinol kann mit Nebenwirkungen verbunden sein.

Eine maßgebliche Senkung des Harnsäurespiegels erreicht man mit einer eiweißreichen und gleichzeitig kohlenhydratarmen Ernährung.
Neben der genetischen Veranlagung zu erhöhten Harnsäurespiegeln, die nicht zwangsläufig zur Entwicklung von Gicht führen müssen, sind Übergewicht und damit verbundene Stoffwechselstörungen (metabolisches Syndrom) die Hauptursache von zu hohen Harnsäurewerten im Blut.

Da all diese Parameter durch eine Verringerung der Zufuhr an Kohlenhydraten maßgeblich verbessert werden, ist eine Ernährungsumstellung nach den Regeln des „Bi(e)nären Systems" ein effektiver Weg zur Senkung des erhöhten Harnsäurespiegels.

Menschen mit zu hohen Werten sollten die Kohlenhydrate stark reduzieren, eine untere Grenze von 60 g pro Tag jedoch nicht unterschritten werden.

Diabetes mellitus – Kohlenhydrate sind Gift für Sie

Diabetes mellitus, wörtlich übersetzt „honigsüßer Durchfluss" ist der Überbegriff für eine Gruppe von Stoffwechselkrankheiten, die eines miteinander gemein haben: die Anhäufung von Zucker im Urin.

Tatsächlich stellte jeder „Medicus" vor der Entwicklung moderner Analysegeräte seine Diagnose durch einen einfachen Trick: er machte den Geschmackstest. Wenn der Harn seines Patienten süßlich schmeckte, war dieser „zuckerkrank".

In früheren Zeiten gab es allerdings fast ausschließlich den so genannten Typ 1 Diabetiker, das sind Betroffene, bei denen sich das eigene Immunsystem sozusagen „irrtümlich" gegen die insulinbildenden Betazellen der Bauchspeicheldrüse (Pankreas) richtet. Dieser fatale Fehler des Immunsystems wird auch als Autoimmunreaktion oder „Inselzellenautoimmunität" bezeichnet.

Die Verwüstung der eigenen Betazellen (Inselzellen) der Bauchspeicheldrüse beginnt meist schon im frühen Kindesalter. Aufgrund dieser Zerstörungswut kommt es nach und nach zu einem immer stärker ausgeprägten Mangel an Insulin und dadurch bedingt zu einer immer stärkeren Unfähigkeit des Körpers, mit der Nahrung aufgenommenen Zucker in die Körperzellen zu transportieren. Die Konsequenz: der Zucker häuft sich in Blut und Urin an.

Fehlt das Hormon Insulin im Körper, ist kein normaler Stoffwechsel möglich.
Die Auswirkungen sind verheerend. Die Körperzellen erhalten keine Energie mehr, es kommt zu extremen Wasser- und Nährstoffverlusten, und die Patienten magern unbehandelt in kurzer Zeit stark ab. Die Erkrankung Typ I Diabetes war daher bis zur Entwicklung des Insulins ein sicheres Todesurteil für jeden Betroffenen.

Warum sich das Immunsystem von Typ 1 Diabetikern ausgerechnet gegen die Zellen der eigenen Bauchspeicheldrüse richtet, ist Gegenstand intensiver Forschungsarbeiten. Spezielle Veränderungen (Mutationen) in genau jenen Genregionen, die unserem Immunsystem die Unterscheidung zwischen körpereigenen und körperfremden Zellen möglich macht, scheinen dafür verantwortlich zu sein. Englische Wissenschaftler haben diese Gene gerade erst gefunden und die Zusammenhänge erkannt (Nejentsev 2007).

Weitere genetische und nicht genetische Faktoren sind im Gespräch.
Verschiedene Viren könnten möglicherweise die Autoimmunreaktion auslösen (Ballotti 2007). Ebenfalls wird ein zu früher Kontakt mit Gluten, dem „Klebereiweiß" verschiedener Getreidesorten als auslösender Faktor für die Ankurbelung verschiedener Autoimmunprozesse und die Entwicklung eines Typ I Diabetes bei Säuglingen und Kindern diskutiert (Marienfeld 2007).
Kinder möglichst lange zu stillen, scheint sich daher allein schon deshalb positiv auf die Entwicklung des Säuglings auszuwirken, weil dieser während dieser Zeit keine Beikost erhält, die irgendwelche potentiell nachteiligen Inhaltsstoffe enthalten könnte.

Auch bestimmte Bakteriengifte (Bafilomycine der Streptomyceten) aus Nahrungsmitteln wirkten zumindest im Tierversuch auf die Betazellen der Bauchspeicheldrüse toxisch und führten zu Typ I Diabetes (Hettiarachchi 2006).

Heute versuchen Wissenschaftler Therapieverfahren zu entwickeln, die verhindern, dass sich das Immunsystem bei Typ 1 Diabetikern zerstörerisch gegen die eigene Bauchspeicheldrüse wendet. Parallel arbeitet man an der Entwicklung einer künstlichen Bauchspeicheldrüse und an der Neuzüchtung von insulinproduzierenden Pankreaszellen aus den so genannten „somatischen Stammzellen" des betroffenen Patienten.

Bis heute ist Typ 1 Diabetes nicht heilbar. Das fehlende Insulin muss von den Betroffenen von außen zugeführt werden, entweder individuell per Spritze („Pen") oder per Insulinpumpe. Das inhalierbare Insulin Exubera® der Firma Pfizer, also Insulin zum Einatmen, konnte sich trotz guter Wirksamkeit am Markt nicht durchsetzen und ist seit Januar 2008 nicht mehr im Handel.

Ein gut eingestellter Diabetiker kann heute ein ziemlich normales Leben führen.
Die Medizin hat hier enorme Fortschritte gemacht. Schon Mitte des 19. Jahrhunderts wurde mit verschiedenen Extrakten aus der Bauchspeicheldrüse von Kälbern zur Behandlung der Zuckerkrankheit experimentiert. Doch gelang es erst 1922 den kanadischen Wissenschaftlern Banting und Best, Insulin aus den Bauchspeicheldrüsen von Kälbern zu extrahieren und durch die Injektion des Isolates dem 13-jährigen Diabetiker Leonard Thompson das Leben zu retten (Banting 1922). Diese bahnbrechende Entdeckung wurde 1923 mit dem Nobelpreis für Medizin belohnt.

Das Pharmaunternehmen Eli Lilly, welches die Forschungsarbeiten von Banting und Best unterstützt hatte, begann noch im gleichen Jahr mit der Produktion des ersten Insulinpräparates für Kanada und die USA. Auch die Europäer zogen nach und starteten im selben Jahr die Insulinproduktion in Europa. Der Pharmakonzern Hoechst war damals der Pionier in Deutschland.

Weil das aus den Bauchspeicheldrüsen von Rindern und Schweinen isolierte Insulin bei manchen Anwendern heftige immunologischen Nebenwirkungen hervorrief, versuchte man in den folgenden Jahrzehnten menschliches Insulin (Humaninsulin) zu produzieren, dessen exakte chemische Struktur 1960 von Nicol und Smith beschrieben wurde. 16 Jahre sollte es dauern, bis dies Obermaier und Geiger letztendlich gelang. Man bediente sich zwar immer noch des Schweineinsulins als Ausgangsstoff, konnte es jedoch durch eine chemische Veränderung der Aminosäuresequenz in Humaninsulin umwandeln. 6 Jahre später, nach unendlich vielen Versuchsreihen, die die Unbedenklichkeit dieses neu erschaffenen Moleküls belegten, kam es 1982 auf den Markt.

Genau in dieser Zeit begann jedoch auch die Ära der Biotechnologie. Biologen hatten gelernt, Bakterien und Pilze genetisch so zu verändern, dass diese imstande waren, wie kleine Bioreaktoren zu fungieren und sozusagen „auf Wunsch" spezielle Stoffe zu synthetisieren. Eine bahnbrechende Entwicklung für die Medizin!

Endlich war man nicht mehr auf die Verwendung von Schlachtabfällen angewiesen, endlich musste man das Schweineinsulin nicht mehr umständlich „umbauen", und endlich konnte man beliebig große Mengen Humaninsulin in perfekter Reinheit produzieren.

Damit war auch das Kapazitätsproblem ein für allemal gelöst, denn die Zahl der „insulinpflichtigen" Diabetiker, war in den letzten drei Jahrzehnten in rasantem Maße angestiegen. Die verstärkte Nachfrage hätte ohne die Gen- und Biotechnologie nicht mehr annähernd befriedigt werden können. Es gab einerseits immer mehr Typ 1 Diabetiker, andererseits jedoch stieg die Anzahl von Typ 2 Diabetikern explosionsartig.

Tatsächlich hat sich die Zahl der Typ 2 Betroffenen in Deutschland von 1960 bis heute mehr als verzehnfacht. Man geht heute davon aus, dass derzeit bereits etwa 8 Millionen Deutsche an einem Diabetes erkrankt sind. Viele ohne es zu wissen!

Prognosen mutmaßen, dass wir bis 2010 auf eine Zahl von 10 Millionen Diabetikern zusteuern werden (Hauner 2007) und langfristig sogar mit 20 Millionen rechnen müssen (Mehnert 2007).

Besonders kritisch: während ein Typ 2 Diabetes früher eher ein Problem der älteren Generation war, und man diese Form der Zuckerkrankheit bis 1980 daher sogar als „Altersdiabetes" bezeichnete, sind jetzt bereits schon Kinder von dieser Erkrankung betroffen.

Es gibt eine Menge Unterschiede zwischen Typ 1 und Typ 2 Diabetes, ja eigentlich sind es zwei völlig verschiedene Krankheiten:

Anders als beim Typ 1 Diabetiker sind die insulinbildenden Betazellen der Bauchspeicheldrüse beim Typ 2 Diabetiker zu Beginn der Erkrankung noch vollkommen funktionsfähig. Dass diese im fortgeschrittenen Stadium der Erkrankung ebenfalls die Arbeit verweigern, liegt daran, dass der Betroffene sie durch eine extrem kohlenhydrathaltige Nahrung mit enormen Mengen an Zucker geradezu bombardiert.

Die Inselzellen der Bauchspeicheldrüse müssen auf Hochtouren arbeiten, um all den Zucker aus Gummibärchen, Schokoriegeln, Karamellbonbons und süßen Likörchen zu verarbeiten. Mit Hilfe riesiger Mengen ausgeschüttetem Insulin gelingt es unserer gequälten Bauchspeicheldrüse so doch noch, den Zucker aus dem Blut heraus in die Körperzellen zu quetschen. Auch permanent hohe Insulinspiegel (Hyperinsulinämie) sind für den Körper alles andere als gesundheitsförderlich (Cordain 2003). Doch weil hohe Blutzuckerkonzentrationen Gift für die Gefäße sind, „weiß" der Körper wie wichtig es ist, den Blutzuckerspiegel auf normalem Niveau zu halten.

Irgendwann reicht jedoch auch die vermehrte Insulinausschüttung nicht mehr aus, um der dauernden Zuckerüberflutung stand zu halten. Die Körperzellen machen „die Schotten dicht" und reagieren einfach nicht mehr auf's Insulin. Sie werden „insulinresistent".

Es kommt zu erhöhten Blutzuckerwerten, zuerst nur nach dem Essen, später dann auch im nüchternen Zustand. Wird die Krankheit zu diesem Zeitpunkt entdeckt, hat der Diabetiker in spé noch eine letzte Chance, das Ruder herumzureißen.

Durch Bewegung und die konsequente Vermeidung von „Kohlenhydratbomben" können die Zellen ihre Insulinempfindlichkeit zurückgewinnen und sich das System allmählich wieder normalisieren. Malträtiert der Betroffene seinen Körper jedoch weiter wie bisher, kapituliert die Bauchspeicheldrüse irgendwann, verschränkt sozusagen die Arme und seufzt resigniert: „Ich kann einfach nicht mehr!". Die Inselzellen stellen die Insulinproduktion ein.

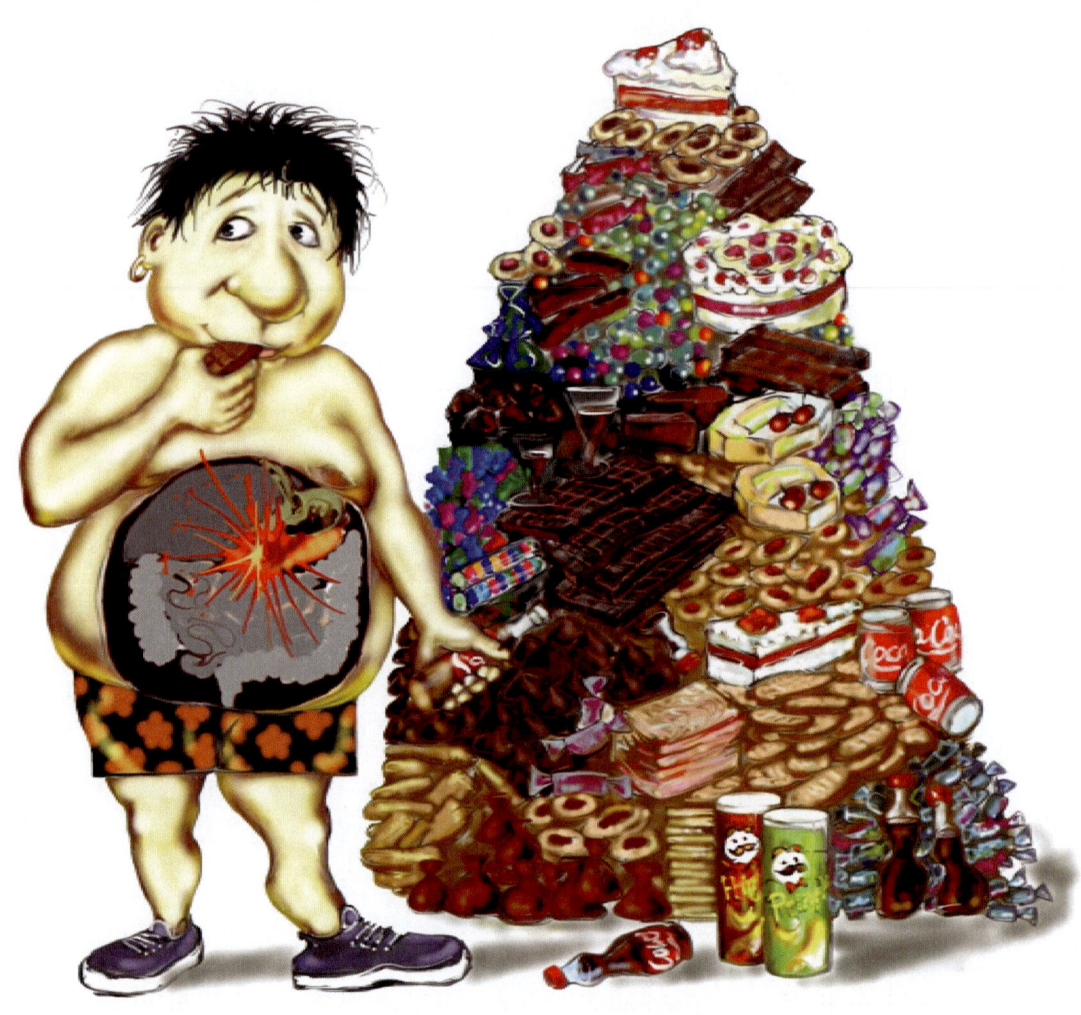

**Kohlenhydrate im Übermaß ist biologische Kriegsführung
gegen die eigene Bauchspeicheldrüse**

Nun ist „Holland in Not", denn ohne Insulin steigen die Blutzuckerwerte schnell in äußerst kritische Bereiche, die zu einem „diabetischen Koma" führen können.
Der Diabetiker kippt um und wacht – wenn überhaupt – erst auf der Intensivstation des Krankenhauses wieder auf.

Seine Zukunft ist ein Schicksal, das er mit derzeit etwa 2 Millionen Leidensgenossen in Deutschland teilt: tägliches mehrmaliges Blutzuckermessen und Insulinspritzen in die Bauchhaut an jedem einzelnen Tag seines restlichen Lebens.

122

Das ist eine traurige Perspektive. Ist der Diabetiker in der Therapie jedoch konsequent und führt fortan ein einsichtsvolles Leben mit vernünftigem Essen und mehr Bewegung, kann er vielleicht wenigstens die Folgeerkrankungen der Zuckerkrankheit möglichst weit hinauszögern.

Frei in den Blutgefäßen kursierender Zucker führt nämlich schon in der Vorphase (Prädiabetes) sowie bei schlecht eingestellten Diabetikern zu zahlreichen irreversiblen Defekten der großen und kleinen Blutgefäße (Makro- und Mikroangiopathie).
Lebenswichtige Organe, z.B. die Nieren, können geschädigt werden (diabetische Nephropathie). Auch die feinen Äderchen in der Netzhaut leiden (diabetische Retinopathie), und es kann zur Erblindung kommen.

Permanent hohe Insulinspiegel und ein Mangel an Energie bringen den gesamten Fettstoffwechsel durcheinander. Der Triglyzeridspiegel erhöht sich, und es kommt zu Leberverfettung (so genannte „nicht alkoholische Fettleber"). Außerdem steigt das Risiko signifikant, an Darmkrebs zu erkranken (Schoen 1999).

Durch Ablagerungen und Verkalkungen in den Gefäßwänden (Arteriosklerose) kommt es zu Durchblutungsstörungen und Gefäßwandversteifungen, die wiederum Auslöser für Herzinfarkt, Schlaganfall und Durchblutungsstörungen sind.

Bei etwa der Hälfte der Diabetiker kommt es zu einer Zerstörung von Nervenfasern (diabetische Neuropathie). Wärme, Schmerzen und Berührungen werden nicht mehr richtig wahrgenommen, Fußverletzungen werden nicht gespürt. Die entstehenden Wunden verheilen bei Zuckerkranken besonders schlecht und sind Eintrittspforten für Bakterien, die wiederum zu kaum beherrschbaren Infektionen führen können. Das Ende vom Lied: die Amputation des Fußes. Was für ein (vermeidbares) Schicksal!

Einigkeit in jeder Hinsicht besteht darin, dass Diabetiker und diabetesgefährdete Personen ihren Lebensstil dahingehend verändern sollten, mehr Bewegung in ihren Alltag einzubauen (Eriksson 1991). Das muss nicht gleich ein kräfteraubendes Megatrainingsprogramm sein, bereits 30 minütiges „flottes Gehen" kann äußerst hilfreich sein (siehe Seite 180). Besonders vorteilhaft für Diabetiker ist eine Kombination aus Ausdauer- und Krafttraining (Scholl 2005).

Einigkeit herrscht ebenfalls darin, dass Diabetiker ihr Gewicht reduzieren sollten.
Es gibt nämlich einen klar erkennbaren Zusammenhang zwischen Übergewicht und Diabetes. Im Gegensatz zu den meist sehr schlanken Typ 1 Diabetikern, sind 90% der Typ 2 Diabetiker eindeutig zu dick. Meist geht dieses Übergewicht mit einem erhöhten Blutdruck und zu hohen Cholesterin- und Triglyzeridwerten einher, ein Phänomen, für das die Medizin den Begriff „Metabolisches Syndrom", „Insulinresistenzsyndrom" oder auch „Syndrom X" geprägt hat (Reaven 2005).
Studien zeigten, dass schon eine Gewichtsabnahme von ca. 10% des Körpergewichtes die Insulinempfindlichkeit der Körperzellen wieder deutlich erhöht, der Blutdruck gesenkt und der Fettstoffwechsel verbessert wird (Goldstein 1992).

Doch wie schafft man das? Was sind die derzeitigen Ernährungsempfehlungen für einen Diabetiker? Ahnen Sie es schon?

Ich zitiere wörtlich aus dem aktuellen Patientenratgeber der Techniker Krankenkasse „Diabetes mellitus Typ 2 – eine Information für Patienten und Angehörige".
Diese folgen den erst 2005 vom Deutschen Diabetes Zentrum Düsseldorf veröffentlichten Leitlinien (Töller 2005):

- 50 Prozent Ihres Speiseplans sollte aus Kohlenhydraten bestehen. Dabei sollten Sie darauf achten, dass diese möglichst „komplex" sind (Kartoffeln, Gemüse, Cerealien)

- Gerade der Körper des Diabetikers braucht Kohlenhydrate, obwohl sich zuviel Glucose im Blut befindet.

- Achten Sie außerdem darauf, weniger Fett zu essen (…)

- „Zuckerkranke dürfen keinen Zucker essen", das ist ein häufiges Missverständnis.

Aha, ein Missverständnis also.
Und mir kam das so logisch vor: Diabetes ist ja schließlich die *Zucker*krankheit, zumindest beim Typ 2 Diabetiker verursacht durch eine so extreme Aufnahme an zuckerhaltigen Kohlenhydratbomben, dass die Bauchspeicheldrüse erschöpft ihre Tätigkeit einstellt. Und selbst beim Typ 1 Diabetiker wäre es doch logisch, die Kohlenhydrataufnahme so gering zu halten wie möglich, damit insgesamt weniger Insulin gespritzt werden muss.

Aber sicher gibt es ja wieder eine ganze Reihe wissenschaftlicher Studien, die die Richtigkeit dieser Ratschläge belegen, nicht wahr?

Schauen wir daher also einmal in die medizinische Fachliteratur:

- In der berühmten „Nurses Health Study", in welche 84.555 Frauen im Alter zwischen 34 und 59 Jahren eingeschlossen wurden, wurde innerhalb der 20 -jährigen Nachbeobachtungszeit bei 4.496 Teilnehmerinnen ein Diabetes mellitus Typ 2 diagnostiziert. Bei näheren Untersuchungen zeigte sich, dass es sich hierbei ausgerechnet um Frauen handelte, die besonders viel „gesunde" Kartoffeln gegessen hatten (Halton 2006).

- Verschiedene Arbeitsgruppen konnten ermitteln, dass es besonders bei einer kohlenhydratbetonten und fettarmen Ernährung zu hohen Blutzuckerspiegeln und -spitzen kommt (Brand-Müller 2002), und die Fettsynthese in der Leber um das Fünf- bis Sechsfache höher ist als bei fettreicher, kohlenhydratarmer Kost (Schwarz 2003).

124

- Eine Reduktion des Verzehrs von Brot, Reis, Kartoffeln und Nudeln führte im Rahmen von Studien bei nicht medikamentös vorbehandelten Typ 2- Diabetikern zu einer Normalisierung der Blutzucker- und Insulinspiegel (Nuttall 2004). Im Rahmen von nur 5 Wochen fiel bei ihnen unter einer eiweiß- und fettreichen Kost mit kohlenhydratarmem Gemüse und Obst der so genannte Langzeitzucker (HbA$_{1c}$). In der Vergleichsgruppe, die auf eine kaloriengleiche (!), jedoch fettreduzierte, kohlenhydratreiche Diät gesetzt wurde, veränderte sich der Langzeitzucker jedoch nicht (Gannon 2004).

- Eine schwedische Arbeitsgruppe erzielte bei Typ 1 Diabetikern, die auf eine kohlenhydratlimitierte Kost mit nur 70 – 90 g Kohlenhydraten gesetzt worden waren, ebenfalls deutliche Verbesserungen des Zuckerstoffwechsels, sowie eine signifikante Reduktion der Triglyzeridwerte (Nielsen 2005, Nielsen 2006)

- Besonders eindrucksvoll waren die Ergebnisse von Patienten mit metabolischem Syndrom oder Typ 2 Diabetes, die auf eine extrem kohlenhydratarme, ketogene Ernährung nach Atkinsprinzipien gesetzt worden waren. Hier konnte bei einem Großteil der Patienten die Diabetesmedikation ganz abgesetzt oder deutlich reduziert werden (Samaha 2003, Vernon 2003, Stern 2004, Boden 2005, Yancy 2005, Daly 2006). Erfahrungen, die Atkins in seiner 40 Jahre dauernden Tätigkeit schon immer gemacht hatte.

Komisch, irgendwie so gar keine eindrucksvollen Beweise für die angeblichen Vorteile einer kohlenhydratbetonten, fettarmen Kostform für Diabetiker oder Patienten mit metabolischem Syndrom, eher das genaue Gegenteil.

Hat denn niemand in Deutschland die Literatur studiert?

Doch, ein paar kluge und mutige Köpfe schon. In der Reha-Klinik Überruh im schönen Allgäu behandeln die dortigen Ärzte die ihnen anvertrauten Patienten schon seit 2002 nach der LOGI-Methode (vgl. Seite 39, 128). Mit überwältigendem Erfolg, wie der Leiter der Klinik, Herr Dr. Heilmeyer berichtet:

Im Rahmen einer Pilotstudie konnte nach durchschnittlich 18 Tagen „LOGI-Kost" bei den Patienten nicht nur eine Gewichtsreduktion von fast 3 kg, sondern auch eine erhebliche Verbesserung der Blutwerte erreicht werden. Die Dosis an Diabetesmedikamenten (Tabletten oder Insulinspritzen) konnte bei Entlassung der Patienten fast immer deutlich reduziert und teilweise sogar ganz abgesetzt werden (Heilmeyer 2006).

Dabei waren die Patienten keiner Kalorienbeschränkung unterworfen, durften also essen, bis sie satt und zufrieden waren (medizinisch „ad libitum").
Da die LOGI-Kost mit stärkearmem Gemüse und Obst, Fleisch und Fisch, Eiern und Milchprodukten den Patienten zudem auch noch bestens schmeckte, blieben alle Patienten „am Ball" und machten auch zuhause mit dieser Kostform weiter.

Ist das nicht eine unglaublich frohe Botschaft? Müssten die Fachgesellschaften nicht jubilieren angesichts solcher Resultate? Und erst die Krankenkassen! Wie viel Geld könnte gespart werden, wenn alle Diabetiker in Deutschland ihre Medikamentendosis verringern oder gar absetzen könnten? Wäre die Publikation solcher Studienergebnisse nicht sogar eine Meldung in der Tagesschau wert?

Doch nein, bei uns mahlen die Mühlen langsam.
Während das weltbekannte Joslin Diabetes Center der renommierten Harvard-Universität ihre Ernährungsempfehlungen bereits im Jahre 2005 in Richtung „low carb" geändert hat, verhalten sich unsere Verantwortlichen noch wie die berühmten drei japanischen Affen: Nichts sehen, nichts hören, nichts sagen. Man beschäftigt sich nicht einmal mit diesen Ergebnissen.

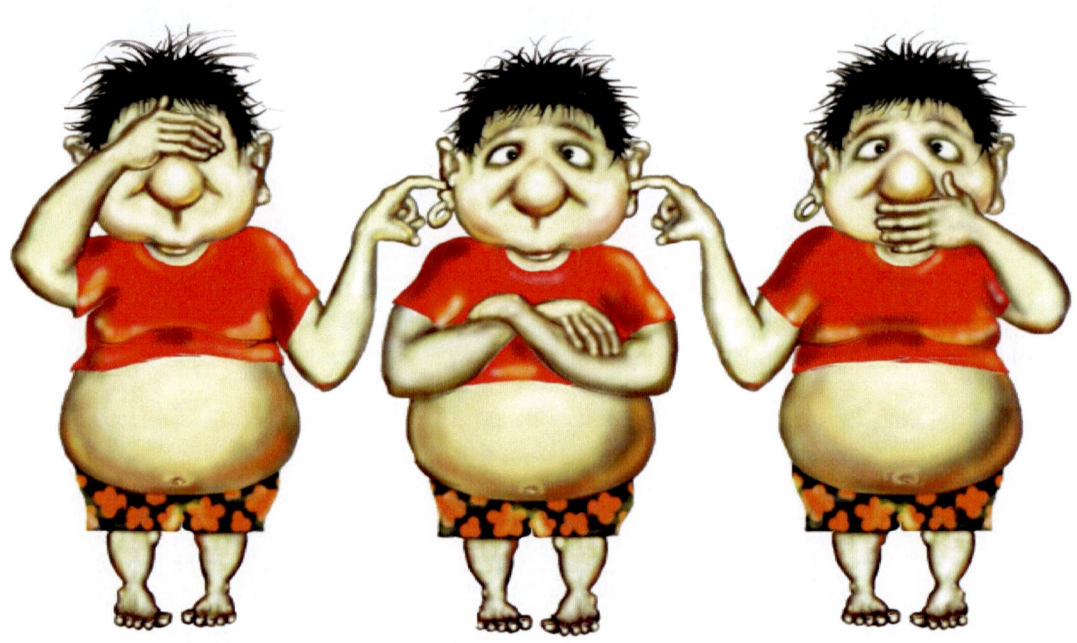

Ernährungsempfehlungen heute – der Wissenschaft verpflichtet?

Weiter heißt es in den neuesten offiziellen Ernährungsempfehlungen der Deutschen Diabetes Gesellschaft: *„Die Kohlenhydratmenge in der Diabeteskost soll 45-60 % der Gesamtenergie betragen. Ohne genügend Kohlenhydrate ist es keinem Menschen möglich, fit und leistungsfähig zu sein. (…) Eine höhere Kohlenhydratzufuhr bietet außerdem den Vorteil einer niedrigeren Fettaufnahme."* (Diabeteszentrum Heidelberg 2007).

Man muss sich wirklich fragen, wie lange wir uns angesichts der Diabetikerlawine, die auf uns zurollt, eine solche Ignoranz noch leisten können.

In Deutschland werden bereits 20 % der Ausgaben der gesetzlichen Krankenversicherungen für die Behandlung des Diabetes und seiner Begleit- und Folgeerkrankungen aufgewendet.
Die Ausgaben für die Behandlung der Zuckerkrankheit und ihrer Konsequenzen beliefen sich 2005 auf rund 25 Milliarden Euro und werden bis 2010 auf schätzungsweise 40 Milliarden Euro steigen (Deutscher Gesundheitsbericht Diabetes, November 2007).

Es wäre daher ein volkswirtschaftlicher Segen für uns alle, wenn Betroffene ihre Kohlenhydrataufnahme soweit beschränken würden, dass sie nur immer genau soviel Insulin spritzen, wie sie für die Verwertung des in ihrer Nahrung aufgenommenen Zuckers benötigen. Dieses Vorgehen war in der frühen Geschichte der Diabetestherapie, und bis zur Wende auch in der ehemaligen DDR vollkommen üblich.
Professor Carl von Noorden, führender Diabetologe aus Wien und Gründer der ersten Klinik für zuckerkranke Patienten in Frankfurt am Main im Jahre 1895 vertrat schon seinerzeit die Ansicht, die Insulindosen stets so gering wie möglich zu halten und die Ernährung mit einer streng zuckerfreien Diät so kohlenhydratarm wie möglich zu halten.

Sein wissenschaftlicher Gegenspieler war der Breslauer Kinderarzt Professor Karl Stolte, welcher die Ansicht vertrat, die Patienten alles - also auch Kuchen, Pralinen und Bonbons - essen zu lassen und einfach entsprechend mehr Insulin zu verabreichen. Damit legte Stolte den Grundstein für die heute übliche „intensivierte Insulintherapie" (Berger 1999).

Leicht zu erraten, welche Form der Diabetestherapie wohl bei den Patienten besser ankam, nicht wahr? In einer Zeit, wo es noch keine künstlichen Süßstoffe gab, die Auswahl an Obst und Gemüse sich je nach Jahreszeit nur auf ganz wenige heimische Sorten beschränkte, Fleisch für den Normalbürger unerschwinglich teuer war und normalerweise einfache Mehlspeisen, Nudelgerichte und Kartoffeln auf dem Speiseplan des Durchschnittsbürgers standen, war es wirklich keine Freude, sich kohlenhydratarm ernähren zu müssen. Aber heute?
Die Auswahl an stärkearmem Obst und Gemüse ist zu jeder Jahreszeit riesengroß. Fleisch und Fisch gibt es in guter Qualität zu niedrigen Preisen. Früher unbekannte Produkte wie Sojamehl und alternative Süßungsmittel ermöglichen uns heute die Verwirklichung köstlicher kohlenhydratarmer Rezepte für Plätzchen und Süßspeisen.

Heutzutage ist es eine kulinarische Bereicherung, sich „low carb" zu ernähren und ein wichtiger Schritt in Richtung Gesundheit, Genuss und Lebensqualität.

> *Den Fortschritt verdanken wir Menschen,*
> *die gefragt haben „warum oder warum nicht"?*
> Robert Lembke (1913-89)

Insulinresistenz – schon wieder grüßt die Steinzeit

Insulinresistenz, also das verminderte Ansprechen der Körperzellen auf das Hormon Insulin, stellt bei Typ 2 Diabetikern heute ein großes Problem dar. Doch war eine Insulinresistenz für einen Menschen eigentlich immer etwas Negatives? Mitnichten!

In der Steinzeit, in der den Menschen durch ihre Ernährung nur sehr wenige Kohlenhydrate zur Verfügung standen, war Insulinresistenz eine ganz tolle Sache und sicherte dem Träger dieser Erbanlage das Überleben.

In Zeiten extremer Kohlenhydratarmut ignorierten Muskel- und Leberzellen nämlich schlichtweg das Insulinkommando und reservierten das bisschen verfügbaren Zucker für die übergeordnete Kommandozentrale: das Gehirn.
Dieses musste schließlich darüber nachdenken, wie man den nächsten Hirsch erlegte und wie man das Teil anschließend in die heimische Höhle kriegte. Die Gehirnzellen wurden deshalb bevorzugt mit dem verfügbaren Zucker beliefert.

Heute dagegen, in der Ära der Kohlenhydratüberflutung und Stubenhockerei, sind die Träger eines Insulinresistenz-Gens nicht im Vorteil. Der Mechanismus ein überflüssiges Auslaufmodell, allenfalls noch tauglich fürs Archäologiemuseum.

Große Lust mit wenig Last – die LOGI Ernährungspyramide

Wie schon am Anfang dieses Buches erläutert, dient die 14-tägige (ketogene) Einleitungsphase dazu, dass Sie sich von einem Leben mit schlechten Kohlenhydraten wie in einer Art „Entziehungskur" verabschieden.

Nach dem gewünschten Gewichtsverlust werden allmählich wieder mehr ausgesuchte Kohlenhydrate, z. B. in Form von stärkearmem Obst und Gemüse aufgenommen, um das Gewicht zu halten oder in sehr moderatem Tempo noch weiter abzunehmen.
Diese lebenslange Ernährung ist dann in völligem Einklang der so genannten LOGI-Methode, welche an der Medizinischen Fakultät der Harvard Universität (Boston, USA) entwickelt wurde. Die LOGI-Methode wurde von dem anerkannten Ernährungswissenschaftler Dr. Nikolai Worm in Deutschland bekannt gemacht.

LOGI steht für "**Lo**w **G**lycemic and **I**nsulinemic", was übersetzt soviel heißt wie "niedriger Blutzucker- und Insulinspiegel". Das Ziel ist hier nämlich, seine Nahrungsauswahl so zu gestalten, dass starke Blutzuckerschwankungen vermieden werden und auch der Insulinspiegel im Blut relativ stabil bleibt.

Eine „Ernährungspyramide" veranschaulicht auf einfache Weise, wie Ihre lebenslange Speisekarte optimalerweise aussehen sollte.

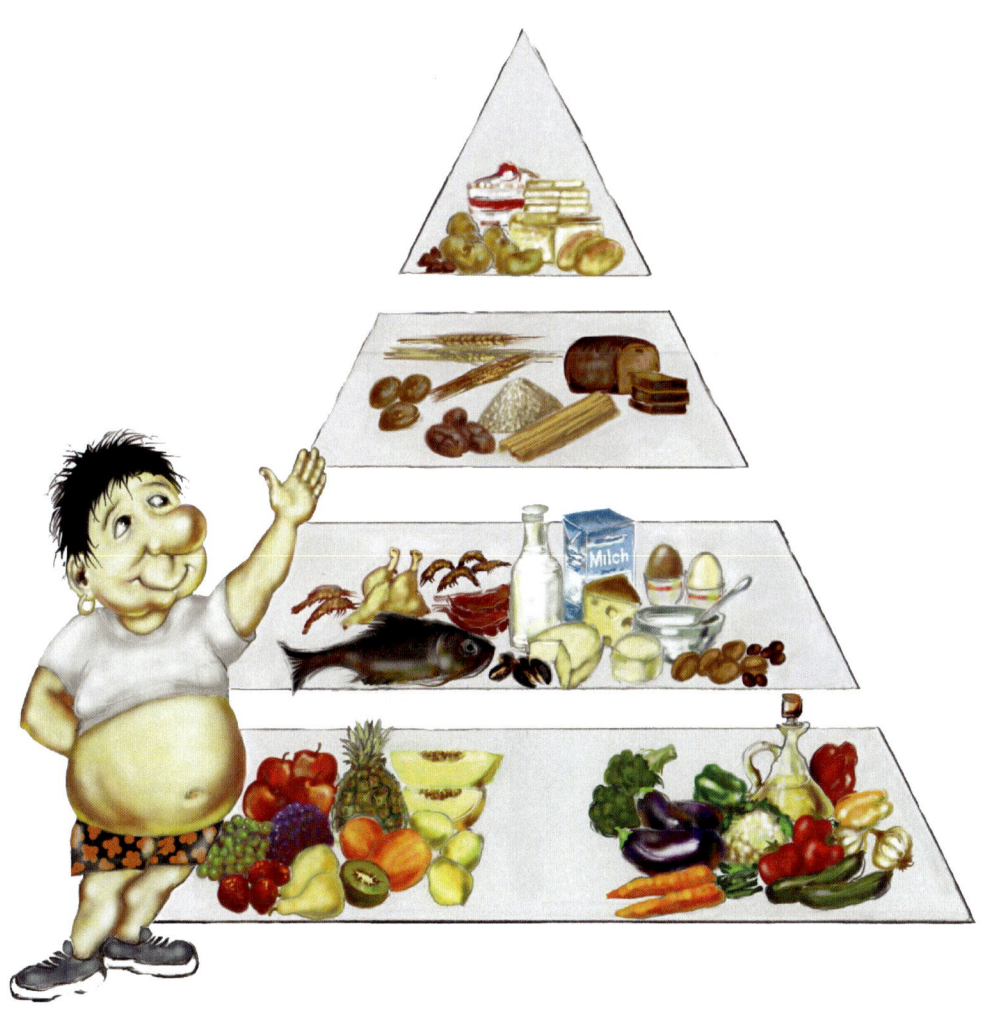

Die LOGI-Pyramide – lebenslang lecker

Salate, stärkearmen Gemüse und Obst bilden in der Erhaltungsphase das Fundament Ihrer täglichen Ernährung. Diese Nahrungsmittel haben eine so genannte niedrige glykämische Last (GL), also nur einen geringen Einfluss auf Ihren Blutzuckerspiegel. Auf drei Portionen Gemüse und zwei Portionen Obst sollte man es schon bringen, empfiehlt Dr. Nikolai Worm. Sehr süße Früchte sollten stets nur in kleinen Portionen genossen werden, da der Fruchtzucker den Blutzuckerspiegel nach oben schnellen lässt.

In der nächsten Pyramidenstufe stehen Fleisch, Fisch, Eier, Käse, Nüsse und stärkehaltigere Gemüsesorten wie z.B. Bohnen. Auch unvergorene Milchprodukte finden sich hier, weil auch der Milchzucker den Blutzucker etwas anheben kann.

Die Kombination der Lebensmittel aus Stufe 1 und 2 garantiert Ihnen ein schmackhaftes Menü, nach dem Sie rundum satt sind.

Auf der vorletzten Stufe sind Lebensmittel wie Nudeln, Reis, Schwarzbrot und Getreide zu finden. Hier gilt: lebenslang nur wenig davon. Betrachten Sie es einfach wie eine Nascherei bzw. als „Beilage" im wahrsten Sinne des Wortes.

Ganz oben an der Spitze stehen die Nahrungsmittel, die Sie wirklich nur in Ausnahmesituationen essen sollten: Torte, Pralinen, Weißbrot, Plätzchen, Schokolade mit niedrigem Kakaoanteil, aber auch die sehr stärkehaltige Kartoffel.

Naschen ist erlaubt, wenn Sie sich dabei an die kohlenhydratarmen Rezepte dieses Buches halten.

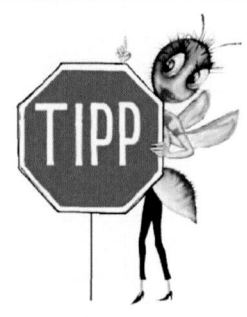

Wollen Sie noch mehr über die LOGI-Ernährung wissen, so empfehle ich Ihnen die verschiedenen Bücher von Nikolai Worm (siehe Literaturliste) und einen Besuch auf seiner website unter www.logi-methode.de

Dort kann man sich außerdem mit anderen Menschen, die alle „low-carb" leben, austauschen. Sehr witzig, informativ und motivierend!

Eine ganze Menge weiterer sehr nützlicher Informationen zu den einzelnen Nahrungsmitteln gibt es im zweiten Teil dieses Buches. Betrachten Sie es als eine kleine Warenkunde für den „low carber".

Nahrungsergänzungsmittel – hui oder pfui?

An der Frage, ob es notwendig sei, zusätzlich zu einer „normalen" Ernährung Nahrungsergänzungsmittel zu sich zu nehmen oder nicht, scheiden sich einmal mehr die Geister, und die Auseinandersetzung darüber nimmt wieder einmal die Form eines Glaubenskrieges an.

Der Handel mit Nahrungsergänzungsmitteln ist ein Riesenmarkt. Fast eine halbe Milliarde Euro zahlt allein der deutsche Konsument freiwillig für Pillen, Pülverchen und Brausetabletten. Die Hersteller genießen einen zweifelhaften Ruf, obwohl sie ja wieder einmal nur die Bedürfnisse großer Teile der Bevölkerung befriedigen.

Nur allzu gern wirft sich ein Otto Normalverbraucher Pillen ein, die die Sünden seines sonst ungesunden Lebensstils wettmachen sollen. Doch solche Wunderpillen gibt es nicht! Man kann nicht rauchend vor dem Fernseher hocken und Fastfood konsumieren und dann „zum Ausgleich" eine Pille schlucken.

Doch bei der pauschalen Ablehnung von Nahrungsergänzungsmitteln wird gerne alles in einen Topf geworfen, was auf dem Markt angeboten wird und umfasst sowohl Vitaminpillen, als auch Mineralstoffe und Spurenelemente, isolierte sekundäre Pflanzenstoffe als auch Aminosäure- und Proteinpulver.

Beleuchten wir dies auf den nächsten Seiten daher einmal genauer.

Zweckmäßig wäre zunächst eines: eine Bestandsaufnahme Ihrer momentanen Versorgung mit „Vitalstoffen". Nein, ich meine nicht das, was Sie oben einwerfen, sondern das, was bei Ihnen ankommt.

Man kann z.B. durch eine Blutuntersuchung und auch durch eine Analyse der Haare feststellen, ob Sie mit Vitaminen, Mineralstoffen und Spurenelementen suboptimal versorgt sind, um dann entweder gezielt einen Mangel auszugleichen oder festzustellen, womit Sie ggf. überversorgt sind.
Sprechen Sie zunächst einmal Ihren Hausarzt bei Ihrem Routinecheck vor Beginn mit dem „Bienären System" darauf an. Vielleicht freut er oder sie sich darüber, Ihnen behilflich sein zu können und eine „individuelle Gesundheitsleistung" (heute kurz IGEL) anbieten zu können.
Guckt er Sie allerdings staunend und mit großen Augen an und fragt Sie gar: „Wozu soll datt denn gut sein? Wenn´se genuch Obst essen, ham ´se allet wat se brauchen!" sollten Sie sich einmal im Internet umgucken.

Ohne einen Anspruch auf Vollständigkeit zu erheben, empfehle ich einen Blick auf folgende websites:

---

www.Bodymed.de
und dann auf den Reiter „Centersuche"
Sie finden hier etwa 500 Arztpraxen in ganz Deutschland, die ihren Patienten durch Ernährung nach der LOGI-Methode beim Abspecken helfen und für die ein Abklopfen Ihrer momentanen Versorgung mit Vitalstoffen zur Selbstverständlichkeit gehört.

www.praxis-dr-scholl.de
Praxis für Präventivmedizin in Rüdesheim mit „Zweigstellen" in Frankfurt am Main, München und Karlsruhe

www.F-O-M.de
und dann auf den Reiter „Therapeuten"
Hierbei handelt es sich um das „Forum Orthomolekulare Medizin in Prävention und Therapie e.V.", über das Sie ärztliche und nicht ärztliche Therapeuten (Heilpraktiker und Ernährungsberater) finden, die sich zum Thema Vitalstoffversorgung weitergebildet haben.

Oder Sie wenden sich gleich direkt an ein Speziallabor und lassen sich von dort die entsprechenden Unterlagen zusenden: www.ganzimmun.de

---

Was definitiv nicht empfehlenswert ist, ist das unkritische Einwerfen irgendwelcher isolierter Inhaltsstoffe, weil diese vermeintlich „gesund" seien oder gar schlimme Krankheiten verhindern oder gar heilen könnten.

Nehmen wir z.B. die sekundären Pflanzenstoffe, die sich in Laborexperimenten als effektive Antioxidantien und Radikalfänger, erwiesen haben. Viele engagierte Naturstoffchemiker haben Hunderte verschiedener sekundärer Pflanzenstoffe in Obst und Gemüse identifiziert und mit forscherischer Neugier ermittelt, welche Moleküle denn dort zu finden sind. Dank dieser Wissenschaftler kennt man heute das Lycopin (oder Lycopen) aus der Tomate, das Resveratrol im Wein, die Catechine im grünen Tee, die Isoflavone im Soja oder die Sulforaphane im Brokkoli.

Natürlich war mit diesen chemischen Analysen auch die Hoffnung verbunden, durch die Isolation bestimmter Wirkstoffe Moleküle zu finden, die man hoch konzentriert als Einzelsubstanz wie ein Medikament einsetzen könne.
All diese Forschungen laufen auch noch, und es bleibt wünschenswert auf diese Weise vielleicht neue und interessante Substanzen im Kampf gegen bestimmte Krankheiten zu entwickeln. Es gut, richtig und wünschenswert, dass an diesen Fragestellungen weiter geforscht wird.

Zum jetzigen Zeitpunkt aber schon daraus zu schließen statt des Tomatensaftes eine Lycopintablette einzuwerfen, statt des Glases Rotwein ein Resveratrol-Pillchen zu schlucken, statt des Tässchens Grüntee eine Catechintablette zu nehmen, statt der ganzen Sojabohne eine Isoflavon-Kapsel zu essen und statt des Brokkolis mit Käsesauce eine Sulforaphan-Pille zu nehmen, ist schon ein wenig voreilig, nicht wahr?

Schließlich sind in den ursprünglichen Produkten tausende verschiedene phytochemische Substanzen enthalten, die sich ganz sicher auch gegenseitig beeinflussen. Isolierte Moleküle, die dann auch noch hoch dosiert eingenommen werden, können dem Körper durchaus schaden. Die Isoflavone aus Soja und Rotklee, die als so genannte Phytoöstrogene beispielsweise gegen Wechseljahresbeschwerden eingenommen werden, können isoliert eingenommen z.B. die Funktion der Schilddrüse beeinträchtigen.

Mineralstoffe und Spurenelemente

Doch wie schaut es denn mit unserer Versorgung an Mineralstoffen und Spurenelementen aus?

Mineralstoffe sind lebensnotwendige, anorganische Verbindungen, welche der Organismus nicht selbst herstellen kann und mit der Nahrung zugeführt werden müssen. Im Gegensatz zu Vitaminen werden sie durch Hitze oder Sauerstoff nicht zerstört. Lange Kocherei allerdings laugt sie aus den Nahrungsmitteln aus, sie lösen sich dann im Wasser und werden dann mit dem Kochwasser weggeschüttet. Dies ist einer der Gründe, warum ich Ihnen z.B. empfehle, Spargel nicht in Wasser zu kochen, sondern in einer flachen Schüssel zu garen.

132

Vorsichtiges Dämpfen ist für Gemüse noch immer die beste Zubereitungsart, auch die Benutzung eines Schnellkochtopfes ist zu empfehlen.

Von einigen Mineralstoffen brauchen wir mehr (so genannte „Mengenelemente"), von anderen reichen winzige Mengen, daher der Begriff „Spurenelement".
Mineralstoffe sind meist keine Solisten, sondern Teamplayer. Schauen wir uns einige dieser kleinen Helfer im Folgenden einmal etwas genauer an:

Natrium (Na)

Davon kriegt „Otto Normalverbraucher" eher zuviel als zuwenig, denn Na ist Bestandteil des Kochsalzes (NaCl), das in fast allen Fertiggerichten, Wurstwaren, aber erst recht in Chips und Fast Food überreichlich vorhanden ist. Fertiggerichte und Snacks gibt es im „Bi(e)nären System" nicht. Bekommen Sie jetzt einen Natriummangel? Sicher nicht!

Wenn Sie, wie empfohlen, bei Ihrer Ernährung nach dem „Bi(e)nären System" täglich reichlich Mineralwasser zu sich nehmen und Ihre Speisen mit Meersalz verfeinern, sind Sie ausreichend versorgt.

Problematisch kann es nur werden, wenn Sie einmal „Montezumas Rache" heimsucht, sprich, wenn Sie sehr starken Durchfall haben oder sich sehr stark erbrechen. In einem solchen Falle erteile ich Ihnen hiermit die Absolution, zum Ausgleich Ihres Mineralstoffhaushaltes ein paar (kohlenhydrathaltige!) Salzstangen zu knabbern.
Aber bitte lassen Sie die Coca-Cola weg, die in solchen Fällen immer als „altes Hausmittel" empfohlen wird. Trinken Sie lieber ein paar Tassen schwarzen Tee, um Ihr Flüssigkeitsdefizit auszugleichen. Außerdem beruhigen die im Tee enthaltenen Gerbstoffe den Magen und haben eine antibakterielle und leicht schmerzlindernde Wirkung. Idealerweise sollte der Schwarztee zu therapeutischen Zwecken länger als drei Minuten ziehen, damit sich möglichst viele Gerbstoffe aus den Teeblättern lösen können (Braunmiller 2007).

Kalium (K)

ist der Sparringspartner des Natriums. Diese zwei Spurenelemente sind als „Natrium-Kalium-Pumpe" für die Regulation des Wasserhaushaltes, den Transport von Nährstoffen und die Aufrechterhaltung des Säure/Basengleichgewichtes unseres Körpers verantwortlich. Außerdem ist Kalium für die Proteinsynthese und die Ausschüttung von Hormonen notwendig.

Der tägliche Kaliumbedarf des Menschen liegt bei 2-4 g (ein großer und kräftiger Mann braucht eben mehr als ein zierliches Frauenzimmer).

Ob Sie eventuell Kalium von Außen zuführen müssen, ist davon abhängig, ob Sie sehr viel schwitzen. Durch übermäßiges Ausschwitzen von Kalium kann es nämlich zu Herz-Rhythmus-Störungen bis hin zu Lähmungen kommen.

Treiben Sie also extrem viel (schweißtreibenden!) Sport oder arbeiten am Hochofen, in einer Sauna oder in einer 40°C warmen Großküche, haben Sie vielleicht zu wenig Kalium im Blut. Gehören Sie zu einer dieser „Risikogruppen", pocht Ihnen (ohne dass Sie frisch verliebt sind) manchmal das Herz bis zum Hals oder haben Sie das Gefühl, dass es „stolpert", sollten Sie beim Arzt einmal Ihren Kaliumspiegel bestimmen lassen. Das ist für Ihren Hausarzt eine absolute Routinemessung!

Kaliumreiche Lebensmittel sind beispielsweise Nüsse, Pilze, Käse, Spinat, Fenchel, Avocados, Brokkoli oder Kohlrabi, alles Nahrungsmittel, die Sie im „Bi(e)nären System" nach Lust und Laune verzehren dürfen. Sie werden also normalerweise gut versorgt.

Magnesium (Mg)

ist ein Bestandteil unserer Knochen und Zähne. Ein gesunder 70 kg schwerer Mensch enthält etwa 24 g Magnesium (1 Mol), das in den Körperflüssigkeiten in unterschiedlichen Konzentrationen verteilt ist (Golf 2006).
Magnesium ist an der Speicherung und Freisetzung von Hormonen beteiligt, hat Einfluss auf die Blutgerinnung und mischt bei der Erregungsübertragung an Herz und Nerven mit. Bei Magnesiummangel können Herzrhythmusstörungen auftreten und das Risiko für Thrombosen (Blutgerinnsel) steigen (Klevay 2002, Rushkin 2002).
Bei Menschen mit einem zu geringen Magnesiumspiegel stehen die Blutgefäße unter einer dauernden Spannung, die Folge: hoher Blutdruck (Rude 1989). Bringt man die Spiegel wieder auf Normalniveau, normalisiert sich auch der Blutdruck wieder.

Viel Magnesium finden wir in Sonnenblumenkernen, Leber, Nüssen, Geflügel, Beerenobst, aber vor allem in grünem Blattgemüse, weil Magnesium das Zentralatom des Blattgrüns (Chlorophyll) ist. Werden Pflanzen nicht ausreichend mit Magnesium versorgt, ist ihre Chlorophyllsynthese unzureichend und die Blümchen verwelken.

Ebenso ergeht es auch uns Menschen. Kennen Sie Zeitgenossen, die ewig griesgrämig durchs Leben gehen? Mitbürger, die ihre Umwelt tyrannisieren mit dauernder Nörgelei und Gezänk, chronisch schlechter Laune und ständiger Gereiztheit? Menschen, für die ein Glas immer halb leer, aber nie halb voll ist, und die bei jeder Gelegenheit aus der Haut fahren, wie das gute alte „HB-Männchen"?

All diese bedauernswerten Menschen haben wahrscheinlich einen Magnesiummangel. Sie würden sich und ihrer Umwelt das Leben leichter machen, wenn Sie täglich 300 mg reines Magnesium zusätzlich zu ihrer Ernährung zu sich nähmen.

Spitzbart bezeichnet Magnesium treffend als das „*Salz der inneren Ruhe*" und weist ebenfalls darauf hin, dass es ein Schlüssel dazu sei, „*Glückshormone in Körper und Geist tanzen zu lassen, die Nerven zu stärken und die Zellen optimal mit Sauerstoff zu versorgen*" (Spitzbart 2005).

Auch nächtliche Wadenkrämpfe, Migräne, chronische Verstopfung, prämenstruelles Syndrom (PMS) oder Ohrensausen sind typische Symptome eines Magnesiummangels. Leider verschreiben die meisten Ärzte aber heutzutage eher einen Tranquilizer oder ein Antidepressivum als bei ihren Patienten einmal den Magnesiumspiegel zu kontrollieren. Bitten Sie ihn daher darum genau das einmal zu tun.

Der Tagesbedarf von Magnesium liegt bei 300-600 mg. Es wird im Dünndarm resorbiert. Schwangere, Raucher, Menschen in sehr stressigen und körperlich anstrengenden Berufen (Fluglotsen, Mütter, Manager, Lehrer, Chirurgen, Bauarbeiter etc.) und Diabetiker haben einen noch höheren Bedarf. Auch durch die Einnahme bestimmter Medikamente (z.B. Entwässerungstabletten, Antibiotika oder Allergiemitteln) kann der Bedarf erhöht sein. Überdosierungserscheinungen wie Muskelschwäche oder massiver Blutdruckabfall treten erst bei Einnahmemengen von mehr als 2500 mg pro Tag auf (Golf 2006).

Selbst, wenn Sie bei einer Ernährung nach dem „Bi(e)nären System" viel magnesiumreiche Nüsse und grünen Salat konsumieren, bleiben Sie eigentlich immer unter Ihrem Sollwert. Daher gehört die Einnahme eines Magnesiumpräparates zum Pflichtprogramm der „gesunden Ernährung".

Magnesiumsulfat wird als „Bittersalz" in der Medizin auch als Abführmittel eingesetzt. „Beschleunigter Stuhlgang" ist daher eine typische Nebenwirkung einer höheren Magnesiumaufnahme. Da die meisten Menschen aber eher zu Verstopfung neigen, habe ich diesbezüglich noch niemals Beschwerden gehört. Ich gebe Ihnen hiermit nur den ausdrücklichen Rat, nicht unbedingt vor Antritt einer längeren Auto-, Bahn oder Flugreise mit ihrer allerersten Magnesiumzufuhr anzufangen. Schauen Sie erst einmal wie Ihr Körper auf das zusätzliche Magnesium reagiert. Da häufig auch der Blutdruck durch Magnesium gesenkt wird, ist außerdem eine regelmäßige Selbstkontrolle zu empfehlen.

Magnesium kommt in der Natur wegen seiner Reaktionsfreudigkeit nicht in elementarer Form vor. Es tritt immer als Salz, z.B. als Magnesiumcarbonat, Magnesiumsilikat, Magnesiumchlorid, Magnesiumsulfat, Magnesiumcitrat, Magnesiumtaurat, Magnesiumgluconat, Magnesiumorotat oder Magnesiumaspartat, also „gebunden" in Erscheinung. Aus diesen Verbindungen muss Mg erst einmal herausgelöst werden.
Je nach Art der Verbindung klappt dies manchmal sehr gut und manchmal etwas schlechter. Der Pharmakologe bezeichnet dies als unterschiedliche Bioverfügbarkeit. Aus diesem Phänomen abgeleitet wurde dann die Empfehlung, nur die Salze zu sich zu nehmen, aus denen sich das Mg besonders leicht löst, z.B. Magnesiumcitrat oder Magnesiumorotat.
Neuere Untersuchungen zeigen jedoch eindeutig, dass *„Magnesium aus Verbindung mit unterschiedlichen Anionen hinsichtlich der Aufnahme im Dünndarm pharmakologisch äquivalent und hinsichtlich der Wirkung im Stoffwechsel bioäquivalent sind"* (Golf 2006) – soll heißen, eigentlich ist es egal was man nimmt, alles funktioniert. Allerdings sind einige Magnesiumpräparate nicht so gut verträglich und verursachen Magen- und Darmgrummeln. Außerdem enthalten manche preiswerten Brausetabletten oder Granulate von Discounter nur sehr wenig Magnesium, aber dafür große Mengen an Zucker. Studieren Sie also sorgfältig das Etikett.

<u>Ich empfehle Ihnen die tägliche Einnahme von:</u>

Magnesium Verla® N Dragees

Diese magensaftresistenten Tabletten sind der Marktführer im Bereich der Mg-Präparate und daher in jeder Apotheke zu bekommen. Da ein Dragee 40 mg Mg^{2+} enthält, sollten Sie in der Einleitungsphase möglichst 3 mal 3 Tabletten pro Tag schlucken, um auf 360 mg Wirkstoff zu kommen. In der Erhaltungsphase kann die Dosierung reduziert werden. Erfreulicherweise wirkt Magnesium Verla® aufgrund einer speziellen Verkapselung kaum abführend.

200 Magnesium Verla® N Dragees kosten ca. 13,55 €. Internetapotheken bieten Nahrungsergänzungsmittel oft deutlich preiswerter an. Achten Sie aber hier auf seriöse Anbieter. Billigprodukte aus dem Ausland sind manchmal Fälschungen.

Magnesium wird zwar aktiv über die Niere rückresorbiert, aber auch ein erheblicher Teil über den Urin ausgeschieden. Nehmen Sie daher Ihre Magnesiumration nie auf einmal, sondern stets gleichmäßig über den Tag verteilt. Verschiedene Studien kommen zu dem Ergebnis, dass bei einer Einnahme von 120 mg ca. 35 % resorbiert werden, jedoch bei Einnahme einer kompletten Tagesdosis von 360 mg nur noch ca. 18 % (Fine 1991).

Zum Auffüllen der Magnesiumspeicher sollte bereits mindestens eine Woche *vor* dem Start mit dem „Bi(e)nären System" begonnen werden. In der Einleitungsphase, also der Phase Ihrer benignen Diätketose sollten Sie mindestens 300 mg Mg pro Tag zu sich nehmen. In der Erhaltungsphase können Sie die Dosis reduzieren, falls Sie zu keiner oben genannten Risikogruppe gehören und viel grünes Gemüse essen.

Sollten Sie eventuell auch ein Eisenpräparat einnehmen, sollten Sie dies um 4 Stunden versetzt mit dem Mg-Präparat tun, da sich die beiden Mineralstoffe bei ihrer Aufnahme gegenseitig behindern.

Sportler kennen schon seit langem die segensreiche Wirkung einer zusätzlichen Magnesiumeinnahme. Ist der Körper optimal mit Mg versorgt, kann er seine physische Leistung um satte 6-16% steigern (Golf 2006). Das ist „Blutdoping" der ganz legalen Art!

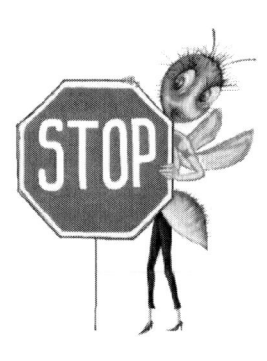

• Die Aufnahme von Magnesium wird durch die gleichzeitige Einnahme eines Calziumpräparates gehemmt. Falls Sie also zusätzlich ein Calziumpräparat einnehmen, trennen Sie deren Einnahme zeitlich.

• Alkohol spült Magnesium aus, u.a. eine Ursache für den berühmt-berüchtigten „Kater" am morgen danach. Wenn Sie tatsächlich einmal einen „über den Durst" getrunken haben sollten, werfen Sie sich unbedingt eine „Extraportion" Magnesium ein.

• Bei Nierenproblemen sollten Sie vor einer Magnesiumeinnahme unbedingt Ihren Nephrologen (Nierenspezialist) befragen.

Calcium (Ca, auch Kalzium)

ist mit einer Menge von 1–1,2 kg (!) der mengenmäßig am stärksten vertretene Mineralstoff im menschlichen Organismus – der Begriff „Spurenelement" ist hier eher irreführend. Der Großteil davon befindet sich in unseren Knochen und Zähnen.

Kommt es zu einem Ca-Mangel im Körper, wird es aus den Knochen herausgelöst und der Knochen „entkalkt". Diese als Osteoporose bezeichnete Erkrankung kommt vor allem bei älteren Menschen vor, die auch häufig Probleme damit haben, genügend Calcium aus der Nahrung zu resorbieren.

Dass tierisches Eiweiß für die Entmineralisierung von Knochen verantwortlich sei, wird von der „Ja aber-Fraktion" immer wieder behauptet, ist aber wissenschaftlich nicht haltbar. Calcium ist auch an der Blutgerinnung, an der Erregung von Muskeln und Nerven sowie an der Aktivierung einiger Enzyme und Hormone beteiligt.

Die empfohlene Tageszufuhr für einen Erwachsenen liegt bei 800 - 1200 mg.
Dieser Bedarf kann durch Milch, Käse, Nüsse und Gemüse zum Großteil gedeckt werden. Voraussetzung für die Calciumaufnahme, ist jedoch eine ausreichende Versorgung mit dem fettlöslichen Vitamin D3.

Durch die gleichzeitige Zufuhr von Oxalsäure, Phytinsäure und Ballaststoffen wird die Calciumaufnahme verringert. Wieder ausgeschieden wird Calcium über den Harn und über den Stuhl, wobei unter anderem eine hohe Zufuhr koffeinhaltiger und/oder phosphathaltiger Getränke (Kaffee, Tee, Coca-Cola - auch Cola-light!) oder Alkohol die Calciumausscheidung erhöhen.

Risikogruppen für eine unzureichende Calciumzufuhr sind junge Frauen, Schwangere, Stillende und Senioren. Sie essen entweder zu wenig (junge Frauen), haben einen erhöhten Bedarf (Schwangere, Stillende) oder haben Probleme genügend Calzium aus der Nahrung aufzunehmen (Senioren).

Bekommt man bei der Ernährung nach dem „Bi(e)nären System" denn genug Calzium? Die Antwort lautet „Ja", wenn Sie sich daran halten, genug – also bis zu Ihrer Sättigung - zu essen und zu trinken.
Ein durchschnittliches gutes Mineralwasser bringt nämlich schon eine ganze Menge Calzium „an Bord", außerdem essen Sie Käse (60 g Gouda liefern Ihnen z.B. schon 500 mg Calzium – das ist die Hälfte des Tagesbedarfes), Nüsse und grünes Blattgemüse.

Chrom (Cr)

kennen die meisten Menschen zwar von ihrer verchromten Leichtmetallfelge, nicht aber als wichtiges Spurenelement.

Eine ausreichende Aufnahme von Chrom ist für unseren Körper von extrem wichtiger Bedeutung. Chrom spielt eine zentrale Rolle im Kohlenhydrat- und Fettstoffwechsel des Menschen. Die empfohlene tägliche Aufnahmemenge liegt zwischen 50 und 200 Mikrogramm (1 µg = 1/1000 g). Das klingt zwar nach nichts, dennoch nimmt mancher Kohlenhydratesser nicht einmal diese winzigen Mengen auf.

Chrom und das Hormon Insulin sind im Körper ein absolutes Dream-Team.
Da Chrom die Insulinempfindlichkeit der Zellen erhöht und den Blutzuckerspiegel senkt (Ducros 1992), hat sich eine zusätzliche Chromgabe bei Diabetikern bewährt. Von einer zusätzlichen Chromgabe profitiert bei ihnen auch der Fettstoffwechsel (Anderson 1997).

Wie sieht es mit der Chromversorgung bei der Ernährung nach dem „Bi(e)nären System" aus? Chrom steckt in Fleisch, Käse, Nüssen, grünem Blattgemüse und Pilzen, also Speisen, deren Verzehr von mir ausdrücklich empfohlen wird.

Atkins stellte fest, dass Menschen, die mit einer ketogenen Ernährung nicht abnehmen, häufig einen Chrommangel haben und gab diesen Patienten ein entsprechendes Nahrungsergänzungsmittel. Chrom sollte als Chrompicolinat verabreicht werden.
Im Internet wird teilweise davor gewarnt dieses einzunehmen, da es angeblich mutagen, also krebsauslösend, sei. Diese Warnung ist von einer Studie abgeleitet, die die Wirkung extrem hoher Mengen Chroms auf Hamsterzellen untersuchte (Stearns 2202). Für diese Arbeit hat sicher wieder einmal ein Naturwissenschaftler einen Doktortitel bekommen, auf die Realität übertragbar sind solche Studienergebnisse jedoch sicher nicht.

Chrommangel wirkt sich bei Kindern besonders dramatisch aus. Haben Sie einen stets konzentrierten „Zappel-Philip" daheim? Gerne wird hier die Diagnose ADS (Aufmerksamkeits-Defizit-Syndrom) gestellt. Bestehen Sie darauf, dass bei Ihrem Kind einmal der Chromspiegel im Blut bestimmt wird, bevor es mit Psychopharmaka behandelt wird.

Zink (Zn)

Kennen Sie Zinksalbe? Ein alter Trick von Oma gegen rissige, raue und spröde Haut. Auch die berühmte „Penatencreme" gegen Baby´s wunden Po enthält Zink. Kein Wunder, denn das Element Zink spielt eine elementare Rolle bei der Wundheilung und der Erneuerung unserer Hautzellen. Doch nicht nur das! Zink erfüllt im Körper viele verschiedene Funktionen. Es ist unglaublich wichtig für ein funktionierendes Immunsystem. Sollten Sie häufig erkältet sein, Wunden schlecht verheilen oder brüchige, glanzlose Haare und Nägel haben, so sollten Sie daran denken, mehr Zink zu sich zu nehmen. Aber wie? Welche Nahrungsmittel enthalten denn besonders viel Zink? Die mit Abstand beste Zinkquelle sind Austern. Doch wer isst die schon regelmäßig? Hat sich also erledigt. Gute Zinkquellen sind aber auch: Fleisch, Pilze, Nüsse und Samen, also Nahrungsmittel, die ihren ganz festen Platz im „Bi(e)nären System" haben.

Da unser Körper keine Speichermöglichkeit für Zink hat, muss es regelmäßig von außen zugeführt werden. Die empfohlene Tagesmenge für Zink liegt laut WHO für Erwachsene Frauen und Männer bei etwa 15 mg/d. Doch das ist wie immer ein Durchschnittswert.

Eine 2005 auf einer Konferenz der amerikanischen Gesellschaft für Ernährungswissenschaften in San Diego vorgestellte Studie deutet darauf hin, dass Kinder, die täglich ausreichend Zink erhalten (20 mg), eine deutliche Verbesserung der geistigen Leistungsfähigkeit erfahren. Zinkmangel ist nicht selten, insbesondere bei Jugendlichen, die für ihr Wachstum besonders viel Zink benötigen, es aber aufgrund schlechter Ernährungsgewohnheiten nicht erhalten. Kinder mit Zinkmangel bleiben klein im Körperwuchs (Spitzbart 2001).

Auch Typ-2 Diabetiker haben oft nur wenig Zink im Blut. Nicht verwunderlich, denn gerade Zink hat eine wichtige Aufgabe im Zuckerstoffwechsel. Es unterstützt die Bauchspeicheldrüse Insulin zu bilden und sorgt gemeinsam mit diesem Hormon dafür, dass die Glukose aus dem Blut in die Körperzellen aufgenommen wird (Chausmer 1998, Di Silvestro 2000). Das ist der Grund dafür, dass Zink ein Mitbestandteil fast aller Blutzucker regulierenden Medikamente ist (Vernon 2006).

Doch nicht nur im Zuckerstoffwechsel mischt unser Tausendsassa Zink mit, auch im Eiweißstoffwechsel spielt er eine tragende Rolle. Wir können das Eiweiß aus unserer Nahrung nämlich erst dann verwerten, wenn wir gleichzeitig ausreichend mit Zink versorgt werden. Wichtig nicht nur für Bodybuilder!

Wenn Sie viel schwitzen, entweder weil sie einen schweißtreibenden Beruf haben, schlichtweg ein „Vielschwitzer" sind oder sehr viel Sport treiben, verlieren Sie dadurch große Mengen Zink. Bleiben diese Zinkverluste unausgeglichen kann es zu Antriebsmangel und abnehmender körperlicher Leistungsfähigkeit kommen. Haben Sie wenig Lust auf Sex, schieben es aber immer nur auf den vielen Stress im Job? Auch Zinkmangel führt zu einer verminderten Libido. Nicht umsonst gelten die zinkreichen Austern als Aphrodisiakum.

Selen (Se)

Selen ist das wichtigste „Anti-Aging" Spurenelement überhaupt. Selen fungiert als „Radikalfänger, das die Produktion von "Schutz"-Enzymen (z.B. Glutathion-Peroxydasen) erst möglich macht.

Sind Sie häufig krank, leiden vielleicht sogar an Autoimmunerkrankungen wie entzündlichen Darmerkrankungen, Rheuma und Diabetes? Dies kann die Folge eines Selenmangels sein. Auch das "Burn-out-Syndrom", das Gefühl, sich völlig ausgebrannt und antriebslos zu fühlen, ist ein typisches Zeichen für einen Selenmangel. Leider gehört Deutschland jedoch neben vielen anderen europäischen Ländern zu den Selenmangelgebieten.

Wenn Sie also möglichst lang geistig und körperlich topfit, sowie schön und sexy bleiben wollen, so müssen Sie unbedingt auf eine ausreichende Selenzufuhr achten. Überdurchschnittlich viel Selen findet sich in Nüssen, Hühnerfleisch und Knoblauch. „Bi(e)näres System" pur! Gönnen Sie sich daher wann immer Sie können etwas von der „tollen Knolle".

Eine Untersuchung an 33.000 Männern in den USA zeigte, dass Mannsbilder mit hohen Selenspiegeln im Blut offensichtlich weniger häufig an Prostatakrebs erkranken (Yoshizawa 1998).

Eisen (Fe)

Eisen ist ein essentielles Spurenelement für fast alle Lebewesen, da es u.a. Bestandteil des roten Blutfarbstoffes Hämoglobin ist, der für die optimale Sauerstoffversorgung des gesamten Körpers sorgt. Er wird oft, aber nicht immer, im Rahmen einer hausärztlichen Untersuchung bestimmt.

Die Bestimmung des Hämoglobinwertes erfolgt eigentlich immer routinemäßig bei einer ärztlichen Blutuntersuchung. Frauen sollten mindestens einen Hb-Wert von 12,5 g/dl haben, bei Männern sollte er bei über 13,5 g/dl liegen.

Der Tagesbedarf eines erwachsenen Menschen beträgt etwa 15 mg Eisen für Frauen im gebärfähigen Alter und 10 mg für Männer. Etwa 30 Prozent unseres körpereigenen Eisens sind als sogenanntes „Speichereisen" in Leber und Milz gebunden.

Menschen, die Fleisch (z.B. Leber!) essen, sind normalerweise mit Eisen ziemlich gut versorgt, zumal der Körper seine Eisenvorräte immer wieder recycelt. Lediglich geringe Mengen verlieren wir täglich durch Schwitzen und durch abgeschabte Hautschüppchen.

Wenn wir Blut verlieren, verlieren wir auch Eisen, mit jedem Milliliter Blut etwa 0,5 mg. Bei Frauen mit einer sehr starken Regelblutung kann es daher zu Eisenmangel kommen. Doch auch regelmäßige Blutspender oder Menschen mit häufigem Nasenbluten oder blutenden Hämorrhoiden können einen Eisenmangel (medizinisch Sideropenie) haben.

Da eine Unterversorgung mit Eisen zu Blutarmut (Anämie) führt, fühlen sich die Betroffenen schlapp und kränklich, sind wenig belastbar, oft vergesslich und haben eine fahle, blasse Gesichtshaut.

Brüchige Nägel mit Längsrillen, die oft auch noch eine zentrale Eindellung zeigen, sind ebenso typische Eisenmangelsymptome wie so genannte Mundwinkelrhagaden, das sind feinste Einrisse (Fissuren) an den Mundwinkeln, im Volksmund auch „Faulecken" genannt.

Menschen, die oft „auf Diät sind", d.h. hungern, sind ebenso häufig von Eisenmangel betroffen wie Senioren, die bedingt durch eine schlecht sitzende Zahnprothese wenig Fleisch essen, weil sie einfach nicht gut kauen können.

Da (dreiwertiges) Eisen aus pflanzlicher Nahrung nur zu etwa 5-10% aufgenommen wird, ist es um den Eisenhaushalt von Menschen, die sich vegan, d.h. rein vegetarisch ohne jegliche Zufuhr tierischer Produkte ernähren, besonders schlecht bestellt.
Das (zweiwertige) Eisen aus tierischer Nahrung wird zu etwa 30% resorbiert. Da die gleichzeitige Einnahme von Vitamin C die Eisenresorption deutlich erhöht, gehört zu jedem Stück Fleisch etwas Salat oder Gemüse.

Entzündliche Darmerkrankungen oder chronische Magenschleimhautentzündungen führen zu einer gestörten Eisenaufnahme, Betroffene leiden ebenfalls häufig an Eisenmangel. In der Schwangerschaft ist es aufgrund des zusätzlichen Eisenbedarfes des Kindes besonders wichtig, ausreichend Eisen zu sich zu nehmen. Etwa 60 Prozent aller Schwangeren leiden an Eisenmangel, wie die Schwangerschaftsvorsorgeuntersuchungen immer wieder zeigen. Die Frauen erhalten daher von ihrem Gynäkologen ein Eisenpräparat, welches diese auch während der Zeit des Stillens unbedingt einnehmen müssen, um die geistige und körperliche Entwicklung des Babys nicht zu gefährden.

Ein niedriger Hb-Wert zeigt den Eisenmangel erst an, wenn die Eisenspeicher schon leer sind. Bitten Sie daher Ihren Arzt, zusätzlich den so genannten Serum-Ferritin-Wert zu bestimmen, der schon frühzeitig auf eine beginnende Entleerung der Eisenspeicher hinweist. Normalwerte liegen zwischen 20 und 100 µg/l.

Da Sie bei einer Ernährung nach dem „Bi(e)nären System" viel Fleisch und andere eisenreiche Nahrungsmittel zu sich nehmen, werden Sie mir diesem Spurenelement sehr gut versorgt. Ist Ihr Hb niedrig und Ihre Speicher leer (niedriger Serum-Ferritin-Wert), kann Ihnen Ihr Arzt vorab ein gutes Eisenpräparat empfehlen, um wieder alles ins Lot zu bringen.

Jod (I)

Für Ihren geliebten Wellensittich Hansi tun Sie bestimmt alles und kaufen für ihn das gute Futter mit den berühmten „Jod-S11 Körnchen", nicht wahr? Doch wie sieht es mit Ihrer Jodversorgung aus? Deutschland ist nämlich Jodmangel-Gebiet.

Nennenswerte Mengen an Jod kommen nur in „Sea Food" wie Salzwasserfisch, Krusten- und Schalentieren sowie in Algen vor. Menschen, die an der Küste leben, sind in der Regel besser mit Jod versorgt als Menschen, die im Süden Deutschlands leben. Doch warum ist Jod so wichtig?

Jod ist Bestandteil der so genannten Schilddrüsenhormone, Thyroxin (T4) und Triiodthyronin (T3), die überall im Körper gebraucht werden. Bei Jodmangel können die Hormone nicht mehr in ausreichender Menge gebildet werden.
Unser Körper speichert etwa 10-30 mg Jod in der Schilddrüse (Glandula thyreoidea). Dies ist eine schmetterlingsförmige Hormondrüse unterhalb des Kehlkopfes.
Nie um eine Lösung verlegen, vergrößert der Körper die Schilddrüse bei Jodmangel, in der Hoffnung, dass mehr Drüsenzellen auch vermehrt Hormone produzieren.

Infolge dieser Gegenreaktion kommt es zu einer Schwellung der Schilddrüse, dem so genannten Kropf (Struma). Wegen der Iod-Unterversorgung waren Kröpfe in der Alpenregion verbreitet. Aus der dortigen Trachtenmode stammt ja auch das Kropfband, das ursprünglich getragen wurde, um die unschöne Schwellung des Halses zu verdecken. Es hat sich im Laufe der Zeit dann zu einem eigenständigen Schmuckstück entwickelt.

Haben wir zu wenige Schilddrüsenhormone, liegt also eine Unterfunktion vor, fühlt sich der Betroffene matt, müde und antriebslos. Solche Menschen frieren schnell, nehmen leicht an Gewicht zu und leiden auffallend häufig an Verstopfung.

Bei einer Schilddrüsen*über*funktion haben wir einen Überschuss an Thyroxin (T4) und Triiodthyronin (T3), der den Betroffenen nervös und unruhig macht.
Solche Menschen verlieren oft stark an Gewicht, schwitzen auffallend stark und haben manchmal auffallend glänzende nach außen hervortretende Augen. Häufig produzieren gutartige Geschwülste der Schilddrüse (autonomes Adenom) den Hormonüberschuss.

Die Verwendung von Jodsalz beim Kochen garantiert Ihnen eine optimale Jodversorgung, so dass Sie kein zusätzliches Jodpräparat einnehmen müssen. Jod ist für Schwangere besonders wichtig. Bereits ab der 12. Schwangerschaftswoche bildet der Fötus seine eigenen Schilddrüsenhormone und benötigt dazu Jod aus dem mütterlichen Jodvorrat. Ist zu wenig Jod vorhanden, kann es bei dem Ungeborenen zu schwerwiegenden Entwicklungsstörungen wie einer gestörten Gehirnreifung oder sogar zu Missbildungen kommen. Schwangere erhalten daher meist ein zusätzliches Jodpräparat.

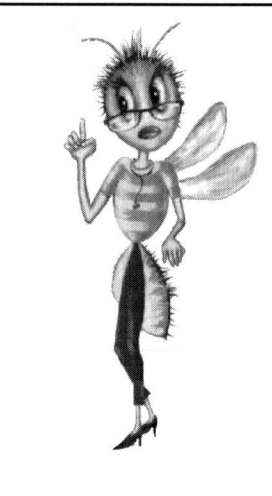

**Zusammenfassung
Mineralstoffe und Spurenelemente**

Durch eine Ernährung nach dem „Bi(e)nären System"
mit einem hohen Anteil an hochwertigem Fleisch und
Fisch, frischem Gemüse, Nüssen und Samen, ist Ihre
Versorgung mit Mineralstoffen und Spurenelementen
sehr gut gewährleistet.

Die Einnahme von zusätzlichem Magnesium ist besonders in der Einleitungsphase wichtig und hilft besonders
stressgeplagten Menschen, die innere Ruhe wieder zu
finden. Außerdem ist es gut für eine geregelte Verdauung.

Vitamine

Nun wagen wir uns einmal an die Vitamine.

Laut Professor Peter Stehle, aktuell amtierender Präsident der Deutschen Gesellschaft für
Ernährung (DGE) sind Vitaminpräparate für einen gesunden Menschen überflüssig. Eine
abwechslungsreiche Ernährung mit natürlichen Lebensmitteln enthalte in der Regel alle
Nährstoffe, die der Körper brauche, um einwandfrei funktionieren zu können.

Andere Fachleute mahnen: *„In unseren Lebensmitteln steckt nicht mehr das (…) an Vitalstoffen,
was noch vor 100 Jahren drin war. Meist wird unreif geerntet (…). In den letzten Reifetagen bilden sich
aber die meisten Vitalstoffe in der Frucht. Dann liegt das Teil noch ein paar Tage im Supermarkt. Zeit
laugt Vitalstoffe aus. Und den Rest vernichtet der Mensch am Herd."* (Strunz 2004) Der moderne
Mensch müsse also *„nicht nur in den Gemüseladen, sondern auch in die Apotheke".*

Auch Atkins war der festen Überzeugung, dass *„das frische, nährstoffreiche Gemüse, das unsere
Vorfahren vor der Industrialisierung zur Verfügung stand, einfach nicht mehr erhältlich"* sei und empfahl die Einnahme von Ergänzungsmitteln (Vernon und Eberstein 2006)

Was ist denn nun richtig?

In der Tabelle erkennt man, dass in unserem Obst und Gemüse vor 20 Jahren einfach
deutlich mehr Vitamine und Mineralien steckten.
Die konventionelle Landwirtschaft peppt die ausgelaugten Böden zwar mit Kunstdüngern
für ein schnelles Pflanzenwachstum immer wieder auf, frühe Ernte und teilweise lange
Lagerungszeiten der Produkte zerstören jedoch zumindest einen Teil der Vitamine.

Vieles kommt aus dem Treibhaus, sieht toll aus, schmeckt aber nach nichts und enthält kaum Vitamine. Beispielhafter Vertreter: die uns allen bekannte holländische Wassertomate.

Selbst, wenn wir also stets zu Obst und Gemüse aus biologischem Anbau greifen, liegen wir je nach konsumierter Menge an Gemüse und Obst eher am unteren Limit der Versorgungsskala. Die Empfehlung der Deutschen Gesellschaft für Ernährung (DGE), für eine „gesunde Ernährung" fünfmal am Tag frisches Obst und Gemüse (insgesamt 650 g) zu essen, schaffen die meisten Menschen nicht.

Doch wie kommt denn die Deutsche Gesellschaft für Ernährung dazu, das Gegenteil zu behaupten? Der DGE-Ernährungsbericht 2004 verweist dabei auf eine von ihr durchgeführte Studie. Fazit: „Der Vergleich von Nährstoffdaten ausgewählter Lebensmittel über einen Zeitraum von 50 Jahren zeigt keine Abnahmen der Vitamin- oder Mineralstoffkonzentrationen in Obst und Gemüse."

Schaut man sich jedoch einmal die „Studie" genauer an, so stellt man fest, dass lediglich der „Mineralstoff- und Vitamingehalt von 8 exemplarisch ausgewählten Lebensmitteln aus 10 internationalen Nährwert*tabellen* der letzten 50 Jahre zusammengetragen wurde.

Es handelt sich also lediglich um einen Vergleich von Literaturangaben!
Problematisch dabei: die einzelnen Nährwerttabellen schreiben alle lustig voneinander ab, neue chemische Analysen werden nicht durchgeführt.

So stammen beispielsweise die Angaben in der Neuausgabe der „ Großen GU Nährwerttabelle" von 2006/2007 von Frau Professor Dr. Elmadfa (DGE) allesamt aus den 90er Jahren.

Vergleich zwischen einer 1985 erstellten Studie und den 1996 und 2002 in einem Lebensmittellabor ermittelten Werten in Obst und Gemüse

Mineralien und Vitamine in mg je 100 g	untersuchte Inhaltsstoffe	Ergebnis 1985	Ergebnis 1996	Ergebnis 2002	Differenz 1985 -1996 und 1985 -2002	
Brokkoli	Calcium	103	33	28	- 68 %	- 73 %
	Folsäure	47	23	18	- 52 %	- 62 %
	Magnesium	24	18	11	- 25 %	- 55 %
Bohnen	Calcium	56	34	22	- 38 %	- 51 %
	Folsäure	39	34	30	- 12 %	- 23 %
	Magnesium	26	22	18	- 15 %	- 31 %
	Vitamin B 6	140	55	32	- 61 %	- 77 %
Kartoffeln	Calcium	14	4	3	- 70 %	- 78 %
	Magnesium	27	18	14	- 33 %	- 48 %
Möhren	Calcium	37	3	28	- 17 %	- 24 %
	Magnesium	21	1 9	6	- 57 %	- 75 %
Spinat	Magnesium	62	19	15	- 68 %	- 76 %
	Vitamin C	51	21	18	- 58 %	- 65 %
Apfel	Vitamin C	5	1	2	- 80 %	- 60 %
Banane	Calcium	8	7	7	- 12 %	- 12 %
	Folsäure	23	3	5	- 84 %	- 79 %
	Magnesium	31	27	24	- 13 %	- 23 %
	Vitamin B 6	330	22	18	- 92 %	- 95 %
Erdbeeren	Calcium	21	18	12	- 14 %	- 43 %
	Vitamin C	60	13	8	- 67 %	- 87 %

Ursache: Ausgelaugte Böden, Luftverschmutzung, zu schnelles Wachstum, lange Lagerung.
Quelle: 1985 Pharmakonzern Geigy (Schweiz). 1996 Lebensmittellabor Karlsruhe/Sanatorium

Die Überlegung, *zusätzlich* zu einer möglichst vitalstoffreichen Kost auch noch eine Vitamintablette zu nehmen, liegt da nahe.

Wenn da nicht folgende Behauptung wäre:
Ja, aber Studien belegen, dass Vitamintabletten gesundheitsschädlich sind
Im Februar 2007 rauschte es kräftig im Blätterwald: „Vitaminpräparate können mehr schaden als nutzen" meldete eine Agentur, und ratzfatz wurde die Meldung von allen Zeitungen übernommen.

Sogar einigen Fernsehsendern war dieses Forschungsergebnis einen Beitrag wert, war es doch wieder einmal ein „Beweis" dafür, dass die geldgierige Pharmaindustrie auf unserer Welt nur Unheil stiftet und gar nicht am Wohlergehen ihrer Kundschaft interessiert ist. So etwas kommt immer gut, bedient es doch alle gängigen Klischees und Vorurteile vom manipulierten Verbraucher.

Viele Konsumenten reagierten äußerst verunsichert, und die Debatte um Notwenigkeit oder Unsinn der Einnahme von Vitaminpräparaten flammte wieder einmal auf. Ins Rollen gebracht wurde die Diskussion durch die Veröffentlichung einer so genannten Meta-Analyse von einer dänischen Forschergruppe (Bjelakovic 2007).

In einer Meta-Analyse werden Einzelergebnisse vieler verschiedener ähnlicher Studien zu einem wissenschaftlichen Forschungsgebiet zusammengetragen und mittels komplizierter Computerprogramme versucht, einen Gesamttrend („Effektgrößeneinschätzung") aus all diesen Studien zu erkennen. Dadurch, dass sehr viele Studien in die Auswertung mit ein-bezogen werden, kommt man auf ziemlich große Patientenzahlen, was die Wahrschein-lichkeit erhöht, dass der erkannte Trend tatsächlich stimmt.

Auch bei Bjelakovic waren es insgesamt 68 Studien mit zusammen genommen 232.606 Teilnehmern aus 385 wissenschaftlichen Publikationen. Also wirklich ganz schön viele Leute! Dabei wurden sowohl Studien berücksichtigt, bei denen die Antioxidantien als präventive Maßnahme bei Gesunden gegeben wurden, als auch solche, bei denen sie als Begleittherapie neben medikamentöser Behandlung gegeben wurden. Schaut man in die Details der Publikation, so stellt man fest, dass sich die warnenden Aussagen aber nicht pauschal auf alle Vitamine beziehen. Kritisch bewertet wurden lediglich die fettlöslichen Vitamine A und E, sowie die Vorstufe des Vitamin A (Betacarotin).

Die Berichterstattung der Medien führte aber dazu, dass viele Menschen voller Entsetzen ihre Vitaminpillen in den Biomüll warfen.

Werfen wir noch einmal einen Blick auf die genannten Übeltäter:
Betacarotin wird im menschlichen Körper in Vitamin A umwandelt und wurde lange Zeit als „Rauchervitamin" beworben. Daten aus dem Jahre 1994 an männlichen Rauchern im Alter von 50-69 Jahren, die über einen Zeitraum von 5-8 Jahren 20 mg Betacarotin sowie 50 mg Vitamin E einnahmen, zeigten, dass in dieser Risikogruppe die Zahl der Lungen-krebsfälle höher war als in der Vergleichsgruppe.
2006 empfahl das Bundesamt für Arzneimittel und Medizinprodukte (BfArM) daher, dass Vitaminpräparate mit hohen Dosen von Betacarotin (> 20 mg/d) nicht mehr von Rau-chern eingenommen werden sollten. Stattdessen sollten sich Raucher besser abwech-slungsreich ernähren und vor allem viel frisches Obst, Salate und Gemüse zu sich neh-men. Recht so, doch ich würde dieser Risikogruppe allerdings noch empfehlen, mit dem Rauchen aufzuhören.

Für das Vitamin E gibt es jedoch zahlreiche Studien, die einen positiven Effekt zeigen konnten, bei der erwähnten Metaanalyse aber keine Berücksichtigung fanden.

So zeigen vier Studien mit insgesamt 145.000 Personen, dass eine Einnahme von 100 mg Vitamin E pro Tag, das Risiko tödlicher Herz-Kreislauf-Erkrankungen senkt (Rimm 1993, Stampfer 1993, Knekt 1994, Losonczy 1996).

Ebenso zeigt eine im Februar 1999 veröffentlichte Studie der US Ärztekammer, dass B-Vitamine das Risiko eines Herzinfarktes oder Schlaganfalls mehr als halbieren können. Ähnlich verhält es sich beim Vitamin C. Es fördert Immunität gegen Infektionskrankheiten, vermindert Cholesterin auf natürliche Weise, beschleunigt die Wundheilung und bekämpft Gefäßerkrankungen.
Eine optimale Vitaminversorgung ist also auf alle Fälle anzustreben. Wenn Sie das mit Ihrer Ernährung schaffen („Five a day"), ist das toll. Falls nicht, ist die Einnahme eines Multivitaminpräparates durchaus zu erwägen.

Die Empfehlungen der Deutschen Gesellschaft für Ernährung (DGE) richten sich an gesunde Menschen mittleren Alters ohne besondere Risikofaktoren oder alltägliche Belastungen. Das Ziel der DGE ist es, ernsthafte Vitaminmangelerkrankungen zu vermeiden. An „Anti-Aging" oder Prävention von Krankheiten wird hier nicht gedacht. Die DGE ist bei ihren Empfehlungen ausgesprochen zurückhaltend. In den USA werden von vergleichbaren Forschungsinstituten oftmals die dreifachen Dosierungen an Vitaminen für empfehlenswert gehalten.

Welches Präparat ist geeignet?

Vitaminpräparate fallen nicht unter das Arzneimittelrecht. Sie können daher ohne Prüfung der gesundheitlichen Vorteile als Nahrungsergänzungsmittel verkauft werden. Bestellungen namenloser Internetanbieter, die eventuell noch damit werben, mit ihren Nahrungsergänzungsmitteln Krankheiten heilen zu können, sind daher tabu. Auch von den Dutzenden angebotenen Nahrungsergänzungsmitteln, die von unseren Shopping-Sendern angeboten werden, sollten Sie die Finger lassen.
Die Einnahme von Mikroalgen wie Chlorella und Spirulina zur täglichen Nahrungsergänzung ist momentan sehr angesagt. Schließlich handele es sich hier ja nicht um „Chemie", sondern etwas ganz Natürliches, meint der gutgläubige Konsument. „Im Prinzip ja" antwortet Radio Eriwan. Die Zahl der Anbieter und die Qualität der einzelnen Produkte sind allerdings unüberschaubar, so dass ich Ihnen hier einfach kein Produkt empfehlen kann. Bei nicht optimaler Kultur von Mikroalgen können die kleinen Einzeller sogar bestimmte Giftstoffe, z.B. das leberschädigende Microcystin bilden, das Sie dann mitschlucken.

Wer Nahrungsergänzungsmittel einnimmt, muss auf die richtige Zusammensetzung und auf Qualität achten. Vitamine und andere Mikronährstoffe sind sehr empfindlich und erfordern bei ihrer Gewinnung spezielle Verarbeitungstechniken. Achten Sie daher auf eine gute Qualität der Produkte und kaufen Sie nicht beim Discounter um die Ecke. Auch die Unsitte bei einer USA-Reise einzelne Vitamine gleich in Großpackungen einzukaufen und mitzubringen ist abzulehnen. Wählen Sie ein gutes heimisches Originalpräparat (z.B. Madaus, Orthomol). Günstiger ersteht man sie in einer Internetapotheke.

Aber doch nicht so viele Tabletten!

Viele Menschen wehren sich aber gegen die Einnahme von Tabletten und fühlen sich unwohl dabei. Natürlich leidet in Deutschland kaum jemand unter „klassischen" Vitamin-Mangel-Krankheiten wie Skorbut, Rachitis, Beriberi oder Pellagra.

Trotzdem sind besonders bei Menschen, die über Jahre hinweg eine konventionelle fett- und kalorienreduzierte Diät befolgt haben, die Vitamin- und Mineralstoffreserven erschöpft. Durch eine vermeintlich „gesunde" Ernährung mit einem weitgehenden Verzicht auf Fleisch, einer minimierten Fettzufuhr und dem Kauen von Knäckebrot und Karottenstückchen, ist der Körper vieler Menschen am Limit.

Wenn diese Menschen dann auch noch Rauchen und eingefleischte Stubenhocker sind, lechzt der Körper nur so nach Vitaminen und Spurenelementen. Würden diese Menschen täglich große Mengen an Obst und Gemüse vertilgen, wäre das ja begrüßenswert. Sie tun es aber nicht!

Besonders ältere Menschen, bei denen häufig der Appetit nachlässt, aufgrund von Zahnprothesen schlechter kauen können, sich allein versorgen müssen oder im Heim leben, haben in aller Regel eine Unterversorgung an vielen Nährstoffen. Das räumt sogar die DGE ein. Bringen Sie Ihrem Opa oder Ihrer Oma bei Ihrem nächsten Besuch daher lieber ein gutes Vitaminpräparat mit ins Seniorenheim statt einer Dose Plätzchen.

Fischölkapseln

Über die Wichtigkeit der Zufuhr langkettiger Omega-3-Fettsäuren für Ihre Gesundheit habe ich mich an zahlreichen Stellen dieses Buches ausführlich geäußert. Dass Sie stets ein wenig frisches (!) Lein- oder Rapsöl in Ihre Speisen einrühren sollen, haben Sie hoffentlich verinnerlicht. Zusätzlich sollten Sie noch eine Fischölkapsel pro Tag nehmen.
Greifen Sie dabei nicht zu Ware aus dem Supermarkt, da diese manchmal mit Omega 6 Fettsäuren „gestreckt" werden. Es ist wichtig, ein hoch angereichertes Fischöl reinster Qualität zu verwenden (z.B. Super EPA 1000 Omega 3 Kapseln von BioPräp).
Nehmen Sie diese zum Essen ein, dann müssen sie davon auch nicht aufstoßen.
Lagern Sie Fischölkapseln grundsätzlich im Kühlschrank, und kaufen Sie niemals „auf Vorrat" ein. Mögen Sie keine Fischölkapseln, so können Sie auch ein pflanzliches DHA-Präparat verwenden (Neuromins®)

Eiweißpulver

Ein gutes Eiweißpulver versorgt uns mit essentiellen Aminosäuren und ist als „Nahrungsergänzung", z.B. als Milchshake definitiv geeignet (siehe Seite 220).
Eine Aufnahme isolierter Aminosäuren gleicht der Einnahme eines Medikamentes und sollte nur erfolgen, wenn ein konkreter Hinweis (Laborbefund) auf einen Mangel besteht.

Zusammenfassung
Vitamine

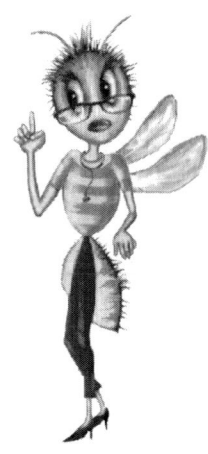

• Vitalstoffe sollten in erster Linie durch die täglich aufgenommene Nahrung zu uns genommen werden. Investieren Sie daher zuallererst in hochwertige Lebensmittel, die Sie so frisch wie möglich kaufen und ohne lange Lagerzeiten schonend zubereiten. Bevorzugen Sie dabei Lebensmittel aus dem ökologischen Anbau.

• Gemüse aus der Tiefkühltruhe ist hochwertig und steckt voller Vitamine, greifen Sie hier zu. Wählen Sie immer Rohprodukte (Spinat, Brokkoli, Rosenkohl etc.), aber niemals Fertigprodukte mit irgendwelchen Zusätzen. Lagerzeiten von mehr als 3 Monaten sollten auch in der Tiefkühltruhe nicht überschritten werden.

• Dosenobst ist absolut tabu. Stärkearmes Obst ist in der Erhaltungsphase in Maßen erlaubt, gefrorenes Beerenobst (ohne Zuckerzusatz!) ist okay.

• Trinken Sie keine Obstsäfte aus der Flasche.
Ein frisch zubereiteter Obstsaft ist in der Erhaltungsphase erlaubt. In jeder Phase erlaubt und ausgesprochen empfohlen ist Tomaten- und Gemüsesaft (ohne Salz und ohne Zucker).

• Um Tag für Tag eine optimale Versorgung mit allen Vitaminen, Mineralstoffen und Spurenelementen zu gewährleisten, nehmen Sie während der Einleitungsphase (ketogene Phase) zusätzlich zu Ihrer täglichen normalen Ernährung nach dem „Bi(e)nären System" ein Multivitaminpräparat, Magnesiumtabletten sowie Fischölkapseln ein. Nehmen Sie die Tabletten immer zusammen mit einer Mahlzeit ein.
In der Erhaltungsphase kann auf das Multivitaminpräparat verzichtet werden, sofern 5 Portionen stärkearmes Obst und Gemüse (insgesamt ≥ 650 g) verzehrt werden. Bei einer reichlichen Aufnahme von Lein- und Rapsöl kann und fettem Seefisch können dann auf Wunsch auch die Fischölkapseln weggelassen werden.

• Eine ärztliche Überprüfung Ihrer Vitalstoffversorgung (Blutanalyse/Haarmineralanalyse) ist anzuraten.

Werden wir praktisch

Nun wissen Sie hinreichend über die Vorzüge einer kohlenhydratreduzierten Ernährung Bescheid und sind hoffentlich hoch motiviert, auch gegen alle Widerstände Ihrer Umgebung mit Ihrem neuen Lebensstil zu beginnen.

Doch ohne eine gute Vorbereitung ist jegliche Diät zum Scheitern verurteilt.
Sie starten hier in ein neues Leben, deshalb sollten Sie sich besonders sorgfältig vorbereiten. Bestimmte Dinge sollten Sie schlichtweg erledigt haben und über bestimmte Gerätschaften sollten Sie einfach verfügen und diese nicht erst besorgen müssen, wenn Sie sie benötigen.

Gehen wir die zu erledigenden Dinge daher einmal ganz systematisch durch:

Routinecheck beim Hausarzt

Besorgen Sie sich rechtzeitig einen Termin bei Ihrem Hausarzt und lassen Sie sich körperlich gründlich untersuchen. (Bis auf Homocystein und Gesamteiweiß können solche Untersuchungen auch viele Apotheken durchführen.)

Lassen Sie bitte folgende Blutwerte bestimmen und sich die Untersuchungsergebnisse aushändigen. Tragen Sie diese bitte in die nachfolgende Tabelle ein, und erheben Sie die weiteren Werte selbst.

Regelmäßig zu überwachende Blutwerte

(internationale Einheiten in Klammern)

Ihre persönlichen Werte	Normwert	Zu Beginn	nach 3 Monaten	nach 6 Monaten	nach 1 Jahr
Gewicht					
Body Mass Index (BMI)	19-25				
Körperfettanteil	siehe Tabelle S.154				
Taillenumfang in cm	Frauen < 88 cm Männer < 102 cm				
Hüftumfang in cm					
WHR (Taillen- / Hüftumfang)	Frauen < 0,85 Männer < 1				
Blutdruck (mmHg)	100-130 zu 60 - 85				
Blutzucker nüchtern	unter 100 mg/dl (unter 5,5 mmol/l)				
Gesamtcholesterin	unter 200 mg/dl unter 5,1 (mmol/l)				
LDL	< 130 mg/dl (< 3,5 mmol/l)				
HDL	> 60 mg/dl (> 1,5 mmol/l)				
Triglyzeride (mg/dl)	0 – 200 besser < 100				
Harnsäure	Frauen < 5,7 mg/dl (< 0,336 mmol/l) Männer < 7 mg/dl (< 0,413 mmol/l)				
Homocystein (µmol/l)	< 8				
Gesamteiweiß (g/dl)	6,6 – 8,7				

Nach einem Vierteljahr, einem halben Jahr und 12 Monate nach dem Start des „Bi(e)nären Systems" lassen Sie die Werte bitte wieder erneut kontrollieren.

Wenn Sie mit schlechten Werten gestartet sind (und das tun fast alle übergewichtigen Menschen), so kann ich Ihnen mit an Sicherheit grenzender Wahrscheinlichkeit voraussagen, dass Sie nach einem Jahr nicht nur eine Menge Kilos verloren haben werden, sondern sich auch Ihre Blutwerte deutlich verbessert haben.

Gehen wir noch einmal die einzelnen Parameter kurz durch:

Body Mass Index (BMI):

Vor wenigen Jahren hat die Weltgesundheitsorganisation (WHO) anhand des Body-Mass-Indexes einen Grenzwert für Normalgewichtigkeit festgelegt.

Den BMI kann man errechnen, indem man das Körpergewicht einer Person durch die Körpergröße in Metern zum Quadrat teilt. Klingt jetzt ganz schrecklich kompliziert, ist aber ganz einfach:

$$BMI = \frac{\text{Gewicht in kg}}{(\text{Größe in m})^2}$$

Für eine 1,80 m große Person, die 94 kg wiegt bedeutet dies also:

$$BMI = \frac{94}{(1{,}80 \times 1{,}80)} = 29$$

Ab einem BMI von 25 gilt man für die WHO bereits als übergewichtig, ab einem BMI über 30 bereits als adipös, also fettleibig und behandlungsbedürftig. Mittlerweile ist man sich aber darüber im Klaren, dass man Menschen nicht einfach nach Schema F klassifizieren kann.

Es ist natürlich nicht gleichgültig, ob das Gewicht, das ein Mensch auf die Waage bringt aus Muskulatur oder Schwabbelfett besteht. So hätte Arnold Schwarzenegger in seinen besten Zeiten locker einen BMI von über 30 gehabt und niemand hätte ihn als fettleibig bezeichnet, nicht wahr?

Ob man aus Muskeln oder Fett besteht, kann man mit einer Körperfettwaage messen (siehe Seite 154). Im Rahmen Ihrer Ernährungsumstellung wird Ihr Körperfettanteil deutlich sinken, vor allem wenn Sie, was ich hoffe, auch etwas mehr Sport treiben.
Da Muskeln aber schwerer sind als Fett, wird sich Ihr BMI vielleicht gar nicht dramatisch verändern. Bitte bedenken Sie das.

Die Beurteilung des BMI ist also mit Sorgfalt zu treffen. Auch das Alter spielt eine gewisse Rolle. Eine geringe Gewichtszunahme mit dem Alter ist gesundheitlich nicht besorgniserregend und ist allenfalls ein kosmetisches Problem. Lassen Sie sich also nicht verrückt machen, und orientieren Sie sich grob an der nachfolgenden Tabelle:

BMI-Normalwert (kg/m²) in Abhängigkeit vom Alter

Alter in Jahren	BMI-Normalwert (kg/m²)
19-24	19-24
25-34	20-25
35-44	21-26
45-54	22-27
55-64	23-28
> 64	24-29

Auch Bewegung spielt eine wichtige Rolle bei der Risikoabschätzung für Ihre Gesundheit. Neuen Erkenntnissen zufolge haben Pummelige, die körperlich aktiv sind, auf alle Fälle ein geringeres Risiko an Herz-Kreislauf-Krankheiten zu erkranken als Normalgewichtige, die nur auf dem Sofa hocken.

Waist to Hip Ratio (WHR)

Eine schmale Taille gilt in allem Kulturen als universelles Schönheitsideal. Die berühmte „Wespentaille" gilt als besonders erstrebenswert. Die Damen mit der Sanduhrform gelten als besonders fruchtbar und gesund. Selbst die insgesamt fülligen „Rubens-Damen" hatten im Vergleich zum Hüftumfang eine deutlich schmalere Taille. Achten Sie einmal bei Ihrem nächsten Museumsbesuch darauf.

Genau dieses Verhältnis von Taillenumfang zu Hüftumfang gibt das "Waist to Hip Ratio" wieder:

$$WHR = \frac{Taillenumfang}{Hüftumfang}$$

Idealerweise liegt dieser Quotient bei Männern unter 1 und bei Frauen unter 0,85.

Tatsächlich geht der berüchtigte Rettungsring um den Bauch viel häufiger mit Krankheiten wie Herzinfarkt und Diabetes einher als speckige Arme und Beine.
„Bauchumfang ist Herzenssache" heißt deshalb eine Initiative der deutschen Adipositasgesellschaft. Ein stattlicher Bauchumfang ist nämlich lediglich das äußerlich sichtbare Anzeichen für zu viel Fett im Körperinneren. Dieses Fett ist sehr stoffwechselaktiv und produziert eine Vielzahl von Substanzen, die unsere Gesundheit stark belasten.
Kommen dann noch ein zu hoher Blutdruck, schlechte Blutfettwerte, ein hoher Blutzuckerwert, mangelnde Bewegung und Rauchen dazu, ist der Weg für ein „sozial verträgliches Frühableben" klar vorprogrammiert.

Körperfettanteil

Viele Dicke haben sich schon lange von ihrer Waage verabschiedet, teilweise deshalb, weil ihr Gewicht mit einer handelsüblichen Körperwaage nicht mehr zu bestimmen ist. Für andere ist tägliches Wiegen ein festes Ritual am Morgen, und wenn der Zeiger fällt kann dies sehr motivierend sein.

Die Investition in eine Körperfettwaage kann ich durchaus empfehlen.
Es gibt sie heutzutage ab 50 € aufwärts. Allerdings sollte man nicht aus Sparsamkeit auf „no name"-Produkte aus dem Supermarkt zurückgreifen. Ich empfehle den Anbieter Tanita.

Wie funktioniert eine Körperfettwaage?

Zuerst wird die Waage mit Ihren individuellen Daten „gefüttert" (Größe, Geschlecht, Alter) und für zukünftige Messungen abgespeichert.

Danach stellt man sich am besten ganz nackt auf die Waage, die Fußsohlen dürfen dabei weder durch Schweiß noch durch Wasser feucht sein.

Zur Messung wird ein schwacher Strom verwendet, der den Widerstand des Körpers misst. Man nennt dies Bioimpedanz-Methode. Aus diesem Wert und Ihren persönlichen Angaben kann die Körperfettanalyse-Waage sehr genau den Anteil an Fett in Ihrem Körper berechnen. Die Angabe sehen Sie in Prozent auf dem Display.

Wie diese Werte zu beurteilen sind, entnehmen Sie bitte der nachfolgenden Tabelle:

Frauen				Alter	Männer			
top	gut	mittel	schlecht		top	gut	mittel	schlecht
18,9	22,1	25,0	29,6	**20 - 24**	10,8	14,9	19,0	23,3
18,9	22,0	25,4	29,8	**25 - 29**	12,8	16,5	20,3	24,3
19,7	22,7	26,4	30,5	**30 - 34**	14,5	18,0	21,5	25,2
21,0	24,0	27,7	31,5	**35 - 39**	16,1	19,3	22,6	26,1
22,6	25,6	29,3	32,8	**40 - 44**	17,5	20,5	23,6	26,9
24,3	27,3	30,9	34,1	**45 - 49**	18,6	21,5	24,5	27,6
25,8	28,9	32,3	35,5	**50 - 54**	19,5	22,3	25,2	28,3
27,0	30,2	33,5	36,7	**55 - 59**	20,0	22,9	25,9	28,9
27,6	30,9	34,2	37,7	**> 60**	20,3	23,4	26,4	29,5

Bewertung des Körperfettanteils (Angaben in %, nach Strunz 1999)

Gerne behaupten „Fachleute", die Körperfettmessungen mit solchen „Haushaltsgeräten" seien vollkommen ungenau. Oft kann man dann aber feststellen, dass es sich dabei um Personen handelt, die selbst Körperfettmessungen kommerziell anbieten und diese natürlich auch verkaufen möchten.

Ein Quentchen Wahrheit ist aber trotzdem daran. Je dicker der Mensch auf der Waage ist, desto unzuverlässiger ist die Messung, der Messstrom ist dann zu schwach, um die Schwabbelröllchen richtig zu durchdringen.

Wiegt sich ein dicker Mensch allerdings immer auf der gleichen Waage, sind die Werte untereinander jedoch vergleichbar und zeigen zuverlässig an, ob der Fettgehalt rauf oder runter geht.

Das sicherste Verfahren zur Körperfettbestimmung ist das so genannte DEXA-Verfahren (Röntgenabsorptionsmethode), welches auch in großen medizinischen Zentren zum Einsatz kommt. Die Firma Tanita konnte jedoch nachweisen, dass die auf ihren Geräten ermittelten Werte nahezu identisch sind.

Durchtrainierte Sportler haben eine höhere Dichte der Muskulatur, die zu Messunge- nauigkeiten führen kann, für diese Menschen gibt es spezielle Waagen, die mit einem so genannten "Athlet-Modus" ausgerüstet sind und den Kauf einer teureren und besser aus- gerüsteten Waage rechtfertigen. Für „Otto Normalverbraucher" reicht jedoch ein Standardmodell.

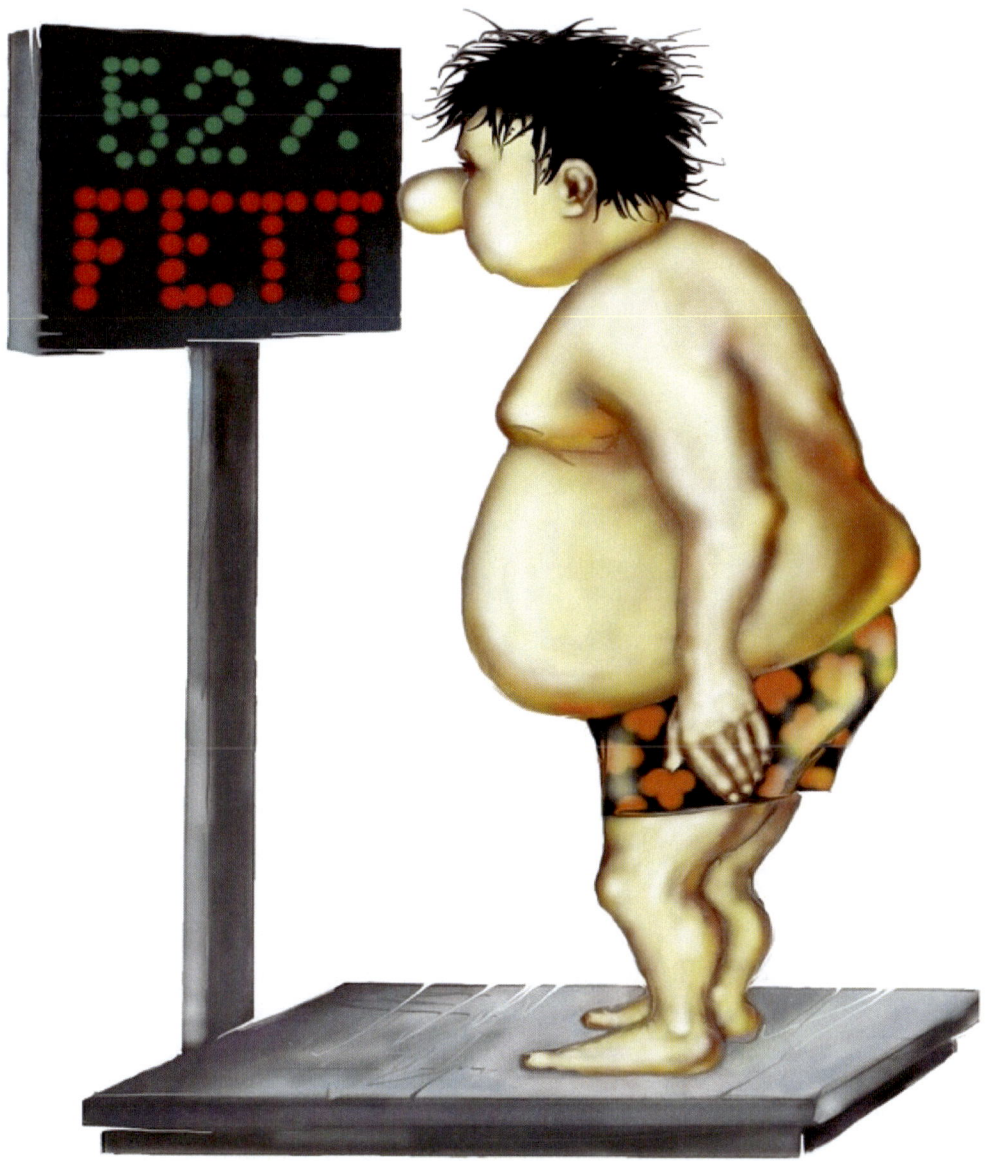

Traurig, aber wahr. Manche Menschen bestehen zur Hälfte aus Fett.

Bitte wundern Sie sich nicht, dass die angezeigten Körperfettwerte über den Tag hinweg schwanken. Morgens ist Ihr angezeigter Fettgehalt wahrscheinlich um 3 bis 5 Prozentpunkte höher als abends. Dies liegt daran, dass am Morgen direkt nach dem Aufstehen das Wasser noch nicht im ganzen Körper gleichmäßig verteilt ist.

Innerhalb des Tages verteilt sich das Wasser, die Leitfähigkeit des Körpers nimmt zu, der Widerstand nimmt ab, und der angezeigte Fettgehalt sinkt. Den „realistischsten" Wert erzielt man am frühen Abend.

Wiegen Sie sich einmal pro Woche morgens (nach dem Toilettengang) und notieren Sie den morgendlichen Wert Ihres Körpergewichtes. Vor dem Abendessen bestimmen Sie Ihren Körperfettanteil. Halten Sie es nur immer gleich, damit eine Vergleichbarkeit der Werte gewährleistet ist. Schwankungen sind vollkommen normal. Frauen im gebärfähigen Alter lagern vor der Menstruation vermehrt Wasser ein, weshalb die Waage vor den „Tagen" immer etwas mehr Gewicht anzeigt.

Im Falle einer Schwangerschaft sind die Messwerte der Fettwaage allerdings nicht zu gebrauchen, da die Werte durch die Wassereinlagerungen im Körper und natürlich auch durch das Fruchtwasser verfälscht werden.

Je mehr Muskeln ein Mensch besitzt, desto geringer ist sein Körperfettanteil.

Ein 50 kg Persönchen, das den ganzen Tag auf dem kleinen Popöchen hockt, kann durchaus zu einem Drittel oder mehr aus Fett bestehen. Umgekehrt kann ein durchtrainierter Sportler mit 100 kg Lebendgewicht nur ganze 7% Fett am Leibe haben.

Das Gewicht eines Menschen hat also erst in zweiter Linie mit „Leibesfülle" zu tun.

Das Fett des vermeintlich „Schlanken" kann sogar so gut verteilt sein, dass die Person auch optisch ansprechend wirkt.

Im ungünstigsten Falle jedoch sitzt das Fett nicht auf den Hüften oder am Bauch, sondern an den Organen und in den Gefäßen, was besondere Gefahren mit sich bringt. Das sind dann die Kandidaten, die mit 40 schon einen Schlaganfall oder Herzinfarkt bekommen und die Freunde sagen: „Du meine Güte, und der war doch nicht einmal dick …" Tja, äußerlich nicht.

Blutdruck

Wenn Sie einen zu hohen Blutdruck haben (med. Hypertonie), gehört ein Blutdruckmessgerät wahrscheinlich schon zu Ihrer Ausrüstung. Ein solches Gerät zeigt den Spitzendruck (Herzauswurfphase oder systolischer Druck = 1. Wert) und den Taldruck (Herzfüllungsphase, diastolischer Wert = 2. Wert) bei der Erschlaffungsphase des Herzens an.

Mittlerweile bekommt man ein zuverlässiges Blutdruckmessgerät schon für ca. 30 Euro. Eine Anschaffung ist daher zu überlegen (Geburtstagsgeschenk!). Ansonsten sollten Sie einmal pro Monat in die Apotheke zum Blutdruckmessen gehen. Kostenpunkt: 50 Cent!

Menschen mit starkem Übergewicht haben fast immer auch einen zu hohen Blutdruck. 140 zu 90 sind der eben noch maximal tolerable Wert. Liegt er darüber, zückt der Arzt den Rezeptblock und verschreibt ein blutdrucksenkendes Medikament.

Denn wenn das Herz über viele Lebensjahre hinweg ständig gegen einen zu hohen Druck anpumpen muss, macht irgendwann der Herzmuskel schlapp.

Folge: Herzschwäche (medizinisch Herzinsuffizienz) und später Herzinfarkt.

Außerdem kommt es durch den erhöhten Druck in den Gefäßen auch zu mechanischen Verletzungen der Gefäßinnenwände. An diesen Stellen lagern sich dann gerne verschiedene Blutkörperchen und Blutfette an und bilden einen fiesen Belag (Plaque), der den Grundstein für Arterienverkalkung (Arteriosklerose) bildet. Folge: Herzinfarkt und Schlaganfall.

Blutdrucksenkende Medikamente gibt es zuhauf. Sie werden gerne und dankbar von der „bösen Pharmaindustrie" angenommen. „Pille rein und gut is", bloß nix ändern.

Doch Sie brauchen keine Tabletten! Mit jedem Kilo Körpergewicht, das Sie durch Ihre Ernährungsumstellung nach dem „Bi(e)nären System" verlieren, wird auch Ihr Blutdruck um voraussichtlich 3 mm Hg absinken. Wahrscheinlich können Sie schon bald auf Ihre Kapseln verzichten!

Fangen Sie ein neues Leben an, ernähren Sie sich nach dem „Bi(e)nären System" und fangen Sie an, sich zu bewegen. 30 Minuten täglich zügig spazieren gehen reicht oft schon aus, um einen positiven Effekt zu erzielen.

Setzen Sie Ihre Blutdrucktabletten jedoch nicht ohne vorherige Absprache mit Ihrem Arzt ab. Messen Sie täglich, und zeigen Sie Ihrem Arzt Ihre Aufzeichnungen.

Sinnvoll wäre es vor dem Absetzen ein Blutdruck-Tagesprofil zu erstellen. Dafür erhält der Patient ein 24-Stunden-Blutdruck-Messgerät, das er am Gürtel in einer kleinen Tasche trägt. Dieses Gerät nimmt in gewissen Zeiträumen automatisch Blutdruckmessungen vor und zeigt dann, ob Sie tatsächlich das Medikament schon ganz absetzen können, oder ob es zunächst sinnvoller wäre, nur die Dosierung zu verringern.

Ein etwas zu niedriger Blutdruck (med. Hypotonie) ist übrigens überhaupt nicht problematisch. Ärzte sprechen scherzhaft von der „Krankheit der Hundertjährigen".

Die von mir empfohlene Einnahme von Magnesium führt oft zu einer zusätzlichen Senkung des Blutdruckes, darum kontrollieren Sie bitte auch als Hypotoniker regelmäßig Ihre Werte.

Menschen mit niedrigem Blutdruck kommen nach dem Aufwachen manchmal etwas schlechter „in die Gänge" als andere. Dagegen hilft eine schöne Tasse Kaffee morgens im Bett, am besten vom Partner serviert. So fängt ein Tag gut an!

Blutzucker

Übergewichtige haben eine höhere Wahrscheinlichkeit an „Altersdiabetes" zu erkranken (vgl. Seite 118). Bei Übergewichtigen sind die Blutzuckerwerte häufiger oberhalb des Normwertes als bei Normalgewichtigen. Zuviel Zucker im Blut schädigt auf Dauer die Gefäße und ist gefährlich für das Herz, aber auch für die Nieren, die Nerven und die Augen.

Ihr Nüchternblutzucker, d.h. der morgendliche Wert *vor* dem Frühstück, sollte grundsätzlich unter 100 mg/dl liegen.
Vielleicht besitzen Sie ein Blutzuckermeßgerät?
Falls ja, sollten Sie ruhig regelmäßig messen und den Wert notieren. Sollten Sie das Gerät eines Familienangehörigen mit benutzen, denken Sie immer daran, Blut immer mit einer neu eingesetzten, „frischen" Lanzette zu entnehmen.

Gesamtcholesterin, HDL/ LDL und Triglyzeride

Mit den verschiedenen Blutfettwerten haben wir uns bereits sehr ausführlich auseinandergesetzt. Daher hier eine Wiederholung in aller Kürze:

Auch leichtes Übergewicht kann sich auf den Fettstoffwechsel des Körpers negativ auswirken. Besonders das böse „innere" Bauchfett produziert große Mengen freier Fettsäuren, die den gesamten Fettstoffwechsel stören.
Übergewichtige haben meist einen hohen Wert für „schlechtes" LDL-Cholesterin und einen niedrigen für das „gute" HDL-Cholesterin. Achten Sie unbedingt darauf, dass man nicht nur Ihren Gesamtcholesterinspiegel erfasst, sondern auch Ihren HDL und LDL Spiegel.
Die Triglyzeride (freie Fettsäuren) sollten möglichst unter 200, besser unter 100 liegen. Eine rasche Absenkung erhöhter Triglyzeridspiegel unter kohlenhydratarmen Diäten ist ein Charakteristikum dieser Ernährungsform und fast eine Kontrollmöglichkeit, ob die Testperson sich auch an die Diätregeln hält.

Homocystein

Homocystein ist ein toxisches, körpereigenes Stoffwechselzwischenprodukt aus dem Eiweißstoffwechsel, das sich aus der lebensnotwendigen (essentiellen) Aminosäure Methionin bildet. Normalerweise wird es gleich in die Aminosäure Cystein weiter verstoffwechselt und häuft sich nicht im Blut an.
Allerdings benötigt unser Körper zur weiteren Verstoffwechselung Vitamin B6, Folsäure und Vitamin B12. Mangelt es hieran, häuft sich das giftige Homocystein im Blut an und schädigt Herz und Blutgefäße (Austin 2004, Lentz 2005).
Besonders Diabetiker sind von solchen Gefäßschädigungen betroffen (Hoogeveen 2000). Homocystein steht auch in Verdacht, die Entwicklung von Alzheimer (Demenz) und der Parkinsonerkrankung zu fördern.

Zwar sind bei jedem fünften Deutschen die Homocysteinspiegel erhöht und könnten durch die Gabe eines Folsäurepräparates (und Ernährungsumstellung) wieder gesenkt werden, eine Bestimmung des Homocystein-Spiegels wird jedoch im Rahmen einer ärztlichen Untersuchung noch nicht routinemäßig durchgeführt.

Bitten Sie Ihren Arzt daher ausdrücklich darum. Die Kosten für diese Messung liegen bei etwa 20 Euro. Ganz wichtig: Für eine korrekte Homocysteinbestimmung muss das nüchtern abgenommene Blut vor dem Versand zentrifugiert werden, da ansonsten durch eine Freisetzung von Homocystein aus den Erythrozyten der Spiegel pro Stunde um 1 µmol/l ansteigt (Scholl 2006).

Gesamteiweiß

Auch der Gesamteiweißspiegel wird ärztlicherseits nicht besonders häufig bestimmt. Solange Ihr Wert nicht deutlich vom Normbereich zwischen 6,6 und 8,7 abweicht wird „Herr Doktor" diesem sowieso keine besondere Beachtung schenken.

Mit normalen Eiweißwerten um die 7 g/dl fühlen Sie sich wahrscheinlich noch nicht schlecht, aber Sie haben keineswegs das Gefühl Bäume ausreichen zu können.

Mit Werten um die 6,5 g/dl sind Sie wahrscheinlich ziemlich schlapp, müde und ausgepowert, haben häufig Erkältungen und sind vielleicht auch nicht gerade der Held im Bett. Sie sind oft traurig und nur schwer für etwas zu begeistern, kurzum ein rechter „Null-Bock-Typ", der wahrscheinlich nicht auf der Gewinnerseite des Lebens zu finden ist.

Um sich rundum fit, glücklich und gesund zu fühlen, sollte Ihr Gesamteiweißspiegel möglichst „hochnormal" sein, d.h. über 8 g/dl liegen. Als „Achter" sind Sie kreativ, voller positiver Ausstrahlung und energiegeladen.
Nicht umsonst wird bei Athleten, die sportmedizinisch betreut werden, erst einmal der Gesamteiweißspiegel hoch gepuscht.

Betreiben daher auch Sie Blutdoping der legalen Art: Essen Sie nach den Regeln des „Bi(e)nären Systems", und Sie werden zum „Power-Typ".

Nützliches technisches Equipment

Der Küchenvibrator – Stabmixer oder Zauberstab

Natürlich kann man auch mit einem simplen Schneebesen Eischnee schlagen und mit einer einfachen Reibe Parmesankäse hobeln. Schließlich kann man auch auf einer Schreibmaschine einen Brief tippen – macht bloß keiner mehr.

Sie erleichtern sich das Leben, wenn Sie sich mit wirklich gutem Küchenequipment ausstatten. Sparen Sie hier nicht am falschen Ende, „Schnäppchen" rechnen sich fast nie, da sie meist eine kürzere Lebenserwartung haben als Markengeräte.

Ich rate Ihnen unbedingt zur Anschaffung eines modernen Stabmixers („Zauberstab") mit entsprechendem Zubehör. Mein absoluter Favorit ist das 600 Watt starke Gerät „Multiquick professional" von der Firma Braun. Mit diesem Küchenfreund können Sie mühelos und in sekundenschnelle alle Arten von Nüssen und selbst steinharten Parmesankäse puderzuckerfein zerkleinern. Ein dazu gehöriger Schneebesen schlägt Eiweiß oder Sahne luftig-locker auf und ist sehr hilfreich bei der Herstellung einer wunderbaren selbst gemachten Mayonnaise (siehe Rezeptteil). Mit 80 -100 € sind Sie dabei. Eine Geldausgabe, die Sie niemals bereuen werden.

Backformen aus Silikon

Mittlerweile sind Backformen aus Silikon absolut erschwinglich geworden.
Gegenüber Backformen aus Metall haben sie den großen Vorteil, dass sich das Backgut dank des flexiblen Materials ganz leicht herauslösen lässt.
Die optimale Hitzeverteilung in Silikonbackformen garantiert beste Ergebnisse.

Zudem sind die Formen sowohl spülmaschinenfest als auch gefriertruhengeeignet, denn sie halten Temperaturen zwischen -50 und +250 Grad Celsius aus.
Zum Verstauen kann man sie praktischerweise im Schrank zusammenknuddeln.
Discounter oder Shoppingsender haben oft sehr preiswerte Angebote.

Vorratsdosen und große Töpfe

Aus praktischen Gründen empfiehlt es sich, beim Kochen stets größere Mengen an Speisen zuzubereiten und dann portionsweise einzufrieren. Das ist ungeheuer Zeit sparend und garantiert maximale Abwechselung beim Essen.

Denken Sie daher unbedingt daran, einen sehr großen Topf (mindestens 6 Liter) bereit zu halten. Besonders geeignet ist ein so genannter „Schnellkochtopf".
Zum Einfrieren, Verstauen und Mitnehmen benötigen Sie außerdem ein umfangreiches Sortiment gut verschließbarer Vorratsdosen, die man man möglichst vom Gefrierfach aus direkt in die Mikrowelle stellen kann. Auch hier lohnt es sich mal im Internet zu stöbern.

Nährstofftabelle

Die meisten Frauen, die ich kenne, wissen den Kaloriengehalt von Lebensmitteln auswendig. Die meisten Männer die ich kenne, wissen gar nicht, was Kalorien sind und dass man diese zählen kann. Soviel zu geschlechtsspezifischen Unterschieden.

Nun müssen Sie sich umstellen, meine Damen. Sie zählen ab sofort nicht mehr Kalorien, sondern Kohlenhydrate. Und Sie, meine Herren, müssen einfach lernen überhaupt etwas zu zählen. Das klappt schon, da bin ich ganz sicher!

Zu Anfang sollte man den Kohlenhydratgehalt vieler Lebensmittel einmal nachschlagen, hinterher geht das alles in Fleisch und Blut über. Ich empfehle Ihnen dringend die Anschaffung einer Nährwerttabelle. Oft bekommt man solche Tabellen als Service bei der Krankenkasse, sie sind aber nicht ganz so aktuell und ausführlich. Ansonsten erhält man für 12,90 € eine aktuelle Nährwerttabelle im Buchhandel (Elmadfa 2006). Schauen Sie immer auf die „Nettokohlenhydrate", also die „verwertbaren" Kohlenhydrate.

Allen Internetnutzern sei die website www.naehrwertrechner.de wärmstens ans Herz gelegt. Hier kann man den Nährwertgehalt von Lebensmitteln auf sehr einfache Art und Weise berechnen.

Für die Erhaltungsphase kann ich Ihnen außerdem den „Logi Guide" empfehlen, ein kleines, praktisches Büchlein, in dem über 500 Lebensmittel nach ihrem glykämischen Index bzw. ihrer glykämischen Last bewertet wurden (Mangiameli 2007).

Ketosticks

Während der ersten 14 Tage, der so genannten „Einleitungsphase", wird Ihr Körper einen Stoffwechselzustand erreichen, den man benigne (also gutartige) Diät-Ketose nennt.

Mit diesem ganz speziellen Stoffwechselzustand haben wir uns bereits ausführlich auseinander gesetzt (vgl. Seite 48).

Bei einer Ketose hat man Ketokörper im Blut und scheidet zusätzlich Ketokörper mit dem Harn aus. Da man sich natürlich nicht ständig selber Blut abzapfen möchte, guckt man der Einfachheit halber nach den Ketokörpern im Urin. Diese lassen sich mit Teststäbchen nachweisen. Es gibt verschiedene Anbieter. Mein Favorit sind hier die Ketur-Teststreifen von Roche Diagnostics (50 Stück ca. 8 Euro) und zwar deshalb, weil man eine Minute Zeit hat, das Ergebnis abzulesen, während man bei anderen Anbietern schon nach 15 Sekunden gucken muss.

Das Döschen mit den Sticks müssen Sie ganz schnell wieder schließen und es trocken aufbewahren. Nach dem Verfallsdatum sollten die Sticks nicht mehr verwendet werden. Falsch positive Ergebnisse erhalten Sie übrigens, wenn Sie vorher größere Mengen an Vitamin C eingenommen haben.

Am besten messen Sie am Abend vor dem zu Bett gehen. Morgens hat man weniger Ketokörper im Urin, da der Körper diese in der Nacht als Energiequelle verwertet. Halten Sie den Teststreifen einfach kurz in den Urinstrahl oder fangen Sie etwas Urin in einem sauberen Gefäß auf und halten das Teststäbchen hinein. Wenn sich das Stäbchen leicht rosa färbt, haben Sie Ihr Ziel erreicht: Sie sind in der Ketose, Ihr Körper verbrennt Körperfett.

Es reicht absolut, wenn bei den Stäbchen nur eine leichte Verfärbung einsetzt.
Setzen Sie sich hier nicht unter Druck unbedingt ein tiefes Lila sehen zu wollen.
Die Färbung kann stark schwanken. Wenn Sie viel getrunken haben (was Sie ja auch sollen!), ist die Konzentration der Ketokörper im Urin durch Verdünnungseffekte natürlich geringer, die Farbe nur blassrosa.

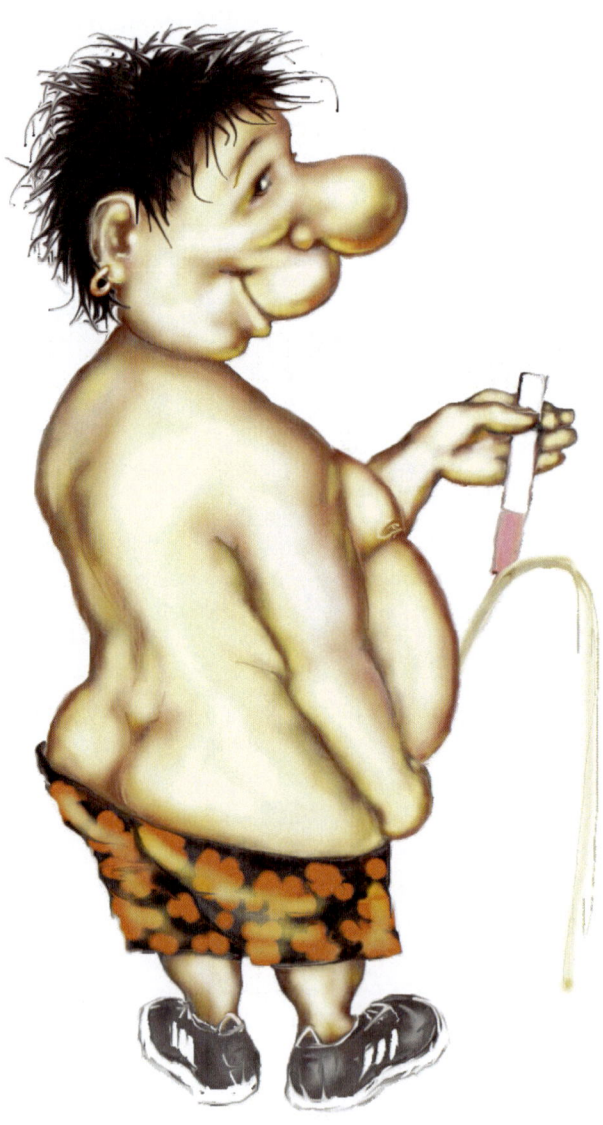

Nachweis von Ketokörpern im Urin

162

Haben Sie eine sehr fettreiche Mahlzeit gegessen, z.B. geräucherten Aal, wird Ihr Anteil an Ketokörpern im Urin steigen und sich das Stäbchen stärker verfärben.

Sie können natürlich auch dann Fett verbrennen, obwohl die Ketosticks sich nicht verfärben. Wahrscheinlich haben Sie dann eine geringere Menge an Ketonen im Blut und scheiden nur keinen Überschuss im Urin aus. Es ist daher nicht zwingend notwendig, Ihren Stoffwechselzustand mit Hilfe von Ketosticks zu überprüfen. Wenn Sie in der Einleitungsphase abnehmen, machen Sie sowieso alles richtig.

Ich empfehle die Verwendung lediglich zur eigenen Motivation. Es macht einfach Spaß, mit seinem Körper zu experimentieren wie mit einem Chemiebaukasten.
Und man kann eben *sehen*, dass sich etwas tut!

Nahrungsergänzungsmittel

Um Ihren Mineralstoff- und Vitaminhaushalt nicht durcheinander zu bringen, ist es in der Einleitungsphase unbedingt notwendig, einige Nahrungsergänzungsmittel zu sich zu nehmen, damit Sie 100%ig fit und gesund bleiben. Besorgen Sie sich daher diese „Pillen" unbedingt vor dem Start in das „Bi(e)näre System".

Sie wollen aber keine Pillen schlucken? Das ist alles so künstlich und kann doch nicht gut sein? Seufz …

Liebe Dicken dieser Welt, ziemlich wahrscheinlich haben Sie schon die ein oder andere Erfahrung mit Diätpillen gemacht, manch dubioses Pülverchen geschluckt und vielleicht sogar mit dem Gedanken gespielt, sich einmal den Magen verkleinern zu lassen oder Ihr Fett absaugen zu lassen. DAS ist gefährlich und künstlich!
Wasserlösliche Vitamine werden bei Überdosierung ausgeschieden, nur bei Fett löslichen Vitaminen ist eine gewisse Vorsicht geboten. Es geht hier in erster Linie um die Einleitungsphase, also die Phase, in der Sie streng kohlenhydratarm leben.

Blutzuckermessgerät

Die Anschaffung eines Blutzuckermessgerätes empfiehlt sich für all diejenigen, deren Nüchternblutzuckerspiegel schon einmal aus der Reihe tanzte, Sie sehr stark übergewichtig sind und in Ihrer Familie bereits Fälle von Diabetes auftraten.
Solche Geräte sind mittlerweile auch erschwinglich und preiswert in der Apotheke oder im Internet zu beziehen.

Falls mehrere Personen in einer Familie mit dem Gerät messen, so denken Sie bitte unbedingt daran, zur Blutabnahme stets eine neue Nadel zu verwenden. Sie dürfen niemals die Nadel einer anderen Person mitbenutzen. In einem solchen Falle besteht die Möglichkeit, dass Sie sich mit gefährlichen übertragbaren Krankheiten infizieren.

Weitere Vorbereitungen für den Tag X

Der Kühlschrank

Sofern Sie allein leben oder aber Ihr Partner oder Ihre Familie bei der Diät mitmachen, sollten Sie am „Tag Null", also am Tag vor Beginn des Lebens nach dem „Bi(e)nären System", restlos alles aus dem Kühlschrank entfernen, was Sie an Ihr „altes Leben" erinnern könnte.

Dies bedeutet: Entfernen Sie alle Lebensmittel aus Kühlschrank und Eisfach, die nicht mit Ihrem neuen Ernährungsplan kompatibel sind.
Ebenso räubern Sie bitte Ihren kompletten Vorratsschrank und entfernen Nudeln, Brot, Kekse, Süßigkeiten, Eis, Fertiggerichte und Obst aus Ihrer Wohnung.

Diese Nahrungsmittel muss man nicht wegwerfen. Verschenken Sie diese entweder in Ihrer Familie oder Bekanntschaft oder bringen sie zu einer Stelle, wo Bedürftige mit Essen versorgt werden. Entsprechende Adressen finden Sie unter www.dietafel.de im Internet.

Den Kühlschrank dann in einer Art „rituellem Akt" zu säubern und mit neuen Lebensmitteln einzuräumen, hat für viele Menschen einen katharsischen Effekt. Man hört ganz bewusst mit etwas Alten auf, um etwas Neues und Besseres zu beginnen.
Das ist ein schönes Gefühl, so dass man motiviert in den ersten Tag der Einleitungsphase starten kann.

Die Familie

Menschen, bei denen der Partner bei der Ernährungsumstellung nicht mitmacht, oder Leute, die Kinder im Haus haben, haben es ausgesprochen schwer. Um wieder einmal Susanne Fröhlich aus dem Buch „Moppel-Ich" zu zitieren: *„Eine Familie ist sozusagen das Gegenteil einer Abspeck-Koalition".* Da hat sie leider verdammt recht!

Ich kann Ihnen zur Bewältigung dieses Problems wirklich keine gute Lösung anbieten. Da müssen Sie leider selbst durch. Allerdings weiß ich nicht, warum nicht die ganze Familie an der Ernährungsumstellung beteiligt sein sollte.

Da die Ernährungsform nach dem „Bi(e)nären System" relativ viel Fleisch enthält, und man sie sogar als „deftig" bezeichnen könnte, kommen Männer damit meist sehr zurecht. Falls Männer sich stur stellen, servieren Sie diesen einfach ihre obligatorische „Sättigungsbeilage", also Kartoffeln, Nudeln oder Reis zu dem Essen, welches Sie für sich gekocht haben und stellen ihnen ein Bier vor die Nase. Dann ist „Mann" meist zufrieden!

Haben Sie sehr mäkelige Kinder, müssen Sie für diese leider extra kochen oder sie zur Adoption frei geben. Vielleicht haben Sie aber gar nicht so schlimmen Nachwuchs wie Sie dachten, und Ihre Kinder mögen die neuen Gerichte sogar recht gern.
Auch übergewichtige Kinder sollten nicht in eine ketogene Phase eintreten, sondern gleich

mit etwas mehr Kohlenhydraten in Form von Obst und Gemüse versorgt werden. Wenn Sie die Gerichte gemeinsam mit Ihren Kids zubereiten, wird die Akzeptanz der neuen Speisen mit Sicherheit größer sein.

Familie, Freunde und Bekannte, sprich Ihr „soziales Umfeld" werden erfahrungsgemäß das größte Hindernis bei der Durchführung Ihrer neuen Ernährungsform sein.
Zum Einen werden Sie ständig ungebeten umfassenden Belehrungen ausgesetzt sein, zum Anderen werden gleich kübelweise wohlmeinende Berater die Dogmen der modernen Ernährungslehre über Sie ausschütten.

Nein, solche Erfahrungen sind wirklich nicht lustig, vor allem, wenn man eingeladen ist und sich rechtfertigen muss, warum man denn Schwiegermutters hausgemachte Buttertorte ablehnt, sich aber abends das gegrillte Bauchfleisch gönnt und wieder nur ihren selbst gemachten Kartoffelsalat verschmäht.

Ist man zum Kaffee eingeladen, kann es manchmal sinnvoll sein, einfach einen eigenen Kuchen (siehe Rezepte) mitzubringen und diesen auf die Kaffeetafel zu schmuggeln, aber das klappt halt nicht immer und kann unter Umständen üble Familienkräche auslösen („Mein Kuchen ist Dir wohl nicht mehr gut genug?")

Ja, es ist schwer. Vor allem in der ersten Phase, in der man nicht einmal Alkohol trinken darf. Jemand der keinen Alkohol trinkt, muss sich in unserer Gesellschaft ständig rechtfertigen und gilt entweder als „Miesepeter" oder als „trockener" Alkoholiker.
Doch seien Sie hart. Lassen Sie sich nicht verführen, nur um in der Masse mitzuschwimmen! Probieren Sie verschiedene Strategien aus, und schauen Sie, was in Ihrem Umfeld am besten funktioniert.

Besonders bewährt haben sich bei mir in Familie und Restaurant folgende Aussagen:

- dagegen bin ich allergisch
- ich bin zuckerkrank
- ich habe eine Stoffwechselerkrankung und darf absolut nichts Süßes essen
- davon wird mir immer schlecht
- ich darf wegen einer Laboruntersuchung 3 Tage lang keine Kohlenhydrate essen
- ich bin schwanger und habe seitdem ganz komische Gelüste

Doch nur die ersten 4-6 Wochen sind wirklich schwer. Danach setzen ja unübersehbar die Erfolge ein und auch die Ignoranteste unter Ihren Bekannten wird Sie scheinheilig fragen: „Sag mal, hast Du eigentlich abgenommen?"

Männer bemerken übrigens an anderen Männern immer weitaus später einen Gewichtsverlust als an Frauen. Das Gewicht eines anderen Mannes ist für sie so unbedeutend wie die Kopfbedeckung von Camilla Parker-Bowles beim letzten Ascot Pferderennen. Es interessiert sie nicht die Bohne!

Frauen jedoch erkennen jedes Pfund mehr oder weniger an einer anderen Frau sofort. Mit einer gewissen Beruhigung entdeckt „frau" an einem weiblichen Gegenüber sofort die Reiterhosen, eine schlaffe Bauchdecke und die Cellulite an den Oberschenkeln und beurteilt das eigene Aussehen in Relation zur „Konkurrentin".

Die meisten (Ehe-)männer dürften Fragen wie „Ist mein Hintern genauso dick?" oder „Sehe ich in meinem Stretchkleid genauso fett aus?" zu Genüge kennen.

Wenn Sie als ehemals dicke, mollige oder auch nur füllige Frau einige Kilo abspecken, geraten Sie schnell in den Focus der weiblichen „Mitbewerberinnen". Dies ist nahezu unabhängig vom Alter und funktioniert mit 80 noch ebenso gut wie mit 18.

Sehen Sie es also als Gott gegebenes Zeichen, dass Sie alles richtig machen, wenn Sie von einem weiblichen Gegenüber hören:

- „Also noch dünner darfst Du jetzt aber wirklich nicht werden."
- „Das Füllige hat Dir aber viel besser gestanden."
- „ Meine Güte, Dein Gesicht ist ja ganz eingefallen."
- „Seit Du soviel abgenommen hast, siehst Du ganz krank aus."
- „*Ich* will ja nicht abnehmen, davon bekommt man so viele Falten."

Nehmen Sie als Indikator lieber die Komplimente, die Sie von ehrlichen Freundinnen und netten Männern bekommen, und entscheiden Sie, ob Sie mit dem Abspecken weiter machen wollen oder nicht.

Das Erfolgstagebuch

Als Teenager haben viele von uns einmal ein Tagebuch geführt, ihm manche Sorge anvertraut und sich den Kummer vom Herzen geschrieben.

Wie zigmal erwähnt, ist es einfach wichtig, die Motivation nicht zu verlieren. Deshalb fangen Sie doch wieder an ein Tagebuch zu führen!
Doch machen Sie es anders als zu Ihren Teenagerzeiten. Vermerken Sie nicht, was an dem jeweiligen Tag schlecht lief, sondern schreiben Sie im Gegenteil nieder, was an diesem Tag super gelaufen ist. Schaffen Sie sich eine schöne DIN A4 Kladde an, in die Sie auch mit Vergnügen hineinschreiben möchten.

Notieren Sie dort neben den positiven Dingen des Tages regelmäßig Ihr Gewicht, Ihren Körperfettanteil und gelegentlich Ihre Körpermaße (Taillenumfang, Hüftumfang). Anfangs kann es sehr nützlich für Sie sein, Art und Uhrzeit einer Mahlzeit zu notieren und die täglich aufgenommene Kohlenhydratmenge zu berechnen.

Doch seien Sie genau, schreiben Sie jede Kleinigkeit auf und denken Sie auch daran, Art und Menge von Getränken zu notieren. Die sorgfältige Analyse Ihrer Eintragungen kann sehr hilfreich dabei sein, falls in der Einleitungsphase das Gewicht längere Zeit stagniert und Sie sich keiner „Sünde" bewusst sind. War vielleicht doch irgendwo Zucker versteckt?

Und es ist einfach motivierend und befriedigend nach einer ganzen Zeit der „Mühe" einmal auf seine ersten Schritte zurückzuschauen. Kleben Sie in diese Mappe auch die Ergebnisse Ihrer Blutuntersuchungen ein, und tragen Sie auf einem Millimeterpapier wöchentlich das Gewicht gegen die Zeit auf. Das ist Freude pur!

Dabei bleiben ist alles. Setzen Sie sich realistische Etappen auf dem Weg zum Wunschgewicht. Für unseren „inneren Schweinehund" ist es leichter 4 mal 5 kg zu bewältigen, als einmal 20 kg.

Haben Sie noch eine alte Hose, einen alten Rock, irgendein Lieblingskleidungsstück, in das Sie nicht mehr hinein passen? Tun Sie es bloß nicht weg!
Machen Sie sich zum Ziel da wieder hinein zu passen. Das motiviert, das ist ein Ziel!
Belohnen Sie sich nach jedem der 5 Kilogramm. Gehen Sie in ein teures Sushi-Restaurant oder ins Musical, kaufen Sie sich eine neue Hose, erfüllen Sie sich einen Herzenswunsch.

Ich z.B. habe ein Sommerkleidchen, was ich in der 10. Klasse, also mit knapp 16 Jahren getragen habe, und ich sehe mich noch wie heute darin von der Schule nach Hause tippeln. Ich habe es verwahrt und probiere es einmal pro Jahr an. Es passt noch! Und da ich mittlerweile 45 Jahre alt bin, bin ich stolz darauf, denn ich habe mir zum Ziel gesetzt ein ganzes Leben lang in eben dieses Kleid zu passen.

Sitzt es einmal ein wenig enger, so gehe ich einfach wieder 14 Tage in die Einleitungsphase zurück und probiere es danach wieder an. Dann sitzt es wieder wie in alten Zeiten. Bisher hat es noch immer funktioniert! Dieses Kleid ist mein persönliches „Motivationskleidungsstück", versuchen Sie, Ihr eigenes zu finden.

Die Praxis – Tipps und Tricks für jeden Tag

Die Dienstreise

Wenn man morgens zu Hause frühstücken kann und nicht zu einer bestimmten Uhrzeit aus dem Haus muss, ist das mit dem Frühstück ja vollkommen unkompliziert.
Wenn man einen festen Arbeitsplatz hat, gibt es dort ja meistens auch Möglichkeiten eine kleine Küche oder zumindest eine Mikrowelle zu nutzen und sich etwas mitzunehmen. Schwieriger wird es, wenn man geschäftlich viel unterwegs ist.

Jeder, mit dem ich bisher geschäftlich zu tun hatte, weiß, dass ich immer mit „großem Gepäck" reise. Dies liegt nicht nur an meiner zugegeben stets umfangreichen Garderobenauswahl, sondern vor allem daran, dass ich stets etwas zu essen und zu trinken bei mir habe. Zu meiner Grundausstattung für einen Tag gehört daher stets eine große Thermoskanne mit Tee, eine Flasche Mineralwasser, eine Packung Macadamianüsse, einige Würfel Käse, mindestens zwei hart gekochte Eier und ein paar meiner wunderbaren Nussplätzchen.

Ist man mit dem Auto unterwegs, kann man den Kofferraum seines Wagens ganz wunderbar als Nahrungsmitteldepot herrichten (im Sommer natürlich nur eingeschränkt). Eine Kühltasche, die an den Zigarettenanzünder angeschlossen wird, leistet zu warmen Jahreszeiten gute Dienste.

Und warum das alles, sehe ich Sie ungläubig fragen? Das kann man doch unmöglich alles mit auf eine Dienstreise schleppen?
Nein? Aber Sie schleppen doch auch das Ladegerät für Ihr Mobiltelefon, Ihr Laptop und den Rasierapparat mit. DAS ist Ihnen in Fleisch und Blut übergegangen.

Beim Meeting im Hotel oder in der Firma steht doch sowieso alles bereit?
Nein, das tut es eben nicht! Dort stehen stets diese unseligen Plätzchenteller mit Zuckerkeksen drauf, etwas, das Sie meiden sollten wie der Teufel das Weihwasser.
Überlassen Sie diese Ihren hungrigen (und übergewichtigen) Kolleginnen- und Kollegen, die sich gern und rasend schnell um deren natürliche biologische Entsorgung kümmern.

Mineralwasser ist bei Meetings oft knapp, der Rest des Rondells im Besprechungsraum ist mit zuckerhaltigen Obstsäften und Coca-Cola gefüllt. Kaffee oder Tee gibt es meist erst nach 1-2 Stunden Tagungszeit und während der Hotel-Kaffee in den letzten Jahren fast überall deutlich besser geworden ist, ist der dort angebotene Tee (ja, auch in 5 Sterne Tagungshotels!) oft absolut ungenießbar.

Es ist karrieretechnisch sehr wichtig, niemals hungrig in ein Meeting zu gehen. Das haben Sie bei noch keinem Seminar für Führungskräfte gesagt bekommen?
Ja, denn Hunger macht unsouverän und launisch. Hunger stört die Konzentrationsfähigkeit und macht die langweiligsten Vorträge noch langweiliger.

Kommen Sie mit Leuten zusammen, die Sie nicht kennen, gilt es, vorher schnell im Auto einen Happen zu essen. Alles andere wäre unhöflich.

Tagen Sie mit Menschen, die Sie besser kennen, ist es auch kein Problem sich vor deren Augen etwas einzuverleiben. Hauptsache nicht hungrig!

Das Frühstück

In den meisten Tagungshotels ist das Frühstück völlig einfach einzunehmen.

Meist gibt es ja ein Buffet, von dem man auswählen kann. Mein Standardfrühstück im Hotel sind meist 3 Spiegeleier. Die esse ich wirklich gerne, sie halten ziemlich lange satt, und das Gesicht der Bedienung ist einfach unschlagbar, wenn eine kleine zierliche Frau in Kleidergröße 36 drei Eier bestellt. Etwas Frühstücksspeck, gekochter Schinken und/oder Käse sind selbstverständlich erlaubt, wenn man darauf Lust hat.

Problematisch wird es bei den Omelettes. Oft werden diese zwar vor Ort, also im Frühstücksraum, in der Pfanne frisch zubereitet, der Teig ist aber manchmal nicht selbst angerührt, sondern ist eine Fertigmischung aus der Tüte. Besonders die Amis lieben es, es so dem Restaurant ein wenig einfacher zu machen, um die hungrigen Frühstücksmäuler zu stopfen.

Diese Fertigmischungen entpuppen sich oft als lustiger Chemiebrei. Sie enthalten Mehl, Zucker, Stärke, jede Menge Zusatzstoffe und all das, was Sie nicht auf Ihrem Teller haben wollen. Fragen Sie also danach.

Ein ideales Omelette besteht aus nichts als frisch verquirlten Eiern mit etwas Milch oder Sahne, gewürzt mit Salz und Pfeffer. Wenn Sie mögen, können Sie natürlich Käse oder Wurst einbacken lassen, das ist auch immer lecker.

Mittagessen

Die meisten Tagungshotels bieten den Gästen ein Mittagsbuffet an, so dass man meistens gut versorgt ist. Es gibt dort immer eine diverse Auswahl an Fleisch- und Fischgerichten sowie Salate und Gemüse als Beilagen. Greifen Sie zu, und meiden Sie nur panierte Speisen und undefinierbare Saucen.

Desserts sind natürlich für Sie tabu. Überlassen Sie das Ihren lieben Kollegen und beobachten Sie im Anschluss, wie diese beim Meeting das Gähnen kaum noch unterdrücken können, beim Vortrag des Chefs beinahe einschlafen und sich nur mit „Kaffee-Dauerinfusionen" bis zum nachmittäglichen Kuchen retten können.

Essen Sie stattdessen ein Stückchen schönen fettigen Käse, und Sie setzen sich frisch und munter wieder in das Meeting.

Den nachmittäglichen Kuchen überlassen Sie ebenfalls Ihren adipösen Mitstreitern und knabbern stattdessen ein paar Macadamia-Nüsse oder Walnusskerne.

Ein Riesenproblem hat man allerdings, wenn aus Zeit- oder Kostengründen in einem Meeting lediglich belegte Brötchen gereicht werden. Besonders für solche Fälle ist es immer ratsam, ein wenig „Eigenproviant" mit sich zu führen.

Ansonsten kann ich nur empfehlen, so unauffällig wie möglich nur den Belag, also z.B. den Schinken, die Eier oder den Käse zu sich zu nehmen und die Brötchenhälften so geschickt wie möglich in einer Papierserviette verschwinden zu lassen.

Unmöglich? Doch, geht alles, glauben Sie mir das! Ich habe das alles schon hundertmal praktiziert. Ihre hungrigen Kollegen sind so damit beschäftigt, für ihr eigenes leibliches Wohl zu sorgen, dass man Ihnen gar keine Beachtung schenkt.
Nur Sie selbst kommen sich zu Anfang blöd dabei vor!

Dinner, Vesper, Abendbrot

In aller Regel trifft man sich abends ja wieder zum Essen in einem Restaurant.

Selbst in einer Eckpizzeria findet man problemlos Speisen, die mit dem „Bi(e)nären System" kompatibel sind. Je besser das Restaurant, in das Sie einkehren, je vielfältiger werden die Möglichkeiten, köstlich zu speisen.

Ein Schnitzel oder Steak mit Salat gibt es nun wirklich überall. In der Erhaltungsphase trinken Sie ruhig 2 Gläser Wein im Kollegenkreise mit, meiden Sie aber harte Sachen und Bier.

In der Einleitungsphase müssen Sie leider auf Alkohol verzichten. Sollten Sie ständig darauf angesprochen werden, was leider ziemlich häufig der Fall ist, so sagen Sie einfach „Nein danke, heute möchte ich nichts trinken, ich habe mir irgendwie den Magen verdorben."

Gestrandet bei McDonald's – was tun?

Sollte Ihr Meeting in einem Fastfood-Lokal enden, was ich für Sie nicht hoffen möchte, kann man selbst dort nach den Regeln des „Bi(e)nären Systems" essen, indem man keine Menüs ordert, sondern sein Essen ganz individuell zusammenstellt.

Bei McDonald's beispielsweise ist die Auswahl nicht einmal schlecht, wie Sie sich selbst auf der website www.mcdonalds.de überzeugen können, z.B.

Salate

Wählen Sie einen Salat mit Sour Cream Dressing (1 g KH pro Portion), Ranch Dip oder Kräuter Dressing (je 3 g KH pro Portion). Geeignet sind:

Grilled Chicken Caesar Salad

Das ist eine Portion mit 246 g gemischtem Salat mit gegrilltem Hähnchenbrustfilet, Tomaten, Karotten, Käse und Knoblauch (4g KH pro Portion).
Leider werden Kräuter-Croutons darüber gestreut. Bitten Sie also die Bedienung dies entweder nicht zu tun oder lassen Sie die Croutons liegen.
Achtung: Nicht die „crispy" Variante wählen, denn da ist das Fleisch paniert!

Garden Salat

60 g gemischter Salat mit Karotten und Kirschtomaten. Ist eigentlich als Beilage gedacht, aber wenn Sie Drei davon bestellen wird´s ´ne Hauptmahlzeit.
Essen Sie zu Ihrem Salat kein Brot.

Big Bacon & Eggs

Auf gut Deutsch eine Portion Rührei mit 3 Scheiben Frühstücksspeck. Wird zwar mit einem Weizenbrötchen serviert, das können Sie aber einfach liegenlassen.
Einziger Wermutstropfen: Das Rührei wird aus einer vorbereiteten Fertigmasse hergestellt – nicht so toll wegen des Oxycholesterins (vgl. Seite 104).

Big Mäc

Selbst einen Big Mäc oder Hamburger können Sie bestellen, denn sein Innerstes besteht aus 100% Rinderhackfleisch. Die dazu gereichten Zwiebeln, Salzgurkenscheiben, Eisbergsalat und der Chester-Schmelzkäse stellen ebenfalls kein Problem dar. Nur das Brötchen in das das Ganze „eingewickelt" ist, verschmähen Sie bitte.
Macht zwar ein bisschen Sauerei auf dem Teller, aber Tischmanieren sind bei McDonald´s eh nicht so wichtig.

Trinken Sie dazu nur Wasser, Kaffee oder Schwarztee und verschmähen jegliche Art von Softdrinks, auch Cola light.

Super Size Me

Apropos McDonald´s, gönnen Sie mir bitte noch diesen kleinen Exkurs:
Im Sommer 2004 startete in den deutschen Kinos der so genannte „Dokumentarfilm" des US-Regisseurs Morgan Spurlock, welcher folgenden ungewöhnlichen Selbstversuch an sich vornahm: Der 33-Jährige nahm 30 Tage lang nichts anderes zu sich als Produkte der Fastfood Kette McDonald's.

Seine sehr willkürlich anmutenden „Regeln" waren dabei, jeden Tag drei komplette Mahlzeiten bei McDonald's zu essen. Er musste jedes Produkt von der Speisekarte während dieser 30 Tage mindestens einmal essen. Alles musste restlos verputzt werden, selbst wenn er nach dem Essen alles wieder erbrach.

Auch die dort angebotenen Soft-Drinks und Limonaden waren fester Bestandteil seines täglichen Ernährungsplanes. Falls er vom Personal danach gefragt wurde, bestellte er ein extragroßes "Super Size"-Menü. Zusätzlich ging er jeden Tag nicht mehr als 2000 Schritte.

Als Folge dieser Völlerei nahm Spurlock in einem Monat 12 kg an Gewicht zu, wurde nach eigenen Angaben depressiv, und seine Blutwerte verschlechterten sich bis zum drohenden Leberschaden. Seine Freundin, überzeugte Veganerin (= vegetarisches Essen ohne Eier und Milchprodukte) beklagte sich außerdem über seine Impotenz. Ihre Erklärung dafür: „Ich glaube, dass die gesättigten Fette die Durchblutung seines Penis verhindern." Ja, ja immer diese bösen Fette....

Fragt man Spurlock nach der Intention für diesen Film, so gab dieser an, die Gesellschaft über die Folgen eines übermäßigen Fast-Food-Konsums aufklären zu wollen. Im Film warnte er während seiner Fressorgien permanent vor dem vielen bösen Fett in den Menüs. In den USA war der Film sogar für den Oskar nominiert und wurde auch in Deutschland als „Aufklärungsfilm" und investigativer Journalismus bejubelt.

Doch einige deutsche Ernährungsfachleute vermuten unlautere Manipulationen.
Der kritische Kopf und Lebensmittelchemiker Udo Pollmer äußerte in einen Interview sogar die Annahme, dass die extreme Gewichtszunahme durch Einnahme von Anabolika bewusst zusätzlich herbeigeführt worden sein könnte. Dafür sprächen die Leberschäden und die Impotenz nach Absetzen des Präparats, die innerhalb von vier Wochen nicht allein durch einseitige Ernährung und mutwillige Fresserei auftreten könnten.

Außerdem könnte es sein, dass Spurlock vor Beginn seines Versuches Cholesterinsenker eingenommen haben könnte, um die Differenz der „Vorher-Nachher-Werte" zu verstärken, und die Ergebnisse des teuren Filmprojektes nicht dem Zufall zu überlassen. Wollte man den Film "Supersize me" als Dokumentation durchgehen lassen, so meint Pollmer, dann sei King Kong der Beweis für die Existenz von Riesenaffen (Pollmer 2007).

Dass ich wahrlich kein Freund von Fastfood-Restaurants bin, haben Sie nach Lektüre dieses Buches ganz sicher erkannt. Auch ich bin voll und ganz der Meinung, dass der Bogen, den man um fast-food Restaurants machen sollte, gar nicht groß genug sein kann. Besonders den Trend, ganze Kindergeburtstagsfeiern aus bloßer Bequemlichkeit der Eltern dorthin zu verlegen, anstatt mit den Kiddis daheim Topfschlagen zu spielen, halte ich für eine Unsitte der übelsten Sorte.

Trotzdem kann ich geistige Manipulation genauso wenig ausstehen.

Interessanterweise bestätigte nämlich eine ebenso angelegte wissenschaftliche Studie des schwedischen Professors Fredrik Nyström an 18 freiwilligen Studenten Spurlocks Erfahrungen nämlich ganz und gar nicht.
Einige Teilnehmer dieses Experimentes nahmen zwar bis zu fünf Kilo zu, die Hälfte davon aber in Form von Muskelmasse. Und das, obwohl die Probanden auch hier keinerlei Sport treiben durften!

Es liegt nahe, dass den jungen Leute, die sich bisher „gesund", also kohlenhydratreich und fleischarm ernährt hatten, durch die Mehraufnahme an Proteinen im Burgerfleisch nun endlich genügend Aminosäuren zur Verfügung standen, um Muskelmasse aufzubauen.

Um das Soll der geforderten Kalorien aufzunehmen, musste manch bedauernswerter Proband vor dem Schlafengehen noch ein Glas Speiseöl trinken. Reichlich Fett also. Doch was geschah? Die Blutwerte änderten sich entweder gar nicht oder besserten sich bei einigen Probanden sogar. Das „böse" LDL-Cholesterin sank, das "gute" HDL-Cholesterin stieg. Kommt Ihnen das bekannt vor? (vgl. Seite 94) (Douglas 2007)

Ob es ein Zufall ist, dass die Ausstrahlung des Filmes „Super Size Me" genau in den Zeitraum fiel, als einige klagewütige, fettleibige Amerikaner den McDonald´s Konzern um Zahlung von Schmerzensgeld verklagten und behaupteten, der Konzern sei an ihrer Misere Schuld? Ein Schelm, wer Böses dabei denkt!

Mundhygiene – nie so wichtig wie jetzt

Da Sie sich in der Einleitungsphase in der Ketose befinden, scheiden Sie so genannte Ketokörper über Ihre Körperflüssigkeiten aus.
Auch im Speichel sind diese Ketokörper gelöst, weshalb Menschen, die sich in einer Ketose befinden, aus dem Mund nach Nagellackentferner (Aceton) riechen können. Wie stark dieser Geruch ist, hängt von der Tiefe Ihrer Ketose ab. Während diese Nebenwirkung beim „Heilfasten" völlig klaglos akzeptiert und weitgehend ignoriert wird, wird dieser Effekt bei den Gegnern ketogener Diäten zum Problem hochstilisiert.
Zitat: „(…) Außerdem wird Ihre Umgebung zu Ihnen auf Distanz gehen, da Sie aufgrund ihres *gestörten* (!) Fettstoffwechsels übel riechendes Aceton ausatmen".

Um Mundgeruch zu vermeiden, putzen Sie sich daher während der Einleitungsphase unbedingt dreimal täglich gründlich die Zähne. Da Sie viel Fleisch essen, dessen Fasern sich gerne in den Zahnzwischenräumen verheddern, sollten Sie nach jedem Putzen mit Zahnseide „fädeln". Ebenfalls empfehle ich die morgendliche Benutzung eines speziellen Zungenreinigers, den man heute für ein paar Cent in jedem Drogeriemarkt kaufen kann. Mit dessen Hilfe lassen sich Zungenbeläge entfernen, ohne dass ein Würgereflex eintritt.

Bitte lutschen Sie zwischendurch keine Pfefferminz-Drops, Pastillen oder Zahnpflegekaugummis, auch wenn diese zuckerfrei sind. Gegen Mundgeruch helfen sie sowieso nicht. Außerdem sollen Sie wegkommen vom ständigen „nebenher" naschen und kauen. Sie sollen Essen wieder als einen bewussten Akt der Nahrungsaufnahme sehen, für den Sie sich Zeit nehmen und Ihre normale Tätigkeit unterbrechen.
Ständiges Kaugummikauen suggeriert Ihrem Magen: „Oh, mein Mensch kaut, gleich gibts was zu essen." Das wollen wir nicht.

Zur Vorbeugung von Mundgeruch empfehle ich das Gurgeln und Mundspülen mit Salviathymol N der Firma Madaus. Es ist ein Mund- und Rachentherapeutikum aus den Heilpflanzen Salbei, Eukalyptus, Pfefferminze, Zimtbaum, Nelke, Fenchel und Menthol.

Es schmeckt angenehm frisch und überdeckt den Acetongeruch sehr zuverlässig. Nebenbei freuen sich Zahnfleisch und Zähne über die Extraportion Pflege.

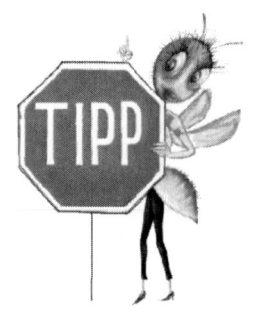

Führen Sie immer ein kleines Fläschchen Salviathymol mit sich (20 ml ca. 4 €).
Spülen oder gurgeln Sie zwischen den Mahlzeiten damit (ca. 5 Tropfen auf 1 Glas Wasser). Das geht normalerweise immer irgendwie! In Notfällen (z.B. bevorstehender erster Kuss vom neuen Lover) geben Sie einen Tropfen direkt in die Mundhöhle und behaupten Sie dann, gerade ein Pfefferminz gelutscht zu haben.

Wenn Sie genügend und regelmäßig trinken, wird Ihr Mundgeruch nicht stark sein, da Sie Ihre Ketokörper über die Toilette wegspülen. Man selbst ist aber meistens gar nicht in der Lage zu beurteilen, ob man unangenehm aus dem Mund riecht oder nicht. Bitten Sie daher am besten Ihren Partner oder einen guten Freund darum, es Ihnen ehrlich zu sagen.

Ölziehen

Manche Menschen, die über einen sehr langen Zeitraum ketogen leben, berichten über Zungenbeläge, die ziemlich hartnäckig sind und nicht so einfach mit einem Zungenreiniger entfernt werden können. Wenn man gerne Rotwein (Erhaltungsphase) trinkt, färben diese sich auch noch an, was ziemlich unschön aussieht.

Dagegen hilft sehr gut ein altes Hausmittel, das auch in der Naturheilkunde und in der ayurvedischen Medizin eingesetzt wird: das Ölziehen oder Ölkauen.
Dazu nimmt man morgens nach dem Aufstehen vor dem Zähneputzen einen Esslöffel Speise-Öl in den Mund, bewegt es etwa 10 Minuten lang von einer Backentasche zur anderen (ja das ist lang!) und zieht es durch die Zähne.
Geübte „Ölzieher" machen das nebenbei beim Duschen, so verliert man morgens keine wertvolle Zeit. Bei diesem „Kauen" verändert sich das Öl in seiner Konsistenz, wird flüssig wie Wasser und nimmt eine weiße Farbe an. Die entstehende Emulsion wird ausgespuckt, danach ganz normal die Zähne geputzt und der Zungenschaber benutzt.

Zum Ölziehen eignet sich am besten ein relativ neutral schmeckendes Speiseöl, wie Sonnenblumen- oder Maiskeimöl, denn zu intensiv schmeckende Öle sind auf nüchternen Magen einfach ekelig. Schon nach der ersten Anwendung hat man ein wunderbar frisches Gefühl und fühlt sich im Mund ganz sauber.
Für einen dauerhaften Effekt sollte man allmorgendlich mindestens 14 Tage lang spülen, pausieren und nach vier Wochen wieder beginnen. Wenn das Ölkauen Ihnen angenehm ist, spricht aber auch nichts gegen eine tägliche Anwendung.

Um das Ölziehen ranken sich zahlreiche mystische Geschichten, die diese wirklich nützliche Methode bedauerlicherweise ins Esoterische abgleiten lassen.

Nach der Theorie eines angeblichen Dr. Fedor Karach, der das Ölziehen bei sibirischen Schamanen entdeckt haben soll, entgiftet es den Körper und hilft bei Kopfschmerzen, Bronchitis, Lungen- und Leberleiden, Arthrose, Hautproblemen, Rheuma, Magengeschwüren Nieren- und Blasenleiden, ja sogar bei Schlaflosigkeit und Depressionen. Sogar gegen „Quecksilbervergiftungen" durch amalgamhaltige Zahnfüllungen soll es helfen (Messing 2001).

Sucht man allerdings in medizinischen Datenbanken nach zitierfähigen wissenschaftlichen Publikationen dieses „russischen Wissenschaftlers", so bleibt er ein Phantom, und man findet nichts.

Doch egal, denn auch in der jahrtausendealten ayurvedischen Medizin kennt man solche Reinigungsrituale. Auch die Inder sind der Meinung, dass durch das so genannte „Gandush", das sind Mundspülungen mit Sesamöl, der Körper von Giftstoffen (Ama) befreit werde.

Entgiftung hin, Wissenschaft her, Fakt ist, dass das Ölziehen bei einer hartnäckig belegten Zunge wirklich grandios funktioniert und sich die Belege innerhalb weniger Tage sehr deutlich verringern.

Ich habe dafür eine recht einfache Erklärung: Schon seit Alexander Fleming wissen wir, dass Speichel ein Enzym namens Lysozym enthält, was Bakterienzellwände angreift und daher eine Rolle bei der Infektabwehr spielt (Fleming 1922).

Wenn man das Öl lange genug im Mund bewegt, wird vermehrt Lysozym-haltiger Speichel gebildet, der Bakterienbelag angegriffen, der Plaque im Öl emulgiert, und das Ganze kann dann ausgespuckt werden.

Die Verdauung

Rein wissenschaftlich gesehen ist die Verdauung der Aufschluss unserer Nahrung mit Hilfe von Verdauungsenzymen.

Einfache Worte für einen ziemlich komplizierten Prozess. Unsere Nahrung muss einen ganz schön langen Weg hinter sich bringen, bis ihr alle verwertbaren Bestandteile entzogen wurden, und wir die Reste zum Klo bringen.

Idealerweise funktioniert diese Ausscheidung mühelos und simpel und verschafft dem Menschen eher Lust als Last. Sigmund Freud lässt grüßen – oder, wie sagte schon Balzac: *„Es gibt keine Freude, die eine tüchtige Notdurft aufwiegt."*

Doch vielen Menschen ist diese kleine Freude nicht vergönnt, denn sie leiden unter Verstopfung oder Obstipation.

Schon Napoleon Bonaparte kannte dieses „Ausscheidungs-Waterloo" und ebenso belastet es etwa 30 % der Bundesbürger (Herold 2007). Frauen sind dabei etwa doppelt so oft häufig betroffen wie Männer, obwohl sie sich meist „gesünder", also ballaststoffreicher, ernähren als Männer (mehr Vollkornbrot und Obst).

Auch Sie werden in der Einleitungsphase nur wenige Ballaststoffe direkt mit der Nahrung aufnehmen, weshalb sich Ihre Verdauung stark verändern wird.

Einer in der Einleitungsphase eventuell drohenden Verstopfung können Sie aktiv entgegen wirken, indem Sie:

- unbedingt reichlich trinken (vgl. auch Seite 204)
- unbedingt Leinsamen (Leinsaat) in Ihre Speisen rühren (siehe Seite 178)
- möglichst ca. 200 g Salat über den Tag verteilt essen
- täglich Magnesiumtabletten einnehmen (siehe auch Seite 134)

Nach der Einleitungsphase hat sich Ihr Körper an die vermehrte Protein- und Fettmenge gewöhnt, und Ihre Darmflora hat sich angepasst.
Unter „Darmflora" bezeichnet man landläufig die Gesamtheit der Mikroorganismen unseres Dünn- und Dickdarms. Mit „Flora" hat das natürlich herzlich wenig zu tun.
In den Anfängen der Mikrobiologie nahm man aber an, Bakterien und andere Mikroorganismen gehörten zu den Pflanzen und übertrug diesen blumigen Ausdruck.

Welche Mikroorganismen in unserem Darm zu Hause sind, hängt ganz unmittelbar von dem ab, was wir essen. 100 bis 400 verschiedenen Bakterienarten kann unser Darm eine Heimat bieten. Säuglinge, die ausschließlich von Muttermilch ernährt werden, produzieren goldgelbe, sauer riechende Exkremente. Im Darm gestillter Kinder finden sich fast nur sogenannte Bifidobakterien (früher Lactobacillus bifidus). Sobald der Säugling dann zum ersten Mal Kuhmilch oder andere Speisen zu sich nimmt, verändert sich dann auch die Darmflora, bleibt dann aber im Lauf des Lebens erstaunlich stabil.

Von den Darmbakterien leben 99% streng anaerob, d.h. Sauerstoff ist Gift für sie. Das restliche eine Prozent ist fakultativ anaerob, d.h. es kann sowohl unter Luftabschluss als auch mit Luft überleben. Interessanterweise haben es nur diese Darmbakterien zu einer gewissen Bekanntheit gebracht, z. B. Enterobakterien und Enterokokken. Das bekannteste Bakterium der Darmflora ist Escherichia coli, 1919 nach seinem Entdecker Theodor Escherich benannt.

Mensch und Bakterium sind im Laufe der Evolution eine perfekte Symbiose eingegangen, also eine innige Lebensgemeinschaft, von der beide Parteien profitieren.
Wir bieten den kleinen Helfern ein wohl temperiertes Plätzchen mit Vollpension, indem wir ihnen genau die Bestandteile überlassen, mit denen wir nichts mehr anfangen können, z.B. Kohlenhydrate aus den holzigen Anteilen der Nahrung oder Knorpeliges aus tierischen Lebensmitteln.

Umgekehrt helfen uns die kleinen Bioreaktoren bei der Synthese von Stoffen, die wir selbst nicht oder nur ungenügend produzieren können, z.B. das für die Blutgerinnung notwendige Vitamin K, welches von Bakterien im Dünndarm gebildet wird. Doch irgendwann gelangt jedes Bakterium auch einmal in den Mastdarm, dem „Gorleben des Kotes".

Der Mastdarm (Rektum) dient als Endlagerstätte unseres großen Geschäftes und als Reservoir bis wir endlich Gelegenheit zu einer „Sitzung" haben.

Farbe und Form des Kotes werden wesentlich durch die Art der Darmbakterien bestimmt. Ein Drittel bis die Hälfte des Stuhlvolumens besteht nämlich allein aus ihnen.

Braun ist der Stuhl übrigens deshalb, weil der gelbe Farbstoff der Galle durch die Darmbakterien über eine grüne Zwischenstufe zu einem braunen Farbstoff (Stercobilin) umgebaut wird. Je mehr Fleisch ein Individuum zu sich nimmt, desto dunkler und härter wird der Stuhl. Je länger die verdaute Masse im Darm zwischengelagert wird, umso mehr Wasser wird ihr entzogen und umso härter und fester wird der Kot. Vegetarier haben einen deutlich helleren Stuhl als Fleischesser und ihre Exkremente sind voluminöser, weicher und weniger geruchsintensiv (Pieper 1987).

Ja, Sie haben recht, das mit dem Kot ist schon eine Wissenschaft für sich. Man nennt sie übrigens Skatologie. Ich erwähne dies übrigens nicht in meiner Eigenschaft als „Klugscheißer" (was für ein Wortwitz!), sondern nur, falls Sie darüber irgendwann mal bei Günther Jauch die Millionenfrage gestellt bekommen.

Nun denn - bereiten Sie sich daher bitte auf folgendes Szenario während der ersten 14 Tage Ko(s)tumstellung vor:

- Sie erledigen eventuell nicht mehr täglich ein „großes Geschäft".
- Ihr Stuhlgang ist deutlich dunkler und geruchsintensiver.
- Ihr Kot hat wahrscheinlich nicht mehr die Form, die Sie sonst gewohnt sind.

Viele Menschen meinen, sie müssten jeden Tag „können". Der Wunsch danach hat seine Wurzeln vielleicht in der althergebrachten Vorstellung, dass sich giftige Stoffe im Darm festsetzen, den Körper schädigen und dieser "entschlackt" werden müsse. Das ist Unsinn. Sollten Sie tatsächlich trotz der Einnahme von Leinsamen und Magnesium (siehe unten) mal drei Tage nicht aufs Klo können, werden Sie bitte nicht ungeduldig. Hände weg von jeglicher Form von Abführmitteln oder gar Einläufen. Keine quälenden Drückereien, es kommt schon!

Da Sie erfahrungsgemäß weder Bauchkneifen, noch einen typischen Riesenblähbauch haben werden, ist die Situation meist sehr gut auszuhalten. Vertrauen Sie Ihrem Körper, der mit der neuen Situation gut fertig wird, wenn man nicht zu ungeduldig ist. Die Devise heißt: Abwarten und Tee trinken, am besten morgens direkt auf nüchternen Magen.

Leinsamen

Leinsamen sind die Früchte des Leins (Linum usitatissimum), der auch als Flachs bezeichnet wird. Richtig, aus ihm wird auch das wertvolle Leinöl gewonnen, dessen Verwendung ich Ihnen wegen seines hohen Gehaltes an Omega-3-Fettsäuren so sehr ans Herz gelegt habe.

Der Gehalt des Öls ist für die Verwendung als Abführmittel allerdings sekundär, für die Verdauung interessant sind nur die Schleimsubstanzen, die entstehen, wenn Leimsamen mit Wasser in Verbindung kommt. Besonders nützlich ist aber nicht der bekannte braune Leinsamen, sondern der gelbe. Hierbei handelt es sich um eine Sonderzüchtung, die noch wesentlich quellfähiger ist als sein brauner Verwandter und sich daher besonders gut als verdauungsfördernder Ballaststoff eignet.

Um Leinsamen zu kaufen, müssen Sie heutzutage nicht einmal mehr den Fuß über die Schwelle eines Bioladens oder Reformhauses setzen. In einer großen deutschen Drogeriemarktkette mit zwei Buchstaben bekommt man die „goldgelbe Leinsaat" mittlerweile in bester Qualität (1,99 € für 200 g). Das Paket sollte an einem trockenen und dunklen Ort aufbewahrt werden.

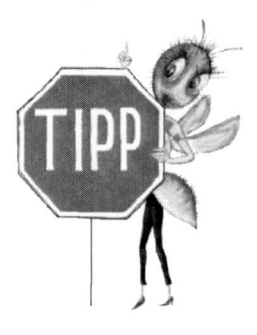 Führen Sie in einem Filmdöschen (na ja, in Zeiten der Digitalkamera reicht natürlich auch ein anderes gut verschließbares, kleines Gefäß) immer eine Portion Leinsaat mit sich und streuen Sie die Körner morgens über Ihr Ei, tun es mittags in Ihren Salat und abends über Ihr Fleisch und Ihr Gemüse.
Ihrer Phantasie sind da keine Grenzen gesetzt. Irgendwo kann man es immer einrühren!
Wenn Sie etwa 20 g Leinsamen pro Tag zu sich nehmen und dabei ausreichend trinken, klappt es nicht nur mit dem Nachbarn, sondern auch mit Ihrer Verdauung.

Bitte kaufen Sie keine geschrotete Ware. Wie gesagt, der Inhalt des Samenkorns interessiert hier nicht, wir wollen nur die extreme Quellfähigkeit ausnutzen.
Die Gefahr jedoch, dass das Öl in geschroteter Ware schon ranzig ist, wenn Sie es in Ihren Einkaufswagen packen, ist sehr groß. Außerdem sollte die Ware immer aus kontrolliert biologischem Anbau stammen, da Leinsamen auf belasteten Böden das Schwermetall Cadmium akkumulieren kann.

Legen Sie einmal einen Teelöffel Leinsamen in ein halbes Glas Wasser und beobachten Sie, wie stark die Körner aufquellen und eine gallertartige Masse entsteht. Klar, dass die mit der Quellung einhergehende Volumenzunahme die Darmwand reizt, und es zu einem Stuhlentleerungsreflex kommt. Sie sollten auf gar keinen Fall auf Leinsamen verzichten.

Schlechte Verdauung macht einfach unleidlich, gute Verdauung zufrieden oder, um es mit Jean-Jacques Rousseau zu sagen: *„Glück besteht aus einem hübschen Bankkonto, einer guten Köchin und einer tadellosen Verdauung."*

Magnesium

Unsere Muskelzellen, auch die des Darmes, benötigen Magnesium für eine gute Funktion. Menschen mit Verstopfung haben häufig einen Magnesiummangel, vor allem, wenn sie vorher häufig Abführmittel (Laxantien) eingenommen haben.

Magnesium hat einen leicht abführenden (laxierenden) Effekt. Da Sie ohnehin unbedingt täglich Magnesium zu sich nehmen sollen (vgl. Seite 132), ist dieses Mineral ideal für eine gute Verdauung.

Oft werden die Stühle durch eine Magnesiumeinnahme breiig und erinnern ein wenig an Kuhfladen. Wenn Sie das stört (was ich noch nie bestätigt bekommen habe), können Sie die Magnesiummenge dann etwas verringern. Über das morgendliche Glas Wasser im Bett, das den sogenannten „gastrokolischen Reflex" auslöst, erzähle ich Ihnen später noch etwas.

Verdauernsfördernde Joghurts

Auf die so genannten „probiotischen" Joghurts gehe ich im zweiten Teil dieses Buches noch detailliert ein (Seite 292).

Sicher werden Sie von manch einer lieben Freundin, Nachbarin oder Arbeitskollegin (Männer unterhalten sich grundsätzlich nicht über solche Dinge) dann den wohlmeinenden Tipp bekommen, es bei Verstopfung doch mal mit einem solchen „Joghurt -Drink" zu probieren, welche derzeit intensiv in Spots als „so gesund" und „so gut für die Verdauung" beworben werden.

Davon ab, dass der Nutzen mehr als fraglich wäre, liegt der Kohlenhydratanteil dieser Produkte zwischen 5 und 16 g pro 100 g, so dass Sie sich damit in der Einleitungsphase ganz schnell aus der Ketose befördern würden. Also lassen Sie´s!

Bewegung – oder doch gleich Sport?

Der französische Philosoph Blaise Pascal sagte einmal: *„Zu unserer Natur gehört die Bewegung. Die vollkommene Ruhe ist der Tod."*

Recht hat er! Leider bewegen wir uns in unserer modernen Gesellschaft tatsächlich fast gar nicht mehr, selbst kurze Wege werden mit dem Auto absolviert und meist ist der Kaumuskel der besttrainierteste Muskel des Körpers.

Ganze 800 Meter „geht" der Durchschnittsbürger heute täglich durchs Leben und darin ist alles enthalten: Der Gang zur Toilette, der Spaziergang vom Aufzug bis zur Bürotür usw.! Besorgen Sie sich einmal einen Schrittzähler (Sportgeschäft oder Kaffeeröster) und checken, wie viele Schritte am Tag Sie so machen. Für einen „Bürohengst" (oder Stute) meistens ein niederschmetterndes Ergebnis.

Unser genetisches Programm ist auf ein Leben als Sesselpupser genetisch nicht ausgerichtet, Bewegung ist für unseren Körper lebensnotwendig (Booth 2000).
„Eigentlich" wissen wir das auch ganz genau, doch der berühmte „innere Schweinehund" hat halt immer seine Ausreden.

Laufen und Walken

„Laufen Sie!" rät Deutschlands Fitness-Papst Dr. Ulrich Strunz seinen Jüngern.
„Entwickeln Sie einen Laufreflex, einen Automatismus, indem Sie vier Wochen lang morgens täglich zur gleichen Zeit laufen. Nach vier Wochen (…) wollen Sie nämlich laufen. Jeden Tag. Wenn andere noch mit dem Aufstehen kämpfen, dann stehen Sie schon längst pfeifend unter der Dusche. Nach Ihrem Morgenlauf." (Strunz 2001)

Ja, das Laufen ist schon eine tolle Form der Bewegung. Man kann es überall machen und braucht außer ein paar guten Laufschuhen und moderner Sportbekleidung (Frauen siehe Kästchen!) nicht viel Equipment. Man fängt sofort an, ohne sich groß mit jemandem zu verabreden oder irgendwo hinzufahren.

Seit 1999 praktiziere ich diese Form der „Strunzschen Bewegung". Nicht an jedem einzelnen Tag im Jahr, aber auf 300 mal komme ich ganz sicher. Doch eines muss ich ehrlich zugeben: einen „Reflex", einen inneren Drang mich morgens ungewaschen in meine Turnschuhe zu werfen, spüre ich dabei bis heute nicht. Im Gegenteil, allmorgendlich gibt es den gleichen Dialog zwischen mir und meinem „weaker self", wie die Briten sagen.
„Bleib doch noch ein bisschen liegen" flüstert es mir zu „Es ist doch so schön kuschelig im Bett. Und regnen tut es auch!" Ich muss dann wirklich meinen ganzen Willen zusammennehmen, um den Hintern aus dem Bett zu bekommen.
Die ersten 10 Minuten meines Morgenlaufes verbringe ich eigentlich noch schlafend, wenn ich meine gewohnte Strecke abtrabe. Bin ich beruflich unterwegs und laufe daher in unbekannter Umgebung, muss ich mich richtig wachrütteln, damit ich mir merken kann, woher ich laufe, um den Weg zum Hotel zurück zu finden.

Erst allmählich, wenn mein Blutdruck sich etwas erhöht hat, schaltet sich mein Gehirn ein, und ich plane den Tag oder denke über den gestrigen nach.

Ich gebe zu, manchmal gibt es richtig schöne Momente beim Laufen: Wenn morgens um 6 Uhr im Sommer der Tau auf den Wiesen liegt, oder man mitten in der Stadt einem Reh mit Nachwuchs begegnet. Doch diese Momente sind rar, die Realität in Deutschland ist nasskaltes Wetter bei 9°C und schlecht beleuchtete Parkwege.

Ich finde es daher richtig unfair von Strunz, uns da ein solches Märchen aufzutischen. Man denkt ja, man sei nicht normal, wenn sich der angepriesene „Laufreflex" nicht einstellt. Also, daher noch einmal: Wenn Sie morgens keinen Bock zum Laufen haben, ist das vollkommen normal. Meiner Meinung nach ist der Laufreflex genauso ein Mythos wie das sagenumwobene „runners high".

Doch wenn Sie es irgendwie hinbekommen, so laufen Sie trotzdem.
Das Schöne ist, dass man beim Laufen relativ schnell Erfolge erzielen kann, es gibt schnell einen Trainingseffekt, und das motiviert zum Weitermachen. „Leicht, locker, lächelnd" ist die „Strunzsche Lauf-Devise", und da hat er recht!

Sehen Sie bloß zu, dass Sie nicht zu sehr aus der Puste kommen und sich in einem lockeren Trab fortbewegen ohne sich großartig anzustrengen. Klar, das ist ganz zu Anfang leichter gesagt als getan. Seien Sie daher nicht zu ehrgeizig, es wird schon!
Kommen Sie zu sehr aus der Puste, reicht anfangs auch „strammes Marschieren", eine Fortbewegungsart, die man heute als „Walking" bezeichnet.

Sehr hilfreich ist die Anschaffung eines Pulsbandes, das genau den Bereich anzeigt, in dem man laufen sollte, um Fett abzubauen. Davon gibt es heutzutage wahre High-Tech-Geräte, die besonders den technikbegeisterten Herren große Freude machen, aber auch schon brauchbare einfache Varianten beim „Kaffee-Anbieter".

Frauen haben meistens gar kein Problem damit langsam und in ihrem richtigen Pulsbereich zu laufen. Sie verbuchen es nicht als „Blamage", wenn sie von schnelleren Läufern überholt werden. Männer dagegen sehen Sport meist als Wettkampf und als ein Kräftemessen mit anderen oder mit sich selbst. Sie machen keinen Sport *mit* Ihrem Körper, sondern *gegen* ihn und wollen hart sein gegen sich selbst.

In jedem Couch-Potato steckt ein kleiner Iron-Man – zumindest theoretisch.
Laufen in einem niedrigen Pulsbereich ist für Männer kein richtiger Sport und wird als „Entenjogging" abqualifiziert. Das ist schade, denn schnelles Laufen ist zwar ein sehr effektives Herz-Kreislauftraining, zum Fettabbau jedoch nicht gut geeignet.

Weil es Männern peinlich ist, sich einmal nicht „full power" zu bewegen, sind auch 99% aller Walker Frauen. Das Herumgefuchtel mit den Stöcken, gepaart mit teilweise schrillen Outfits verleitet nicht nur Laufgott Achim Achilles (Achilles 2006 und 2007) zu bösen Lästereien über diese Sportler-Spezies.

Über Männer, die augenscheinlich gezwungen werden, ihre Lebensabschnittsgefährtinnen beim Walken zu begleiten, werde ich irgendwann einmal eine Kolumne schreiben. Aber vielleicht kommt mir Achim Achilles ja zuvor. Sollten Sie seine zum Schreien komischen Geschichten mit viel Selbstironie übrigens noch nicht kennen, holen Sie dieses unbedingt einmal nach (siehe Literaturverzeichnis).

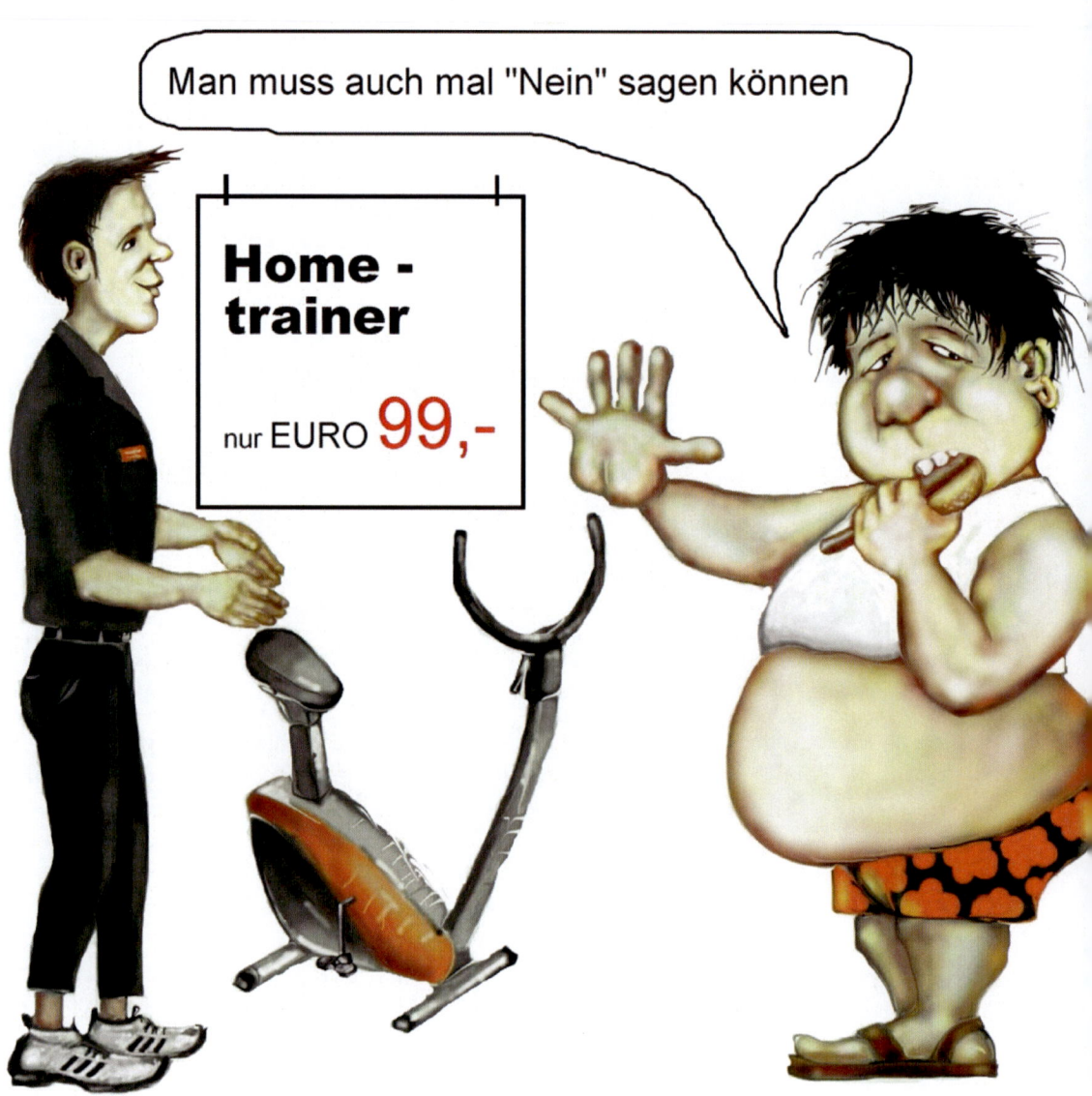

Fehlende körperliche Aktivität ist jedenfalls in unserem Genom nicht vorgesehen und aus Sicht unseres Körpers ein Graus. Im Fernsehsessel zu sitzen und Gerichtsshows zu schauen, das will unser Körper nicht.

Fast jeder Körper, der sich bewegt, ist ein gesunder Körper, auch wenn dieser vielleicht ein paar Kilo zuviel mit sich herumträgt.
Die Art der Bewegung ist dabei von untergeordneter Bedeutung, Hauptsache Sie tun irgendetwas statt sitzen. Der eine schwimmt gerne, für den anderen ist es ein Gräuel. Der nächste liebt Skifahren, Inline-Skaten oder Tennis. Versuchen Sie eine Sportart für sich zu entdecken, die Ihnen am meisten Spaß macht und zu der Sie auch regelmäßig Lust haben. Alles zählt, nur Angeln und Schach spielen nicht! Werden Sie beweglich!

Dicke Menschen, die sich bewegen und sportlich betätigen, haben ein deutlich niedrigeres Risikoprofil als Hungerhaken, die den Tag im Fernsehsessel verbringen (Blair 1989). Ja, fitte Fette haben sogar ein geringeres Sterberisiko als untrainierte Schlanke (Sui 2007)

Haben Sie eigentlich schon einmal daran gedacht, sich einen Hund anzuschaffen?
Wer einen Hund hat, muss täglich mehrmals heraus, egal bei welchem Wetter.
Ein Hund schafft Kontakte und ist gut für die Psyche. Tatsächlich wurde in wissenschaftlichen Studien die positive Wirkung von Haustieren auf die Gesundheit des Menschen nachgewiesen:

- Herzinfarkt-Patienten mit Haustier leben länger und werden schneller gesund als solche ohne Haustier (Friedmann 1995 und 2003)
- Das Streicheln eines vertrauten Tieres senkt den Blutdruck und stabilisiert den Kreislauf (Filan 2006).
- Alte Menschen, die in betreuten Wohngruppen mit Haustieren leben, sind geistig fitter und weniger depressiv. Sie haben mehr Interesse an sozialen Kontakten und sind insgesamt mit ihrem Leben zufriedener (Gäng 2004).

Mit einem bewegungsfreudigen Hund kann man ganz großartig joggen (oder einfach nur zügig gehen) und kommt dabei an die frische Luft.

Haben Sie keine Möglichkeit selbst einen Hund zu halten, so gibt es eine großartige Alternative: Der Hund aus dem Tierheim! Die Tierschützer dort freuen sich sehr, wenn Sie einmal dort vorbei schauen und Ihr Anliegen vortragen. Und der Hund erstmal. Er wird sich sicher freuen, auf diese Weise einmal Gassi gehen zu dürfen.

Auch Tanzen ist eine sehr empfehlenswerte Sportart, vor allem für ein Paar.
Während man natürlich auch *zusammen* Tennis spielen kann, tanzt man *gemeinsam*. Das kann nicht nur für den Kreislauf, sondern auch für eine Beziehung sehr belebend sein. Tanzen fordert den gesamten Körper und schult in exzellenter Weise die Koordination. Das Merken der Schrittfolgen ist außerdem noch eine nicht zu unterschätzende geistige Herausforderung, und in einem Verein ist einfach immer etwas los.

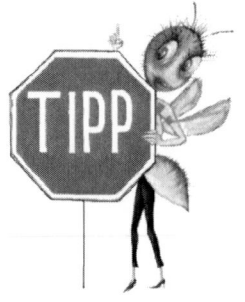

Tipp für Frauen mit „Holz vor der Hütten":

Ich bin mir sicher, dass jede Frau, die mehr als ein B-Körbchen Oberweite vor sich her trägt (das ist die berühmte „gute Hand voll" meine Herren), genau wissen, wovon ich spreche. Frauen mit großem Busen sind meist nicht unglücklich über diese „Last", beim Joggen aber ist er ein schreckliches, oft schmerzendes Hindernis.

Doch das Schlimme ist, dass niemand darüber redet. Die Laufgurus sprechen zwar über den richtigen Schuh, aber nicht über den richtigen BH. Kein Wunder, denn die „Strunze" dieser Welt sind stets in Begleitung flachbrüstiger Barbiepüppchen, die dieses Problem wahrscheinlich tatsächlich nicht kennen. Selbst laufende „Vollweiber" á la Christine Neubauer tabuisieren dieses Thema (Neubauer 2004).

Also, daher hier für alle, die es sich nicht vorstellen können: Größe Brüste wackeln beim Rennen, und das tut wirklich höllisch weh!

Besonders vor dem Einsetzen der Regel ist es bei den meisten Frauen am schlimmsten, da der Busen dann hormonell bedingt noch ein wenig größer und empfindlicher ist. Viele Frauen joggen daher vor Ihren Tagen nicht, doch natürlich würde keine Frau auf die Frage nach dem Grund dafür antworten: „Weil mir meine Titten so weh tun." Ich habe in meinem Leben schon sehr viel Geld für Sport-BHs ausgegeben. Fazit: die taugen alle nichts, egal wie viel Geld Sie ausgeben, und ob Sie ein teures Markenprodukt kaufen oder nicht. Wahrscheinlich werden diese nie an real existierenden Frauen ausgetestet.

Doch die Lösung ist völlig simpel: Kaufen Sie als Sport-BH einen BH mit einer Cup-Größe kleiner ein, also statt D-Cup einen C-Cup, bei sonst gleichem Brust Umfang (z.B. 85). Ihre beiden Freunde werden dann zwar ziemlich platt gedrückt, aber zuverlässig vor dem schmerzlichen Auf- und Abschwingen bewahrt. Neuerdings gibt es in Geschäften die so genannten „Minimizer-BHs", die bei extrem vollbusigen Frauen eine BH-Größe wegschummeln sollen. Tatsächlich sind diese Minimizer besser als jeder teuere Sport-BH, und deutlich preiswerter sind Sie auch! Discounter haben diesbezüglich oft Schnäppchen im Angebot. Ausprobieren lohnt sich allemal!

Sport und Ketose

Bisher glaubte man, dass Sportler Kohlenhydrate so nötig haben wie der Fisch das Wasser. Die „Pastapartys", bei denen sich die Teilnehmer am Tag vor einem Marathon den Bauch mit Nudeln vollschlagen, gehören zum festen Ritual bei Wettkämpfen in Ausdauersportarten. „Carboloading" nennt das der Fachmann.
Durch das besonders effektive Aufladen der Glykogenspeicher will sich der Marathoni einen Wettbewerbsvorteil sichern und über hilfreiche Energiereserven verfügen.

Doch wir wissen ja bereits, dass maximal 2.000 Kcal in den Glykogenspeichern eines solchen Sportlerleibs stecken. Das reicht nicht für eine Strecke von 42,195 km.
Daher sind die Ausdauersportler gezwungen, sich an jeder Verpflegungsstation mit Bananen, Isodrinks und Zuckergels wieder mit Energie zu versorgen, andernfalls kommt es zum gefürchteten „Hungerast".

Ein Ausdauersportler in der Ketose kann dagegen Fett zur direkten Energiegewinnung heranziehen. Leider gibt es zu diesem Thema jedoch nur wenige wissenschaftliche Publikationen (Phinney 2004).

Dass ich nicht nur theoretische Ratschläge gebe, sondern Ausdauersportarten auch auf einer low carb Basis möglich sind, beweist mein eigener Ehemann. Er hat bereits zig Marathons und drei „IRONMAN" absolviert. Also, es funktioniert wirklich!

Etwas weiter sind die Kraftsportler. Bei Bodybuildern hat sich die „anabole Diät", so wird sie hier genannt, sehr gut durchgesetzt. Viele Kraftsportler leben dauerhaft in der Ketose oder nach dem „low carb – good fat"- Prinzip (Arndt und Korte 1997).

Doch stecken die Erkenntnisse im Bereich „Sport und Ketose" tatsächlich noch in den Kinderschuhen. Doch langsam werden auch die Sportwissenschaftler stutzig, ob denn eine hohe Kohlenhydratversorgung wirklich notwendig sei und modifizieren die Ernährungspläne in Richtung „Low Carb".

Sich noch eingehender mit diesem Thema zu beschäftigen, würde den Rahmen dieses Buches sprengen. Wer sich näher damit beschäftigen möchte, dem seien die Bücher von Arndt, Prinzhausen und Cordain diesbezüglich wärmstens ans Herz gelegt (siehe Literaturverzeichnis).

Apropos Bodybuilding: Ausschließlich die Ausdauer zu trainieren, ist nur der halbe Erfolg. Sie müssen auch etwas für Ihre Muskulatur tun. Regelmäßiges Stärken der „Muckis" ist die beste Voraussetzung für einen störungsfreien Fett- und Zuckerstoffwechsel und für die Prävention von Diabetes (Eriksson 1997).

Erfreulicherweise hat das Wort „Krafttraining" heute seinen Schrecken verloren.
Niemand denkt dabei heute noch an muskelbepackte Meister Propper-Typen á la Arnold Schwarzenegger.

Selbst ältere Semester finden den Weg in die „Muckibuden" und trainieren mit leichten Gewichten. *„Ein starker Rücken kennt keinen Schmerz"* ist der Werbeslogan einer großen Fitnesskette, und das stimmt. Durch konsequentes Training lässt sich die Muskulatur effektiv stärken und Rückenschmerzen vermeiden.

Ein optimales Kraft-Trainingsprogramm ist streng gesundheitsorientiert und steht unter professioneller Kontrolle.

Vor Beginn eines Trainings sollte jeder neue Kunde ausführlich beraten werden, welche Übungen auf welchen Geräten ratsam sind und welche nicht. Studios, die zwar preiswert sind, in denen Sie beim Training aber weitgehend auf sich selbst gestellt sind, sollten Sie nicht besuchen.

Heutzutage bieten auch die orthopädischen Abteilungen vieler Krankenhäuser ein vorbeugendes Krafttraining für Gesunde an. Dieses Training ist preiswert und wird im Allgemeinen professionell betreut. Oftmals unterstützen Krankenkassen sogar Ihr Eigenengagement, erkundigen Sie sich einmal danach.

> *Sport stärkt Arme, Rumpf und Beine,*
> *und verkürzt die öde Zeit,*
> *und er schützt uns durch Vereine,*
> *vor der Einsamkeit.*
>
> Joachim Ringelnatz

Nahrungsmittel
im
„Bi(e)nären System"

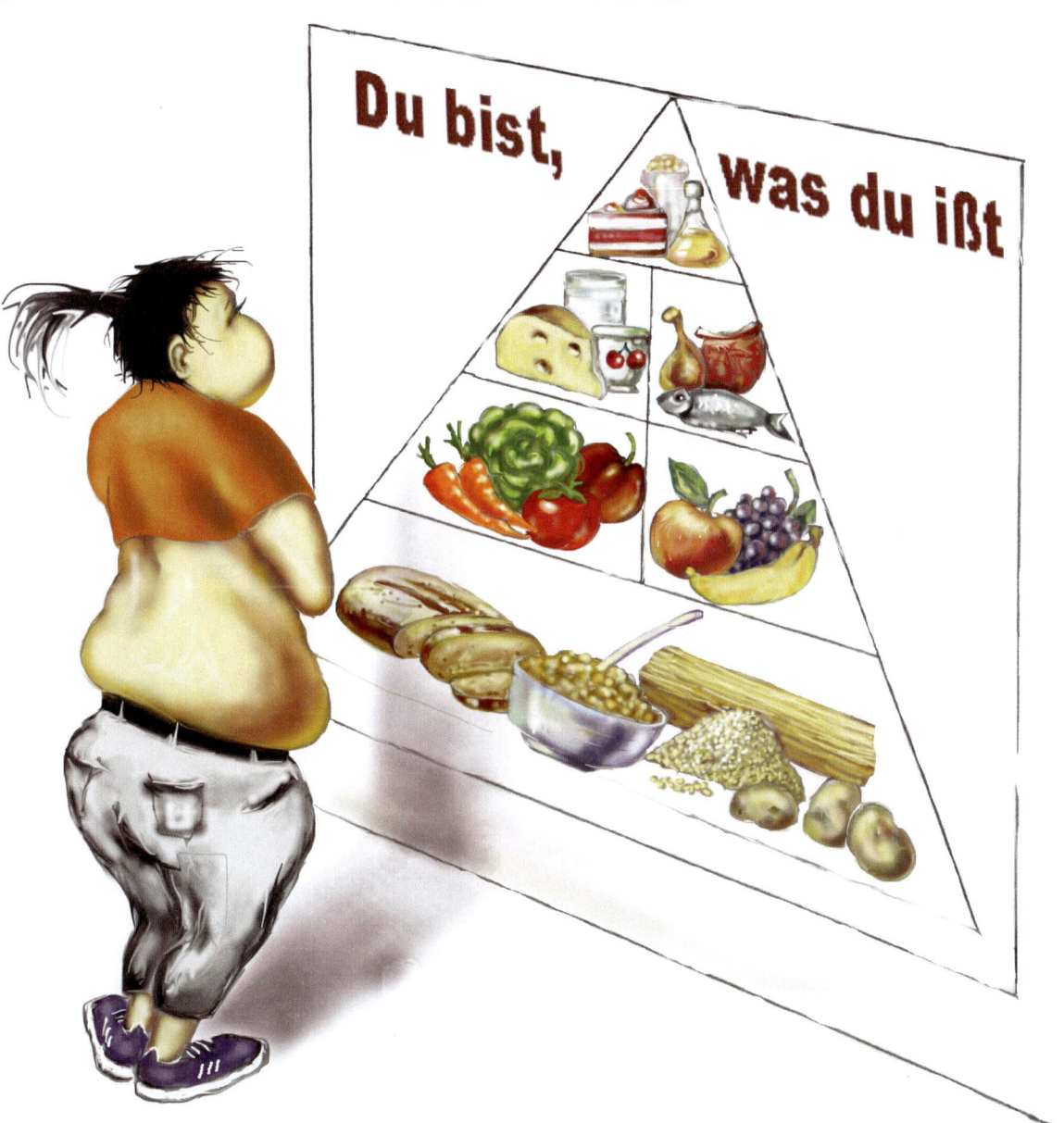

Sweet Dreams – Zucker, Zuckeraustauschstoffe, Süßstoffe

Die Vorliebe für Süßes wird uns bereits in die Wiege gelegt. Schon Muttermilch schmeckt durch den enthaltenen „Milchzucker" (Laktose) süßlich.

Das Adjektiv „süß" steht allgemein für etwas Positives. Unschönes wird uns „versüßt", ein Welpe ist „süß", und wir wünschen unseren Kindern „süße" Träume.

Wir mögen süße Beeren und Früchte, aber leider auch klebrige Bonbons, Weingummis und Schokolade.

Laut Meldung der Ärzte Zeitung von Mai 2006 hat sich der durchschnittliche Deutsche im Jahr 2005 ganze 32 Kilogramm Süßkram einverleibt, davon fast neun Kilogramm Schokolade und knapp vier Kilogramm Eis. Eine beachtliche Menge – Trend weiter steigend. Die Marketing-Strategen der Süßwarenhersteller haben aber auch alles clever eingefädelt. Der „Müsliriegel" bietet die bequeme Ausrede für dessen Konsum gleich mit, denn Müsli wird ja von jedermann als ernährungstechnisch hochwertig eingestuft. Die Schokolade enthält „das Gute aus der Milch" oder ist „so himmlisch Joghurt-leicht". Weingummis und Lakritze sind „yes yes yes - ganz ohne Fett" und werden sogar von den gertenschlanksten Top Models verputzt.

Wer nicht ganz auf den Kopf gefallen ist, durchschaut schnell, dass er hier von den Werbepsychologen ganz schön an der Nase herum geführt wird.

Leider gibt es aber auch Werbespots, die hundsgemein mit der Unkenntnis des Verbrauchers spielen und auf diese Weise ihre Produkte an den Mann bzw. das Kind bringen. Ein marktführender Joghurthersteller lässt beispielsweise eine Meute kleiner Kinder an ihre „lieben Mamies" appellieren, beim nächsten Einkauf bloß nicht den entsprechenden Fruchtjoghurt zu vergessen, da dieser ja auch so gesund sei und „ohne Zusatz von Kristallzucker" hergestellt werde.

Statt Kristallzucker, das ist unser gewöhnlicher Haushaltszucker oder Rohrzucker (siehe Tabelle Seite 191), wird diesem Joghurt so genannte „Traubenfruchtsüße" zugesetzt, ein Dicksaft, der aus „reifen Trauben" gewonnen wird und Fruchtzucker und Traubenzucker enthält. Diese Traubenfruchtsüße wird „Mami" dann als „Süße aus Früchten" verkauft. Gewöhnlicher Haushaltszucker wäre aber genauso einzustufen, denn das ist die Süße aus Zuckerrüben. Klingt nur nicht so toll!

Fruktose (auch Laevulose genannt) wird von vielen „Glyx"-Ratgebern ebenfalls zum unbedenklichen Konsum frei gegeben, da sie nur einen glykämischen Index von 50 hat. Auch Diabetikern wird der Einsatz von Fruktose anstelle von Haushaltszucker empfohlen, da der Körper zur Verstoffwechselung von Fruktose kein Insulin benötigt.

Zunehmend weisen an Tieren und Menschen erhobene Daten auf eine ungünstige Wirkung eines hohen Fruktosekonsums auf Gewicht, Lipidstoffwechsel, Insulinempfindlichkeit und Bluthochdruck hin (Berneis 2006, Johnson 2007, Choi 2008).

Es hilft also nur eines: sich den „Naschzahn" konsequent zu ziehen. Und das geht!

Menschen, die ein sehr „süßes Leben" führten, also Cola tranken, ständig Bonbons, Schokoriegel und Plätzchen naschten und sich den Kaffee mit drei Würfelzucker genehmigten, berichteten mir einstimmig, dass sie nach einer längeren Zeit der Ernährung nach dem „Bi(e)nären System" einen Schluck Cola als „widerlich süß" empfanden. Geschmack ist eben trainierbar! Glauben Sie es mir. Irgendwann werden auch Sie Ihren Kaffee ohne Zucker oder Süßstoff trinken.

Doch weiter zu den Machenschaften der Werbestrategen: Den erstaunlichsten Sieg in der Gunst des Verbrauchers hat der „Traubenzucker" erlangt.
Traubenzucker oder Glukose ist auch als Dextrose bekannt. Sein Image ist absolut positiv. Er wird industriell aus Kartoffel- oder Maisstärke gewonnen und wird auch pur, d.h. als Täfelchen mit Vitamin C Zusatz verkauft. Dann ist er ein „hipper" Energiespender der Erfolgreichen. Ein Werbespot für dieses „Traubenzucker-Energen"-Produkt zeigt die bildschöne, aber gestresste Architektin, ganz Typ Karrierefrau, die ausgepowert und ideenlos vor ihrem Schreibtisch hockt. Dann lutscht sie seufzend ein Täfelchen und schon sprudelt das hübsche Köpfchen wieder über vor lauter tollen Einfällen.

Liebe Karrierefrauen und -männer dieser Welt. Glauben Sie nicht an diesen Unsinn!

Ich erzähle Ihnen gerne noch einmal, was wirklich geschieht: Ihre arme Bauchspeicheldrüse (med. Pankreas) schüttet vor lauter Zuckeransturm beträchtliche Mengen Insulin aus, ein Hormon, das dafür sorgt, dass die im Blut schwimmenden Zuckermoleküle in die Körperzellen gelangen.

Allerdings ist die Bauchspeicheldrüse meistens ein bisschen zu fleißig und sie kommen daher rasch in eine Unterzuckerung (Hypoglykämie). Sie fühlen sich abgespannt, sind unkonzentriert und nicht belastbar. Zu beobachten ist dieses Phänomen tagtäglich an den vielen lahmen Bürohengsten, die nach kohlenhydratreichen Mittagessen an ihre Arbeitsplätze zurückkehren und dort in ein „Suppenkoma" verfallen, bis sie nachmittags der „Power-Riegel" oder das Stück Schwarzwälder-Kirschtorte wieder aus ihrem Phlegma reißt. Die nächste Berg- und Talfahrt ihres Zuckerstoffwechsels kann beginnen. (vgl. S.42)

Und noch einmal: Wenn Sie nicht gerade ein IRONMAN mitten im Wettkampf sind, sondern ein gesunder Mensch, der nur täglich ein bisschen Sport treibt, gibt es keinerlei Argumente für den Konsum von traubenzuckerhaltigen Lebensmitteln oder gar von „Traubenzucker-Täfelchen".

Alltag im Zuckerwald

Sie sollten sich also ganz bewusst gegen den Verzehr von Zucker in Ihrer Nahrung entscheiden. Und deshalb lassen Sie sich nicht einfach etwas „unterjubeln".
Wenn Sie Zucker essen wollen, so sollten Sie das selbst entscheiden und nicht ein Lebensmittelkonzern, der Ihnen ungefragt etwas ins Essen mischt.

Doch wer dem Zucker entsagen will, hat es schwer und muss höllisch aufpassen.

Dass die berühmte „Prise Zucker" ein Gericht verfeinern soll, haben Sie sicher auch von Ihren Eltern gelernt. So steckt Zucker eben nicht nur in Süßigkeiten, sondern auch in Ketchup und Wurst, Konserven und Salatsoßen. Meistens aber nicht so sehr aus geschmacklichen Gründen, sondern weil Zucker einfach ein billiger Füllstoff ist.

Fragen Sie auch bei Ihrem Metzger danach, ob seine Wurstwaren Zucker enthalten. Behaupten Sie einfach, Sie seien Diabetiker, dann ist man im Allgemeinen sehr entgegenkommend und auskunftsfreudig.

Leider ist auf den Lebensmittel-Etiketten selten der Begriff „Zucker" vermerkt, dann wäre es ja auch verhältnismäßig einfach ihn zu meiden. Meistens findet man Begriffe wie Saccharose, Glukose, Fruktose, Glukosesirup, Maltodextrin, Maltose, Laktose, Invertzucker usw. Als Faustregel können Sie sich zwei Dinge merken:

Alles, was mit der Silbe „-ose" endet, ist ein Zucker und je weiter vorne der Inhaltsstoff auf der Zutatenliste steht, desto mehr davon ist in dem Lebensmittel drin.
Steht Zucker hinter der fünften Zutat, ist dieser tatsächlich nur in Spuren vorhanden und die Wirkung auf den Blutzuckerspiegel irrelevant (Metternic 2007)

Auch Stärke ist Zucker, nämlich eine Aneinanderreihung vieler einzelner Glukosemoleküle, ein so genanntes Polysaccharid. Trotzdem gilt Stärke nach dem deutschen Lebensmittelrecht nicht als "Zucker", weshalb ein Stärke enthaltendes Produkt offiziell als „zuckerfrei" deklariert werden darf.

Werfen Sie am besten immer einen Blick auf die Nährwertangaben. Da die verschiedenen Zucker zu den Kohlenhydraten gehören, sollte der deklarierte Kohlenhydratanteil so gering wie möglich sein. Eine Orientierungshilfe, hinter welchen Begriffen sich Zucker versteckt, kann Ihnen die folgende Tabelle sein.

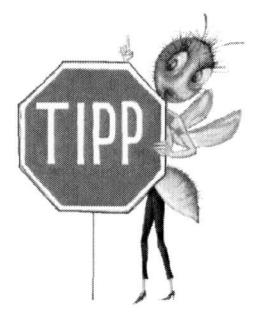

Machen Sie sich eine Fotokopie der Tabelle und legen diese in Ihr Portemonnaie. Wenn Sie ein Fertigprodukt kaufen möchten (z. B. Brühwürstchen), bevorzugen Sie eines, in dem entweder keiner der in dieser Tabelle aufgeführten Stoffe enthalten ist oder der Zucker möglichst weit hinten steht. Achten Sie immer auf den Kohlenhydratanteil pro 100 g verzehrbarem Lebensmittel

Verschiedene Zuckerstoffe und ihre Synonyme

(Chemische) Bezeichnung	Synonyme	bestehend aus	Bemerkung
brauner Zucker		Haushaltszucker mit etwas Zuckersirup	Verwendung für Cocktails
Farin	feiner Haushaltszucker	Zucker aus einem Glukosemolekül und einem Fruktosemolekül	mit Sirup braun gefärbt
Fondant		Gemisch aus gekochtem Haushaltszucker und Glukosesirup	wird für Tortenglasuren und Pralinen verwendet
Fruktose	Fruchtzucker Laevulose	Zucker aus einem Fruktosemolekül	oft auch als „Diabetikerzucker" bezeichnet
Galaktose	Schleimzucker	Einfachzucker, Bestandteil des Milchzuckers	Galaktose kommt in verschiedenen Schleimhäuten vor, daher der unappetitliche deutsche Name
Gelierzucker	Einmachzucker	Rohrzucker mit Pektin, Zitronensäure oder Weinsäure zum gelieren	wird für Marmelade verwendet
Glukose	Traubenzucker Dextrose	Einfachzucker, Bestandteil der Stärke	
Glukosesirup		kleinere aneinander gereihte Glukosemoleküle	
Glykogen	tierische Stärke	lange aneinander gereihte Glukosemoleküle	nur in tierischen Produkten, z.B. Muskelfleisch, Leber
Grieszucker	Hagelzucker Perlzucker	Haushaltszucker	grober Haushaltszucker zum Verzieren von Backwaren
Honig		enthält Glukose, Fruktose und Saccharose	Zusammensetzung kann schwanken

(Chemische) Bezeichnung	Synonyme	bestehend aus	Bemerkung
Invertose	Invertzucker	Gemisch aus Glukose und Fruktose	
Isoglukose	high Fructose corn syrup (HFCS) Kornsirup Maiszucker Maissirup	Glukose und Fruktose	ist in vielen industriell gefertigten Produkten enthalten
Kandis		auskristallisierter Haushaltszucker	manchmal durch Sirup braun gefärbt Kandisfarin ist nur feiner
Karamell	Karamell gebrannter Zucker	auf 150-180°C erhitzter, geschmolzener Rohrzucker	aus Traubenzucker kann man auch Karamell machen
Laktose	Milchzucker Sandzucker	1 Molekül Glukose und 1 Molekül Galaktose	in Milch, Milchprodukten und Muttermilch
Maltodextrin	Maltrin	4-5 Glukosemoleküle	schmeckt kaum süß
Maltose	Malzzucker	2 Moleküle Glukose	wird industriell aus gekeimter Gerste gewonnen
Puderzucker	Staubzucker	zu Staub gemahlener Haushaltszucker	häufig auf Backwaren
Saccharose	Haushaltszucker Kristallzucker Rohrzucker Sucrose Rübenzucker Raffinade Würfelzucker	ein Glukosemolekül und ein Fruktosemolekül	entsteht in Pflanzen durch Photosynthese
Stärke	Mondamin	lange Glukoseketten	pflanzlicher Speicherstoff

Ist Honig der bessere Zucker?

Besonders in der alternativen Szene wird Honig als das ideale Süßungsmittel beschrieben. Raffinierter Zucker dagegen ist der erklärte Buhmann und wird für verschiedene Erkrankungen verantwortlich gemacht, da er den Säure-Basen-Haushalts des Körpers in die „saure" Richtung verschiebe.

Honig dagegen hat ein sehr gutes Image, weil er eben kein Industriezucker ist, sondern als echtes Naturprodukt gilt. Doch auch Honig besteht zu rund 80% aus einem Gemisch aus Trauben-, Frucht- und Rohrzucker, warum also sollten diese Moleküle besser oder gesünder sein? Die Honig-Fans begründen dies mit den zahlreichen wertvollen Substanzen, die der Honig enthält. In der Tat enthält „echter" Honig einige antibiotische Substanzen, Benzoe- und Ameisensäure, verschiedene Enzyme und Flavonoide. Die Betonung liegt allerdings auf „echt".

Denn heutzutage ist auch der Honig ein Industrieprodukt geworden. Mit Glukosesirup vermischt, zur Haltbarmachung erhitzt und filtriert, damit er auch schön klar ist und dem Auge des Verbrauchers gefällt. Es gibt übrigens auch „Kunsthonig", der als Invertzuckercreme in der Lebensmittelindustrie eingesetzt wird. Der Geschmack und die Zusammensetzung von Honig schwanken stark und sind davon abhängig, wo die fleißigen Bienchen den Blütennektar gesammelt haben.

Obwohl ich Bienen sehr gern habe (mein Name ist Programm) und früher selbst mal ein wenig geimkert habe, halte ich Honig nicht für eine sinnvolle Alternative zu anderen Süßungsmitteln.

Dicksäfte

In Bioläden werden häufig Dicksäfte oder Sirup aus Früchten angeboten und gelten neben Honig als eine interessante Alternative ökologisch orientierter Menschen zu Industriezucker. Zu kaufen gibt es Ahornsirup, Agavendicksaft, Birnendicksaft oder Apfeldicksaft.

Sie werden hergestellt, indem der entsprechende Saft mehrmals gekocht wird.
Doch auch hier gilt: Die klebrigen Sirupe enthalten ziemlich viel Fruchtzucker (Ahornsirup zu 65 Prozent, Rübensirup zu 62 Prozent, Birnendicksaft zu 78 Prozent) und stellen ebenfalls kein sinnvolles alternatives Süßungsmittel dar.

Stevia

Die Blätter des Korbblüters *Stevia rebaudiana*, auch Süßkraut genannt, werden von südamerikanischen Naturvölkern auch als Süßstoff verwendet. Der süß schmeckende Inhaltsstoff Steviolglykosid ist dreihundertmal süßer als Zucker und auch für Diabetiker geeignet.

Während Stevia in Süd- und Zentralamerika, Israels, Thailands und China zur Süßstoffgewinnung angebaut und genutzt wird, sind Süßstoffe aus Stevia bei uns weder in der EU noch in der Schweiz als Lebensmittelzusatzstoff zugelassen und damit auch eine Einfuhr nicht erlaubt. Sie können aber einmal probieren, ein Steviapflänzchen auf dem Balkon heranzuziehen und die Blätter zum Süßen zu verwenden.

Schokolade – die braune Verführung

Eine schöne Redewendung lautet: „Stark ist, wer eine Tafel Schokolade mit bloßen Händen in vier Teile zerbrechen kann - und dann nur einen davon isst."

In der Tat sind die meisten Menschen ganz versessen auf Schokolade. Doch in Wirklichkeit sind diese Menschen versessen auf den in der Schokolade enthaltenen Zucker. Eine „normale" Industrieschokolade hat nämlich gerade einmal einen Kakaoanteil von 15%. Der Rest ist, neben Kakaobutter und anderen Zutaten, Zucker!

Probieren Sie daher doch einmal eine dunkle, bittere Schokolade, d.h. Schokolade mit einem Kakaoanteil von mindestens 70%. Diese wird in Deutschland auch gern als „Herrenschokolade" bezeichnet. Während es vor ein paar Jahren noch richtig schwierig war, solche Schokoladen zu finden, bieten heute selbst die großen Discounter unterschiedliche Sorten hochprozentiger Schokolade an.

Viele Menschen, die bittere Schokolade zum ersten Mal probieren, mögen diese zuerst nicht und sagen vorschnell: „Wenn ich das in Zukunft essen soll, kann ich auch ganz darauf verzichten!" Doch lassen Sie sich etwas Zeit.
Wenn Sie mit dem „Bi(e)nären System" beginnen, sind Ihre Geschmacksnerven wahrscheinlich noch so an den Konsum der Zuckerschokolode gewöhnt, dass Sie mit dem Geschmack der „echten" Schokolade zuerst nichts anzufangen wissen.

Gehen Sie nach einigen Wochen noch einmal unvoreingenommen an dieses Geschmacksvergnügen heran, schulen Sie Ihre Geschmacksnerven, vergleichen Sie nicht mit der Industriekakaomasse, mit der Sie Ihren Körper bisher quälten.
Lernen Sie Ihre Sinne zu schärfen für die feinen Nuancen verschiedener hochprozentiger Schokoladensorten!

Falls Sie noch mehr über Schokolade wissen möchten, empfehle ich Ihnen das Buch von Michel Montignac „Gesund mit Schokolade". (Zusammen mit einer guten Tafel Schokolade übrigens ein sehr schönes und originelles Geschenk für genießerisch veranlagte Freunde.) Von Montignac stammt auch das wunderbare Mousse au Chocolat-Rezept im Rezeptteil dieses Buches, wofür ich ihm auf immer und ewig dankbar sein werde.

Eine gute Schokolade kostet allerdings mehr als 39 Cent. Es gibt jedoch auch bei hochprozentigen Schokoladen preiswertere Varianten, mit denen man z.B. eine sehr gute Mousse au Chocolat zaubern kann. Es lohnt sich, einfach mal die Augen aufzuhalten. Häufig haben gerade Billigmärkte ganz attraktive Angebote.
Irgendwelche Restposten, meist aus dem Ausland stammende Schokolade, wird hier zu Spottpreisen verhökert. Ist die Schokolade qualitativ in Ordnung (man kann ja probeweise

ein Täfelchen testen) und ist das Haltbarkeitsdatum nicht auf der Kippe, lohnt es sich einen größeren Vorrat anzulegen.

Schlagen Sie immer zu, denn es kann ungeheuer interessant sein, später daheim mit 20 verschiedenen Schokoladensorten ein Testessen durchzuführen.
Mit Wein macht man das doch schließlich auch, warum also keine „Schokoladenprobe" veranstalten?

Schulen Sie Ihren Geschmack! Lernen Sie die Feinheiten der echten Schokolade herauszu-schmecken, die unterschiedlichen Nuancen, das fein abgestimmte Zusammenspiel von Süße und Bitterkeit. Und wenn Sie das geschafft haben und im wahrsten Sinne des Wortes „Geschmack" an der bitteren Schokolade gefunden haben, dann essen Sie noch einmal ein Stückchen „normale" Schokolade. Schrecklich, nicht wahr? Und das haben Sie mal als schmackhaft empfunden!

Das Ziel ist erreicht: Ihr Geschmack hat sich verändert und reagiert nicht mehr nur auf „süß".

Der regelmäßige Genuss von Schokolade ist Ihnen allerdings erst in der Erhaltungsphase erlaubt. Solange Sie noch abnehmen wollen, gönnen Sie sich bitte nur ab und zu ein Stückchen davon, oder machen Sie am Wochenende oder wenn Gäste kommen einmal diese wunderbare Mousse au Chocolat.

> *Neun von zehn Leuten mögen Schokolade. Der Zehnte lügt.*
> John G. Tullius
> amerikanischer Karikaturist

Süße Sünde – Nussnougatcremes

Alle Kinder lieben sie und auch viele Erwachsene: Nuss-Nougatcremes.
Entwickelt wurde sie schon 1940 von dem italienischen Konditor Pietro Ferrero (na, klin-gelts?), der eine zur Pralinenherstellung verwendete Masse aus Nüssen, Zucker und Ku-vertüre zum Vorbild nahm. Daraus entstand im Laufe der Jahre das Markenprodukt „Nu-tella", das es seit 1965 auch in Deutschland gibt.

Etwa 100 Millionen Gläser werden davon jährlich verkauft. Zahlreiche weitere Anbieter tummeln sich auf dem Markt. Die süßen Cremes bestehen zu etwa 50 Prozent aus Fett und zu rund 30 Prozent aus Zucker. Chemische Untersuchungen von 22 Nuss-Nougat-Cremes im Auftrag der Zeitschrift "Öko-Test" ergaben im Jahre 2003, dass nur wenige Hersteller mehr als die vorgeschriebenen 10 Prozent Nüsse in den Aufstrich mischen. Alle Cremes enthielten nur minimale Spuren von Trans-Fettsäuren, Acrylamid oder Nickel, so dass die Cremes diesbezüglich als unbedenklich einzustufen sind.

Dass der lukrative Markt der Nuss-Nougat-Cremes von Marketingstrategen heiß um-kämpft ist, erscheint logisch. Die Hauptzielgruppe, nämlich Kinder- und Jugendliche, werden durch clever gemachte Werbespots davon überzeugt, dass nur eine einzige Nuss-Nougat-Creme die einzig Wahre ist.

Gesundheitliche Bedenken kommen erst gar nicht auf, da selbst Deutschlands Spitzensportler und Teenager-Idole für die süße Sünde werben und diese die Schokocreme in lustiger Frühstücksrunde gleich fingerdick auf ihre Brötchen schmieren. Während allerdings ein Kevin Kurani oder eine Anni Friesinger den aufgenommenen Zucker gleich wieder abtrainieren, setzen sich unsere lieben Kleinen vor den Computer und ballern auf virtuelle Gegner.

Das durch den Zucker massenhaft ausgeschüttete Insulin, schleust das in der Nuss-Nougat-Creme enthaltene Fett auf direktem Wege in die Fettzellen unserer kleinen Moppelchen und bringt sie zielsicher auf den Weg Richtung Fettleibigkeit und Diabetes. Schöne neue Welt! Ersparen Sie Ihren Kindern dieses Schicksal.
Das machen meine Kinder aber nicht mit, höre ich Sie sagen. Den Kids die morgendliche Nuss-Nougat-Creme wegzunehmen ist für meine Sprösslinge ein Fall für Amnesty International. Okay, dann versuchen Sie es doch einmal mit folgendem Trick: Stellen Sie Ihre Nuss-Nougat Creme einfach selbst her (siehe Rezeptteil). Die ist wirklich extrem lecker und enthält keinerlei Zucker oder andere Kohlenhydrate.
Die Nuss-Nougat Creme schmeckt toll auf Eieromelettes oder unseren leckeren Muffins (siehe Rezeptteil).

Kann man nach Schokolade süchtig werden?

Den Begriff Sucht verbinden wir meist mit der Sucht nach Alkohol, Tabak oder Drogen. Doch gibt es mittlerweile eine ganze Menge Menschen, meist Frauen, die sich selbst als „schokoladensüchtig" bezeichnen. Sogar den Begriff „Schokoholik" haben wir schon für solche „Schokoladen-Junkies" geprägt.

Schaut man ins Lexikon, so ist Sucht definiert als „ein unabweisbares Verlangen nach einem bestimmten Gefühls- Erlebnis- oder Bewusstseinszustand.
Das Ziel von süchtigem Verhalten ist entweder, Lustgefühle herbeizuführen und/oder Unlustgefühle zu vermeiden." Dass es tatsächlich ein äußerst lustvolles Gefühl sein kann, wenn ein Stückchen zarte Schokolade buchstäblich auf der Zunge zergeht, steht außer Frage. „Schokolade macht glücklich", so heißt es auch im Volksmund, zumal es Menschen besonders dann nach Schokolade gelüstet, wenn es ihnen psychisch nicht besonders gut geht.

Die meisten Menschen wissen ebenfalls aus eigener Erfahrung, dass sie es nicht schaffen, nur einen Riegel einer normalen Schokolade zu sich zu nehmen, sondern sich dann auch gleich die ganze Tafel einverleiben.
Anschließend kommt das schlechte Gewissen, sozusagen der „Schokoladenkater". Insofern kann man tatsächlich von einer „Schokoladensucht" sprechen. Fraglich ist allerdings, ob die Schokoholiker tatsächlich nach dem in der Schokolade enthaltenen Kakao gieren oder vielmehr den „Zuckerkick" suchen.

Gehören Sie auch zu den Menschen, die bisher an keiner Tafel Schokolade vorbei gehen konnten, dann ist es für Sie sehr wichtig folgende Regeln zu beachten:

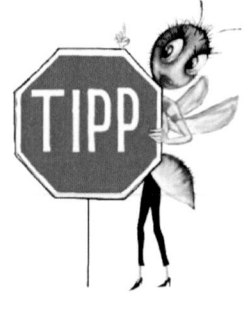

• Haben Sie grundsätzlich keine „normale" Schokolade im Haus. Halten Sie jedoch eine Tafel gute Bitterschokolade (> 70% Kakaoanteil) für „Notfälle" bereit.

• Bitten Sie Ihre Freunde und Bekannte, Ihnen niemals Süßigkeiten mitzubringen. Falls doch, verschenken Sie Entsprechendes immer sofort weiter.

• Schalten Sie grundsätzlich um oder besser ab, wenn im Fernsehen Werbung läuft. Die ausgestrahlten Reklamespots für Schokolade und andere Süßigkeiten haben eine enorm starke Auswirkung auf Ihr Unterbewusstsein und können ein Verlangen nach Schokolade wecken, das Sie vorher gar nicht hatten.

• Gehen Sie beim Einkaufen grundsätzlich nie in die Regalreihen mit den Süßigkeiten vorbei, oder drehen Sie bewusst den Kopf in eine andere Richtung, wenn es sich nicht vermeiden lässt.

• Für Frauen: die Lust auf Schokolade ist vor dem Einsetzten der Periode oft am allergrößten. Gehen Sie daher an den Tagen vor den Tagen nicht in Geschäfte mit ausladendem Süssigkeitenangebot und planen Sie bewusst Ablenkung (z.B. Sport, Theaterbesuche etc.) ein.

• Gönnen Sie sich regelmäßig eine Tasse meines wunderbar leckeren Kakaos (siehe Rezeptteil).

Alles, was nämlich positiv an Schokolade ist und glücklich macht, steckt in seinem Inhaltsstoff Kakao, auch wenn clevere Werbestrategen bei den Schokoladenfabrikanten immer gerne die wissenschaftlichen Studienergebnisse zu Kakao auf die Schokolade übertragen. Kakao enthält das Molekül Phenylethylamin (PEA), einen Stoff, den wir ebenfalls im Blut haben, wenn wir entweder heftig verliebt sind (Shulkin 1975) oder viel Sport getrieben haben (Szabo 2001).

PEA ist als Grundgerüst in zahlreichen halluzinogenen Drogen enthalten und wirkt auf Teile des Gehirns, die für Glücks- und Lustempfinden verantwortlich sind.

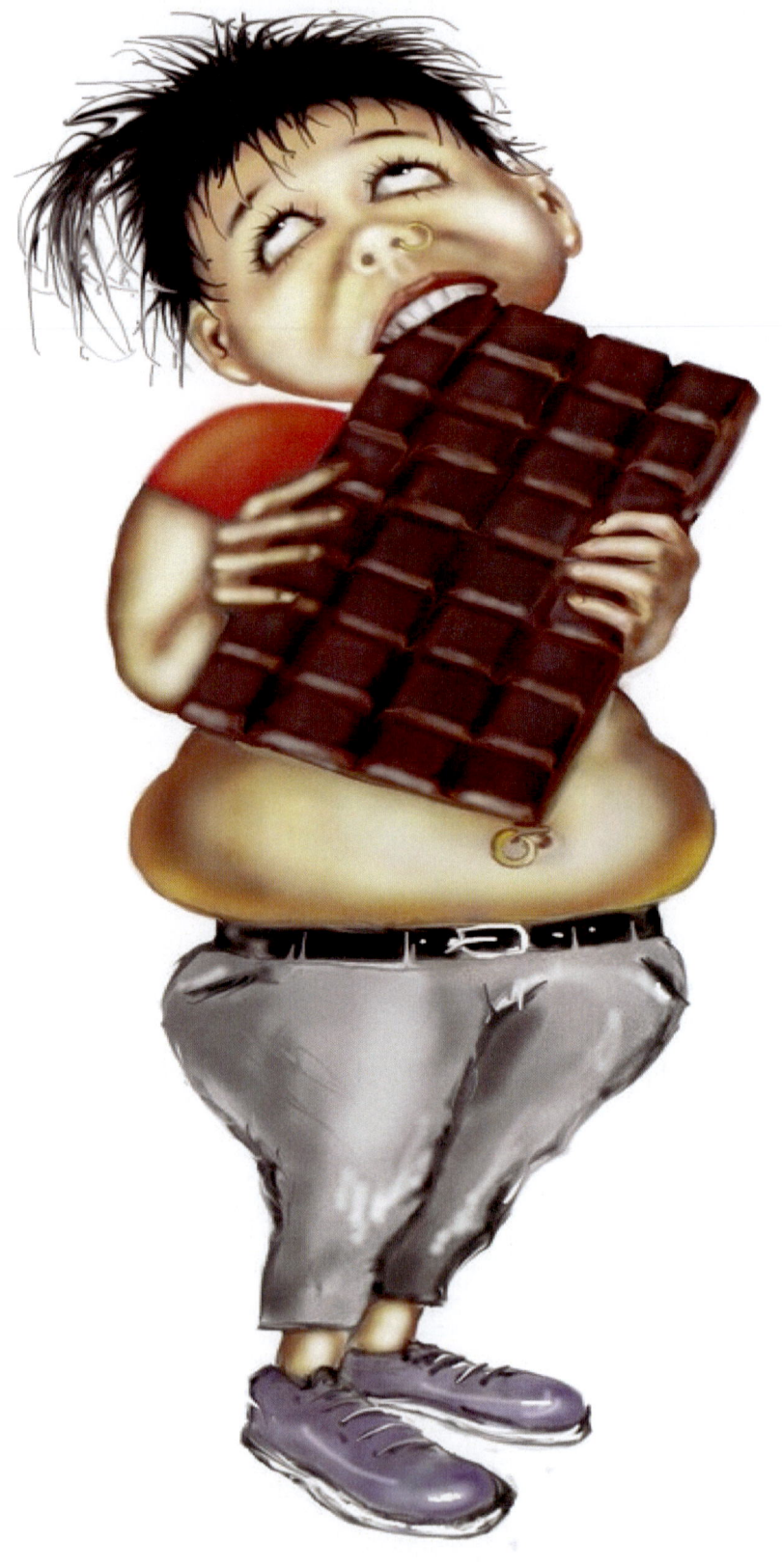

Ergebnisse einer britischen Studie zeigten, dass depressive Menschen oftmals eine unterdurchschnittliche Konzentration von PEA im Blut aufweisen.

Neben zahlreichen anderen Substanzen sind in Kakao die Inhaltsstoffe Theobromin und Anandamid enthalten. Theobromin ist ein Alkaloid, das das zentrale Nervensystem stimuliert und stimmungsaufhellend wirkt. Anandamid bindet in unserem Körper an dieselben Rezeptoren wie Haschisch.

Wissenschaftler der Universität Münster konnten gar eine neue Stoffklasse im Kakao entdecken, die sich wachstumsfördernd auf Hautzellen auswirkt, die Wundheilung unterstützt, Hautschäden therapiert, Falten vorbeugt und das Risiko von Magengeschwüren verringert. Sie tauften die neu isolierte Substanz auf den schönen Namen CocoHeal (Stark 2005).

Das im Kakao reichlich enthaltene Flavenoid D-Epicatechin, welches auch in grünem Tee vorhanden ist, fungiert in unserem Körper offenbar sowohl als Blutdrucksenker (Antihypertensivum) als auch als Gefäßschützer (für die Streber unter Ihnen: Kakao steigert die flussvermittelte Vasodilatation - ein Maß für die Endothelfunktion).

Wissenschaftler aus der Schweiz untersuchten den Verzehr von dunkler Schokolade hohem Flavonoidgehalt bei herztransplantierten Patienten. Im Gegensatz zu einer kakaofreien Placeboschokolade führte die „Herrenschokolade" zu einer Verbesserung der Koronardurchblutung (Flammer 2007).

Kein Wunder also, dass die Azteken Kakao als ein Gottesgeschenk sahen.
Doch bitte verwechseln Sie Kakaopulver nicht mit Nesquick, Kaba oder Suchard Express! Das sind mit reichlich Zucker vermischte und Geschmacksverstärkern angereicherte Kalorienbomben. Kaufen Sie 100% reines Kakaopulver. Das ist nicht nur billiger, sondern schmeckt deutlich besser und ist in der Küche des „Bi(e)nären Systems" vielseitig einsetzbar.

Süßstoffe – Fluch oder Segen?

Europaweit sind derzeit sechs Süßstoffe zugelassen: Acesulfam K, Aspartam, Cyclamat, Saccharin, Thaumatin und Neohesperidin. Sie liefern keine Kalorien und schmecken schon in winzigen Mengen viel süßer als Zucker. Eigentlich wären Sie also der perfekte Ersatz für den unliebsamen Zucker. Trotzdem sollte man Süßstoff aus verschiedenen Gründen sparsam und mit Bedacht verwenden. Warum?

Einerseits ist es ein erklärtes Ziel meiner Ernährungsphilosophie, das Geschmacksempfinden so zu schulen, dass so wenig wie möglich „süß" gegessen wird. Deshalb wäre es unsinnig, Süßstoff in großen Mengen zu verwenden. Andererseits gilt es, all die Nahrungsmittel zu vermeiden, die den Blutzuckerspiegel durch vermehrte Insulinausschüttung zu stark absinken lassen, da dies zu Heißhunger führt.

Ob auch Süßstoff eine Insulinausschüttung bewirkt oder nicht, wird in der Literatur unterschiedlich diskutiert. Belege findet man in beide Richtungen.

Diejenigen die postulieren, dass Süßstoff eine Insulinausschüttung bewirkt, gehen davon aus, dass unsere Bauchspeicheldrüse konditioniert ist, d.h. der süße Geschmack des Süßstoffes für den Körper das Signal ist, in Hinblick auf den erwarteten Zucker Insulin zu produzieren (Tordorf 1990, Liang er al, 1987). Unser Gehirn weiß ja schließlich nicht, dass der Mensch den Süßstoff erfunden hat.

Dieser konditionierte Reflex der Bauchspeicheldrüse ist auch als „cephalischer Insulinreflex" oder „Kopfphasenreflex" in der Literatur zu finden. Da aber gar kein Zucker aufgenommen wird, sacke der Blutzuckerspiegel doch wieder so stark ab, dass Heißhunger entstehe und dann mehr Kalorien aufgenommen würden, als durch die kalorienfreie Süße zunächst eingespart wurde. Aus diesem Grunde würden Süßstoffe auch in der Schweinemast als Appetitanreger und Masthilfe eingesetzt (Opoku-Afari 2006).

Veterinärmediziner in meinem Freundeskreis, die sich zudem um die Bestandsbetreuung von Schweinen kümmern, konnten mir diese immer wieder zu lesende Aussage nicht bestätigen. Eine Anfrage bei der Bayerischen Landesanstalt für Landwirtschaft (Abteilung Tierernährung), welche mir umgehend und freundlich beantwortet wurde, bestätigte den Sachverhalt, dass Süßstoffe in der Schweinefütterung nicht verwendet werden oder wurden (Lindermayer 2008). Schweine bringt man durch die Fütterung von Getreide und Brot zur Schlachtreife!
Es existieren ebenso wissenschaftliche Untersuchungen, die zeigten, dass es nach dem Konsum von Süßstoffen weder zu einer Insulinsekretion, noch zu einer Änderung des Blutzuckerspiegels kam (Rolls et al. 1988, Blackburne 1997).
Ein dänisches Forscherteam untersuchte, ob Menschen, die große Mengen zuckerhaltiger Lebensmittel und Getränke zu sich nahmen innerhalb von 10 Wochen mehr zunahmen als eine Gruppe, die 10 Wochen lang mit Süßstoffen versetzte Nahrungsmittel aßen. Taten sie. Während die Süßstoffgruppe zwischen 300-1000 g abnahm, legten die Zuckeresser zwischen 1,3 und 1,6 kg an Gewicht zu (Raben 2002).

Trotzdem bin ich absolut nicht für den bedenkenlosen und hemmungslosen Einsatz von Süßstoffen. Es gibt nämlich durchaus Gründe, Süßstoffe nicht löffelweise zu verwenden. Warum?

Cyclamat und **Saccharin** kamen Ende der 60er Jahre in den Verruf, Blasenkrebs auszulösen. Diese Befürchtungen können heutzutage wohl ausgeräumt werden, solange man sich an den so genannten ADI-Wert hält. ADI steht für „Acceptable Daily Intake" und gibt die Menge eines Lebensmittelzusatzstoffes an, die pro Kilogramm Körpergewicht im Durchschnitt täglich ein Leben lang verzehrt werden kann, ohne dass unerwünschte Nebenwirkungen auftreten.

Es handelt sich dabei also um eine Art Sicherheitsgrenzwert, nicht etwa um einen Grenzwert, ab dem Toxizitäten auftreten.
Einen solchen ADI-Wert hielten die Wissenschaftler, die den Beweis antreten wollten, dass Cyclamat und Saccharin Blasenkrebs auslösen, bei ihren Versuchstieren sicher nicht ein. Sie arbeiteten mit Ratten, denen lebenslang große Mengen dieser Süßstoffe verabreicht wurden. Umgerechnet auf den Menschen, entsprachen die verabreichten Dosen einem täglichen Verzehr von etwa 5000 Süßstofftabletten. Sehr realitätsnah, nicht wahr?
Aber trotzdem: Cyclamat wird im Darm mancher Menschen zu einem Stoff namens Cyclohexylamin umgewandelt. Das passiert zwar nicht bei jedem von uns im gleichen Umfang, manche bringen es aber tatsächlich auf 100%. Cyclohexamin ist ein Schädlingsbekämpfungsmittel….

Cyclamat, das übrigens auf der Suche nach einem fiebersenkenden Mittel entdeckt wurde, ist in den USA seit 1969 verboten.

Saccharin ist der älteste synthetische Süßstoff und wurde 1878 von den Chemikern Constantin Fahlberg und Ira Remsen in den USA entdeckt. Schon vor dem Ersten Weltkrieg wurde es in Deutschland als Zuckerersatz genutzt.

Leider hat es besonders in höheren Konzentrationen einen metallischen Nachgeschmack und wird daher gerne mit anderen Süßstoffen gemischt. In der Lebensmittelindustrie ist diese Praxis üblich, da durch diesen synergistischen Effekt ein intensiverer Süßgeschmack und eine Geschmacksverbesserung erzielt wird.

Saccharin wird vom menschlichen Körper schnell aufgenommen und unverändert mit dem Urin wieder ausgeschieden. Da es hitzestabil ist, eignet es sich zum Kochen und Backen. Der ADI-Wert wurde auf fünf Milligramm pro Kilogramm Körpergewicht und Tag festgesetzt.

Saccharin hat eine gewisse strukturelle Verwandtschaft zu den Sulfonamiden, das sind Antibiotika. Auch zeigen sie eine gewisse Ähnlichkeit zu Sulfonylharnstoffen, die Typ II Diabetikern für die Förderung der Insulinausschüttung verabreicht werden, durchaus ein Argument für den oben beschriebenen „cephalischen Insulinreflex".

Acesulfam wurde im Jahr 1967 bei der Hoechst AG zufällig entdeckt. Dieser Süßstoff ist 200-mal so süß wie Haushaltszucker und kann wegen seiner Hitzebeständigkeit auch zum Kochen und Backen verwendet werden. Da Acesulfam K unverändert ausgeschieden wird, gilt es als unbedenklich. Der ADI wurde auf 15 Milligramm pro Kilogramm Körpergewicht und Tag festgelegt.

Aspartam hat in den letzten Jahren einen Siegeszug in der Nahrungsmittelindustrie angetreten. Unter der Bezeichnung "NutraSweet" oder „Canderel" findet man es in vielen Lebensmitteln. Es wurde 1965 bei der Suche nach einem Mittel gegen Magengeschwüre zufällig entdeckt.

„NutraSweet" wird synthetisch aus zwei Aminosäuren, nämlich Asparagin und Phenylalanin hergestellt und wurde von den Behörden als gesundheitlich unbedenklich eingestuft. Allerdings gibt es Menschen mit einer seltenen Stoffwechselkrankheit, der Phenylketonurie, die Aspartam nicht verwenden dürfen, da sich in ihrem Körper das Phenylalanin anhäuft. Daher sieht der Gesetzgeber vor, dass aspartamhaltige Lebensmittel mit dem Zusatz "enthält eine Phenylalaninquelle" gekennzeichnet werden müssen.

Offensichtlich hat Aspartam auch das Zeug zum Arzneimittel. Bei degenerativen Gelenkerkrankungen (Arthrose) genügten in einer Studie 76 mg Aspartam täglich, um das Auftreten von Gelenkversteifungen und Schmerzen spürbar zu verringern.
Zudem gibt es Hinweise auf fiebersenkende und antithrombotische Effekte.
Was für ein Tausendsassa von Süßstoff!

Trotzdem bleibt die unkritische Verwendung von Aspartam in mehr als 6000 industriegefertigten Lebensmitteln umstritten. Denn immer wieder gibt es Fallberichte von Menschen, die auf den Genuss aspartamhaltiger Speisen angeblich mit Kopfschmerzen, Schwindel, Muskelkrämpfen, Herzrhythmusstörungen und Übelkeit reagieren. Recherchiert man im Netz, so findet man in zahlreichen Foren Betroffene, die ihre individuellen gesundheitlichen Leidensgeschichten wie Krebs, Multiple Sklerose, Demenz, Alzheimer und Parkinson auf die Einnahme von Aspartam zurückführen und teilweise abenteuerliche Behauptungen aufstellen.

All diesen Foren ist jedoch gemein, dass die Menschen, die sich hier austauschen grundsätzlich davon ausgehen, dass Behörden gar nicht an der Wahrheitsfindung interessiert, sondern korrupt und von den Herstellern bestochen sind. Wissenschaftler, die die Gefahrlosigkeit von Aspartam publizieren, gelten als unglaubhaft und unseriös und werden gar nicht erst zitiert. Von objektiver Einschätzung und fairer Beurteilung einer Substanz kann hier also gar keine Rede sein. Sollten Sie sich selbst ein Bild über die Ergebnisse der verschiedenen Studien zu Aspartam machen wollen, empfehle ich Ihnen die website www.aspartame-info.com.
Da Aspartam nicht hitzebeständig ist und schon bei Temperaturen um 28°C in seine Bestandteile zerfällt, ist es weder zum Backen und Kochen, noch zum Süßen heißer Getränke geeignet.

Aspartamhaltige Streusüßen enthalten außerdem zusätzlich zum Phenylalanin noch große Mengen an Maltodextrin, so dass der Kohlenhydratanteil auf stolze 93% steigt.
Nutzen Sie Aspartam daher allenfalls als Süßstofftablette.

Thaumatin wird aus dem Samenmantel der reifen Früchte des Katemfe-Strauches gewonnen, der im afrikanischen Regenwald zu Hause ist. In Westafrika wird die Frucht von den Einheimischen traditionell zum Süßen von Tee, Brot und Palmwein genutzt. In Deutschland wurde Thaumatin erst seit 1998 zugelassen.

Es wird als Talin als Geschmacks- und Aromaverstärker in Getränken, Kaugummis, Schokoriegeln und Tierfutter verwendet. Gentechnikern ist es bereits gelungen, das Thaumatin-Gen in Mikroorganismen einzuschleusen, so dass der Süßstoff biotechnologisch sehr preiswert herstellbar ist. Leider ist Thaumatin nicht hitzestabil und damit nicht zum Kochen geeignet.

Neohesperidin ist ein Süßstoff, der entweder aus unreifen Bitterorangen oder aus dem Bitterstoff Naringin gewonnen wird. Naringin wird mit Hilfe von Kunstharzen aus Orangensäften entfernt, bevor man sie zu Konzentrat verarbeitet. Daraus lässt sich eine Substanz gewinnen, die zu Neohesperidin umgewandelt werden kann. Rattenversuche bescheinigen diesem Stoff Harmlosigkeit. Allerdings wird er bei jedem Menschen anders, abhängig von der jeweiligen Darmflora verstoffwechselt, so dass Tierversuche wenig aussagen.

Synthetisches Neohesperidin DC (E 959) wird aus seiner Vorstufe hergestellt, dem Flavonoid Neohesperidin, das von Natur aus in Zitrusfrüchten vorkommt. Seine Süßkraft ist etwa 300-mal stärker als die der Saccharose.
Wegen seines lakritz- bis mentholartigen Beigeschmacks wird es nur in Kombination mit anderen Süßstoffen verwendet. Einsatzschwerpunkte sind Erfrischungsgetränke, Speiseeis, Süßwaren und Kaugummi. Die WHO hat einen ADI-Wert von fünf Milligramm pro Kilogramm Körpergewicht und Tag festgelegt.

Zuckeraustauschstoffe

In der Zutatenliste verschiedenster Lebensmittel findet man oft die Bezeichnung „Zuckeraustauschstoffe". Hierbei handelt es sich um sogenannte Zuckeralkohole. Da sie der Körper langsamer als Zucker verarbeitet und sie den Blutzuckerspiegel nur wenig ansteigen lassen, werden sie gerne in Lebensmitteln für Diabetiker eingesetzt.

Leider haben Zuckeraustauschstoffe aber die unangenehme Nebenwirkung Blähungen und Durchfälle auszulösen, sobald man ein wenig mehr von ihnen zu sich nimmt. Sie müssen daher den Hinweis „kann bei übermäßigem Verzehr abführend wirken" tragen.

Zu den Zuckeraustauschstoffen zählen Isomalt, Lactit, Maltit, Mannit, Sorbit und Xylit. Produkte, die diese Süßungsmittel enthalten, dürfen laut Gesetz als „zuckerfrei" bezeichnet werden. Oft enthalten sie noch den zusätzlichen Hinweis „zahnfreundlich". Xylit und

Maltit haben die gleiche Süßkraft wie normaler Haushaltszucker, Lactit, Sorbit, Mannit und Isomalt sind dagegen nur halb so süß.

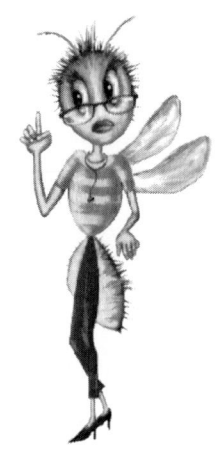

Zusammenfassung

• Konsumieren Sie niemals industriell hergestellte „light-Produkte" egal welcher Art.

• Essen Sie grundsätzlich niemals gekaufte Süßigkeiten aller Art, dazu zählen Bonbons, Lakritze, Fruchtgummis, aber auch Kekse oder Kuchen oder Eis.

• Genießen Sie ausschließlich Süßspeisen, die Sie nach den in diesem Buch niedergeschriebenen Rezepten selbst hergestellt haben. Benutzen Sie dazu Süßstoff, aber so wenig wie möglich, und reduzieren Sie die verwendeten Mengen bewusst immer weiter nach unten.

• Trinken Sie grundsätzlich niemals mit Zucker oder Süßstoff gesüßte Limonaden. Trinken Sie auch keine Obstsäfte aus der Tüte oder Flasche. Auch selbst gepresste Obstsäfte sind nicht empfehlenswert, essen Sie stattdessen lieber die ganze Frucht.

• In der Erhaltungsphase sind süßes Obst und schwarze Schokolade und damit hergestellte Speisen erlaubt, solange Sie Ihr Gewicht problemlos halten. Auch in der Einleitungsphase dürfen Sie ab und zu ein Stückchen schwarze Schokolade zu sich nehmen, falls Sie das Bedürfnis danach spüren.

Trink, trink, Brüderlein trink - Getränke

Es ist ungeheuer wichtig, viel zu trinken. Dies ist generell festzuhalten.
Eine EMNID-Umfrage ergab, dass die Deutschen zu einer Unterversorgung an Flüssigkeit neigen, denn jeder zweite Deutsche trinkt weniger als die empfohlenen 2 Liter pro Tag. Dabei nehmen Frauen im Durchschnitt noch weniger Flüssigkeit zu sich als Männer (42 zu 56 Prozent). Besonders für ältere Menschen scheint Trinken manchmal eine Qual zu sein, unter anderem, weil im Alter das Durstgefühl nachlässt. Auch jüngere Menschen sind betroffen. Sollten Sie auch zu der Gruppe der „Nichttrinker" gehören, muss ich Ihnen abraten, sich nach dem „Bi(e)nären System" zu ernähren oder sich sehr streng zu disziplinieren und einen „Trinkplan" aufzustellen. Dies bedeutet, sich eine Eieruhr (oder das Handy) zu stellen und einmal pro Stunde ein Glas Flüssigkeit zu sich zu nehmen.

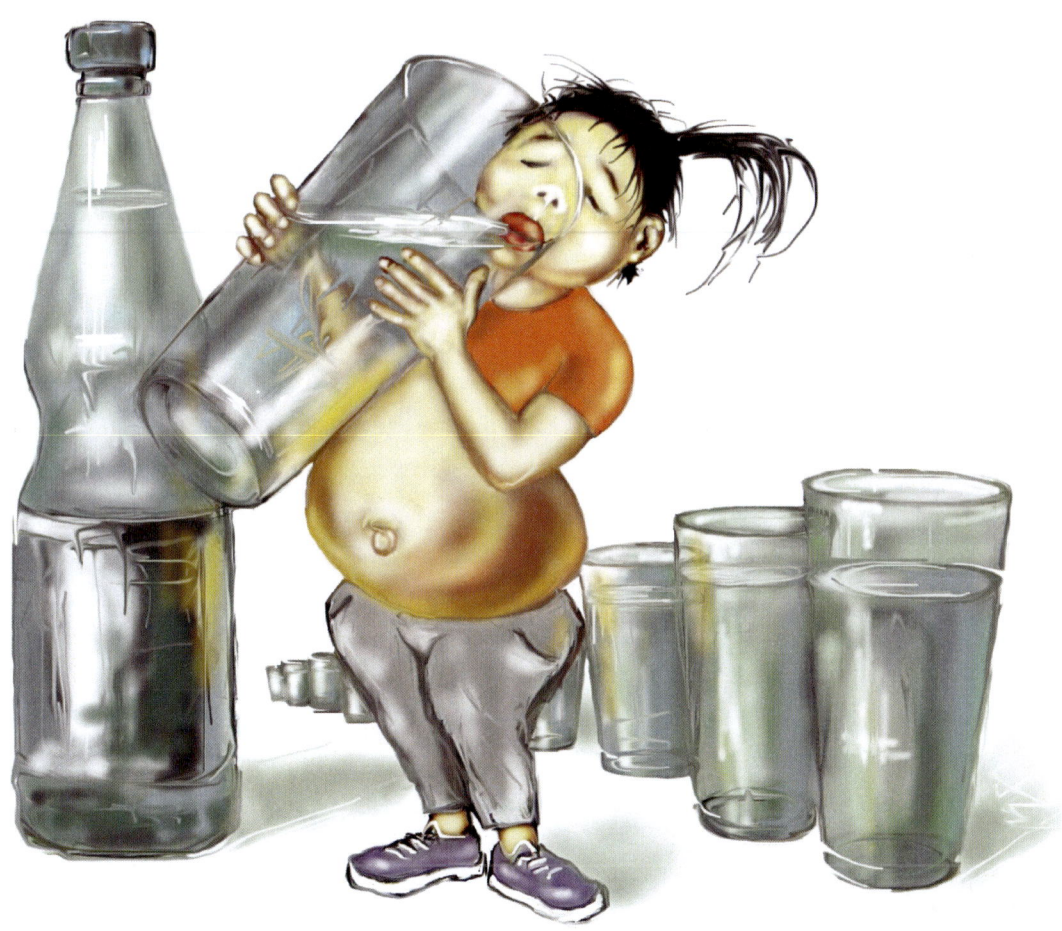

Ausreichende Flüssigkeitszufuhr ist sehr wichtig

Wenn Sie täglich am Computer arbeiten, sollten Sie einmal auf die Website *www.trinkberater.de* gehen. Durch das Ausfüllen eines speziellen Fragebogens werden dort zunächst Ihre persönlichen Trinkgewohnheiten analysiert. Einen Tag später erhält man eine Antwort mit einem Kommentar zu seinen Trinkgewohnheiten und kann sich fortan täglich durch einen „Onlinewecker" ans Trinken erinnern lassen. Schon mehr als 45.000 Menschen nutzen diesen sinnvollen Service.

Am besten stellen Sie die Flasche Mineralwasser oder die Teekanne niemals weg und haben diese immer in Reichweite, so wird man daran erinnert zu trinken.
Obligatorisch ist auch die Flasche Mineralwasser neben dem Bett.

Vielen hilft ein morgendlicher ordentlicher Schluck daraus, die Verdauung in Gang zu bringen. Dies nennt der Mediziner einen „gastrokolischen Reflex".

Ausreichendes Trinken ist vor allem deswegen so wichtig, weil das Gehirn eines der wasserreichsten Organe ist und daher ständig Flüssigkeitsnachschub benötigt, um arbeiten zu können. Schon ein geringes Flüssigkeitsdefizit von nur zwei Prozent des Körpergewichts kann die Konzentration um 4-8% vermindern (Greenleaf 1992).

Kopfschmerzen sind nicht selten eine Folge zu geringen Trinkens.
Bevor Sie sich also demnächst eine Kopfschmerztablette einwerfen, überlegen Sie einmal, ob Sie auch wirklich genügend Flüssigkeit zu sich genommen haben.
Eine chronisch unzureichende Flüssigkeitszufuhr fördert außerdem die Bildung von Harnsteinen und kann Verstopfung begünstigen.

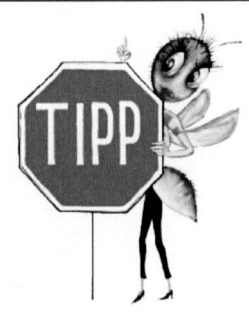

Ob Sie „genug" trinken, lässt sich relativ genau definieren.

Sie trinken „genug", wenn:

• Sie tagsüber häufig auf die Toilette gehen müssen und auch eine volle Blase haben (sonst ist es ´ne Blasenentzündung – bei Frauen häufig!)

• Nachts häufig wegen voller Blase aufstehen müssen.

• Der Urin nur eine ganz blassgelbe Farbe hat und beinahe aussieht wie Wasser.

Bitte lassen Sie unbedingt die Finger von Coca-Cola, allen Formen von Limonaden und vor allem von so genannten „Sportler-" oder Elektrolytgetränken. Diese Getränke strotzen vor Zucker und sind allenfalls für IRONMAN-Teilnehmer akzeptabel.
Eine jüngst veröffentlichte Studie im American Journal of Clinical Nutrition betont noch einmal, dass der häufige Verzehr von zuckergesüßten Getränken mit Übergewicht in Zusammenhang steht (Malik 2006).

Wie Sie meinem vorangegangenen Kapitel zu Süßstoffen entnehmen konnten, sind auch Light-Getränke so eine Sache. Zwar sind diese mit Süßstoffen gesüßt und damit frei von Kohlenhydraten und Kalorien, sie sorgen jedoch trotzdem dafür, dass wir dauerhafte „Süßmäuler" bleiben und uns die Lust auf Süßes nicht abgewöhnen können.
Cola-light schleust in unseren Körper unerwünschten Phosphor ein, der verschiedene negative gesundheitliche Auswirkungen hat. Außerdem enthalten dunkle Softgetränke so genannte AGEs (**A**dvanced **G**lycation **E**ndproducts, sprich „äidschies"), das sind karamel-

lisierte Eiweiße, die uns ebenfalls nicht gut tun (Worm 2005). Lassen Sie daher diese ganzen „Diät-Limonaden" im Regal stehen und programmieren Sie Ihren Geschmack allmählich um, d.h. weg von der gewohnten gesüßten Pampe. Man kann den Geschmackssinn erziehen, ihn entwickeln, schulen.

Dies wird von Kritikern gern in Abrede gestellt, das sind aber oft die gleichen Menschen, die sich im Restaurant auf den Tipp des Sommeliers verlassen. Doch der hat seine Zunge auch jahrelang geschult! Versuchen Sie es doch wenigstens einmal und werfen Sie Ihre Gewohnheiten über Bord.

Saftschorlen seien sehr empfehlenswert, so hört man allenthalben. Nein, sind Sie nicht! Ordern Sie in einem Restaurant z.B. eine Apfelsaftschorle, so besteht diese zur einen Hälfte aus Mineralwasser, zur anderen Hälfte aus Industrieapfelsaft, der mit ziemlicher Sicherheit auch noch mit Rohrzucker gesüßt ist. Im Nu kommen nur durch ein Glas Apfelsaft grammweise nutzlose Kohlenhydrate in Ihren Körper.

Wenn Sie sich in der Erhaltungsphase (und nur dann!) unbedingt einmal ein Glas Fruchtsaft gönnen wollen, dann muss es ein absolut frisch gepresster Saft aus ganzen Früchten sein. Der im Obstsaft enthaltene Fruchtzucker geht nämlich recht schnell ins Blut über und löst eine Insulinausschüttung aus. Für ein Glas frisch gepressten Orangensaft benötigt man mindestens vier große Orangen. Viel sinnvoller ist es, nur eine Orange zu nehmen und diese komplett zu verzehren, zumal wir auf diese Weise sehr viel mehr Ballaststoffe aufnehmen.

Doch was sollen Sie denn nun trinken?

Wasser

Die natürlichste Form der Flüssigkeitszufuhr ist die des Wassertrinkens.
Dabei ist es unerheblich, ob Sie stilles Wasser oder Wasser mit Kohlensäure bevorzugen. Trinken Sie das, was Sie am liebsten mögen!

Stilles Wasser gilt in manchen Kreisen als schick und als ein bisschen vornehmer. Wasser mit Kohlensäure hat nun einmal den Nachteil, dass man nach dessen Genuss manchmal aufstößt. In manchen Situationen kann das etwas unromantisch sein. Dass der Körper aber durch kohlensäurereiches Wasser „übersäuere" ist völliger Unsinn.

Auf Mineralwässer, die mit Sauerstoff versetzt sind, fallen Sie hoffentlich auch nicht rein. Sauerstoff wird immer noch in der Lunge aufgenommen und durch unsere roten Blutkörperchen zu den Zellen transportiert. Irgendwelche Getränke können dies nicht übernehmen. Nur dummen Menschen kann man so etwas erzählen.

Eine Zeitlang galt das Trinken von destilliertem Wasser als „en vogue", was auf die Empfehlungen des amerikanischen Ehepaares Harvey und Marilyn Diamond und Ihre „Fit for life" Diät zurück ging. Sie meinten destilliertes Wasser verhindere eine Ablagerung von im Trinkwasser enthaltenen anorganischen Mineralstoffen im Körper. Dies ist aber absoluter Unsinn und langfristig eher gefährlich als gesund.

Wahrscheinlich liegt es einfach an der miserablen Qualität amerikanischen Trinkwassers. An dieser Stelle muss ich einmal eine Lanze für das deutsche Trinkwasser brechen. Wer jemals in den USA war und dort einen Schluck „Kraneberger" zu sich genommen hat, weiß, was ich meine. Ein Schluck aus einer amerikanischen Leitung schmeckt wie ein Schluck aus dem Kinderschwimmbecken eines Hallenbades: ekelhaft, chlorig und abgestanden. Es ist ein absolutes Privileg, dass wir einfach nur den Wasserhahn aufdrehen und Wasser in Top-Qualität erhalten.

Wasser genießt in Deutschland den Status eines Lebensmittels und unterliegt hohen Auflagen durch die Trinkwasserverordnung, deren Einhaltung durch die Gesundheitsämter kontrolliert wird. Es gibt sehr strenge Grenzwerte für mikrobiologische und chemische Inhaltsstoffe. Das ist auch der Grund, warum gleich Alarm ausgelöst wird, wenn nur einer der Werte einmal erhöht ist.

Wasserwerke geben in solchen Fällen sogar Mineralwasser an Familien mit Kindern ab. Dies ist aber kein Indiz dafür, wie schlecht unser Trinkwasser ist, sondern spricht für die Sorgfaltspflicht der Verantwortlichen. Dass sich leider immer häufiger auch so unerfreuliche Substanzen wie Arsen und Uran in unserem Trinkwasser nachweisen lassen, erfüllt auch die Wasserwerker mit Sorge. Diese Elemente gelangen unter anderem aus phosphorhaltigen Düngern auf den Acker und dann in unsere Nahrungskette (Schnug 2003).

Bei der derzeit intensiv geführten öffentlichen Diskussion um den Nachweis der Industriechemikalie PFT (Perfluortensid) im Trinkwasser des Sauerlandes wird gerne vergessen zu erwähnen, dass es keineswegs an den bösen Wasserwerkern liegt, dass dieser krebserregende Stoff in unserer Trinkwasser gelangt ist.

Ausgelöst wurde diese Belastung durch zwei skrupelose Düngemittelhändler, die PFT-verseuchte Schlämme als Dünger an Bauern weitergaben. Diese wiederum spritzten das Giftmaterial auf ihre Felder und erhielten teilweise hohe Prämien dafür (Welt online 28.07.2007). Doch das Zahlen dieser Beträge an die Landwirte war immer noch billiger als eine legale Entsorgung auf der Sondermülldeponie.

Im Handel befindliche spezielle Wasserfilter können keine Schadstoffe aus dem Wasser eliminieren, sie halten lediglich Kalk und Chlor zurück. Dass Kalk für die Wasserhärte verantwortlich ist, ist den allermeisten Menschen in Deutschland bekannt. Doch was ist denn Kalk?

Kalk besteht aus Magnesium und Calcium, also für den Menschen lebenswichtige Mineralstoffe. Ist es nicht ein wenig absurd, dass wir Magnesium und Calcium morgens durch einen Wasserfilter herausfiltern und uns dann die Brausetabletten mit eben diesen Mineralien in dem gleichen Wasser auflösen?

Der Tee schmecke dann aber einfach besser, sagen die Gourmets unter uns.

Ehrlich gesagt, ich glaube Ihnen nicht recht. Es gibt vielleicht ein paar echte Feinschmecker, die da Unterschiede herausschmecken, doch dem überwiegenden Teil der Deutschen traue ich dies nicht zu. Auch der neue Service unserer 5-Sterne Hotels extra einen Wassersommelier und eine spezielle Wasserkarte mit mehr als 42 verschiedenen Wassersorten zu teilweise horrenden Preisen anzubieten, halte ich nur für eines: für dekadent.

Für die Gesundheit ist hartes Wasser auf alle Fälle besser. Finnische Wissenschaftler konnten in einer Langzeitstudie an 19.000 Männern zeigen, dass die Infarktgefahr um ein Prozent sinkt, wenn die Wasserhärte um ein Grad steigt.

Je härter also das Wasser, desto niedriger das Risiko für einen Herzinfarkt. Eine Folge, die wohl dem Magnesium zuzuschreiben ist (Kousa 2004).

Ein schädlicher Wasserinhaltsstoff kann Nitrat sein. Doch bei der Aufnahme von Nitrat spielt Trinkwasser nur eine untergeordnete Rolle: 70% des täglich aufgenommenen Nitrats stammen nämlich aus Gemüse und Salaten.

Untersuchungen von Ökotest als auch Stiftung Warentest zeigten klar, dass die handelsüblichen Wasserfilter nicht in der Lage sind, Schadstoffe aus Wasser zu eliminieren. Wenn die Geräte nicht vernünftig gesäubert werden oder die Filterpatronen zu lange genutzt werden, können sie verkeimen, so dass das Wasser, das aus dem Filter wieder herauskommt, eine schlechtere Qualität hat als das eingefüllte.

Gleiches gilt für die heute sehr beliebten „Sodastreamer". Das sind Geräte, mit denen man ganz einfach aus Leitungswasser „Sprudelwasser" zaubern kann, indem man aus einer Kartusche Kohlensäure einleitet. Dadurch erspart man sich natürlich eine Menge Kistenschlepperei, und er ist damit ideal für Menschen, die in einem sechsstöckigen Haus ohne Aufzug wohnen. Viel Geld spart man allerdings nicht, denn zusätzlich zum Anschaffungspreis kommen ja die regelmäßig zu erneuernden Kartuschen. Das Hauptproblem besteht aber darin, dass die zur Maschine gehörigen Plastikflaschen nicht in der Spülmaschine bei höheren Temperaturen gereinigt werden können. Im Laufe der Zeit entwickeln sich die Kunststoffflaschen zu wahren Keimbomben. Im Netz finden sich jedoch mittlerweile sehr formschöne Geräte, die mit Glasflaschen arbeiten und entsprechend spülmaschinenfest sind.

Für Trinkmuffel können die zuckerfreien (!) Limonadenkonzentrate eine Möglichkeit sein, das fade Wasser etwas aufzupeppen und attraktiver zu machen.

Wenn Sie Mineralwasser bevorzugen, sollte das von Ihnen gewählte Mineralwasser einen Magnesiumgehalt von mindestens 80 mg/l haben, der Kalziumgehalt sollte etwa doppelt so hoch sein. Schauen Sie daher immer aufs Etikett!

Vermeintliche „Ernährungsexperten" raten manchmal dazu, stets kaltes Wasser zu trinken, da der Körper für das Aufwärmen des Wassers ja Energie benötige und so zusätzlich Kalorien verbraucht würden. Genialer Trick. Stimmt tatsächlich und kann man im Physiklabor sogar nachmessen. Nur werden Sie diesen „Wahnsinnseffekt" nicht auf Ihrer Waage bemerken, denn diese Leute haben in der Schule nicht so richtig aufgepasst. Wir reden hier aber nicht über das Verbrennen von Kalorien, sondern über das Verbrennen von *Kilo*kalorien.

Das bisschen Energie, das Sie zum Erwärmen eines Glases kalten Wassers verbrauchen, fällt also überhaupt nicht ins Gewicht. Hingegen wird Wasser mit Zimmertemperatur vom Magen oft besser vertragen.

Kaffee

Für die meisten Menschen gehört die Tasse Kaffee am Morgen zu einem festen und unverzichtbaren Ritual. Pro Kopf trinken wir Deutschen alljährlich etwa 150 Liter des schwarzen Gebräus. Doch was sollten wir denn nun trinken, koffeinfreien oder koffeinhaltigen Kaffee? Der Einfluss von Koffein auf den Blutdruck wird oft überschätzt. Nur etwa zehn Prozent aller Menschen sind "koffeinsensitiv", das heißt, bei ihnen steigt der Blutdruck nach dem Genuss von Koffein. Diese Wirkung hält aber nur so kurze Zeit an, dass eine dauerhafte Hypertonie, die Herz- und Gefäßsystem schädigt, durch Koffein nicht ausgelöst wird. Vielkaffeetrinker, die auch noch unter einem zu hohen Blutdruck leiden, sollten jedoch auf die koffeinfreie Variante zurückgreifen.

Gleiches gilt auch für Schwangere und stillende Mütter, da Föten und Säuglinge sehr stark auf Koffein reagieren. Bei einigen Menschen verursacht Kaffee Sodbrennen, sowie Magen- und Darmbeschwerden. Dafür ist jedoch nicht das Koffein, sondern die sog. Chlorogensäure verantwortlich. Sie regt die Magensäureproduktion an. Auch andere Stoffe, die beim Rösten entstehen, wie die so genannten Melanoidine, reizen den Magen. Gehören Sie zu dieser Gruppe Menschen, sind Sie sicher schon selbst darauf gekommen, zum Teetrinker zu mutieren.

Kaffee an sich ist jedoch absolut nichts Schlechtes. Neuere Ergebnisse einer finnischen Forschergruppe, die Daten von 21 000 Personen im Alter von 35 bis 74 Jahren auswerteten, konnten sogar zeigen, dass ein täglicher Kaffeekonsum von drei bis sechs Tassen täglich das Diabetes-Risiko senken konnte. Dabei war die protektive Wirkung unabhängig davon, ob die Studienteilnehmer Übergewicht hatten, sich körperlich betätigten oder wie viel Alkohol sie tranken.
Der antidiabetogene Effekt wurde auf das im Kaffee enthaltene Magnesium und auf die Beeinflussung des Wärmehaushaltes durch Koffein zurückgeführt (Hu 2006).

Die Forscherin Karen Richie vom französischen Nationalinstitut für Gesundheit und medizinische Forschung in Montpellier erkannte, dass zumindest Frauenhirnen ein regelmäßiger Koffeinkonsum sehr gut bekommt. Ihr Team untersuchte vier Jahre lang die kognitiven Leistungen von 7000 Senioren ab 65 Jahren.
Frauen, die täglich drei Tassen Kaffee oder die entsprechende Menge Tee tranken, konnten bei Gedächtnistests deutlich bessere Ergebnisse erzielen als Damen, die maximal eine Tasse am Tag tranken.

Je älter die Kaffee-Konsumentinnen waren, desto deutlicher schienen sie von ihrer täglichen Koffein-Ration zu profitieren. So hatten 65-Jährige, die besonders viel Kaffee tranken, ein um 30 Prozent niedrigeres Risiko für abnehmende Gedächtnisleistungen. Unter den über 80-Jährigen sank die Gefahr sogar um 70 Prozent (Richie 2007). Ein schönes Argument für den täglichen Kaffeegenuss, nicht wahr?

Für Männer konnte dieser Zusammenhang zwar nicht nachgewiesen werden, trotzdem sollte jeder Senior sich ohne schlechtes Gewissen seiner täglichen Latte (macchiato) erfreuen.

Das Gerücht, wonach koffeinhaltige Getränke wie Kaffee oder Tee nicht als Flüssigkeitslieferanten betrachtet werden sollten, hält sich hartnäckig. Neuere Studien zeigen jedoch, dass Menschen, die regelmäßig Kaffee oder Tee trinken, diese Getränke durchaus in die tägliche Trinkmenge mit einbeziehen dürfen. Regelmäßiger und gleichmäßiger Kaffeekonsum hat keine entwässernde Wirkung. Zwar wirkt Koffein harntreibend, d.h. das Wasser verlässt den Körper schneller als sonst, der Körper verliert dabei aber kein Wasser. Mit anderen Worten: die Flüssigkeitsmenge, die Sie mit dem Kaffee in sich hineingeschüttet haben, kommt auch so wieder heraus.

Für uns ist eine ganz andere Frage entscheidend: da der Erfolg unserer Ernährung u.a. darin liegt, die Schwankungen des Blutzuckerspiegels so gering wie möglich zu halten, muss man sich fragen, ob koffeinhaltiger Kaffee eine Insulinausschüttung bewirkt oder nicht. Die durch eine Insulinausschüttung verursachte Unterzuckerung würde wieder Hunger auslösen.

Wie stark man individuell auf koffeinhaltigen Kaffee reagiert, ist relativ einfach auszuprobieren. Einfach Kaffeetrinken und gucken, ob einen innerhalb der nächsten halben Stunde Essensgelüste überkommen. Sollten Sie Vielkaffeetrinker sein und durch ihren Kaffeekonsum ständig irgendwelche Essgelüste entwickeln, obwohl Sie sonst alles richtig machen, empfehle ich Ihnen, auf die entkoffeinierte Variante umzusteigen. Allerdings halte ich dies für ziemlich unwahrscheinlich.

Sollte Ihnen koffeinfreier Kaffee zu Anfang nicht schmecken, trinken Sie sich durch verschiedene Sorten durch. Die meisten Menschen, die ich kenne, beurteilen einen Kaffee nur dann als „gut", wenn er so ähnlich schmeckt wie der, den sie aus ihrem eigenen Alltag gewohnt sind.

Gefriergetrockneter Kaffee enthält keine kritischen Zusatzstoffe und kann bedenkenlos genossen werden. In letzter Zeit werden allerdings auch oft Fertigtütchen mit verschiedenen Kaffeespezialitäten wie Latte Macchiato, Cappuccino, Vanillearoma oder so genannte „Kaffeemischgetränke" angeboten. Werfen Sie vor deren Genuss unbedingt einen kritischen Blick auf die Inhaltsstoffe. Hier sind häufig gehärtete Fette, Zuckerstoffe und pulverisierte Milch enthalten. Falls ja, Hände weg davon!

Eine kritische Prüfung gilt auch den Ingredienzien von „Kaffeepads" für verschiedene „Pad-Systeme" bei Kaffeemaschinen. Seien Sie hier Purist, und bleiben Sie einfach beim Klassiker, dann sind Sie immer auf der richtigen Seite. Gleiches gilt für Kaffeeanbieter wie „Star Bucks", die den berühmten „Coffee to go", also Kaffee zum Mitnehmen anbieten. Sollten Sie sich diesen zweifelhaften Genuss Kaffee aus Pappbechern nebenbei auf der Straße zu „genießen" tatsächlich gönnen wollen, so trinken Sie ihn auf die klassische Art und Weise: schwarz und ohne Zucker.

Wer seinen Kaffee mit viel Milch gewöhnt ist und dies auch nicht missen möchte, kann Vollmilch mit einem Schuss Sahne benutzen, sollte jedoch die darin enthaltenen Kohlenhydrate in der Einleitungsphase auf jeden Fall mit berücksichtigen.

Durch die in Kuhmilch enthaltene Laktose (Milchzucker) haben 100 ml 3,5%ige Vollmilch immerhin 5 g Kohlenhydrate (vgl. Kapitel Milchprodukte). Nach Erreichen Ihres Wunschgewichtes, also in der Erhaltungsphase, ist dies von untergeordneter Bedeutung.

Tee

> *Wenn dir kalt ist, wird Tee dich erwärmen,*
> *Wenn du erhitzt bist, wird er dich abkühlen,*
> *Wenn du bedrückt bist, wird er dich aufheitern,*
> *Wenn du erregt bist, wird er dich beruhigen.*
>
> William Gladstone (1809 - 1898), englischer Pazifist und Politiker

Wenn ich hier von „Tee" spreche, meine ich frisch aufgebrühten, schwarzen oder grünen Tee, keine Instant- oder Früchtetees.

Schwarz- und Grüntees sind reich an antioxidativen Substanzen, so genannten Polyphenolen, denen man eine Krebs vorbeugende und Gefäß schützende Wirkung nachsagt.

Schwarzer Tee und grüner Tee unterscheiden sich wesentlich durch ihr Herstellungsverfahren: Die Blätter des grünen Tees werden gepflückt und direkt im Anschluss daran ganz kurz erhitzt. Durch die Hitze werden bestimmte Enzyme, die nach dem Pflücken die „Zersetzung" (Fermentation) des Blattes einleiten würden, zerstört. Die Zersetzung wird quasi gestoppt, alle Inhaltsstoffe bleiben erhalten und das Teeblatt behält daher auch seine grüne Farbe.

Beim schwarzen Tee lässt man die Blätter nach der Ernte bewusst welken, so dass ein natürlicher Zersetzungsprozess einsetzt. Die Polyphenole werden oxidiert, und es entsteht ein schwarzes Pigment (Theaflavine), das Teeblatt wird schwarz.
Zum weiteren Entzug von Feuchtigkeit wird erst am Ende des Herstellungsprozesses geröstet. Aus diesem Grunde unterscheiden sich die Inhaltsstoffe von grünem und schwarzem Tee ganz erheblich.

Den im grünen Tee enthaltenen Polyphenole (Catechine) wird eine krebshemmende Wirkung nachgesagt (Demeule 2002, Belivaau 2004) Tatsächlich ist in den Ländern der Welt, in denen viel Tee konsumiert wird, das Auftreten bestimmter Krebsarten geringer.
In Laboruntersuchungen konnte tatsächlich gezeigt werden, dass z.B. das in Tee enthaltene Epigallocatechingallat (EGCG) das Wachstum von Krebszellen hemmt.

Wieviel und welche der wertvollen Catechine sich in Ihrer Teetasse befinden, hängt maßgeblich von der Herkunft der Teesorte und der Zubereitungsart ab. Grüntees aus Japan enthalten meist mehr Catechine als die aus China. Langes Ziehen lassen extrahiert mehr Catechine als nur kurzes Aufbrühen.

In der Naturheilkunde gilt besonders grüner Tee als stark basisches Getränk, welches sich ausgleichend auf unseren (meist gestörten) Säure/Base Haushalt auswirkt.
Ich kann Ihnen den Genuss von grünem Tee nur empfehlen. Lassen Sie sich einmal in einem guten Teegeschäft beraten und versuchen Sie Ihre Lieblingssorte zu finden.

Wählen Sie möglichst Grüntee japanischer Herkunft und brühen Sie ihn nicht mit kochendem, sondern nur mit ca. 80°C heißem Wasser auf. Lassen Sie ihn lange ziehen bzw. verwenden Sie die Blätter mehrmals.

Sollte Ihnen lang gebrühter Grüntee zu bitter sein, verdünnen Sie entsprechend mit Wasser. Manche Menschen reagieren auf Grüntee auch mit Magenbeschwerden. Sollte er Ihnen nicht bekommen, zwingen Sie sich nicht ihn zu trinken, nur weil er gesund ist. Ihr Körper weiß genau, ob etwas für Sie gut ist oder nicht. Hören Sie auf Ihre „somatische Intelligenz".

Trinken Sie Tee und Kaffee grundsätzlich ungesüßt oder mit sehr wenig Süßstoff.
Wer seinen Tee lieber mit Milch oder Sahne trinkt, sollte wissen, dass neuere Untersuchungsergebnisse der Berliner Charité zeigen, dass es Hinweise gibt, dass das in der Milch enthaltene Kasein die positiven Inhaltsstoffe des Tees bindet, so dass sich der Gefäß schützende Effekt offensichtlich nicht mehr entfalten kann (Stangl 2007).

Andere Teesorten

Mate-Tee

Mate-Tee wird durch den Aufguss klein geschnittener getrockneter Blätter einer Stechpalmenart gewonnen.

Besonders Diät erfahrene Damen werden ihn kennen, denn ihm wird eine appetitzügelnde Wirkung zugeschrieben und soll deshalb eine Stunde vor den Mahlzeiten getrunken werden. Ich denke schon, dass das wirkt, denn der Tee schmeckt dermaßen ekelig, dass es einem auf den Appetit schlagen muss!
Also liebe Leser, wenn der Tee Ihnen wirklich schmecken sollte, trinken Sie ihn gerne weiter, aber nicht, um damit Ihren Hunger zu stillen.

Ein Grundprinzip des „Bi(e)nären Systems" ist, dass Sie stets soviel essen sollen, dass Sie eben keinen Hunger haben. Sie sollen sich satt essen. Und wenn Sie mein Prinzip richtig umsetzen, werden Sie auch keinen Hunger verspüren.

Kräutertees

Zu den Kräutertees zählen Aufgüsse aus z. B. Pfefferminze, Kamille, Lindenblüte, Fenchel, Brennnessel oder Salbei. Diese sind sehr empfehlenswert, da sie sich sehr positiv auf die Verdauung und das Allgemeinbefinden auswirken können.

Leider verbinden die meisten Menschen das Trinken von Kräutertees mit Unwohlsein und ihnen würde im Traum nicht einfallen, ihn zu trinken, wenn es ihnen gut geht. Aus der Kindheit sind viele von uns auch sehr bittere Aufgüsse gewohnt, die Mami gebraut hat als wir krank waren, und solche Erinnerungen prägen fürs Leben.

Obwohl man heutzutage in vielen Supermärkten, Reformhäusern und auch auf Wochenmärkten Kräutertees kaufen kann, empfehle ich Ihnen hier den Gang in die Apotheke. Dort erhalten Sie pflanzliche Arzneitees, deren Rohmaterialien überwiegend aus kontrolliertem, integriertem Anbau (KIA) kommen.
Vor allem aber sind diese Arzneitees mikrobiologisch einwandfrei, da sie ständigen Qualitätskontrollen unterliegen. Diese Arzneitees werden in Beuteln angeboten, was sehr praktisch für unterwegs ist. Sie schmecken richtig gut.

Probieren Sie es einfach einmal aus. Falls Sie Ihren Kräutertee *nicht* aus der Apotheke beziehen, so sollten Sie ihn stets mit kochendem Wasser aufbrühen und mindestens 5 Minuten ziehen lassen. Dies ist wichtig, damit gesundheitsschädliche Mikroorganismen, vor allem Salmonellen, abgetötet werden. Danach sollte der Tee nicht über längere Zeit stehengelassen werden, da Sporen der Mikroorganismen wieder aufkeimen können (Bartelt 2004).

Rooibos- Tee

Seit einigen Jahren wird bei uns Rooibostee, auch Rotbuschtee genannt, immer beliebter. Rooibostee enthält im Gegensatz zu schwarzem oder grünem Tee kein Koffein und wenig Gerbstoffe. Das Trinken von Roiboostee ist auch deshalb besonders empfehlenswert, weil er reich an Spurenelementen (Eisen, Kupfer und Mangan) ist und auch noch Vitamin C enthält.

Früchte-Tee

Viele Früchtetees enthalten als Hauptbestandteil Malvenblüten und Hagebutten.
Es werden aber auch die Teile von Früchten verarbeitet, die bei der Saft- und Obstkonservenherstellung als Abfallprodukte anfallen, z.B. Apfeltreste oder Apfelsinenschalen. Wenn sie Früchtetee gern trinken, tun sie es weiter. Wichtig ist aber immer ein Blick auf die Packung, um nach versteckten Zuckern Ausschau zu halten.

Der wird nämlich gerne einmal zugesetzt. Sind Sie sich unsicher, ob die Zucker tatsächlich korrekt deklariert sind, gebrauchen Sie einen Trick: stecken Sie ein Teststäbchen für den Nachweis von Glukose im Harn in den fertigen Tee. Färbt es sich, ist sicher Zucker enthalten.

Ingwer-Tee

Eine nicht alltägliche, aber ganz wunderbare Variante ist Ingwer-Tee.
Dessen Zubereitung ist extrem simpel. Überbrühen Sie einige Stücke Ingwer mit kochendem Wasser und lassen Sie diesen möglichst lange ziehen. Der daraus resultierende „Tee" ist fast durchsichtig und hat einen intensiven, scharf-aromatischen Geschmack.
Diesen Geschmack liebt man oder hasst ihn, also einfach mal ausprobieren. Man merkt, wie der Ingwer den Magen wärmt, ein ungewöhnliches, aber ausgesprochen angenehmes Gefühl. In der ayurvedischen Medizin schätzt man Ingwer-Tee zur Anregung des „Verdauungsfeuers". In der Tat unterstützen die ätherischen Öle die Gallensaftproduktion des Körpers.

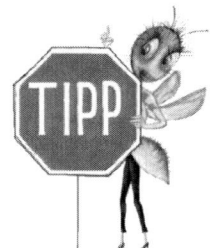

Zusammenfassung Kaffee und Tee

• Bitte benutzen Sie keine Kondensmilch für Ihren Kaffee oder Tee, denn diese ist häufig gezuckert.

• Vorsicht vor allem bei so genannten „Kaffeeweißern", die man manchmal in Restaurants oder Flugzeugen bekommt. „Kaffeeweißer" ist ein weißes Pulver, das aus getrocknetem Milchfett und Milchzucker besteht. Es enthält fast immer eine saftige Portion zusätzlichen raffinierten Zucker, Glukosesirup, gehärtetes pflanzliches Fett sowie Calciumphosphat gegen das Verklumpen. Verwenden Sie diesen niemals in keiner Phase der Diät, da es Ihr mühsam gewonnenes Gleichgewicht vollkommen durcheinander bringen würde. No no never!

• Bevorzugen Sie japanischen Grüntee bester Qualität.
• Schwarzen Tee und Früchtetee kann man im Sommer mit einem Spritzer (frischen!) Zitronensaft versetzen, im Kühlschrank herunterkühlen und dann als „Eistee" genießen. Das ist sehr erfrischend, eine gute Alternative zu fertigen Limonaden und wird auch von Kindern gern getrunken.
• Alle Teesorten sind erlaubt, sofern diese keinen Zucker enthalten.

Kakao

Eine heiße Tasse Schokolade mit einem Klecks Schlagsahne. Ist das nicht ein einmaliger Genuss? Und sicher einer, den Sie stets in den Bereich „Todsünden" als in den Bereich Diätnahrungsmittel einstufen würden.

Doch Sie dürfen in der Erhaltungsphase Kakao gerne täglich ohne schlechtes Gewissen genießen. Jüngst veröffentlichte Studien weisen darauf hin, dass Kakaotrinker einen niedrigeren Blutdruck als andere Menschen haben (Taubert 2007).

Aachener Wissenschaftler ermittelten durch eine Studie, dass vermutlich wieder das Flavenoid Epicatechin, welches uns schon beim Grüntee begegnet ist, einen großen Teil der Gefäß schützenden Wirkungen von Kakao bedingt (Schroeter 2006)

Die meisten Kinder und Jugendlichen kennen Kakao nur in zwei Varianten: entweder als sehr süßes Fertiggetränk in Tüten oder Flaschen oder als Instantpulver, das man sich löffelweise in die Milch rührt. Beide Varianten enthalten wieder haufenweise Zucker, oft getarnt als „guter Traubenzucker", der ja angeblich so toll ist für die Entwicklung der lieben Kleinen. Echtes Kakaopulver ist darin nur wenig vorhanden, das aber natürlich stark entölt. Schließlich hat Mami ja gelernt, dass Fett für die Entwicklung ihres Sprösslings sehr schlecht ist.

Wir machen es natürlich ganz anders: Kaufen Sie im Supermarkt eine Packung Kakaopulver. Das sind meistens 250 g Päckchen, die von verschiedenen Herstellern angeboten werden. Achten Sie unbedingt darauf, dass bei der Zutatenliste nur Kakaopulver steht. Kakaopulver enthält meist noch Säureregulatoren wie Kaliumcarbonat oder Natriumhydroxid, das ist aber in Ordnung.

Ebenfalls aus dem Supermarkt bringen Sie bitte eine Tüte Sojamilch mit. Die gibt es mittlerweile wirklich fast in jedem größeren Geschäft. Allerdings müssen Sie auch hier wieder auf den Vermerk „ohne Zucker- und Salzzusatz" achten, da leider wie immer auch zahlreiche mit Trauben- oder Rohrzucker gesüßte Varianten im Umlauf sind. Um es kurz zu machen und Sie vor einem Ekelerlebnis zu bewahren: Sojamilch pur schmeckt absolut fürchterlich! Falls Sie also noch niemals Sojamilch verwendet haben, probieren Sie diese bitte zuerst im Rahmen eines meiner Rezepte aus.

Warum überhaupt Sojamilch?

Sojamilch enthält keinerlei Milchzucker (Laktose) und hat daher auf 100 ml nur 0,1g Kohlenhydrate. Soja als pflanzliches Eiweiß stellt außerdem eine gute ergänzende Eiweißquelle zu unseren übrigen tierischen Proteinquellen dar.

Soja-Proteine senken nachweislich überhöhte Blutfette und vermindern Herz-Kreislauf-Erkrankungen (Anderson 1995). Die von Forschern erhobenen Daten waren so beweiskräftig, dass die amerikanischen Behörden sogar gestatteten, dass die Produzenten von Sojaprodukten mit diesen Forschungsergebnissen werben durften, was wirklich einem wissenschaftlichen Ritterschlag gleichkommt (FDA 1999).

Es ist noch nicht in Detail bekannt, worauf die positive Wirkung des Soja-Eiweißes auf unsere Blutfette zurückzuführen ist.

Experten vermuten, dass die Wirkung durch eine Steigerung der Gallensäuresekretion zustande kommt, die die Entfernung von Cholesterin aus dem Blut beschleunigt. Andere Theorien vermuten, dass das Soja-Protein die Leber dazu stimuliert, das LDL-Cholesterin aus dem Blut zu entfernen, dass die Isoflavone des Sojas als Antioxidantien wirken oder die Blutgefäßerweiterung unterstützen. Somit könnte die Oxidation von LDL-Cholesterin reduziert und seine Ablagerungen in den Arterienwänden vermindert werden.

Unter Verwendung von Sojamilch und echtem (!) Kakaopulver lässt sich ein wunderbarer Kakao herstellen, der wirklich phantastisch schmeckt (siehe Rezeptteil).
Wann immer Sie sich etwas gönnen möchten, belohnen Sie sich mit einer guten Tasse dieser braunen Köstlichkeit und krönen Sie das Ganze ruhig mit einem Klecks (selbst aufgeschlagener) Sahne.

Sprühsahne enthält oft Zucker oder Zuckeraustauschstoffe sowie chemische Zusätze (Stabilisatoren). Kaufen Sie einen Becher Sahne und schlagen die Sahne mit einem Küchenquirl. Die „Herstellung" dauert vielleicht 5 Minuten und schmeckt viel besser als Sprühsahne.

Tomatensaft

Wenn Sie jemals morgens um 9 Uhr in einer Maschine der Lufthansa gesessen haben, werden Sie das Phänomen kennen: Die charmant lächelnden Flugbegleiterinnen schieben ihre Getränkewagen durch den schmalen Gang und offerieren die Erfrischungen. Und von 2/3 aller Plätze schallt es auf die freundliche Frage: „Und was darf ich Ihnen anbieten?" zurück „Tomatensaft bitte".

Im Jahr 2005 wurden auf Lufthansa-Flügen rund 1,4 Millionen Liter Tomatensaft getrunken, gibt die Airline an. Warum und weshalb Tomatensaft an Bord so beliebt ist, wird eine ewig unbeantwortete Frage bleiben, die auch im Internet heiß diskutiert wird. Falls Ihnen mal langweilig wird, geben Sie diese Frage mal bei Google ein, Sie werden über die Antworten überrascht sein und sich königlich amüsieren.

Fest steht allerdings, dass die meisten Menschen, sobald sie wieder festen Boden unter den Füßen haben, nicht auf die Idee kämen, sich jemals einen Tomatensaft zu bestellen. Wie schade kann man dazu nur sagen!
Tomatensaft bringt nicht nur eine schöne Abwechslung in den Getränkealltag, sondern ist auch sehr gesund. Im Tomatensaft ist der sekundäre Pflanzenstoff Lycopin (auch Lycopen) enthalten. Dieses Carotinoid verleiht den Tomaten die rote Farbe und fungiert in unserem Körper als Radikalfänger.
So gibt eine Studie des amerikanischen „National Cancer Institute" (NCI) zu der Hoffnung Anlass, dass die Aufnahme von Lebensmitteln, die reich an Lycopin sind, das Risiko Prostatakrebs zu entwickeln verringern könnte (Giovannuci 2002).

Durch die Einlagerung von Lycopin in die oberen Hautschichten stellt es außerdem einen natürlichen UV-Schutz dar und verhindert auf diese Weise eine frühzeitige Hautalterung.

Untersuchungen der Uniklinik Jena zeigen, dass Lycopin in Tomaten aber nur dann in hoher Konzentration vorkommt, wenn die Früchte viel Sonne abbekommen haben und in einem reifen Zustand geerntet wurden. Da die zu Saft bearbeiteten Tomaten jedoch nicht aus einem holländischen Gewächshaus, sondern aus Italien oder Spanien stammen, ist ein gewisser Reifegrad garantiert.

Tomatensaft kann man mit Salz und Pfeffer oder einem Spritzer Tabasco aufpeppen. Da es ihn mittlerweile auch häufig in kleineren Tetrapacks zu kaufen gibt, eignet er sich auch prima zum Mitnehmen.

Milch-Shakes

sind eine leckere Alternative, um aus dem täglichen Getränke-Einerlei zu entfliehen.
Wir peppen diese aber noch zusätzlich mit Eiweißpulver auf. Sie schreien „Bäh – das mag ich aber nicht! Dann sind Sie wahrscheinlich ein „Schlimmfast-Geschädigter", oder wie heißt das komische Zeug in Dosen?

Auch Susanne Fröhlich beschreibt in ihrem herrlichen Buch „Moppel-Ich" solche Shakes als „schleimige Brühe mit einer gewissen Ähnlichkeit mit Kontrastmittel, das man früher bekam, wenn man die Schilddrüse untersucht bekam".
Also Pampe gibt´s bei mir nicht, versprochen. Bitte probieren Sie es doch wenigstens einmal aus. Wenn Sie´s wirklich nicht mögen, müssen Sie es ja nicht trinken, aber ablehnen ohne zu kosten, gilt doch wirklich nicht.

Besorgen Sie sich also in der Apotheke, im Drogeriemarkt oder in Internet ein gutes Eiweißpulver. Entscheidend für die Qualität eines Pulvers ist die sog. biologische Wertigkeit. Ein ganzes Ei hat eine biologische Wertigkeit von 100. Durch ein spezielles Herstellungsverfahren, die sogenannte Cross-Flow-Microfiltration (CFM) kann man die biologische Wertigkeit von Eiweißpulvern bis auf einen Wert von 140 erhöhen. Die Zusammensetzung eines Eiweißpulvers muss auf der Packung unbedingt angegeben sein, falls nicht, kaufen Sie das Produkt bitte nicht, da es dann wahrscheinlich aus minderwertigen Eiweißen, z.B. Schlachtabfällen (bäh!) hergestellt wurde. Achten Sie unbedingt darauf, dass kein Zucker enthalten ist, der Fettgehalt nur bei 1-2% liegt, und der Gehalt der Aminosäure Tryptophan hoch ist (> 1,5 mg/100g).

Viele Fitness-Studios bieten Eiweißpulver an, das Wissen über das, was dort verkauft wird, ist aber beim Personal meistens gleich Null. Diese „Beratung" dort können Sie also getrost vergessen. Wenn Sie mehr über Eiweißpulver wissen möchten, so investieren Sie in ein Buch von Dr. Ulrich Strunz oder Klaus Arndt (siehe Literaturteil).

Susanne Fröhlich beschreibt Herrn Strunz als einen „eher seltsamen Kerl mit zu weißen Zähnen und zu brauner Haut". Das ist zwar richtig, doch er verfügt zweifelsohne über ein enormes Wissen und ist, obwohl bereits 1943 geboren, absolut rank und schlank. Als aktiver und sehr erfolgreicher Sportler macht er im wahrsten Sinne des Wortes eine gute Figur.

Ein sehr leckeres Sommergetränk ist der Beeren-Milchshake. Kaufen Sie dazu im Supermarkt 1 kg tiefgekühlte gemischte Beerenfrüchte. Diese Mischungen sind über das ganze Jahr verfügbar. Sie bestehen aus „roten Früchten", d.h. Erdbeeren, Brombeeren, Himbeeren etc. und wurden direkt nach der Ernte durch Frosten konserviert. Sie haben daher einen exzellenten Vitamingehalt und sind sehr wohlschmeckend.

Ein solcher Milchshake (siehe Rezeptteil) schmeckt in etwa so wie eine Erdbeermilch in der Eisdiele, sättigt angenehm und versorgt uns mit allen notwendigen Aminosäuren. Allerdings eignet sich so ein Milchshake nicht zum Mitnehmen, schon alleine, weil er warm geworden längst nicht gut so schmeckt, und die Früchte nach längerem Stehen mit dem Eiweiß eine chemische Reaktion eingehen, die den Drink bitter machen. Außerdem ist es einfach unpraktisch. Um noch einmal Frau Fröhlich zu zitieren: *„Wer je mit einem ausgelaufenen Eiweiß-Shake seine beste Handtasche ruiniert hat, wird verstehen, was ich meine."* Wie wahr, wie wahr!

Alkohol

Die Frage, ob man bei dieser Ernährungsform Alkohol zu sich nehmen darf, ist stets eine der ersten, die ich gestellt bekomme. Sei es nun eine lieb gewordene Gewohnheit oder schon eine Abhängigkeit, ohne Alkohol scheinen viele Menschen nicht leben zu können oder zu wollen.

In der Tat ist das Gläschen Wein im Kreis von Freunden eine wirklich schöne Angelegenheit und ein Stück Lebensqualität, welches ich Ihnen nicht dauerhaft vorenthalten möchte. Auch gibt es zahlreiche Belege dafür, dass ein regelmäßiger, aber moderater Alkoholgenuss gesundheitsfördernde Auswirkungen hat (Worm 2000).

Wollen Sie jedoch abnehmen, so rate ich Ihnen, zumindest so lange auf Alkohol zu verzichten, bis Sie Ihr Wunschgewicht erreicht haben. In der Phase danach, wo es also „nur" darum geht, das Gewicht zu halten, ist ein Glas Wein am Abend gestattet. Sobald Sie Alkohol wieder in ihre tägliche Ernährung mit einbeziehen, sollten Sie jedoch peinlich genau darauf achten, was Ihre Waage und Ihr Hosenbund Ihnen sagen. Wenn der Zeiger der Waage wieder nach oben geht oder die Kleidung spannt, Sie sonst aber essen wie bisher, ist das ein ganz sicherer Indikator dafür, dass Sie zuviel Alkohol zu sich nehmen.

Der Grund dafür ist denkbar einfach: Unser Körper hat keinen Speicher, in dem er den Alkohol zwischenlagern kann. Der Alkohol kursiert frei in unserer Blutbahn und bringt uns bereits in geringen Mengen im wahrsten Sinne des Wortes aus dem Gleichgewicht. Um größere Schäden zu vermeiden, tut der Körper also das einzig Richtige und setzt den Alkohol zur Energieerzeugung ein, um ihn loszuwerden.
Wer aber „auf Alkohol fährt", verbraucht kein Fett, d.h. Alkohol trinken und gleichzeitig abnehmen, funktioniert einfach nicht.

Folgende Regeln gelten für den Alkoholkonsum jedoch ständig und zwingend:

1. Trinken Sie niemals auf leeren Magen.

In den Mittelmeerländern, wo traditionell viel Wein getrunken wird, gibt es eine simple Sitte: Kein Essen ohne Wein! Aber auch: Kein Wein ohne Essen! Das macht Sinn.

Ist nämlich der Magen leer, so geht Alkohol sehr schnell ins Blut über. So werden Sie nicht nur sehr schnell betrunken, der Alkohol verursacht auch eine Insulinausschüttung und somit einen Abfall des Blutzuckerspiegels, der wiederum Hunger auslöst. Darin liegt ja auch der Sinn und Zweck eines Aperitifs.

Wenn Sie sich bei einem Geschäftsessen partout nicht um den Aperitif drücken können, sorgen Sie unbedingt dafür, dass Sie vorher eine Kleinigkeit essen.
Gut eignet sich ein Ei und ein wenig Käse, beträufelt mit ein wenig Olivenöl.

2. Wählen Sie nichts „Hartes",

also Spirituosen wie Gin, Martini, Whiskey, Wodka und erst recht keine Cocktails, die mit diesen Alkoholika hergestellt werden. Cocktails enthalten grundsätzlich große Mengen Zucker, Fruchtsäfte und süße Liköre, also ausgesprochen viele Kohlenhydrate. Als Aperitif sind „harte" Alkoholika ein absolutes Tabu. Auch den Digestif *nach* einem guten Essen (Grappa, Cognac, Williams) können Sie sich nur gönnen, wenn Ihre Figur absolut top ist.

3. Bier ist ebenfalls keine gute Wahl.

Bier enthält Oligosaccharide und Malzzucker (Maltose), die zu einer Insulinausschüttung führen (die Mengen differieren je nach Biersorte und Brauverfahren).
Der durch die Insulinausschüttung ausgelöste Blutzuckerabfall führt wie immer zu Hunger, dem die meisten Menschen dann mit üblen Fett-Kohlenhydratmischungen (Brezel, Kartoffel-Chips, Pommes frites) abhelfen.

Grundsätzlich ist es aber richtig, dass nicht nur Bier zu einem Bierbauch führen kann. Studien britischer Wissenschaftler konnten zeigen, dass das Körpergewicht je nach Menge des konsumierten Alkohols deutlich ansteigt. Männer, die mehr als drei Drinks pro Tag (das sind rund 210 Gramm Alkohol pro Woche) zu sich nahmen, waren signifikant häufiger übergewichtig und hatten die typischen dicken Bäuche entwickelt. Unabhängig davon, was sie tranken und ob sie den Alkohol während oder zwischen den Mahlzeiten konsumiert hatten (Die Welt, 3. Juni 2006)

Der Bierverbrauch ist in Deutschland seit 1970 zwar rückläufig, doch gibt der Deutsche Brauer-Bund den pro Kopf Verbrauch in Deutschland für 2005 immerhin noch mit durchschnittlich 115,2 Litern an. Ein Problem bei Biertrinkern ist, dass die meisten Biertrinker es eben nicht bei einem Glas Bier belassen, sondern mindestens 1-2 Flaschen täglich konsumieren. Das allein sind stolze 420 Kilokalorien pro Tag.

Bier gilt eben nicht als ein Genussmittel, sondern als „würziger Durstlöscher", wie es die Werbung anpreist. Bei vielen übergewichtigen Männern setzt daher schon eine beachtliche Gewichtsabnahme ein, wenn sie nur auf ihre täglichen „Bierchen" verzichten. Für Diabetiker gibt es in Deutschland mittlerweile spezielle Diätbiere, die einen verringerten Kohlenhydratanteil aufweisen. In den USA werden sie im Zuge der „low carb"- Welle mittlerweile entsprechend vermarktet. Alkoholfreies Bier enthält meist noch mehr Kohlenhydrate als „normales" Bier.

4. Wein kann in der Phase der Gewichtserhaltung in moderaten Mengen getrunken werden.

Moderat bedeutet: als maximal tolerable Tagesmenge 0,3 l für Frauen und 0,4 l für Männer, dies entsprechen 24 g bzw. 32 g reinen Alkohols. Eine neuere Studie aus Schweden gibt Hinweise darauf, dass wir es vielleicht sogar bei nur einem Gläschen belassen sollten (Spaak 2008).
Es sollten möglichst trockene Weine bevorzugt werden, denn je süßer der Wein, desto mehr Kohlenhydrate enthält er. Rotwein hat in der Regel noch einmal weniger Kohlenhydrate als Weißwein. Eis- und Likörweine sind sehr süß sind und fallen damit natürlich auch aus.

Wissenschaftler konnten unter den über 2000 verschiedenen im Wein enthaltenen Substanzen einige identifizieren, die für einen positiven Effekt auf die Gesundheit verantwortlich sein könnten. Besonders wertvoll sind die im Wein enthaltenen Polyphenole, die einen antioxidativen Effekt besitzen, allen voran das Resveratrol, das vitaminähnliche antioxidative Effekte und damit krebsschützende Wirkungen hat (German 2000). Der Resveratrol-Gehalt des Weins kann jedoch je nach Traube, Herkunft und Keltermethode extrem variieren, wobei Weißwein generell geringere Mengen als Rotwein enthält.
Über die positive Auswirkung von Wein auf unsere Gesundheit sind zahlreiche interessante Bücher geschrieben worden (Montignac 1996, Worm 1997), die sehr lesenswert sind und die ich Ihnen nur ans Herz legen kann.

Noch ein Wort zum Thema Alkohol

In den letzten Jahren wurde klar erkannt, dass ein mäßiger, aber regelmäßiger Alkoholkonsum durchaus positiv zu bewerten ist (O'Keefe 2007). Die Betonung liegt jedoch auf mäßig und regelmäßig!

Renaud zeigte, dass Wein jede positive Wirkung verliert, sobald die tägliche Ration über 55 Gramm Alkohol liegt (Renaud 1999). Sich am Wochenende zu betrinken und unter der Woche abstinent zu leben, ist eindeutig als Alkohol-Missbrauch zu werten und als gesundheitsschädigend einzustufen.

Wir haben die Pflicht, auch unsere Kinder den „richtigen" Umgang mit Alkohol zu lehren. Ein Vater oder eine Mutter, die sich unselektiv alkoholische Getränke „hinter die Binde kippt", muss sich nicht wundern, wenn sich der Sprössling genauso verhält.

Ein Kind, das den Genuss von Wein hingegen als ein Kulturgut kennengelernt hat, werden Sie nicht beim „Flatrate-Saufen" erwischen.

Seien Sie Vorbild! Sie können nicht verhindern, dass ein Jugendlicher Alkohol trinkt. Daher tun Sie es doch gleich mit Ihrem Kind gemeinsam. Bringen Sie ihm bei, dass ein Wein nach Himbeeren oder Vanille schmecken und nach Sandelholz duften kann. Nehmen Sie Ihr Kind mit zur Weinprobe. Bei einer Degustation spuckt man sowieso die Probe wieder aus. Damit nehmen Sie dem Alkoholkonsum auch gleich komplett den Reiz des Verbotenen. Das ist der beste Jugendschutz!

Es ist durchaus ratsam, zwischenzeitlich immer wieder einmal eine alkoholfreie Zeit einzuschieben, umso bewusster kann man dann wieder das Gläschen Wein genießen. Alkohol in geringen Mengen hat einen günstigen Effekt auf den Fettstoffwechsel, indem er das LDL-Cholesterin und Lipoprotein absenkt und das HDL-Cholesterin anhebt (Gaziano 1993). Die Fließeigenschaften des Blutes werden durch eine Hemmung der Thrombozytenaggregation sowie durch eine Förderung der Fibrinolyse ebenfalls günstig beeinflusst. Dadurch bleibt das Blut flüssiger und thromboseähnliche Ereignisse werden weniger wahrscheinlich (Caldu 1996). Alkohol in moderater Dosis macht den Körper wieder empfindlicher für Insulin, kann den Zuckerstoffwechsel verbessern und damit das Risiko kardiovaskulärer Erkrankungen vermindern. Dies ist auch die wissenschaftliche Erklärung für das sogenannte „Französische Paradoxon".
In Wein trinkenden Ländern wie Frankreich sterben Menschen seltener an Herz-Kreislauf-Erkrankungen als in anderen Nationen (Renaud 1992).

Warum vertragen Frauen eigentlich weniger Alkohol als Männer?

Frauen vertragen weniger Alkohol als Männer. Dies liegt daran, dass Frauen im Durchschnitt viel kleiner und leichter als Männer sind und auch über weniger Blut verfügen. Bei gleicher Trinkmenge sorgt schon allein diese Tatsache für eine höhere Konzentration von Alkohol im Blut von Frauen (Mumenthaler et al., 1999).
Frauen produzieren außerdem das Alkohol abbauende Enzym Alkohol-Dehydrogenase in einer geringeren Menge als Männer, weshalb Frauen pro Zeiteinheit weniger Alkohol abbauen können. Japaner haben ebenfalls weniger von diesem Enzym, weshalb auch sie Alkohol nicht gut verstoffwechseln können.

Alkohol am Mittag ist übrigens deshalb so ungünstig, weil die Produktion des Alkohol abbauenden Enzyms Alkohol-Dehydrogenase einer Tagesschwankung unterliegt, und wir mittags davon weniger haben als abends. Besonders Geschäftsfrauen rate ich daher dringend davon ab, zu einem Business-Lunch Alkohol zu trinken. Sie werden wahrscheinlich nicht so erfolgreich verhandeln.

Frauen in Führungspositionen sind übrigens bemerkenswerter Weise signifikant häufiger alkoholabhängig als Frauen in unteren Beschäftigungshierarchien (Head et al. 2004). Als Grund dafür wird der enorme berufliche Stress, oft gepaart mit mangelndem familiären bzw. partnerschaftlichem Halt diskutiert.

Woran auch immer es liegt, es ist zumindest ein Grund mehr für uns Frauen wachsam zu sein und auf sich acht zu geben. Zwischen genussvollem Trinken und Alkoholabhängigkeit liegt manchmal nur ein kleiner Schritt. Nach Angaben des Suchtforschers Karl Mann von der Universität Heidelberg trinken 6,6 Millionen Deutsche eindeutig zuviel.

Von ihnen gelten etwa zwei Millionen als alkoholkrank, also süchtig. Seien Sie sich also immer bewusst, dass Alkohol eine psychoaktive Substanz ist und wie ein Psychopharmakon wirkt. Halten Sie Maß!

Sind Weintrinker gesünder als andere?

Dieser Frage ging eine Studie des Dänischen Zentrums für Epidemiologie in Kopenhagen nach (Nielsen 2001). 14.22 Männern und Frauen wurden hinsichtlich ihrer Bildung, Intelligenz, psychischen Gesundheit und Lebensweise ausgewertet. Dabei zeigte sich, dass es zwischen Wein- und Biertrinkern erhebliche Unterschiede in Bildung und sozialem Status gibt. Weintrinker hatten einen höheren Intelligenzquotienten, weniger Zeichen von psychischen Störungen und waren seltener alkoholabhängig. Dass der bessere sozioökonomische Status der Weintrinker einen wesentlichen Einfluss auf eine gesündere Lebensweise und damit auf eine allgemein bessere Gesundheit hat, konnte das gleiche Forscherteam schon 1999 zeigen. Von 50.000 Kopenhagenern rauchten die Weintrinker im Vergleich zu Biertrinkern weniger (28 statt 43 Prozent), aßen dafür aber mehr Obst, Salat, Gemüse und Fisch. Weintrinker zeichnen sich also auch durch einen insgesamt gesünderen Lebensstil aus (Mortensen 2001).

Ei, Ei, Ei – das kleine Wunder

Wenn ich geschäftlich unterwegs bin und morgens im Hotel frühstücke, habe ich ein Standard-Lieblingsfrühstück: drei Spiegeleier. Das geht immer schnell, schmeckt mir sehr gut und hält mich lange satt. Wenn ich meine drei Eier bei der Bedienung bestelle, gibt es häufig lustige Reaktionen. Entweder werde ich verstohlen von der Seite angeschaut, ob ich irgendwelche offenkundigen Zeichen einer Erkrankung aufweise, oder aber es gibt die ungläubige Nachfrage: „Für *eine* Person?"

Letztens rief mir eine lustige, stark übergewichtige Rentnergruppe scherzhaft ermahnend vom Nebentisch zu: "Junge Frau, junge Frau, wenn Sie so weitermachen, sehen Sie in ein paar Jahren so aus wie wir." Ob ich in solchen Fällen missionarisch tätig werde, hängt oft von meiner Laune an dem Morgen ab und natürlich, ob ich überhaupt Zeit habe zu erklären, welches Unrecht dem guten Ei in den letzten Jahrzehnten widerfahren ist.

Auch Sie höre ich jetzt seufzen. Jeden Tag Eier? Ob sie da mal nicht übertreibt!
Jeder weiß doch schließlich, dass Eier ganz viel Cholesterin enthalten, was man für Herzinfarkte oder Schlaganfälle verantwortlich macht. Das stimmt: Eier enthalten viel Cholesterin – bis zu 250 Milligramm pro Ei. Und es stimmt auch, dass Eier den Cholesterinspiegel ansteigen lassen, allerdings im Wesentlichen das „gute" HDL-Cholesterin, so dass man eher von einem positiven Effekt sprechen kann (Sutherland 1997). Vermutlich ist das im Ei enthaltene Lecithin dafür verantwortlich.

Eine Studie zeigte, dass bei einem zusätzlichen Konsum von zwei Eiern täglich das Gesamtcholesterin gerade mal um 4% ansteigt (Schnohr 1994).

In diesem Zusammenhang ist die schöne Geschichte eines 88-jährigen Eierfarmers zu erwähnen, der nachgewiesener Maßen 15 Jahre lang täglich bis zu 26 Eier verputzte und dabei einen völlig unauffälligen Cholesterinspiegel aufwies.
Dieser Fall wurde sogar im New England Journal of Medicine, einer in medizinischen Fachkreisen höchst anerkannten Zeitschrift publiziert (Kern 1991). Wahrscheinlich wird der gute Mann auch gesehen haben wie ein Luchs, denn die gelben Farbstoffe im Eidotter, Lutein und Zeaxanthin, schützen nachweislich die Augen vor der altersbedingten Maculadegeneration („Altersblindheit").

Neuere Amerikanische Studien zeigten, dass Menschen, die Eier essen, keineswegs mehr Herzinfarkte und Schlaganfälle bekommen, als jene, die auf Eier verzichten.
Weder bei 80.000 Krankenschwestern noch bei 38.000 Männern aus Gesundheitsberufen fand sich ein Zusammenhang zwischen der Menge der verzehrten Eier und dem Risiko einen Herzinfarkt oder einen Schlaganfall zu erleiden (Hu et al. 1999).

Doch obwohl all diese Fakten seit Ende der 90er Jahre klar auf dem Tisch liegen, hat man schlichtweg vergessen, dem Verbraucher diese interessanten neuen Erkenntnisse auch mitzuteilen. Vielleicht ist es etwas peinlich zuzugeben, dass man jahrzehntelang nur Unsinn gepredigt hat?

Doch was bedeutet das für Sie? Sie dürfen also ohne schlechtes Gewissen „herumeiern".
Schlemmen und genießen Sie, und führen Sie stets ein hart gekochtes Ei mit sich, falls Sie einmal „der kleine Hunger" überfällt. Ob Sie dabei braune oder weiße Eier bevorzugen, ist vollkommen egal. Zwischen diesen gibt es weder in punkto Geschmack noch Vitamingehalt einen Unterschied.
Klar favorisieren sollten Sie jedoch Eier aus ökologischer Erzeugung wegen der deutlich besseren Qualität. Eier von Käfighühnern, die mit Getreide gefüttert werden, enthalten zwanzigmal weniger der wertvollen Omega-3 Fettsäuren als Eier von frei laufenden Hühnern (Simopoulos, 1989).

Käfig-Eier sollten jedem Verbraucher im Halse stecken bleiben. Bitte bedenken Sie unbedingt, dass Sie durch Ihr Konsumverhalten aktiv zum Tierschutz beitragen. Leider müssen in Deutschland derzeit noch etwa 38 Millionen Hennen in sog. „Legebatterien" ihr Dasein fristen. Ein solches in Käfighaltung eingepferchtes Tier muss auf einem „Lebensraum" von 550 Quadratzentimetern dahinvegetieren. Das ist weniger als ein Blatt Schreibmaschinenpapier!

Die Füße der Hennen werden durch das ständige Stehen auf Maschendraht deformiert. Die Tiere haben keine Sitzstangen, können nicht am Boden kratzen, im Staub baden oder ein Nest bauen. Ihr Bewegungsmangel führt zu einer Verfettung der Leber und zu brüchigen Knochen. Viele von ihnen werden schließlich psychotisch und rupfen sich selbst die Federn aus.

Eigentlich sollte diese Art der Tierquälerei im Januar 2007 abgeschafft werden, doch der Bundesrat beschloss im April 2004 diese Form der Massentierhaltung noch bis 2009 zu verlängern.

Grundsätzlich sollten Sie Eier aus ökologischer Erzeugung bevorzugen. Solche „Bio-Eier" müssen EU-weit ganz besondere Anforderungen erfüllen: Die Hennen werden überwiegend mit Futter aus dem ökologischem Anbau versorgt. Das Futter muss frei von Medikamentenzusätzen und synthetischen Dotterfarbstoffen sein.

Die Hennen haben freien Auslauf und Tageslicht und können natürliche Verhaltensweisen wie Scharren und Picken im Sande ausleben. Außerdem leben in den Herden auch Hähne, die jeweils mehrere Dutzend Hennen führen. Ein Hahn ist für das Sozialleben einer Hühnerschar, die berühmte „Hackordnung", sehr wichtig. Er bringt Ruhe in die Gruppe und schlichtet Streitigkeiten unter den Hennen. Die Tiere haben weniger Stress. Außerdem bewacht und beschützt er die Herde und gibt Warnlaute von sich, wenn sich z. B. ein Greifvogel nähert. Natürlich ist er aber auch dazu da, seine Damen zu beglücken.

Nur durch Ihren Griff ins Regal bestimmen Sie also, ob ein Huhn ein „hennengerechtes Leben" führen darf oder nicht.
Woher ein Ei stammt, sagt Ihnen der aufgedruckte Stempel, der seit Januar 2004 EU-weit Vorschrift und eine Art „Personalausweis" für das Ei darstellt.

Die erste Ziffer steht für die Haltungsform:

0= ökologische Erzeugung
1 = Freilandhaltung
2 = Bodenhaltung
3 = Käfighaltung

Das abgebildete Ei stammt also aus Bodenhaltung. Danach folgt das Länderkürzel, z.B. NL für Niederlande, AT für Österreich, BE für Belgien und DE für Deutschland. In unserem Falle also aus Deutschland (DE) und zwar aus dem Bundesland Bayern (09). Die dann folgenden Ziffern identifizieren den Betrieb und die Stallnummer. Auf diese Weise kann man also die Herkunft eines Eies tatsächlich bis zu seinem Erzeugungsbetrieb zurückverfolgen.

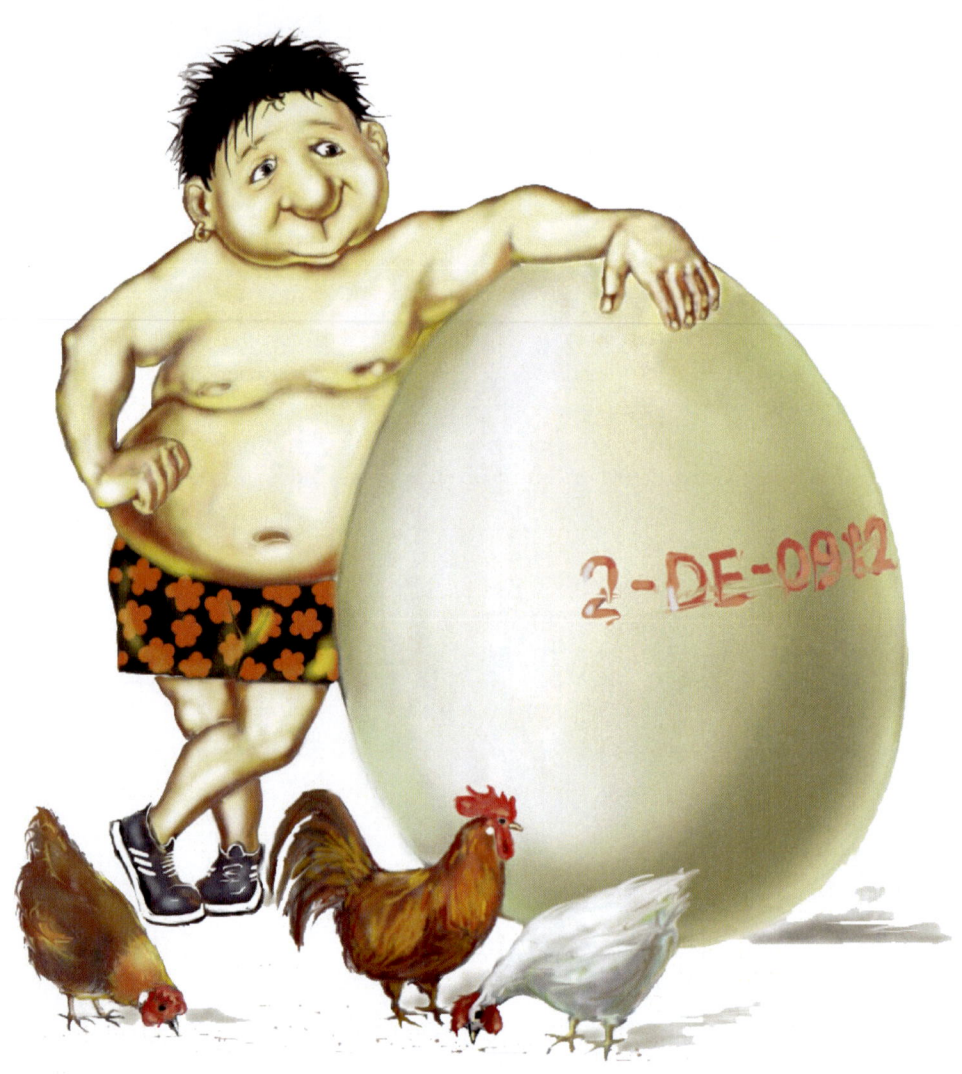

Der Personalausweis fürs Ei ist einfach zu durchschauen

Allerdings gilt die oben beschriebene Kennzeichnungspflicht nur für Betriebe ab 350 Legehennen und mehr. Hennenhalter mit weniger Tieren, die z.B. ab Hof, auf dem Markt oder als fahrender „Eiermann" an der Haustür verkaufen, müssen ihre Eier nicht stempeln. Seien Sie daher wachsam und skeptisch. Hier geht es um Geld und für Betrüger ist ein Zusatzgewinn von nur ein paar Cent durch das Umdeklarieren von Käfigeiern zu Öko-Eiern lukrativ. Ob die Eier aus einer Legebatterie stammen oder nicht, kann man übrigens nur unter einer UV-Lampe erkennen.

Unter UV-Licht kann man bei Käfig-Eiern auf der Außenschicht der Eierschale schnurgerade, parallele Striche erkennen. Diese entstehen, wenn ein Ei direkt nach dem Legen auf einen Gitterost fällt.

Nach Angaben der Bioland-Anbieter liegt die Zahl der falsch deklarierten Eier allerdings heute nur noch bei etwa 5%. Gekochte Eier, die im Geschäft angeboten werden (z.B. fertig gefärbt zu Ostern), unterliegen übrigens keiner Kennzeichnungspflicht, so dass Sie davon ausgehen können, dass es sich hier um Käfig-Eier handelt. Färben Sie also lieber selbst!

Leider hat die durch die Bundesregierung vorübergehend eingeführte Stallpflicht als konsequente Maßnahme gegen die Geflügelpest den Ökobauern geschadet.
Viele Verbraucher zogen nach der Stallpflicht den Schluss: "Dann kann ich auch gleich die billigeren Käfig-Eier kaufen." Das stimmt nicht, denn die Biobauern achten trotz Stubenarrest auf artgerechte Haltung wie genügend Tageslicht und Auslauf.

Erfreulicherweise hat sich unser größter Discounter Aldi getreu dem Motto „Iss nie ein Ei mit der Drei" im Frühjahr 2006 entschlossen, seine Käfig-Eier aus dem Sortiment zu nehmen. Dies ist eine anzuerkennende Entscheidung und ein Schritt in die richtige Richtung.

Dioxinbelastung von Öko-Eiern

Im Januar 2005 behauptete die Bild-Zeitung, mit einem schadenfreudigen Seitenhieb in Richtung „Ökos", dass Bio-Eier im Gegensatz zu Käfig-Eiern mit Dioxin belastet seien. Auch in allen TV- Boulevardmagazinen wurde diese Meldung ohne weitere Recherche wiedergekäut.

Daten des Bundesamtes für Verbraucherschutz aus einem „Dioxin-Monitoring" über 4 Jahre zeigen jedoch tatsächlich, dass Öko-Eier keineswegs mit Dioxin-Rückständen außerhalb zulässiger Grenzen belastet sind. Man findet diesen langlebigen Stoff, der vor allem aus Müllverbrennungsanlagen stammt, leider heute immer wieder in zahlreichen Lebensmitteln, allerdings nicht vermehrt in Öko-Produkten.

Hygienische Aspekte

Natürlich hat jedes Ding zwei Seiten. Nach Untersuchungen des Institutes für Kleintierzucht in Celle ist der Verschmutzungsgrad bei Eierschalen aus der Freilandhaltung etwa fünfmal so hoch wie bei Eiern aus der Käfighaltung. Auch in punkto Keimbelastung ist das Ei aus Freilandhaltung ganz eindeutig der Verlierer (Stein 2002).

Um sich also nicht mit Salmonellen zu infizieren, muss man daher sehr auf Sauberkeit bedacht sein und einige Regeln beachten:
Bei sachgemäßer Aufbewahrung bleibt ein Ei ab Legedatum vier bis sechs Wochen haltbar. Falls Sie also nicht so häufig zum Einkaufen kommen, ist es also kein Problem, sich einen größeren Vorrat anzulegen. Der manchmal beim Kochen um den Dotter entstehende dunkle Ring ist übrigens Eisensulfid und kann bedenkenlos gegessen werden.

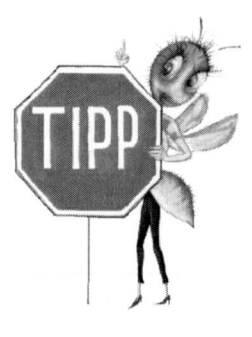

- Kaufen Sie äußerlich möglichst unverschmutzte Eier. Kotrückstände nur mit einem trockenen Küchenpapier entfernen, aber nicht unter fließendem Wasser abspülen, da die Bakterien sonst in das Innere des Eies gelangen könnten.

- Eier unbedingt aus der Pappschachtel nehmen und im Eierfach des Kühlschranks mit der stumpfen Seite nach oben lagern (dort befindet sich die Luftkammer).
Die Klappe des Eierfaches schließen, da durch die Poren Gerüche in das Ei dringen können.

- Eier, die man mitnehmen oder lagern möchte, immer hart kochen, danach nicht abschrecken. Beim Abschrecken können im Wasser befindliche Bakterien durch den entstehenden Unterdruck in das Ei-Innere gelangen und sich dort vermehren.

Glückliche Hühner, gesündere Eier

Es ist nicht verwunderlich, dass Eier aus ökologischer Haltung auch einen höheren Lecithingehalt und mehr Omega-3-Fettsäuren enthalten (Velmirov 2003). Neuerdings werden in den Supermärkten auch Omega-3-Eier angeboten. Diese enthalten deutlich mehr Omega-3-Fettsäuren, weil die Hühner zusätzlich mit Algenpulver, das reich an Omega-3-Fettsäuren ist, gefüttert wurden.

Da Sie durch eine Ernährung nach dem „Bi(e)nären System" allerdings ohnehin schon sehr gut mit Omega-3-Fettsäuren versorgt werden, halte ich diese Mehrinvestition für nicht unbedingt erforderlich.

Viele Menschen behaupten, dass Bio-Eier natürlich auch im Geschmack deutlich besser seien als andere. Wie schon in meinem Kapitel zu Getränken angemerkt, bin ich allerdings nicht davon überzeugt, dass Deutschland ein Land voller Gourmets ist und großartige Geschmacksdifferenzen feststellbar sind. Sicher spielen bei der Beurteilung eher psychologische als geschmackliche Faktoren eine Rolle und dazu muss man politisch ganz sicher nicht „grün" sein.

- Führen Sie unterwegs grundsätzlich immer ein bis zwei hart gekochte Eier in Ihrem Proviant mit sich.

- Sollten Sie zwischendurch Hunger bekommen, essen Sie diese „pur" oder mit ein wenig selbst gemachter Mayonnaise (siehe Rezeptteil) oder ein paar Tropfen Olivenöl.

- Vorsicht bei Omelettes in Restaurants – immer nachfragen, ob diese nur aus Voll-Ei bestehen oder ob auch Mehl verwendet wurde.

Fette und Öle

Im ersten (theoretischen) Teil dieses Buches habe ich bereits versucht, Ihnen zu vermitteln, dass Fett nichts Schlimmes oder Bedrohliches für Ihren Körper darstellt, sondern seine Aufnahme lebensnotwendig für einen gesunden und vitalen Körper ist.

Welche Art Fett oder Öl man im Alltag verwenden sollte, hängt davon ab, wofür man es einsetzen möchte. Daher möchte ich an dieser Stelle noch einmal im Detail auf einzelne Fette und Öle eingehen, um Ihnen die Auswahl etwas zu erleichtern.

Die ewigen Rivalen: Butter oder Margarine?

Bei unseren Großmüttern war klar. Butter, das war „gute" Butter, etwas Leckeres und Edles, das man liebte und genoss. Doch dann kamen die Menschen mit dem erhobenen Zeigefinger. Butter geriet auf die schwarze Liste und wurde als Krankmacher verteufelt. Menschen, die „gesund" leben wollten, mieden die Butter und griffen stattdessen zur Margarine. Da hier *pflanzliche* Fette gehärtet wurden, war Margarine automatisch gut.

Butter ist jedoch ein sehr natürliches und sehr wenig industriell bearbeitetes Nahrungsmittel, das zu 58-65% gesättigte Fettsäuren, 29-37% einfach ungesättigte, 2,9-4,6% zweifach-ungesättigte und 0,9-2% hoch ungesättigte Fettsäuren enthält (Brucker 1985). Butter hat eine ausgezeichnete Balance von Linol- und Linolensäure und schützt so vor den Problemen einer einseitigen Überdosierung von Omega-6-Fettsäuren. Butter enthält viel Selen, ein Spurenmineral mit antioxidativen Eigenschaften. Der Selengehalt in Butter ist höher als der in Hering oder in Weizenkeimen. Die Zusammensetzung von Butter schwankt je nachdem, ob ein Rind auf der Weide stehen darf oder nicht, früher wurde daher zwischen „Sommer- und Winterbutter" unterschieden. Um eine gleichbleibende Qualität zu erhalten, wird die Milch heutzutage verschnitten.

Geschmack und Qualität von Margarine haben sich aufgrund alternativer Herstellungsverfahren und hochwertigerer Rohstoffe in den letzten Jahren deutlich verbessert. Problematisch sind noch immer die in Billigmargarinen enthaltenen trans-Fette, die bei der chemischen Härtung von Pflanzenölen entstehen und sehr bedenklich für die Gesundheit sind

(Lichtenstein 1999). Außerdem enthalten Billigmargarinen viel zu viele Omega-6- Fettsäuren, die sich in großer Menge aufgenommen ungünstig auf unser Hormonsystem und unsere Blutfette auswirken. Moderne Margarinemischungen aus dem Reformhaus sind diesbezüglich jedoch absolut unproblematisch, spezielle „Omega-3-Margarinen" mit dem Siegel der deutschen Herzstiftung sogar empfehlenswert.

Da man Butter oder Margarine aber üblicherweise als „Streichfett", also als Brotaufstrich verwendet, wir aber weder Brot oder Brötchen verzehren, bekommt man eigentlich gar keine Gelegenheit, Margarine überhaupt einzusetzen.
Wenn Sie allerdings in einem Steakhaus zu Ihrem frisch gegrillten und köstlich duftenden Steak frische Kräuterbutter gereicht bekommen, so greifen Sie auf jeden Fall zu. Sie brauchen kein schlechtes Gewissen zu haben, wenn Sie Butter essen, denn auch in Butter sind wertvolle und gute Fette enthalten.
Kombinieren Sie das Fleisch mit einem schönen bunten Salat mit Olivenöl und lassen Sie die Folienkartoffel liegen oder besser gleich zurückgehen.

Omega-3 und Omega-6 Fette – auf das richtige Verhältnis kommt es an

Ziel unserer Fettauswahl ist ein tolles Geschmackserlebnis bei gleichzeitig maximalem Benefit für unsere Gesundheit. Da wir auch mit den vermeintlich gesunden Pflanzenölen viel zu große Mengen Omega-6-Fettsäuren aufnehmen, ist unser Ziel durch lustbetontes Essen, den Anteil an gesundheitsfördernden Omega-3-Fettsäuren in unserem Speiseplan zu erhöhen.

Bitte streichen Sie in Ihrem Hirn unbedingt die Erkenntnis, jedes pflanzliche Öl sei automatisch gutes Öl. Dies stimmt einfach nicht, egal, was uns die Werbung weis- machen will. Viele Pflanzenöle wie Distelöl, Traubenkernöl, Sonnenblumenöl, Kürbiskernöl oder Maiskeimöl enthalten fast ausschließlich Linolsäure, die zu der Gruppe der Omega-6-Fettsäuren gehört. Auf die Zufuhr von Linolsäure in unserer Ernährung müssen wir nicht extra achten, davon kriegen wir ohnehin schon mehr als genug.

Anzuheben ist der Anteil von Ölen mit einem hohen Anteil an alpha-Linolensäure (ALA) das sind Omega-3-Fettsäuren, die zur Gruppe der mehrfach ungesättigten Fettsäuren gehören. Zu diesen empfehlenswerten Ölen gehören Leinöl, Rapsöl, Hanföl, Walnussöl und Weizenkeimöl.

Olivenöl enthält weder viele Omega-3 noch Omega-6 Fettsäuren, ist diesbezüglich also als „neutral" einzustufen. Stattdessen enthält es eine ganze Reihe anderer bemerkenswerter Inhaltsstoffe, z.B. Ölsäure, dem wichtigsten Vertreter der einfach ungesättigten Fettsäuren. Im Vergleich zu den vorweg stets positiv hervorgehobenen Linolensäure ist diese nur wenig oxidationsempfindlich, weshalb Olivenöl längst nicht so schnell ranzig wird wie Leinöl oder Rapsöl. Bei der Auswahl Ihres Olivenöls sollten Sie zur besten Qualitätsstufe, dem sogenannten „nativen Olivenöl extra" (auch olio extra vergine oder huile vierge extra, Kategorie I) zurückgreifen, dabei aber unbedingt immer die neusten Testberichte von Stiftung Warentest oder Ökotest verfolgen.

Immer wieder gibt es nämlich Skandale wegen unreinen und falsch deklarierten Oliven-ölen. Zuletzt wurde im September 2005 noch ein Drittel der Öle der allerbesten Güteklasse von der Stiftung Warentest als mangelhaft eingestuft. „Kaltgepresstes" natives Olivenöl extra wird durch eine besonders schonende Pressung gewonnen.

Der Anteil freier Fettsäuren, die das Öl „kratzig" schmecken lassen, darf höchstens 1 g auf 100 g Öl betragen. Auf einer guten Flasche Olivenöl ist genau vermerkt aus welchem Land oder aus welcher Provinz das Öl stammt und vor allem von welchem Olivenbauern bzw. von welcher Genossenschaft es hergestellt wurde. Das Etikett muss also die gleichen Kriterien erfüllen, wie Sie es z.B. bei einem Wein verlangen. Daher hat gutes Olivenöl wie guter Wein seinen Preis.

Ich darf nur immer wieder daran erinnern, dass Sie sich so ein teures Lebensmittel einfach einmal zu einem bestimmten Anlass schenken lassen sollten. Meistens heißt es doch: Du hast ja schon alles, was wünscht Du Dir denn noch? Das Internet bringt Ihnen die interessantesten und leckersten Öle direkt nach Hause.

Olivenöl gilt schon jeher als sehr gesunder Beitrag zur Nahrung. Neben der Ölsäure enthält es Vitamin E, verschiedene phenolische Verbindungen (z.B. Oleoropein) und Sterine, die als Radikalfänger fungieren. Olivenöl könnte daher auch vor Krebs schützen. Eine hohe Zufuhr an Ölsäure senkt die Triglyzeride und hebt das HDL-Cholesterin. Früher hatte man diese Wirkung nur mehrfach ungesättigten Fettsäuren zugesprochen. Wahrscheinlich ist dies einer der Gründe, warum in Ländern mit hohem Olivenölverbrauch, die Herz- und Kreislauferkrankungen seltener sind als bei uns.

Doch natürlich versucht die „Ja, aber" Fraktion uns auch das Olivenöl madig zu machen. So berichtete im Januar 2008 die Münchner Medizinische Wochenschrift (MMW) unter der Überschrift „Schadet Olivenöl dem Herzen?" von den Ergebnissen einer Studie, die angeblich zeigte, dass gerade Olivenöl das Arteriosleroserisiko erhöhe.

Wissenschaftler der Universität Münster hatten nämlich an Zellkulturen (!) und bei gesunden Meerschweinchen, welche vier Monate lang mit einer ölsäurereichen Diät gefüttert wurden festgestellt, dass diese Tiere kleinere Herzen als normal gefütterte Kontrolltiere hatten und außerdem häufiger geschädigte Herzmuskelzellen aufwiesen (Müller-Moreano 2008). „Eine besonders ausgeprägte Arteriosklerose ergab sich danach jedoch nicht," berichtet der Forscher Professor Krieglstein "was aber auch daran liegen könnte, dass Meerschweinchen möglicherweise prinzipiell nur selten Arteriosklerose entwickeln."

Aha, so ist das also. Man nimmt demnach ein „Tiermodell", das eigentlich gar keine Arteriosklerose entwickelt, füttert diese Tiere mit Futter, das diese sonst gar nicht fressen und überträgt die so gewonnenen „Erkenntnisse" mal eben so auf den Menschen. Das ist Wissenschaft, nicht wahr?
Mein Erstaunen über diese „innovativen" Untersuchungen hält sich jedoch in ziemlichen Grenzen, da ich im wirklichen Leben noch nie ein Meerschweinchen an einer Ölflasche habe nuckeln sehen.

Selbst, wenn man Meerschweinchen ganze Oliven als Futter anbietet, werden diese rigoros verschmäht. Die putzigen Nager wissen schon, was gut oder schlecht für sie ist.

Sie dagegen können und dürfen jederzeit Oliven als Ganzes genießen.
In griechischen, italienischen und türkischen Läden gibt es meist eine große Auswahl, teilweise bereits delikat gefüllt mit Mandeln oder Käse.

Schwarze Oliven sind übrigens nur voll ausgereifte grüne Oliven. Da man jedoch länger warten muss, bis diese geerntet werden können, gelangen leider aber auch mit Eisenglu-conat schwarz gefärbte Oliven in den Handel. Sie erkennen dies, denn das Fruchtfleisch solcher Oliven ist nie vollkommen durchgefärbt, sondern schimmert noch grünlich durch.

Rapsöl – das deutsche Olivenöl

Schon Goethe sagte: „Warum in die Ferne schweifen, wenn das Gute liegt so nah?" Auch wir Deutschen haben ein ideales Speiseöl – das Rapsöl.

Auch das Rapsöl besteht zu etwa 65 % aus einfach ungesättigten Fettsäuren, wobei die Ölsäure die herausragende Komponente ist. Rapsöl hat von allen Speiseölen das ausgewogenste Fettsäurenmuster. Alle wichtigen Fettsäuren, incl. der wichtigen Omega-3-Fettsäuren, sind in idealem Verhältnis zueinander enthalten.

Schon ein Esslöffel Rapsöl (ca. 15 g) deckt mit 1,4 g Alpha-Linolensäure (ALA) den Tagesbedarf, und Rapsöl ist mit rund 23 mg verwertbarem Tocopherol pro 100 Gramm Öl auch eine hervorragende Vitamin E-Quelle. Vitamin A ist mit rund 0,5 mg enthalten. Rapsöl enthält ferner so genannte Phytosterolen (z.B. Beta-Sistosterol), eine eine Substanz, das die Resorption von Cholesterin im Darm hemmt, weshalb Rapsöl einen günstigen Einfluss auf den Cholesterinstoffwechsel hat.

Es ist einfach schade, bei Rapsöl nur an „Biodiesel" zu denken. Rapsöl ist in bester Qualität sehr preiswert in allen Lebensmittelgeschäften zu bekommen und damit ein ideales Öl gerade für den kleinen Geldbeutel.

Exoten unter den Pflanzenölen

Kürbiskernöl

Kürbiskernöl aus der Steiermark hat bei unseren österreichischen Nachbarn einen festen Platz in der Küche. In Deutschland findet das Öl, mit dem delikaten, nussigen Aroma und der dunkelgrünen Farbe dagegen nur selten Verwendung. Zur Herstellung von einem Liter Kürbiskernöl werden ca. 2,5 kg getrocknete Kerne aus etwa 30 Kürbissen verarbeitet.

Kürbiskerne und Kürbiskernöl werden als natürliches Heilmittel bei Blasen- und Nierenleiden oder Prostatabeschwerden empfohlen.

Wirkstoffe in den Kürbiskernen normalisieren und kräftigen die Muskulatur der Blase und wirken sich positiv zur Vorbeugung und Therapie gutartiger Prostatavergrößerungen (benigne Prostatahyperplasie oder BPH) aus.

Arganöl

Arganöl ist wohl das teuerste Speiseöl der Welt.
Die Früchte des marokkanischen Arganbaumes haben ein bitteres Fruchtfleisch, sind etwa dattelgroß und werden seit Jahrtausenden in mühsamer Handarbeit von den Berberfrauen zur Ölherstellung verwendet.

Da es nicht mehr viele Arganbäume gibt (diese stehen mittlerweile unter Naturschutz) ist das Angebot rar und entsprechend teuer. Genau deshalb hat vielleicht die Gourmet-Küche diesen Exoten für sich entdeckt. Allerdings muss ich unumwunden zugeben, dass der extrem nussige Geschmack des Arganöls wirklich exzellent ist.

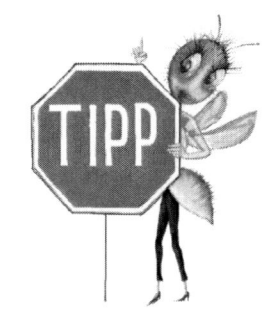

Arganöl wird zunehmend von der Wellness- und Kosmetikbranche für sich entdeckt.

Lassen Sie sich doch einmal ein kleines Fläschchen zu einem besonderen Anlass schenken, und benutzen Sie es dann nicht nur innerlich, sondern auch äußerlich.

Arganöl macht eine samtweiche Haut und Sie riechen zum Anbeißen.

Perillaöl

Perillaöl wird aus den Samen der Schwarznessel (Perilla fructescens) gewonnen. Es wird in Ostasien als Speiseöl verwendet. Man findet es daher in koreanischen oder japanischen Geschäften. Es wird gern behauptet, die essenzielle Omega-3 Fettsäure ALA sei in keinem anderen Pflanzenöl so hoch konzentriert wie in Perillaöl (angeblich 60%). Chemische Analysen dazu habe ich allerdings nirgendwo gefunden.

Kokosnuss- und Palmkernfett

sind extrem hitzestabil. Sie sollten es daher zum Frittieren benutzen. Sie enthalten einen interessanten Bestandteil, die Laurinsäure. Laurinsäure erhöhte in wissenschaftlichen Studien das „gute" HDL-Cholesterin (Müller 2003) und hat zudem mikrobizide Eigenschaften.

Nachtkerzenöl, Borretschsamenöl, Johannisbeerenkernöl

Diese Öle dienen nicht als Speiseöle, sondern als „Medikamente".

Sie enthalten nämlich große Mengen an Gamma-Linolensäure, welche z.B. positive Auswirkungen bei Neurodermitis, Schuppenflechte hat. Auch bei Problemen mit dem prämenstruellen Syndrom (PMS) soll Gamma-Linolensäure hilfreich sein (Horrobin 1989). Diese Öle können äußerlich aufgetragen werden oder werden tropfenweise (oder als Kapsel) als Nahrungsergänzung genutzt.

Welches Pflanzenöl ist im Alltag besonders empfehlenswert?

Ölsorte	Empfehlung	Bemerkung
Albaöl	ja	Rapsöl mit Butteraroma im Alltag prima zum Kochen
Arganöl	na ja	schmeckt toll, ist aber sehr teuer
Avocadoöl	na ja	ist recht teuer und nicht besonders geschmacksintensiv
Distelöl	nein	nicht hitzestabil zu viele Omega-6-Fettsäuren
Erdnussöl	na ja	sehr hitzestabil
Hanföl	ja	schwierig zu bekommen nicht hitzestabil gut für die Haut
Kürbiskernöl	ja	eigentlich zu viele Omega-6-FS, da sehr geschmacksintensiv benutzt man es aber nur tropfenweise
Leinöl	ideal	nur kleinsten Mengen kaufen schnell aufbrauchen dunkel und kühl stellen nicht erhitzen
Maiskeimöl	nein	zu viele Omega-6-FS
Mandelöl	ja	teuer und im Handel kaum als Speiseöl erhältlich
Olivenöl	ja	natives Olivenöl extra kaufen
Rapsöl	ideal	kalt gepresstes, natives Rapskernöl kaufen
Sesamöl	eigentlich nicht	enthält gar keine Omega-3-FS, geröstetes Sesamöl tropfenweise beim Garen im Wok als Gewürz verwenden
Sojaöl	na ja	nicht genügend Omega-3-FS
Sonnenblumenöl	nein	zu viele Omega-6-FS
Traubenkernöl	nein	zu viele Omega-6-FS
Walnussöl	sehr gut	Bioware kaufen kühl und dunkel lagern schnell verbrauchen
Weizenkeimöl	ja	kühl und dunkel lagern schnell verbrauchen sehr Vitamin E reich

Fassen wir nach all diesen Informationen das Wichtigste für den Alltag noch einmal zusammen:

- Bestellen Sie Salat im Restaurant stets ohne Dressing und lassen sich nur etwas Essig reichen.
Führen Sie in einem dunklen kleinen Fläschchen (gut geeignet sind diese kleinen Schnapsfläschchen von der Tankstelle) stets etwas Raps- oder Olivenöl mit sich und geben dann „in Eigenregie" davon etwas an Ihren Salat bzw. Ihr Gemüse.

- Kaufen Sie immer nur kleine Mengen eines Öls, und bewahren Sie es dunkel und kühl auf.

- Backen und kochen Sie auch mit Rapsöl.
Nehmen Sie wenig Öl zum Anbraten, und geben Sie lieber anschließend noch ein paar Tropfen Oliven-, Raps- oder Leinöl in das fertige Gericht.

- Mischen Sie allen kalten Speisen (z.B. Joghurt, Ajoli, Mayonnaise) grundsätzlich etwas Leinöl unter.
(Fertigen Sie solche Dipps aber nur nach den Rezepten in diesem Buch an.)

- Verwerfen Sie das Öl, in das bestimmte Nahrungsmittel eingelegt sind (z.B. Fischwaren, Käse, Gemüse). Es ist fast immer minderwertig und sollte durch hochwertiges Raps- oder Olivenöl ersetzt werden.

- Der Verzehr von Butter und Schlagsahne ist absolut unproblematisch, wenn Sie sich ansonsten an die Regeln des „Bi(e)nären Systems" halten.

- Wünschen Sie sich eine gute Flasche Oliven-, Walnuss- oder Arganöl einmal zum nächsten Geburtstag.

Fleisch

Meiner Erfahrung nach essen die meisten Menschen wirklich gerne Fleisch.
Allerdings trauen sich nur noch wenige, dies auch zuzugeben. Es ist einfach nicht mehr „en vogue", der Fleischeslust zu frönen. Wer „in" sein will, reduziert seinen Fleischgenuss auf zweimal pro Woche und lebt ansonsten vegetarisch mit Pasta, Pizza und Polenta.

Dass Fleisch in keinster Weise eine Gefährdung für Ihre Gesundheit darstellt, habe ich Ihnen bereits ausführlich im ersten Teil dieses Buches dargelegt. Doch rede ich immer von *gutem* Fleisch, d.h. von Fleisch, das eben nicht auf billigste Art und Weise durch Hochleistungsmast produziert wurde.

Rinderhack, das für 99 Cent in einer Supermarkttheke liegt, *kann* nicht gesund sein. Um solche Preise machen zu können, wurde den Tieren wahrscheinlich irgendwo im Ausland, in Ställen ohne Tageslicht, getrockneter und gepresster Klärschlamm verfüttert. Wer nicht bereit ist, für Qualität auch zu zahlen, braucht sich nicht zu wundern, dass er von kriminellen Subjekten umetikettierten Fleischschmodder angeboten bekommt. Geiz ist nicht geil, erst recht nicht bei Lebensmitteln!

Kaufen Sie Fleisch grundsätzlich frisch bei einem „Metzger Ihres Vertrauens" wie Alfred Biolek immer so schön sagt, niemals abgepackt im Supermarkt.
Wählen Sie dabei Fleisch von Tieren aus ökologischer Haltung (Adressen finden sich zahlreich im Internet), nicht nur, weil Sie dann auch sicher sein können, dass das Tier sein Leben artgerecht verbringen durfte und nicht zur Schlachtung in einem Lebendtransport quer durch Europa gekarrt wurde, sondern auch, weil solches Fleisch von erheblich besserer Qualität ist.

Untersuchungen des Fettsäuremusters von Tieren, die ihr Futter auf der Weide suchen durften und entsprechenden Freilauf hatten, zeigten, dass solches Fleisch deutlich hochwertiger ist als das von Stalltieren. Eigentlich keine Überraschung, doch muss es noch einmal betont werden.

Bitte denken Sie auch daran, dass es niemals einen BSE-Skandal gegeben hätte, wenn man Kühen, die natürlicherweise vegetarisch leben, nicht Tiermehl ins Futter gerührt hätte.

Rotes und weißes Fleisch

Auch hierauf sind wir im ersten Teil des Buches schon einmal eingegangen.
Selbsternannte Ernährungsfachleute unterscheiden gerne zwischen rotem und weißem Fleisch. Als „rot" bezeichnen Sie üblicherweise Schwein, Lamm, Rind, als „weiß" hingegen Geflügelfleisch und Kalbfleisch. Allerdings ist diese Einteilung vollkommen willkürlich. Muskelfleisch hat eine rote Farbe, da es sehr viel Myoglobin (einen roten Blutfarbstoff) enthält. Auch das Muskelfleisch von Geflügel ist daher rot. Brät oder kocht man Fleisch, so wird das Myoglobin zerstört, so dass das Fleisch dann bräunlich aussieht.

Weißes Fleisch ist nicht besser oder schlechter als rotes. Essen Sie die Fleischsorten, die Ihnen am besten schmecken, die Sie in Ihrer Umgebung frisch und in besonders guter Qualität erhalten, und die Sie gut und schmackhaft zubereiten können.

Deutlich sichtbare und allzu dicke Fettränder können Sie nach dem Braten, Garen oder Kochen abschneiden, falls Sie diese nicht mögen. Vermeiden Sie jedoch bitte jegliche Art von Fettphobie und sezieren Sie Ihr Fleisch nicht auf dem Teller.

Ein „durchwachsenes", also durch Fettäderchen marmoriertes Stück Fleisch, ist nicht nur viel leckerer als eine trockene Schuhsohle, Sie werden auf schmackhafteste Weise gleich mit wertvollen Fettsäuren versorgt.

Schweinefleisch

Da sind sich Juden, Muslime und die alternative Szene einmal ganz einig.
Schweinefleisch ist ein absolutes „Don´t". Das Fleisch dieser „unreinen" Kreaturen stecke voller Fett, Cholesterin und Hormonen. Nicht näher definierte „Schleimsubstanzen" und „Fäulnisprodukte" seien Gift für den Körper, schwächen ihn und verursachen Rheuma, Bandscheibenschäden und Krebs.

Wie kommt es zu der Verteufelung einer einzigen Fleischsorte? Warum ist eine knusprige Schweinshaxe in der Lage, statt Speichelfluss Kontroversen auszulösen?

Da hilft nur ein Blick in die Geschichte. Auch in der islamischen Welt aß man früher durchaus gern und viel Schwein. Die ältesten Funde, die auf domestizierte Schweine hinweisen, stammen aus einem 10.000 Jahre alten Dorf in der Osttürkei (Gonder 2006). Dort gediehen die Schweine in den heimischen Eichenwäldern prächtig und wurden dick und fett.

Heute leben übrigens immer noch zahlreiche Wildschweine in eben diesen Wäldern, da sie aber durch die Tabuisierung des Schweinefleisches nicht mehr abgeschossen werden, wurden sie dort mittlerweile zu einer echten Landplage. Es gehört zum natürlichen Verhalten von Schweinen, sich in Pfützen und Matsch zu suhlen. Eine solche Schlammpackung kühlt ab und ist ideal, um lästige Parasiten los zu werden.

Als man das Wildschwein dann domestizierte und in den Städten in Ställe zwängte, war an ein Wälzen in feuchtem Waldboden nicht mehr zu denken. Schweinchen Babe wälzte sich daher seinem Instinkt folgend trotzdem munter in allem was feucht war, nur war es jetzt die Jauche auf dem Bauernhof. Wie ekelig!
Schon war der Mythos der „dreckigen Sau" geboren und Schweinefleisch wurde für „unrein" erklärt.

Nach den Schlacken und Toxinen im Schweinefleisch haben mittlerweile bereits Generationen von Lebensmittelchemikern und Tierpathologen vergeblich gesucht.
Es wollte sich partout kein Schleim entdecken lassen.

Auch die Suche nach dem vielen Fett verlief mehr oder minder ähnlich. Gerade mal 2% Fett hat so ein Schweineschnitzel heutzutage zu bieten. 100 g Schweineschnitzel schlagen damit gerade mal mit 106 kcal zu Buche, während 100 g Vollkornbrot es auf stolze 204 kcal bringen. Von wegen „fettes Schwein".

Stattdessen entdeckte man jedoch noch etwas anderes, was man eigentlich gar nicht entdecken wollte: Vitamine und ungesättigte Fettsäuren. So enthält Schweinefleisch wertvolle B-Vitamine und ist besonders als B1-Lieferant ungeschlagen.

Mit ca. 60% ungesättigten Fettsäuren, die ja selbst von den „hardlinern" als positiv für den Cholesterinspiegel anerkannt werden, liegt Schweinefleisch damit im oberen Bereich aller Lebensmittel. Selbst das ausgelassene Fett des Schweins, so genanntes Schweineschmalz, besteht etwa zur Hälfte aus ungesättigten Fettsäuren (Gonder 2006). Wie beim Geflügel variiert auch beim Schmalz das Verhältnis von Omega-6 zu Omega-3 je nach Futter, welches die Tiere bekommen.

In den Tropen kann Schweineschmalz beispielsweise auch Laurinsäure enthalten, wenn die Tiere Kokosnüsse zu fressen bekommen.

Im Idealfall ist Schweinefleisch kräftig rosa gefärbt, und das Gewebe ist mit Fett marmoriert. Diese innermuskulären Fettäderchen sind für den würzigen und pikanten Geschmack von Schweinefleisch verantwortlich, wie es z.B. bei Schweinenacken der Fall ist. Nacken eignet sich hervorragend für Gulasch oder Rollbraten.

Wenn man es sich einfach machen will, kauft man einen großen Schweinenacken am Stück und brät ihn als Salzbraten (siehe Rezeptteil).

Das macht bis auf das Küche putzen wirklich kaum Arbeit. Den fertigen Braten kann man scheibchenweise einfrieren und bei Bedarf auftauen. Mit einer Tomate und Käse überbacken ist es dann echtes „fast food", wenn man es mal eilig hat.

Vorzüglich geeignet zum Kurzbraten, für Geschnetzeltes oder als Fonduefleisch ist das zarte, aber saftige Fleisch aus der Schweinelende. Wenn Sie Gäste haben, ist Fondue übrigens stets eine tolle Idee. Sie können mit einigen selbst gemachten Dipps glänzen (z.B. Auberginenkaviar, Tsatsiki, selbst gemachter Ketchup, selbst gemachte Mayonnaise), machen ein wenig Salat dazu und stellen den Kohlenhydratessern eine Schüssel Reis dazu, von der Sie sich aber nicht bedienen.

Sie bleiben ohne Probleme bei Ihrem Ernährungssystem, den Gästen schmeckts und sind zufrieden und wahrscheinlich merkt niemand, dass Sie selbst nichts von dem Reis essen. Das perfekte Dinner!

Obwohl es Schweinebauch auch in magerer Form gibt, sind die fettdurchsetzten Bauchfleischlappen, die der deutsche Grillmeister im Sommer auf seinen Rost wirft, wahrscheinlich Schuld am Fettimage des Schweinefleisches. Auch das Eisbein, das die Österreicher mit dem hinreißenden Begriff „kalte Stelze" titulieren, wird seinem speckigen Ruf aufgrund seiner fetttriefenden Schweinekruste gerecht. Fakt ist, wenn Sie an einer Schweinshaxe die Kruste am liebsten mögen, essen Sie diese mit.

Strikt verboten ist allerdings ein Knödel zum Eisbein, ebenso das Kräuterbaguette zum gegrillten Bauchfleisch. Greifen Sie stattdessen beim Sauerkraut zu und nehmen Sie frischen Salat zum Gegrillten.

Hinter dem mageren Bauchstück des Schweines befinden sich die Rippen.
Das Fleisch wird im Handel am Stück als „Rippchen" angeboten.
Daraus lassen sich absolut köstliche Sparerips zaubern nach denen sich jeder die Finger lecken wird.

Sparerips in Restaurants zu ordern ist theoretisch in Ordnung, allerdings werden sie dort meist auf traditionelle Art und Weise in Ahornsirup (Zucker!) eingelegt.
Meist haftet jedoch nur noch so wenig von der Marinade am Fleisch, dass man die dadurch aufgenommenen Kohlenhydrate vernachlässigen kann.

Am liebsten esse ich Sparerips jedoch zu Hause, da man daheim die Knochen so schön abnagen kann, was man in einer Gaststätte als gut erzogenes Individuum eben nicht tut. Rippchen sind auch gut zum Kochen von Eintöpfen geeignet, einfach hinein in den Topf und mitkochen lassen.

Achtung Falle: Lachssteaks stammen keineswegs vom Fisch, sondern sind Fleischstücke, die aus dem Rippenstück des Schweins geschnitten werden.

Als „Schinken" werden in der Küchensprache die hinteren Oberschenkel des Schweins bezeichnet. Sie gelten als das wertvollste Fleisch des Schweins. Ausgelöst wird Schinken als „Oberschale", „Unterschale" und „Nuss" gehandelt. Lassen Sie sich von Ihrem Metzger bei jedem Einkauf ein bisschen Nachhilfe geben, er wird sich über Ihr Interesse nur freuen. Im Volksmund wird der Begriff „Schinken" jedoch für den fertig zubereiteten Schinken verwendet, der als Aufschnitt kalt gegessen wird.

Wir unterscheiden gepökelten, gekochten, gebratenen, getrockneten oder geräucherten Schinken. Die berühmtesten Schinken sind der spanische Serrano-Schinken und der italienische Parma-Schinken.

Bei einer Ernährung nach dem „Bi(e)nären System" dürfen Sie Schinken in jeder Form zu sich nehmen, genießen Sie ihn in Kombination mit Käse und Oliven, backen Sie ihn in Ihr Eieromelette mit ein, und füllen Sie einige Scheiben gekochten Schinken mit unserem köstlichen Frischkäse-Tsatsiki. Hmm! Auch die Kombination von Schinken und frischem Spargel ist einmalig lecker.

Parmaschinken wird in italienischen Restaurants gerne mit Melone als Vorspeise serviert. Wenn das Melonenstück nicht riesig groß ist, dürfen Sie es auch in der Einleitungsphase mitessen, hatten Sie an diesem Tag schon andere Kohlenhydrate, lassen Sie es liegen und essen nur den Parma-Schinken, das ist sowieso das Beste.

Rindfleisch

In der Landwirtschaft unterscheidet man Milchrinder und Fleischrinder.
Fleischrinder werden in der Intensivmast im Stall, in biologischen Betrieben auf der Weide gehalten. Die Basisnahrung der Rinder ist im Idealfall so genanntes Rauhfutter (Gras und Heu), doch auch in Biobetrieben darf Kraftfutter (Getreide oder Soja) zugefüttert werden.

Da Rinder Wiederkäuer sind, die ihr Futter gleich in mehreren Mägen unter Mithilfe verschiedener Bakterien verdauen, sind eben diese Mikroorganismen maßgeblich dafür verantwortlich, welches Fettsäuremuster Ihr Steak auf dem Teller später einmal hat (Nürnberg 2001). Die Bakterien im Rind verwandeln nämlich die mehrfach ungesättigten Fettsäuren aus dem Futter in gesättigte Fettsäuren.

Daher besteht Rinderfett und Rindertalg zu 50 – 55 % aus gesättigtem und zu etwa 40 % aus einfach ungesättigtem Fett, der Anteil an mehrfach ungesättigtem Fett liegt oft unter 3 %. Das Fleisch von Kühen, die auf der Weide stehen dürfen, enthält jedoch deutlich mehr Omega-3 Fettsäuren.

„Steak und Salat" war in den 70er Jahren mal ein Klassiker, der auch häufig Abnehmwilligen empfohlen wurde. Im Zuge des Imageverlustes vom Fleisch sah man jedoch davon ab, diese köstliche Kreation weiterhin als „gesundes Essen" zu bezeichnen.

Der Begriff Steak sagt eigentlich nicht viel aus, definitionsgemäß ist es eine kurz gebratene Fleischscheibe aus der Hüfte oder der Lende eines Rindes.
Man unterscheidet T-Bone und Filetsteak. Charakteristisch für das T-Bone-Steak ist der T-förmige Knochen (engl.: bone). Es ist eine dicke Roastbeefscheibe mit kleinem Filetanteil. Es hat einen etwas höheren Fettanteil als ein reines Filetsteak und schmeckt mir persönlich am allerbesten.
Weitere synonyme Begriffe für Steaks, die Sie häufig auf Restaurantkarten finden und daher kennen sollten sind:

- Chateaubriand: doppelt dick geschnittenes Filetbeefsteak aus dem Mittelstück
- Entrecôte: ca. 2 cm dicke Roastbeefscheibe
- Filet Medaillon (auch Filet mignon oder Tournedo): kleine, runde Steaks unter 150 g aus der Filetspitze
- Rib-Eye-Steak: aus dem mageren Kern der Hochrippe von jungen Tieren mit deutlichem Fettkern (dem Auge), ca. 2 cm dick und 200 g schwer
- Tenderloin: Filetsteak vom Ochsen

Achtung Falle: Ein Rumpsteak hat nichts mit Rum zu tun, wie manche irrtümlich glauben. Der Begriff „rump" (sprich: ramp!) steht für Rumpf. Ein Rumpsteak wird aus dem verlängerten flachen Roastbeef und aus der Rinderhüfte geschnitten und wiegt zwischen 200 und 300 Gramm. Idealerweise hat es an der Längsseite einen möglichst weißen Fettrand, der vor dem Anbraten eingeschnitten wird, wodurch verhindert wird, dass sich das Rumpsteak beim Grillen nach oben wölbt.

Ein Steakhaus kann man in fast jeder etwas größeren Stadt finden.

Einige Ketten haben sogar einen Mittagstisch und bieten Fleisch von ganz ausgezeichneter Qualität. Sie importieren das Fleisch meist aus Argentinien, wo die Weiderinder bis zu ihrer Schlachtung frei in der Pampa umherstreifen, nie einen Stall sehen und ihr Futter selbst suchen. Diese Aufzucht ist sehr natürlich und das Fleisch auffallend kräftig im Aroma.

Ein „Steak und Salat-Essen" in einem solchen Restaurant kostet zwischen 12 und 15 Euro, ein wirklich akzeptables Preis-Leistungs-Verhältnis, zumal man selbst als erfahrener Koch sein Steak fast nie so perfekt hinbekommt wie diese Profis.

Für Frauen sind die Portionen meistens sogar zu groß, das restliche Fleisch lassen Sie sich einpacken, „für den Hund" oder für Sie selbst. Mit einer Tomate und einer Scheibe Gouda in der Mikrowelle überbacken ist das ein komplettes Abendbrot.

Nur keine falsche Scham, schlimmer als sich etwas einpacken zu lassen, ist das achtlose Wegwerfen von Lebensmitteln.

Greifen Sie in Steakhäusern bitte ungeniert zu, doch verschmähen Sie die Folienkartoffeln und den gebackenen Maiskolben, denn das sind Kohlenhydratbomben. Nehmen Sie auch keinen Ketchup dazu, denn auch der steckt voller Zucker. Als Ketchup ist nur unsere selbst gemachte Variante erlaubt.

Mögen Sie Kräuterbutter, greifen Sie zu, das ist kein Problem, wenn Sie es sich erlauben können, essen Sie unbedingt frischen Knoblauch dazu. Den Salat wählen Sie bitte ohne Dressing und würzen ihn selbst mit etwas Essig und Olivenöl. Denken Sie daran, den Salat stets mit etwas Leinsamen zu bestreuen, damit Ihre Verdauung in Schwung bleibt.

Garstufen

In einem guten Steakrestaurant fragt sie der Kellner stets höflich: „Und wie wünschen Sie Ihr Steak?" und meint damit, wie stark durchgebraten Sie es haben möchten.

Am leckersten ist ein Steak nach meinem Geschmack „medium", also nur halb durchgebraten und innen noch schön rosa. Ganz korrekt heißt es jedoch eigentlich „medium rare". Wollen Sie es lieber ganz durch haben, so bestellen Sie es bitte „well done" oder „medium well". Stehen Sie jedoch auf die „Dracula-Variante" und wollen Ihr Steak fast roh und noch blutig, so bestellen Sie „very rare". Für diesen Garzustand hat sich mittlerweile auch der Begriff „englisch" eingebürgert, was nicht korrekt ist, denn „englisch" bedeutet nur, dass der Kern noch blutig ist.

Kalbfleisch

Kalbfleisch ist ausgesprochen zart und enthält viel Eiweiß und wenig Fett.
Besonders beliebt ist es bei Verbrauchern und Ernährungsfachleuten, weil es eine fast weiße Farbe hat und weißes Fleisch ja in deren Welt deutlich positiver bewertet wird als rotes Fleisch. Doch warum hat Kalbfleisch diese weiße Farbe?

Kaum jemandem ist bekannt, dass die Kälbchen zur Erhaltung ihrer weissen Fleischfarbe ihr kurzes Leben von nur 5 Monaten ausschließlich im Stall verbringen dürfen. Direkt nach der Geburt werden sie dem Muttertier weggenommen und maschinell mit Milch, Milchpulver und Molke gefüttert.
In dieser Nahrung ist jedoch kaum Eisen enthalten, so dass die Kälber eine Anämie entwickeln, also blutarm werden. Wenn aber kaum Blut durch die Adern strömt, erscheint das Fleisch eben weiß. Würde man die Kälbchen auf eine Weide stellen und sie eisenhaltiges Grünfutter fressen lassen, was sie normalerweise ab der dritten Lebenswoche zusätzlich zur Milch aus Mamis Euter tun, wäre ihr Fleisch rosarot.
Früher wurden Kälber in engen Einzelboxen, mit wenig Bewegungsspielraum auch noch im Dunkeln gehalten, weil dies den Effekt des weißen Fleisches noch verstärkt. In Deutschland ist diese Form der Kälberhaltung mittlerweile erfreulicherweise verboten. Zwar gibt es keine offiziellen Gewichtsbeschränkungen, doch wiegt ein solches „Milchkalb", wenn es zum Schlächter kommt meist nicht mehr als 150 kg.

Kalbfleisch ist wegen seines weißen Fleisches und seines daraus resultierenden „Edel-Images" deutlich teurer als Rindfleisch. Ich bin allerdings gar kein Fan von Kalbfleisch und empfinde den Geschmack als relativ nichtssagend. Da man den Geschmack mittels Zutaten und Gewürzen quasi erst hineinbringen muss, kann man meiner Meinung nach besser gleich Tofustücke verwenden.

Kälber aus ökologischer Viehhaltung werden bis zu einem Jahr alt und wiegen beim Schlachten zwischen 120 und 220 Kilogramm. Die Kälber bleiben nach der Geburt mindestens einen Tag lang bei der Mutter. Dies ist wichtig, da sie von der Mutter die so genannte Colostralmilch bekommen. Die Kuh produziert diese nach dem Kalben 28 Stunden lang und versorgt ihr Kälbchen so mit wertvollen Aminosäuren, Wachstumsfaktoren, Vitaminen, Mineralstoffen und Spurenelementen.

Besonders wichtig sind jedoch die darin enthaltenen zahlreichen Antikörper, die dem Kälbchen mit auf den Weg gegeben werden und es solange vor Infektionen schützen, bis sein eigenes Immunsystem in Takt ist. (Beim Menschen ist es übrigens genauso.) Das Kalb trinkt etwa 5 Liter Colostralmilch.
Ab der zweiten Lebenswoche müssen die Kälber aus Biohaltung bei entsprechender Bestandsgröße in Gruppen gehalten werden. Alles in allem also deutlich sympathischer, finde ich.

Ziegenfleisch, Lamm-, Hammel- und Schaffleisch

Wenn überhaupt, werden Sie Ziegenfleisch vielleicht einmal im Urlaub angeboten bekommen. Probieren Sie es, falls Sie es einmal kosten möchten.

Lammfleisch, Hammelfleisch und Schaffleisch bezeichnet das Fleisch von Schafen. Die unterschiedlichen Bezeichnungen kennzeichnen das Alter: Als „Milchlämmer" bezeichnet man Tiere, die mindestens acht Wochen alt aber nicht älter als sechs Monate sind. Sie haben noch kein Grünfutter bekommen und ein besonders helles Fleisch. Meistens werden Sie zu Ostern angeboten. Sie schmecken wirklich köstlich, allerdings nur, wenn man die niedlichen Kreaturen nicht vorher auf der Weide herumhüpfen sah.

Lammfleisch stammt von Tieren, die jünger sind als ein Jahr. Hammelfleisch stammt von kastrierten männlichen oder weiblichen (!) Tieren, die jünger sind als zwei Jahre, Schaffleisch von mindestens zwei Jahre alten Tieren. Lammfleisch findet sich heute ganzjährig fast auf jeder Karte eines guten Restaurants.
In Schaf- und Lammfleisch ist besonders viel Carnitin enthalten, ein Stoff, der die Fettverbrennung ankurbelt. Eine 100 Gramm Portion Lammfleisch aus der Keule deckt den Tagesbedarf eines Erwachsenen an Vitamin B12 und liefert 18 g Eiweiß. Der Fett-Gehalt schwankt je nach Alter und Körperteil zwischen 3,4 % (Lammfilet) und 37 % (bei Hammelbrust).

Zu Lammfleisch werden in der Gastronomie gerne Rosmarinkartoffeln serviert, diese lassen Sie bitte weg und ersetzen sie durch Gemüse.

Pferdefleisch

Europäer haben zu Pferden eine sehr emotionale Beziehung und möchten deren Fleisch daher eigentlich gar nicht zu sich nehmen. Es wäre genauso als würden sie „Hund" oder „Meerschweinchen" essen, womit ja Koreaner und Chinesen bekanntlich kein Problem haben. Doch wissen viele Menschen nicht, dass der klassische „Rheinische Sauerbraten" aus Pferdefleisch hergestellt wird. Wenn Sie Sauerbraten essen möchten und *kein* Pferdefleisch wollen, fragen Sie daher nach.

„Spezialitäten vom Ross" werden manchmal in gutbürgerlichen Restaurants angeboten, in der gehobenen Küche ist mir Pferdefleisch allerdings noch nie begegnet.
Der „Rheinische Sauerbraten" wird jedoch mit Rosinen serviert. Rosinen enthalten viele Kohlenhydrate. Dazu kommt meist ein Kartoffelknödel, der wäre natürlich auch nichts für Sie.

Kaninchen und Hase

Kaninchenfleisch ist lecker und wird häufig zur Weihnachtszeit in Restaurants angeboten. In aller Regel sind es Stallkaninchen, die auf unseren Tellern landen.

Als Kind fand ich es immer ganz toll, wenn ich die „Hoppelmänner" von unserem Nachbarn streicheln und ihnen eine Mohrrübe geben durfte. Nur fiel mir damals schon auf, dass sich die Karnickel in ihren Ställen kaum um die eigene Achse drehen konnten. Und so ist es leider meistens auch noch heute. Während Tierschützer berechtigterweise darum kämpfen, dass Legehennen aus Ihren DIN A4 großen Behausungen heraus kommen, ist das Schicksal der Stallkaninchen kaum ein Thema.
Dabei brauchen besonders Kaninchen einen Freilauf und den Kontakt mit Artgenossen. Doch leider gibt es für Kaninchenfleisch nur ganz wenige ökologische Anbieter.

Feldhasen werden Ihnen wahrscheinlich nur selten angeboten. Sie sind zwar ein beliebtes Jagdwild (sogenanntes „Niederwild"), werden aber meist innerhalb der Jägerschaft verteilt und kommen nicht oft in den freien Handel. Die intensive Landwirtschaft und Rodung unserer Fluren führte in manchen Gebieten zu einer starken Abnahme der Hasenbestände. Neueren Untersuchungen zufolge sollen sich die Hasenbestände jedoch wieder etwas erholen. Da Hasen recht mager sind, werden sie oft mit Schweinespeck „gespickt", damit das Fleisch beim Schmoren nicht allzu trocken wird. Da wir ja keine „Fettphobie" haben, ist dies vollkommen unproblematisch.

Wild

Hirsch- und Rehfleisch, Damwild und Wildschwein gehören zum so genannten Wildbret. Der Genuss von Wild ist im „Bi(e)nären System" erlaubt und aufgrund seines günstigen Fettsäuremusters sogar ausgesprochen erwünscht.

Wildbret hat allerdings einen sehr typischen Eigengeschmack, den man mögen muss. Auch hier gilt „Probieren geht über Studieren". Seien Sie stets bemüht, Ihren kulinarischen Horizont beständig zu erweitern. Essen Sie so breit gefächert wie möglich, damit es Ihnen niemals langweilig wird. Häufig gibt es bei Wild kohlenhydratreiche Füllungen mit Äpfeln, Rosinen oder Maronen (Esskastanien), gerne werden auch Preiselbeeren zu Wildbret serviert.

In der Einleitungsphase sollten Sie die Füllung ganz verschmähen, in der Erhaltungsphase können Sie die Füllung probieren und ein wenig davon dazu essen, falls diese Ihnen sehr gut mundet. Zu Wild passen als Beilage ganz phantastisch Pilze oder Kohlgemüse.

Innereien

Von Rindern und Schweinen werden im Handel meistens die Lebern zum menschlichen Verzehr angeboten, doch auch „Nierchen süß-sauer" sind eine besondere Spezialität.

Da die Leber auch bei Rindern und Schweinen ein Glykogenspeicher ist, enthält diese geringe Menge Kohlenhydrate. Viele Menschen haben eine Abneigung gegen Leber, weil sie diese aus Kindertagen als harte „Schuhsohle" kennen gelernt haben.

Ich weiß absolut nicht, warum unsere Mütter (Väter kochten damals ja wirklich gar nicht) mit der Zubereitung von Leber solche Probleme hatten, wahrscheinlich haben sie aber den einzig wirklichen „Kardinalfehler" begangen, den man bei der Zubereitung von Leber machen kann, nämlich es vorher zu salzen. Bitte tun Sie das niemals, denn sonst wird das gute Stück tatsächlich hart wie ein Brett.

Zu Leber passen immer gut ein paar Pilze mit geschmorten Zwiebeln.
Aus Leber kann man auch ganz wunderbar eine selbst gemachte Leberwurst herstellen, die super gut schmeckt (siehe Rezeptteil) und einfrierbar ist. Da sie fast schnittfest ist (also eine Art „Terrine"), kann man sie sehr gut separat essen, doch ist sie auch in Kombination mit Käse und Ei oder mit etwas italienischer Antipasta echt lecker. Natürlich enthält unsere selbst gemachte Leberwurst keine Kohlenhydrate und nur gutes Oliven- und Rapsöl.

Übrigens zählt auch Kalbsbries zu den Innereien. Es ist nicht etwa Kalbshirn, wie dies oft irrtümlich angenommen wird, weil es einem Hirn ähnlich sieht, sondern ist die so genannte Thymusdrüse des Kalbs. Diese im vorderen Bereich der Brust sitzende, etwa 250 bis 300 Gramm schwere, fast weiße Drüse gehört wegen ihrer Zartheit und ihres feinen Geschmacks zu den schmackhaftesten Innereien und gehört eigentlich mit in das klassische französische Ragout fin. Wenn Sie Kalbsbries einmal in einem Lokal auf der Karte finden, sollten Sie es unbedingt ordern. Tolles Geschmackserlebnis!

Wurstwaren

Der deutsche Dichter Jean Paul sagte einmal: *„Wurst ist eine Götterspeise. Denn nur Gott weiß, was drin ist!"* und damit hat er den Nagel auf den Kopf getroffen.
Viele Würste, z.B. die beliebte Leber- oder Mettwurst enthalten vornehmlich große Mengen an Fett dubioser Herkunft, oft gepaart mit nicht unerheblichen Zuckermengen. Einmal mehr ist bei der Auswahl von Wurstwaren für Ihre tägliche Ernährung also Sachverstand und ein „Metzger Ihres Vertrauens" notwendig. Dieser unterscheidet je nach Herstellungsverfahren Brühwürste, Rohwürste und Kochwürste.

Zu den Brühwürsten gehören die bekannten Frankfurter und Wiener, aber auch Mortadella, Fleisch- und Weißwurst. Zur Herstellung einer guten Brühwurst wird im Idealfall zunächst Fleisch sehr fein zerkleinert und zum so genannten „Brät" verarbeitet.
Diesem werden verschiedene Gewürze und Einlagen (z.B. Schinkenwürfel, Paprikastückchen etc.), Wasser oder Eis zugesetzt. Der Zusatz von Pökelsalz dient zum einen der Haltbarmachung der Wurst, zum anderen dem Erhalt der ansprechend roten Farbe.

Wenn man viel unterwegs ist, sollten Sie stets ein gutes Frankfurter- oder Wienerwürstchen mit sich führen, denn sie schmecken auch sehr gut kalt und machen ganz gut satt.

Sollten Sie in einem Büro arbeiten, steht dort sicher auch irgendwo eine Mikrowelle herum, so dass Sie sich das Würstchen sekundenschnell warm machen können. Von einem Erhitzen in heißem Wasser kann ich persönlich nur abraten, da dies mit einem erheblichen Geschmacksverlust einher geht.

Falls Sie Würstchen im Glas aus dem Supermarkt kaufen wollen, so lohnt sich der Griff zu den etwas teureren Sorten, da diese meist besseres Fleisch, weniger Fett und keinen Zucker enthalten. Studieren Sie das Etikett aber sorgfältig: ist Glukose, Dextrose oder Laktose aufgeführt (vgl. Kapitel „Alltag im Zuckerwald"), sollten diese Zusatzstoffe so weit wie möglich hinten stehen. Entscheidend ist die Angabe der enthaltenen Gramm Kohlenhydrate pro 100 g Würstchen. Je höher dieser Gehalt, desto mehr Zuckerstoffe sind enthalten. Natürlich dürfen Sie Ihr Würstchen mit Senf genießen, sofern dieser ebenfalls frei von Zucker ist. Damit fällt aber der typische süße bayrische Senf zur Weißwurst aus. Käuflicher Ketchup und fast alle Fertigsaucen, die im Handel angeboten werden, sind Zuckerbomben. Lassen Sie die Finger davon! Probieren Sie lieber, Dipps nach meinen Rezepten selbst herzustellen.

Rohwurst besteht aus rohem Fleisch, Speck und Gewürzen und wird entweder frisch verzehrt, getrocknet oder geräuchert. In diese Kategorie gehören Zervelatwurst, Landjäger oder Salami, aber auch streichfähige Sorten wie die Teewurst oder Mettwurst. Letztere haben bei einer Ernährung nach dem „Bi(e)nären System" eigentlich keine Bedeutung, da wir ja keine klassischen Brotaufstriche benötigen.

Eine schöne harte Salami eignet sich immer gut zum Mitnehmen und ist eine leckere Kombination zu einem guten Stück Käse und Olive.

Die urtümliche italienische Salami wurde früher aus Esel- oder Maultierfleisch gemacht, heute verwendet man Schweine- und Rindfleisch. Salamis werden meist luftgetrocknet und haben bei traditioneller Herstellung einen Belag aus weißem Edelschimmel.

Das Schöne ist, dass man bei einer Scheibe Salami auf den ersten Blick erkennen kann, wie viel Fleisch und Speck sie enthält, denn die weißen Fettstippen kann man ja wirklich problemlos erkennen. Wer es sehr bequem mag, packt sich abgepackte „Minisalamis" aus dem Supermarkt in den Reiseproviant (Achtung: wieder aufs Etikett schauen!). Mir sind die meisten im Handel erhältlichen Sorten allerdings viel zu salzig.

Unter die Rubrik Kochwurst fällt unsere beliebte Leberwurst, aber auch Blutwurst, Grützwurst und Zungenwurst. Wie der Name schon sagt, wird die Wurst hier aus vorgekochten Zutaten hergestellt. Problematisch ist, dass diese Mischung dann mit geschrotetem Weizen oder Buchweizen oder mit Paniermehl gebunden wird, was den Kohlenhydratanteil erheblich erhöht. Wenn Sie ab und zu mal Lust auf eine Scheibe Zungenwurst haben, so essen Sie diese ruhig, aber halten Sie hier Maß.

Wie schon erwähnt kann man Leberwurst ganz wunderbar selbst herstellen.

Das ist dann wirklich eine Götterspeise, bei der Sie dann genau wissen, was drin ist (siehe Rezeptteil). Wenn Sie am Wochenende grillen, sollten Sie immer einige Bratwürste mit aufs Blech tun und anschließend einfrieren. Auf diese Art und Weise ist immer ein „fast-food-snack" im Hause, oder man hat etwas Leckeres zum Mitnehmen.

Schinken

Da ich mich über Schinken schon ausführlich geäußert habe, sei hier nur noch einmal darauf hingewiesen, dass Sie jegliche Form von Schinken, ob roh oder gekocht, verzehren dürfen. Die Alarmglocken müssen jedoch bei Ihnen angehen, wenn Sie im Supermarkt preiswerten „Formfleischvorderschinken" angeboten bekommen. Dies ist ein Schinkenimitat, das aus zerkleinertem „Fleischmüll" hergestellt wird. Daraus wird zusammen mit etlichen Zusatzstoffen und Bindemitteln eine Teigmasse hergestellt und gegart, so dass diese schnittfest ist. Leider wird dieser „Möchte-gern-Schinken" in preiswerten Restaurants häufig anstelle von Kochschinken verwendet, um beim Wareneinkauf zu sparen. Weigern Sie sich, ein solches Schinkenimitat auf Ihrem Teller zu akzeptieren!

BSE und andere Tierseuchen

Und schon sind wir wieder beim unappetitlichen Teil der Fleischeslust. Skrupellose Geschäftemacher haben uns ja schon oft die Lust am Fleisch verdorben.

Bei Ihrem täglichen Kampf gegen die „Ja aber-Fraktion" sind BSE und andere Tierseuchen oft das letzte As gegen den Fleischverzehr, das Ihre Gegner Ihnen gegenüber aus dem Ärmel ziehen. Damit Sie kontern können, möchte ich an dieser Stelle so kurz wie möglich auf einige Erkrankungen eingehen:

Der Begriff **BSE** ist das Kürzel für „bovine spongiforme Enzephalopathie", im Volksmund auch „Rinderwahn" genannt, einer schwammartigen Entartung des Nervengewebes, welche der beim Menschen auftretenden Creutzfeldt-Jakob-Krankheit sehr ähnelt. 2001 erlebte Europa einen epidemieartigen Ausbruch von BSE, wobei Großbritannien mit 182.000 BSE Fällen am schlimmsten betroffen war.
Es gibt verschiedene Hypothesen zur Ursache von BSE, u.a. postuliert man die Verfütterung von mit pathogenen Prionen (atypische Eiweißkörper) infiziertem Tiermehl an die Wiederkäuer. Jedes Rind wird heute nach der Tötung einem BSE-Schnelltest unterzogen, bei dem eventuelle Erreger nachgewiesen werden können.
In Lebensmitteln dürfen keine durch BSE-Erreger gefährdeten Fleischteile von Rindern (z. B. Gehirn, Rückenmark, Wirbelsäule) oder auch Separatorenfleisch (Restfleisch, das direkt am Knochen sitzt) von Rindern, Schafen oder Ziegen mehr verwendet werden.

Die Zahl der an BSE erkrankten Tiere ist seit Jahren stark rückläufig. In England erkrankten 2006 kaum mehr als 100 Tiere. Dank durchgreifender behördlicher Maßnahmen liegt die Quote in den meisten europäischen Ländern mittlerweile im einstelligen Bereich. Vom Verzehr von reinem Muskelfleisch ging selbst bis Ende 2000 kein Risiko aus. Die Wahrscheinlichkeit sich heute durch den Verzehr von Rinderfleisch anzustecken und dann im Alter eine Creutzfeldt-Jakob-Krankheit zu entwickeln, ist äußerst gering.
Selbst rohes Rindfleisch (Carpaccio), Boef Tartare und sogar Rinderhirn dürfen Sie daher wieder sorglos genießen. Der Vollständigkeit halber sei auch noch erwähnt, dass die Creutzfeldt-Jakob-Krankheit auch bei Vegetariern beschrieben wurde, die in ihrem ganzen Leben noch kein Fleisch zu sich genommen hatten.

Scrapie gab es bei Schafen und Ziegen. Der englische Name rührt daher, dass die erkrankten Schafe aufgrund eines starken Juckreizes die Tendenz haben, sich an Gegenständen zu reiben (engl. scrape = „kratzen", „schaben").

Auch dies ist eine übertragbare, langsam tödlich verlaufende Erkrankung des Gehirns (Enzephalopathie). Der Übergang des Erregers vom Schaf auf das Rind wurde als Ursache für das Auftreten der BSE angesehen. 2005 gab es in Deutschland 27 bestätigte Scrapie-Fälle, selbst beim Verzehr von Schaf- und Ziegenfleisch ist es also weitaus wahrscheinlicher vom Blitz getroffen zu werden, als sich durch den Genuss von Schafsfleisch zu infizieren. Schaf- oder Ziegenkäse kann sicher bedenkenlos genossen werden, da evtl. enthaltene Prionen den Herstellungsprozess sicher nicht überstehen würden.

Schweinepest ist der gemeinsame Name zweier Viruserkrankungen bei Schweinen, der klassischen und afrikanischen Schweinepest. Sie ist absolut keine neue Erkrankung, sondern ist schon seit 1833 als Infektionskrankheit bekannt. Vermutlich kommt es immer wieder zu Infektionen aus Wildschweinbeständen. Aus diesem Grunde werden unsere Wildschweinbestände gegen die Schweinepest geimpft. Dazu erhalten Jäger Impfköder, die sie an den Futterplätzen der Wildschweine auslegen.

Außerdem ist es sinnvoll den Bestand an Wildschweinen zu regulieren, um zu verhindern, dass hungrige Wildschweinrotten zu nahe an Schweinezuchtbetriebe herankommen. Jäger sind also keine schießwütigen Tiermörder, wie sie immer wieder in der Öffentlichkeit dargestellt werden, sondern erfüllen wichtige Aufgaben.

Die Schweinepest ist weder auf den Menschen noch auf andere Säugetiere übertragbar.

Die **Geflügelpest** ist eine durch Influenza-Viren hervorgerufene anzeigepflichtige Tierseuche von Geflügel und frei lebenden Vögeln. Einige Varianten der Geflügelpest-Viren sind in Einzelfällen auf Menschen, die unter schlechtesten hygienischen Bedingungen in sehr engem Kontakt mit infiziertem Geflügel lebten, Zootiere (Leoparden) und auf Hauskatzen übertragen worden. Bis vor kurzem wurde der Begriff Geflügelpest noch gleichbedeutend mit **Vogelgrippe** verwendet, letztere wird jedoch heute auf einen bestimmten Subtyp des Virus bezogen.

Viele Wildvogelarten sind zwar Träger des Vogelgrippevirus, erkranken aber nicht. Da Geflügelpest-Viren ausgesprochen empfindlich gegenüber hohen Temperaturen sind, gelten gut durcherhitzte (mind. 70°C über eine Dauer von 10 Minuten) Lebensmittel als absolut unbedenklich. Wollen Sie sich also tatsächlich den Appetit an Ihrem köstlichen gebratenen Hähnchen verderben lassen?

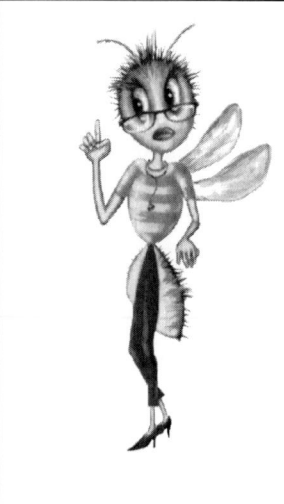

Quintessenz

Zusammenfassend ist also zu sagen, dass die Wahrschein-lichkeit durch den Konsum von Fleisch oder Geflügel eine lebensbedrohliche Erkrankung zu bekommen mini-mal ist. Nicht artgerechte Fütterungsmethoden, Massen-tierhaltung und Lebendtransport von Schlachtvieh be-günstigen jedoch sicher die Ausbreitung von Seuchen.

Kaufen Sie daher bewusst Fleisch und Geflügel aus der ökologischen Landwirtschaft. Stärken Sie den Organisa-tionen wie „Foodwatch" den Rücken, die sich für unsere Rechte als Verbraucher und für Qualität und Standards unserer Lebensmittel einsetzt (www.foodwatch.de).

Wie übersteht man „Knabberpartys"?

Üblicherweise werden bei Familienfeiern und Partys im Freundeskreis Chips, Erdnuss-flips, Kräcker (neuerdings auch Taccos) gereicht. In der Tat, von solchen Sünden müssen Sie sich verabschieden. Nie mehr in Ihrem Leben sollten Sie diese fatalen Kombinationen aus schlechtem Fett und schlechten Kohlenhydraten durch Ihren Verdauungstrakt wan-dern lassen.

Doch Sie schaffen es nicht, eine Feier im Kreise Ihrer Lieben zu überstehen ohne dem „Knabbervirus" zu erliegen? Sie würden auch ständig auf Ihre „Diät" angesprochen, falls Sie nicht mitknabbern würden?

Dann bringen Sie auf alle Fälle schon einmal eine Tüte geknackte Walnüsse, Macadamia-nüsse oder die gerösteten Sojabohnen zur Fete mit. Außerdem kaufen Sie eine Tüte „Schweinekrusten".

Man erhält diese absolut kohlenhydratfreien Leckerlis in vielen Geschäften und Geträn-kemärkten (immer auf das Haltbarkeitsdatum gucken!).
Diese pikanten „Schweineschwartenchips" schmecken wirklich „saugut" und werden Ihnen mit ziemlicher Sicherheit von Ihren Freunden weggenascht (daher am besten gleich mehrere Tüten besorgen).

Ganz sicher sind Schweinekrusten nicht das Highlight der super-gesunden Ernährung, denn mit Sicherheit enthalten diese schon durch ihre Herstellungsweise Trans-Fettsäuren, Acrylamid und leider auch Natriumglutamat als Geschmacksverstärker, doch sind sie ein Rettungsanker für viele Partygänger. Eine solche Tüte kann man auch mit ins Kino neh-men, um dort einer „Popcornknabberattacke" vorzubeugen.
Zerkleinert und über den Salat gestreut, sind Schweinekrusten übrigens eine gute Alterna-tive zu gerösteten Croutons aus Weißbrot.

Fische, Krusten- und Schalentiere

Fisch erobert erst langsam die Herzen der Deutschen. Warum das so ist, vermag ich nicht zu sagen. Die ältere Generation hat offensichtlich häufiger mal ein kulinarisches Fiasko beim Fischessen erlebt und kennt außer Rollmops und Heringsstip aus der Dose nur panierten Fisch, der ja recht unspektakulär schmeckt und dann meist auch noch mit fetten Mehlsoßen zugekleistert wird.

Die jüngere Generation ist mit „Käpten Iglo" groß geworden und glaubt daher, Fisch gäbe es nur eckig in 10 cm großen mundgerechten Stücken, also als Fischstäbchen. Meiner Erfahrung nach ist die Affinität zu Fisch unabhängig davon, ob Menschen an der Küste leben oder im Landesinnern. Lediglich „Anglerfamilien" sind da etwas aufgeschlossener.

Dabei ist Fisch extrem lecker, lässt sich schnell und einfach zubereiten und vielfältig variieren, so dass es nie langweilig wird. Falls Sie eine Familie haben, versuchen Sie Ihre Kinder so früh wie möglich zum Fischgenuss zu erziehen. Denken Sie bei Kindern daran, unbedingt den Fischkopf zu entfernen, da Kids den Blick auf den Kopf als sehr ekelig empfinden und diese Abneigung oft ein Leben lang beibehalten wird.
Es macht auch Sinn Kindern den Fisch vorzufiletieren, auf Gräten reagieren sie oft genervt, und wir sollten doch unbedingt darauf achten, dass Fischessen für Sie als „positiv" verbucht wird. Erwachsene, die nie Fisch gegessen haben, zum Fischgenuss zu „bekehren", ist erfahrungsgemäß sehr schwierig.

Fische schmecken nicht nur gut, sie versorgen den Körper mit einer Fülle lebenswichtiger Nährstoffe. See- und Süßwasserfische enthalten viel hochwertiges, leicht verdauliches Eiweiß, Vitamine und Mineralstoffe.

Seefisch ist reich an Jod, welches die Schilddrüse für die Hormonproduktion braucht. Fische, Krusten- und Schalentiere haben teilweise hohe Gehalte an den fettlöslichen Vitaminen A und D, liefern aber auch reichlich B-Vitamine. Eine Portion Hering von etwa 100 g liefert beispielsweise schon rund 25 g Vitamin D, das entspricht dem 5-fachen unseres Tagesbedarfs. Besonders toll sind aber die in Fisch enthaltenen Omega-3-Fettsäuren, absolut „gute" Fette, deren Anteil in unserer Nahrung meist zu kurz kommt. Diese Fettsäuren beeinflussen den Cholesterinspiegel günstig und senken das Herzinfarktrisiko (vgl. Kapitel Fette, Seite 89). Bevorzugen Sie daher besonders „Fettfische" wie Dorsch, Hering, Lachs und Makrele.

Überstunden im Büro, und Sie haben nicht einmal Zeit, den Pizzaservice anzurufen, um einen Salat zu ordern? Essen Sie eine Fischkonserve! Davon können Sie für Notfälle immer 10 Stück im Aktenschrank lagern, denn Sie müssen ja nicht einmal gekühlt werden. Eine Dose Hering in Tomatensauce oder ähnliches ist immer lecker und macht gut satt. Leider werden auf den Konserven keine Nährwertangaben gemacht. In den Saucen sind meist geringe Mengen Zucker enthalten, was in der Zutatenliste aufgeführt ist. Achten Sie auf zuckerfreie Produkte oder darauf, dass die Angabe „Zucker" möglichst weit hinten steht.

Selbstverständlich ist es bei Fisch nicht anders als beim Fleisch. Je natürlicher ein Fisch aufgewachsen ist, desto gesünder ist sein Fettmuster.

Eine selbst geangelte Bachforelle, die sich von Algen, Mückenlarven und Wasserflöhen ernähren durfte, liefert natürlich noch gesünderes Fleisch als eine im Zuchtteich oder Zuchtbottich aufgezogene Regenbogenforelle, die mit kohlenhydratreichen Futterpellets zur Schlachtreife gemästet wurde. Allerdings sind Zuchtfische insgesamt meist fettreicher als freilebende Fänge, was in diesem Falle ja nur gut ist.

Bevorzugen Sie fettreiche Seefische. Bei Thunfisch sollten Sie unbedingt auf das Zeichen „delphinfreundlich gefangen" achten. Kabeljau, Heilbutt und Rotbarsch gehören leider zu den bedrohten Seefischen, da diese Arten in den letzten Jahren stark „überfischt" wurden. Besonders der Dorsch (= junger Kabeljau!) gehört zu den weltweit bedrohtesten Fischarten. Es bleibt zu hoffen, dass die EU durch sinnvolle Fangquoten zum Erhalt dieser Arten beiträgt.

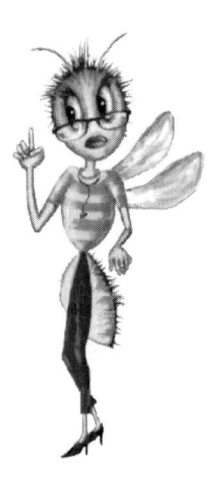

Achtung Tierschutz

Zwar ist ein Stückchen Schillerlocke eine ebenso gesunde wie köstliche Zwischenmahlzeit, doch muss man wissen, dass es sich hierbei wieder einmal um ein tierquälerisch gewonnenes Produkt handelt.

Hinter dem Fantasiebegriff „Schillerlocke" verbirgt sich Haifischflossenfleisch. Auch Bezeichnungen wie Kalbsfisch, Karbonadenfisch, Königsaal, Steinlachs oder Seestör sind im deutschen Handel üblich.

Den verschiedenen Haiarten (Riesenhai, Heringshai, Dornhai oder Walhai) wird auf See gnadenlos nachgestellt. Besonders auf dem asiatischen Markt werden hohe Preise erzielt.

Nach dem erfolgreichen Fang werden die Haie „gefinnt", d.h. ihnen werden bei lebendigem Leibe die wertvollen Flossen abgetrennt, der minderwertige „Rest" des Tieres wird zurück in die See geworfen. Da sich die Fische nicht mehr bewegen können, sterben die Tiere einen langsamen und qualvollen Erstickungstod (NABU 1/2008).

Verbraucher können bei Fisch bedenkenlos zu gefrorener Ware greifen. Der Fisch wird auf hoher See fangfrisch verarbeitet und sofort schockgefroren. Auf diese Weise bleiben die Nährstoffe glänzend erhalten und auch mikrobiologisch sind die Fische einwandfrei.

Ende der 80er Jahre wurde Verbrauchern der Appetit auf Fisch verdorben, weil bei Kontrollen parasitär lebende Fadenwürmer, sog. Nematoden, gefunden wurden. Davor brauchen Sie heute aber keine wirkliche Angst mehr zu haben. Seit 1988 sorgt eine strenge „Fischhygiene-Verordnung" dafür, dass der Verbraucher vor lebenden Nematodenlarven in Fischen geschützt wird.

So werden Filets auf speziellen Leuchttischen kontrolliert oder Matjes vor dem Marinieren schockgefroren, um evtl. vorhandene Larven zu töten. Lediglich bei dem Verzehr von rohem Fisch, z.B. in einem Sushi-Restaurant, besteht noch eine theoretische Möglichkeit mit den Fadenwürmern in Kontakt zu kommen. Aber gerade in Sushi-Restaurants wird auf extrem hohe Qualität des verarbeiteten Fischs geachtet und mit absolut frischer Ware gearbeitet.

Sushi sind etwas absolut Phantastisches und für unsere Ernährungsweise extrem empfehlenswert. Leider ist der Besuch eines Sushi-Restaurants recht teuer und daher nicht für jedermann ohne weiteres erschwinglich. Glücklich ist der, der ab und zu einmal ein Geschäftsessen in ein Sushi-Restaurant verlegen kann.
Klassische Sushi-Röllchen sind mit Reis gefüllt und nach dem „Bi(e)nären System" daher allenfalls in der Erhaltungsphase erlaubt. Besser geeignet ist das sog. „Sashimi". Dies ist in kleine Häppchen geschnittener roher Fisch, der direkt vor dem Verzehr in etwas Sojasauce getunkt wird. In einem separaten Schälchen wird vorher in der Sojasauce etwas Wasabi, eine grüne Meerrettichpaste eingerührt. Doch Vorsicht: Diese höllisch scharfe Masse sollten Sie sehr sparsam dosieren (höchstens eine Eincentstück große Menge auf ca. 20 ml Sojasauce verteilen), sonst werden Sie keinen Spaß mehr an diesem Abend haben.

Dazu gibt es etwas eingelegten Ingwer (Gari) und oft auch in feine Fäden geraspelten weißen Rettich. Viele Menschen, die nicht gerne Fleisch essen oder denen ein Steak „zu schwer im Magen liegt", haben mit Fisch kein Problem. Da Fische in ihrem Lebenselement Wasser kaum Stützgewebe benötigen, haben sie einen geringen Bindegewebsanteil, so dass ihr Fleisch sehr gut verdaulich ist.

Fisch ist einfach und ohne viel Arbeit zuzubereiten. Komischerweise geistern jedoch noch eine ganze Reihe Tipps aus Großmutters Zeiten herum, die heute keinen Sinn mehr machen. Im Zusammenhang mit Fisch sind es die berühmten drei S für „Säubern, Säuern, Salzen". Dieser Ratschlag stammt noch aus Zeiten, in denen es noch keine durchgehende Kühlkette gab und Fisch meist etwas „müffelig" auf dem Tisch der Hausfrau landete. Zitronensaft (oder Essig) wurde über den Fisch geträufelt, um den leicht „fischigen" Geruch zu unterdrücken. Aus diesen Zeiten stammen auch englische Sprichwörter wie „It's a little bit fishy" für etwas, was nicht so ganz astrein ist.

Salz und Säure auf dem rohen Fischfleisch wirken wie eine Beize, der Fisch wird quasi „vorgegart" und verliert Wasser und Geschmacksstoffe. Soll er dann gebraten werden, kocht er in der Pfanne und wird nicht kross, sondern trocken. Gehen Sie daher vor wie die echten Profis. Lassen Sie sich den Fisch beim Händler gut ausnehmen. Spülen Sie ihn unter fließendem Wasser gut ab und tupfen ihn mit Küchenpapier trocken. Panieren Sie ihn nicht mit Mehl. Wenn Sie möchten, können Sie ihn in etwas geschlagenem Eigelb wälzen. Braten Sie ihn in der Pfanne in reichlich Olivenöl an und würzen ihn nach dem Garen.

Besonders simpel ist es, den Fisch einfach auf ein großes Stück Alufolie zu legen. Auf seine Oberfläche legen Sie eine Knoblauchzehe, ein Lorbeerblatt und wenn vorhanden einen Zweig Rosmarin (sonst getrocknete Kräuter verwenden).

Mit reichlich gutem Olivenöl beträufeln und die Alufolie am oberen und seitlichen Rand fest verschließen. Achten Sie aber darauf, dass innendrin reichlich Platz bleibt, also eine Art großer Hohlraum, in dem die Luft frei zirkulieren kann. Dieses „Schiffchen" dann ab in den Backofen und bei 220°C mindestens 20 Minuten garen (Garzeit ist von der Größe des Fisches abhängig). Auf dem Teller pfeffern und salzen.

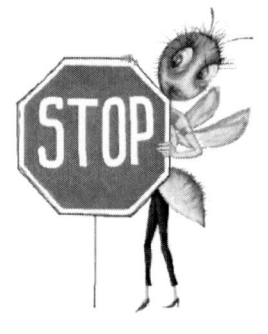

Die glänzende Seite der Alufolie gehört nach Innen, denn sie reflektiert die Hitze viel besser auf das Gargut als die matte Seite.
Die matte Seite kann Hitze besser aufnehmen und gehört deshalb nach Außen.

Bitte frittieren Sie Fisch niemals. Beim Frittieren wird die Fettsäurezusammensetzung unseres so wertvollen Nahrungsmittels negativ verändert, insbesondere das Verhältnis von Omega-6 zu Omega-3 Fettsäuren, wodurch der protektive Effekt für Herz und Kreislauf teilweise oder ganz verloren geht. Fast immer entstehen beim Frittieren schädliche Trans-Fettsäuren. Merken Sie sich einfach: Dünsten, Pochieren und Braten sind o.k., Frittieren ist ein Frevel (Müller 2005).

Zu Fisch kann man wunderbar einen leichten Salat servieren. Sehr empfehlenswert ist z.B. auch ein roher Fenchelsalat. Kinder sind übrigens oft ganz begeistert von den Fischfrika-dellen (siehe Rezeptteil), die sich auch zum Mitnehmen und kalt Essen sehr gut eignen.

Falls Sie viel auswärts essen müssen, es aber stets schnell gehen muss, kehren Sie bei Fischrestaurants wie „Nordsee" ein und kaufen dort ein Fischbrötchen. Essen Sie den Fisch, und lassen Sie das Brötchen weg. Haben Sie Zeit zum Einkehren bieten sich dort diverse Salate (Hering, Krabben) oder gebratene Varianten an.

Wer gar keinen Fisch mag, hat es deutlich schwerer, auf seine ausreichende Menge an Omega-3-Fettsäuren zu kommen. Eine Alternative ist die Einnahme von Fischöl-Kapseln, die die Omega-3-Fettsäuren hochkonzentriert enthalten. Für deren Herstellung werden Lachse aus den kalten und sauerstoffreichen Regionen des Nordpolarmeeres verarbeitet, weil deren Öl einen besonders hohen Anteil von Omega-3-Fettsäuren aufweist.

Da das in den Kapseln enthaltene Öl schnell ranzig wird, kaufen Sie bitte nur Tabletten mit einer ausreichend langen Haltbarkeit und lagern die Kapseln im Kühlschrank. Manche „Lachsöl-Kapsel-Schlucker" klagen nach der Einnahme solcher Kapseln über Aufstoßen, das Problem lässt sich lösen, indem man die Kapseln zum Essen einnimmt. Die „natürliche" Variante der Aufnahme von Fischöl durch ein köstliches Gericht ist daher wahrscheinlich sehr viel angenehmer.

Nährstoffzusammensetzung verschiedener Fischarten

Fischart	Eiweiß	Fett	Kohlenhydrate	Synonym	Vorkommen
Aal	15	24,5	in Spuren	Flussaal	Süßwasserfisch
Barsch	18,4	0,8	in Spuren	Flussbarsch, Egli	Süßwasserfisch
Brasse	16,6	5,5	in Spuren		Süßwasserfisch
Bückling	21,2	15,5	in Spuren	geräucherter Hering	Seefisch
Dorade	20,7	1,5	in Spuren	Goldbrasse	Seefisch
Dorsch	17,4	0,7	in Spuren	junger Kabeljau	Seefisch
Felche	17,8	3,2	in Spuren	Renke	Süßwasserfisch
Flunder	16,5	0,7	in Spuren		Seefisch
Forelle	19,5	2,7	in Spuren	Bachforelle	Süßwasserfisch
Hecht	18,4	0,9	in Spuren		Süßwasserfisch
Heilbutt	20,1	1,7	in Spuren		Seefisch
Hering	8,2	17,8	in Spuren		Seefisch
Kabeljau	17,4	0,7	in Spuren		Seefisch
Karpfen	18	4,8	in Spuren		Süßwasserfisch
Lachs	19,9	13,6	in Spuren	Salm	Süßwasserfisch
Makrele	18,8	11,6	in Spuren		Seefisch
Matjes	8,2	17,8	in Spuren	junger Hering	Seefisch
Rotbarsch	18,2	3,6	in Spuren	Goldbarsch	Seefisch
Sardelle	20,1	2,3	in Spuren		Seefisch
Sardine	19,4	4,5	in Spuren	Pilchard	Seefisch
Seeteufel	20,3	4,6	in Spuren	Lotte, Baudroie, Rape (Spanien), Coda di Rospo (Italien)	Seefisch
Schellfisch	17,9	0,6	in Spuren		Seefisch
Schillerlocken	21,3	24,1	in Spuren	Dornhai	Seefisch
Schleie	17,7	0,7	in Spuren		Süßwasserfisch
Scholle	17,1	1,9	in Spuren	Goldbutt	Seefisch
Schwertfisch	19,8	4	in Spuren		Seefisch
Seehecht	17,2	2,5	in Spuren		Seefisch
Seelachs	18,3	0,9	in Spuren	Köhler	Seefisch
Seezunge	17,5	1,4	in Spuren		Seefisch
Sprotte	16,7	16,6	in Spuren	Breitling	Seefisch
Steinbeißer	15,8	2	in Spuren	Katfisch	Seefisch
Steinbutt	16,7	1,7	in Spuren		Seefisch
Stockfisch	79,2	2,5	in Spuren	getrockneter Kabeljau	Seefisch
Thunfisch	21,5	15,5	in Spuren		Seefisch
Zander	19,2	0,7	in Spuren		Süßwasserfisch

Krusten- und Schalentiere

Auch Krusten- und Schalentiere sind nach der Ernährung nach dem „Bi(e)nären System" in den täglichen Speiseplan integrierbar. Allerdings enthalten Austern, Jakobsmuscheln und Langusten auch einige Kohlenhydrate.

Krusten- und Schalentiere sind eiweißreich, enthalten aber leider nur eine geringe Menge mehrfach ungesättigter Fettsäuren. Sollten Sie frische Austern gerne mögen (ich persönlich hasse sie!), sollten Sie immer zuschlagen, da sie einen unschlagbar hohen Gehalt an wertvollem Zink aufweisen (100 g Austern enthalten 50 mg Zink).

Mit etwas gutem Öl oder unserer schönen selbst gemachten Mayonnaise, einem fein gewürfelten hartgekochten Ei, einer Tomate und einer klein geschnittenen Gewürzgurke hat man im Nu einen kleinen Krabbensalat gezaubert, den man auch prima mitnehmen kann.

Scampi sind etwas größer und „fleischiger" als Krabben und schmecken super auch eingelegt mit etwas Knoblauch. In manchen italienischen oder türkischen Geschäften kann man sie so als Antipasti fertig kaufen.

Krebse erreichen eine Größe bis zu 15 cm Länge und ein Gewicht bis zu 120 Gramm. Hier werden sie nicht oft im Handel angeboten. Der Hummer (franz. Homard, engl. Lobster) unterscheidet sich in seinem Aussehen nur wenig von ausgewachsenen Flusskrebsen, wird aber viel größer und schwerer (bis zu einem halben Meter lang und bis zu 2 kg).

Hummerfleisch ist sehr schmackhaft, aber auch teuer. Leider vergeht mir im Restaurant immer der Appetit, wenn ich sehe, wie die Tiere getötet werden.
Damit die Tiere nicht kneifen, werden ihnen die Scheren zusammengebunden und sie lebend in einen großen Kochtopf mit sprudelnd siedendem Salzwasser geworfen.

Nur, um das hier klar zu stellen, ich habe nichts gegen die Tötung von Tieren für den menschlichen Verzehr. Es muss jedoch gewährleistet sein, dass die Tiere so wenig wie möglich zu leiden haben. Soviel Respekt sollte das „Raubtier Mensch" vor jedem seiner Mitgeschöpfe haben.

Bei der Tötung von Hummern und Langusten gelten daher folgende Regeln:

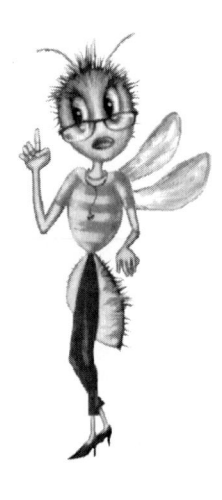

- Jedes Tier muss einzeln in das kochende Wasser geworfen werden, damit das Wasser nicht abkühlt und der Tod möglichst rasch eintritt. Bevor das nächste Tier eingeworfen wird, muss das Wasser wieder sprudelnd kochen.

- Das Tier muss mit dem Kopf voran eingeworfen werden, damit sofort das Gehirn als Reizleitungszentrum ausgeschaltet wird.

- Die Tiere sollten vorher auf Eis liegen. Sie sind dann betäubt und sollten direkt vom Eis ins kochende Wasser geworfen werden.

- Oft sieht man Dutzende von Hummern mit zusammengebundenen Scheren in einem Becken liegen. Da Hummer jedoch Einzelgänger sind, setzt sie dieses Zusammenpferchen einem ungeheuren, absolut vermeidbaren Stress aus.

Langusten (franz. Langoustes, ital. Aragoste), wegen ihres stachelbewehrten Rückens auch „Stachelhummer" genannt, können stattliche Exemplare von mehr als 60 cm Länge und einem Gewicht bis zu acht Kilogramm werden. Ihr Fleisch gilt als das Edelste unter den Krustentieren.

Austern und Muscheln gehören zu den Schalentieren. Frisch werden sie in Restaurants nur in den kälteren Monaten, denen die mit R enden, angeboten. Austern werden frisch auf Eis serviert und dann lebend „geschlürft", können aber auch gegart werden. Da die griechische Liebesgöttin Aphrodite angeblich einer Auster entsprungen sein soll, sagt man ihr bis heute eine aphrodisierende Wirkung nach. Angeblich schlürfte auch Casanova bis zu 50 Austern pro Tag, um seine Manneskraft zu stärken.

Bei Muscheln dürfen immer nur frische, fest geschlossene Muscheln verwendet werden. In der Zeit von Juni bis September sollten sie selbst in Meeresnähe nicht verwendet werden, da sie als Planktonfiltrierer in der warmen Jahreszeit sehr viele Mikroorganismen enthalten, die teilweise giftige Substanzen absondern.

Jakobs Muscheln (auch Kamm-Muscheln genannt) findet man immer häufiger auf deutschen Speisekarten, vornehmlich in Restaurants der besseren Kategorie.

Auch bei gezüchtetem Fisch und Schalentieren lohnt es sich, etwas mehr Geld auszugeben und Bioware aus ökologischer Zucht zu kaufen.

Leider werden die Tiere nämlich in konventioneller Zucht meist auf sehr engem Raum gehalten. Um Infektionen des Bestandes zu verhindern, werden prophylaktisch Antibiotika eingesetzt, die Sie beim Verzehr aufnehmen.

Tintenfisch und Oktopus

gehören zoologisch zu den so genannten Kopffüßern und werden in der mediterranen und asiatischen Küche vielfältig verwendet.
Meist werden alle essbaren Kopffüßer als Tintenfische bezeichnet und als Kalmare (Calamari, Seppie, Polpi, Calamares) und Kraken (Oktopus, Polpo, Pulpo) unterschieden.

Ihr zartes Fleisch erinnert an den Geschmack von Rindfleisch und gilt als Delikatesse. Unpaniert können Sie die Tintenfische und Kraken jederzeit genießen.
Verschmähen sollten Sie jedoch die in Deutschland so beliebten panierten Tintenfischringe. Ebenfalls kosten sollten Sie einmal rohen Tintenfisch beim Japaner.

Kaviar

Bei Kaviar handelt es sich um unbefruchtete Fischeier (Rogen), welche man auch als Korn oder Perle bezeichnet.

Je größer das einzelne Korn und je heller die Farbe, umso wertvoller und teurer ist der Kaviar. „Echter" russischer Kaviar stammt vom Stör. Etwa 80 Störeier ergeben ein Gramm. Oft bekommt man russischen Kaviar in sehr guten Restaurants angeboten, daher sollten Sie wissen, ob Sie zugreifen dürfen oder nicht. Die Antwort ist ein 100% iges „Ja". Kaviar ist sehr proteinreich und enthält auf 100 g nur 4 g Kohlenhydrate. Wenn Sie Kaviar wirklich gern mögen, lassen Sie sich bitte nicht von der „Ja aber-Fraktion" verunsichern, die sie wegen des hohen Cholesteringehalts vor dem Genuss von Kaviar warnt.

Da es verschiedene Störarten gibt, gibt es auch unterschiedliche Sorten von echtem Kaviar: Man unterscheidet Beluga- oder Hausenkaviar, der großkörnig (3,5 mm Ø), schwarzgrau bis grau-weiß ist. Ein Kilogramm davon kann je nach Qualität zwischen 2.000 und 10.000 € kosten. Ship- und Ossiotrakaviar besteht aus mittelgroßen Körnern (2 mm Ø), während Sevruga-Kaviar eher feinkörnig (≤ 2 mm Ø) und dünnhäutig ist. Parnaja ist der Kaviar von im Winter gefangenen Stören.

Auf Kaviardosen findet man auch den Zusatz „Malossol". Dies ist keine Sortenbezeichnung, sondern bedeutet nur "wenig gesalzen".

In guten Restaurants wird Kaviar nur mit speziell dafür angefertigtem Besteck aus Perlmutt, Horn, Holz oder sogar Gold gereicht. Dies liegt daran, dass Silber beim Kontakt mit den salzigen Fischeiern oxidiert, was natürlich den Geschmack negativ beeinflusst.

Leider sind die Wildbestände des Störs bis auf Restbestände in Frankreich, Spanien und im Donaudelta in Europa ausgerottet. Auch in Russland droht ihnen dieses Schicksal, da viele Fischer an der unteren Wolga und am Kaspischen Meer die Fangquoten weit überschreiten. Die Internationale Artenschutzkommission CITES hat die noch existierenden Störarten mit Fang- und Exportquoten belegt und den Stör unter Artenschutz gestellt. Im September 2005 haben die Vereinigten Staaten ein Importverbot für Beluga-Kaviar aus Russland verhängt.

Wenn Sie selbst Kaviar kaufen, wählen Sie daher solchen aus Zuchtbetrieben.
Damit tun Sie nicht nur etwas für den Artenschutz, sondern auch etwas für den Wirtschaftsstandort Deutschland. Wie das?

Kaum zu glauben, aber die weltweit größte Aquakulturanlage für Störzucht und Kaviarproduktion steht tatsächlich in Demmin im wunderschönen Mecklenburg-Vorpommern. Dort wird übrigens auch Kaviar von Albino-Stören produziert, ein goldgelber Rogen, der auf dem Weltmarkt bis zu 30.000 US Dollar pro kg kosten kann. Wenn Sie mehr über Kaviar lernen möchten, empfehle ich Ihnen den Besuch auf der website des Unternehmens, www.caviar-creator.de, dort können Sie sich einige sehr interessante Filme zur Kaviarproduktion anschauen.

Auch andere Süß- und Seewasserfische können uns kulinarisch interessanten Rogen liefern. Dieser wird als „Kaviarersatz" bezeichnet und kann eine durchaus wohlschmeckende und günstige Alternative zu dem teuren Stör-Kaviar sein.
Im Handel wird solcher Kaviarersatz meist pasteurisiert in Gläsern verpackt angeboten. Dazu gehören z.B. der rotgefärbte Keta-Kaviar vom Lachs (mit 100 bis 500 Euro pro Kilogramm fast schon ein Schnäppchen) oder der golden- bis orangefarbene Forellen-Kaviar.

Als so genannter „Deutscher Kaviar" sind Fischeier vom Seehasen im Handel, welche eigentlich rosa bis gelblich gefärbt sind. Er wird dann von der Industrie mit Lebensmittelfarbe rot oder schwarz eingefärbt und zur Dekoration von Speisen am kalten Buffet verwendet. Er ist ein absolut verzichtbares, salziges Geschmackserlebnis und hat mit echtem Kaviar soviel Ähnlichkeit wie der Ring aus dem Kaugummiautomat mit einem Brilliantring von Tiffany. Es hat also absolut nichts mit Dekadenz zu tun, wenn ich Ihnen daher zum „echten" Kaviar rate.

Alle Vögel fliegen hoch

Machen wir es kurz: Bei der Ernährung nach dem „Bi(e)nären System" dürfen Sie alles essen, was fliegen kann. Punkt.

Geflügelfleisch enthält hochwertiges tierisches Eiweiß, Vitamine und Mineralstoffe, ist sehr vielseitig verwendbar und schmeckt auch kalt ganz hervorragend. Ein grüner Salat mit Putenbruststreifen gilt als das klassische „Modelgericht", da Putenbrust sehr fettarm ist.

Doch seien wir ehrlich: Was ist das Allerbeste an einem Grillhähnchen?
Genau: die knusprige, Fetttriefende Haut. Hmm!
Und genau die sollen Sie sich auch gönnen. Genießen Sie es, lassen Sie sich das Fett rechts und links die Wangen runter laufen und sagen Sie laut: "Ich bin auf Diät!" Da wird einem erst so richtig bewusst, wie gut man es hat, oder?

Angst vor den bösen „gesättigten" Fetten?
Entenfett und Gänsefett sind bei Raumtemperatur chemisch stabile halbfeste Fette mit 35% gesättigtem Fett, 52% einfach ungesättigtem Fett (einschließlich kleinerer Mengen antimikrobieller Palmitolsäure) und etwa 13% mehrfach ungesättigtem Fett. Das Verhältnis von Omega-6 zu Omega-3 Fettsäuren hängt davon ab, was die Tiere gefressen haben.

Selbstverständlich gibt es aber zu solch einem leckeren Hähnchenschenkel weder Reis noch Pommes frites und natürlich auch kein Bierchen, verstanden?

Das Schöne und Praktische an Geflügel ist, dass es wirklich sehr wenig Arbeit macht, es zuzubereiten. Kaufen Sie z. B. einige Keulen Huhn, Gans oder Ente, werfen diese auf ein Backblech und garen diese bei 170°C in Ihrem Backofen (ca. 15 Minuten, abhängig von der Größe), die letzten 5 Minuten den Grill zusätzlich anstellen, damit die Haut knusprig wird. Wegen der möglichen Verunreinigung mit Salmonellen sollten Sie darauf achten, dass Geflügelfleisch immer durchgegart wird.

Während bei Rindfleisch „rosa gebraten" ein optimaler Garpunkt ist, muss dies bei Geflügel unbedingt vermieden werden.

Kaufen Sie auch einmal ein ganzes ausgenommenes Huhn und packen es so wie es ist mit ein wenig Wasser in einen Schnellkochtopf. Eine halbe Stunde garen und abkühlen lassen. Klauben Sie das Fleisch von den Knochen und nutzen Sie es anschließend entweder für einen Geflügelsalat oder für eine Hühnersuppe, die Sie aus der entstandenen Brühe machen (siehe Rezeptteil). Die Hühnersuppe, die Sie hieraus zaubern, hat wirklich das Prädikat „Chicken-Soup for the Soul" verdient.
Den Geflügelsalat muss man natürlich frisch essen, die Suppe lässt sich hervorragend portionsweise einfrieren.

Auch in einem Bräter kann man auf die ganz altmodische Weise Ente, Truthahn oder Gans zubereiten. Sie können das Geflügel natürlich auch mit Hackfleisch füllen, jedoch nicht mit Äpfeln oder Maronen. Wenn Sie Ihren Rotkohl dazu selbst machen, spricht nichts dagegen, Gans mit Rotkohl zu servieren. Nur auf den Knödel müssen Sie verzichten!

Alle heute als genießbar geltenden Geflügelarten gehören entweder zu den fasanenartigen Hühnervögeln oder den Gänsevögeln. Nur Strauß und Taube bilden eine Ausnahme. Bei Geflügel unterscheidet man Haus- und Wildgeflügel. Zu Hausgeflügel zählen Haushuhn, Truthahn (Pute), Ente, Gans, Taube und Strauß.

Als Wildgeflügel bezeichnet man Fasan, Rebhuhn, Perlhuhn und Wachtel. Letztere werden zwar gezüchtet, werden aber ihres Geschmacks wegen zum Wildgeflügel gezählt, was die Sache nicht logischer macht. Auerhahn, Birkhuhn und Wacholderdrossel sind wohl ebenfalls sehr schmackhafte Wildgeflügel. Da sie jedoch zu den gefährden Arten zählen, dürfen sie heutzutage nicht mehr gejagt werden. Bis in die Renaissance wurden sogar Schwäne und Pfauen von Adel und Klerus verspeist.

Wie bei Fleisch und Fisch gilt auch hier wieder die ganz einfache Regel: je natürlicher ein Vogel aufgewachsen ist, desto wertvoller ist sein Fleisch für die menschliche Ernährung. Ein Fasan oder auch eine Flugente (!), die in freier Wildbahn groß geworden sind und sich natürlich ernähren durften, schmecken vollkommen anders als eine „Polnische Hafermastgans", die in der Vorweihnachtszeit in einem dunklen und muffigen Stall mittels Kohlenhydratmast auf Schlachtgewicht getrimmt wurde.

Ein Huhn, das im Sand gescharrt und Maden aus dem Misthaufen rauspulen durfte, schmeckt völlig anders, als die abgewrackte Legehenne, die nach einem grausamen Leben in einem DIN-A4 großen Käfig als Suppenhuhn für 1,99 € in der Tiefkühltruhe Ihres Discounters landet.

Gänse, die auf der Weide Wind und Wetter erleben durften und artgerecht in einer Gänseschar gelebt haben, fallen durch ihren aromatischen Fleischgeschmack positiv auf. Enten brauchen für ein artgerechtes Leben Wasser, sie wollen schwimmen. Dies ist in fast allen konventionellen Mastbetrieben nicht gewährleistet. Da es leider keine Haltungsverordung für die Entenmast gibt, kann jeder, der glaubt Enten züchten zu wollen, dies ohne Kontrolle tun.

Kontrollieren daher Sie als mündiger Verbraucher diejenigen, von denen Sie Ihr Geflügel beziehen, und wählen Sie unbedingt einheimische Produkte aus artgerechter und ökologischer Zucht.
Ein wenig Stöbern im Internet lohnt sich, z.B. unter www.bioland.de oder www.neuland.de. Vielleicht finden Sie sogar einen Biobauern ganz in Ihrer Nähe, bei dem Sie sogar den Hof besichtigen dürfen, oder aber Sie lassen sich das, was Sie benötigen, einfach zusenden. Sie tun sich selbst wirklich nichts Gutes an, auf den Cent zu achten und nur das preiswerteste Federvieh zu erstehen.

Während der BSE-Krise wurde Straußenfleisch beim Verbraucher plötzlich beliebt. Mittlerweile ebbt der Run jedoch schon wieder ab. Straußenfleisch ist extrem fettarm und lässt sich braten, grillen oder als Gulasch genießen. Aus den Keulen der ca. 60 kg schweren Tiere werden Straußensteaks oder Filets gewonnen, die für etwa 18 € pro kg angeboten werden. Brust und Flügelfleisch kommen in die Wurst oder werden als Hackfleisch angeboten.

Auch wenn Geflügelinnereien eine geringe Menge Kohlenhydrate enthalten, können diese problemlos genossen werden. Ein paar angebratene Geflügelherzen z.B. sind auch kalt eine prima Zwischenmahlzeit.

Stopfleber

Ein absolutes und striktes NIEMALS gibt es für den „Genuss" von Enten- oder Gänsestopfleber, die man als "Foie gras" auf der Karte jedes guten Restaurants als besondere Delikatesse findet.

Stopfleber wird produziert, indem man den Tieren mehrmals am Tag ein ca. 50 cm langes Rohr durch den Schlund direkt in den Magen stößt. Durch dieses Metallstück wird jeden Tag ein Kilogramm verquollener, stark gesalzener und oft mit Antibiotika versetzter Maisbrei in den Magen des Tieres gepresst. Diese Menge entspricht etwa 20% des Körpergewichts der Tiere. Nicht selten wird Vögeln bei diesem Verfahren der Hals durchstoßen.

Damit der Speisebrei nicht wieder ausgewürgt wird, wird der Hals der Tiere mit Gummiband zugeschnürt, was wiederum zu einem Reißen der inneren Organe durch den immensen Druck führen kann.

Der „Erfolg" nach solch wochenlanger Stopferei ist eine bis auf das Zehnfache krankhaft vergrößerte Leber, die nach dem Töten der Tiere für etwa 70,- € pro kg verkauft wird. Mehr als 20 Millionen Enten und 5 Millionen Gänse (!) werden auf die eben beschriebene Weise gequält, um so jährlich an die 20.000 Tonnen Gänsestopfleber zu produzieren.

Meiner Meinung nach ist es vollkommen unmoralisch ein Luxus-Produkt zu verzehren, welches durch so viel Leid und widerliche Bedingungen erzeugt wurde, selbst wenn es sensationell gut schmecken würde. Das tut es aber nicht mal!
Nur wir als Konsumenten können ein solches Leid stoppen, indem wir schlichtweg keine Gänsestopfleber mehr essen. Leber ja, Stopfleber nein!

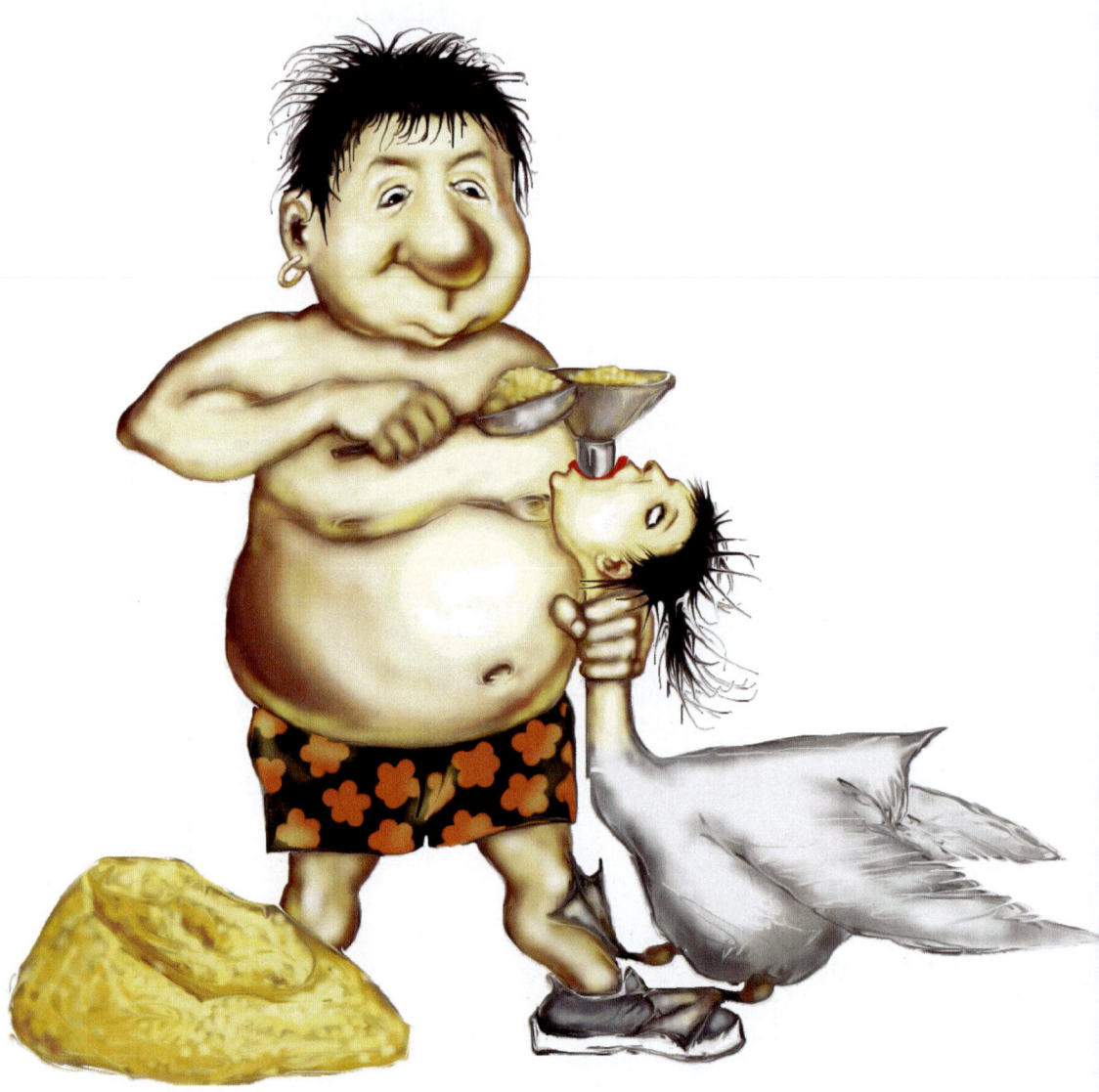

Möchten Sie gestopft werden?

Ich appelliere dabei besonders an diejenigen unter Ihnen, die in leitenden Positionen oft in guten Restaurant speisen oder auch Menüfolgen für Geschäftsessen abzunicken haben. Sorgen Sie dafür, dass es keine Stopfleber bei von Ihnen organisierten Geschäftsessen gibt!

Übrigens gehe ich davon aus, dass auch in Fangnetzen gefangene Singvögel nicht in Ihren Mägen landen werden. Deshalb sind sie in der Tabelle nicht aufgeführt.

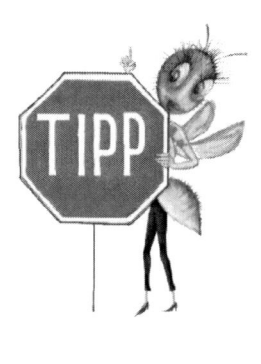

Wenn Sie unterwegs sind und eventuell außer einer Imbiss-stube kein alternatives Lokal zur Verfügung stehen sollte, ordern Sie dort ein halbes Hähnchen.
Kommt es frisch vom Grill lassen Sie es sich schmecken.

Leider gibt es in manchen Imbissstuben jedoch die Unart, den erkalteten Vogel wieder in die Friteuse zu werfen und heiß zu machen. Auf diese Art und Weise entstehen schädli-che trans-Fettsäuren. Die wollen wir aber nicht essen!

Genießen Sie Ihr Hähnl daher entweder kalt oder warten Sie, bis ein frisches Exemplar vom Grill kommt.

Eine Übersicht über das, was Sie an Geflügel ohne schlechtes Gewissen essen können, gibt nachfolgende Tabelle:

Nährstoffzusammensetzung verschiedener Geflügelarten (pro 100 g)

Geflügel	Eiweißgehalt	Fett	Fett MUFA	Kohlenhydrate	Synonym
Ente	18,1 g	17,2 g	2,2 g	in Spuren	
Fasan	2,2 g	5,2 g	0,7 g	in Spuren	
Gans	15,7 g	31 g	3,3 g	in Spuren	
Huhn	19,9 g	9,6 g	2,3 g	in Spuren	
Hühnerherz	17,3 g	5,3 g	1,2 g	1,8 g	
Hühnerleber	22,1 g	4,7 g	0,7 g	1,2 g	
Perlhuhn	20 g	7,3 g	1,6 g	in Spuren	
Pute	20,2 g	8,5 g	2,4 g	in Spuren	Truthahn
Rebhuhn	35 g	9 g	2,1 g	in Spuren	
Strauß	22 g	1,2 g		in Spuren	
Taube	16 g	18 g	2,3 g	in Spuren	
Wachtel	22 g	9 g	2,5 g	in Spuren	

MUFA = mehrfach ungesättigte Fettsäuren

Obst

Wenn Obst krank macht

Obst gilt generell als sehr gesund und ist weit entfernt von jeglicher kritischen Betrachtung durch Mediziner und Ernährungswissenschaftler. Empfohlen wird der häufige, uneingeschränkte und bedenkenlose Verzehr jeglicher Obstsorten.

Allerdings können längst nicht alle Leute Obst problemlos vertragen.
Der Bauch mancher Menschen reagiert auf das Essen von Obst mit akutem „Brummeln" und teilweise heftigen Durchfällen. Der Leib schwillt ballonförmig an, wird bretthart und kann ganz erheblich schmerzen. Solche Menschen leiden wahrscheinlich an einer Fruchtzucker-Unverträglichkeit.

Oft sind sehr schlanke Frauen betroffen. Um Kalorien zu sparen und bloß kein „böses Fett" zu sich zu nehmen, essen sie viel „gesundes Obst", zumal sie verinnerlicht haben, dass Obst ja ein „Fatburner" sein soll. Tatsächlich sind diese Damen auch sehr dünn, fallen jedoch eher durch ihre extremen Blähbäuche auf als durch ihre tolle Figur. Betroffene Frauen sehen oft vollkommen fehlproportioniert und wie schwanger aus. Natürlich macht das unglücklich. Frau hält sich für viel zu dick und reduziert die normale Kost zugunsten von Obst noch weiter herunter. Ein Teufelskreis, natürlich kann so nie eine Besserung eintreten.

Während viele Menschen mittlerweile wissen, dass man eine Milchzuckerunverträglichkeit (Laktose-Intoleranz) haben kann, herrscht über die Möglichkeit einer Fruktose-Intoleranz auch bei Medizinern noch sehr viel Unwissen.

Menschen mit einer Fruktose-Malabsorption leben oft Jahrzehntelang unerkannt mit dieser Erkrankung und haben teilweise einen erheblichen Leidensdruck, denn nicht nur Kopfschmerzen, sogar Depressionen können auf eine Fruktose-Malabsorption zurückzuführen sein.

Eine simple Ernährungsumstellung könnte deren Lebensqualität maßgeblich verbessern. Studien zeigten, dass 75% der Patienten, die eine Milchsäureunverträglichkeit haben, gleichzeitig auch unter einer Fruchtzuckerunverträglichkeit leiden (Ledochowski, 2003). Sollten Sie also schon wissen, dass Sie Milchzucker nicht vertragen, und unter den oben beschriebenen Symptomen leiden, könnte es sinnvoll für Sie sein, Nahrungsmittel mit weniger Fruchtzucker zu sich zu nehmen.

Obst im „Bi(e)nären System"

Sich fruktosefrei zu ernähren ist ziemlich schwierig, weniger davon zu essen dagegen ungemein einfach.

Bevorzugen Sie zuallererst Gemüse statt Obst. Gemüse enthält deutlich weniger Kohlenhydrate als Obst. Welche Gemüse Sie bedenkenlos essen können, entnehmen Sie bitte dem entsprechenden Kapitel ab Seite 274.

Bevorzugen Sie bei Obst stets die Sorten, die relativ wenige Kohlenhydrate enthalten, z.B. Beerenobst. Wie die nachfolgende Tabelle zeigt, haben z.B. 100 g Himbeeren nicht einmal 5 g Kohlenhydrate.

Nettokohlenhydratanteil in 100 g rohem Beerenobst

Beerenart	g KH/ 100 g
Himbeeren	4,8
Johannisbeeren	4,9
Erdbeeren	5,5
Heidelbeeren (Blaubeeren)	6,1
Brombeeren	6,2
Stachelbeeren	7

Wenn man sie im Sommer frisch bekommt, sollten Sie sich diesen Luxus also ruhig zwischendurch gönnen, auch wenn diese etwas teuer sind. Sie werden ja meist in 125 g Schälchen angeboten, damit schlägt diese Zwischenmahlzeit mit nicht einmal 7g Kohlenhydraten zu Buche und hält den Blutzuckerspiegel stabil.

Blaubeeren, in manchen Regionen auch Heidelbeeren genannt, kann man auch gefroren ganz wunderbar zur Herstellung von Pfannkuchen benutzen, die wirklich super lecker sind (siehe Rezeptteil). Es bietet sich sowieso an, stets eine Packung gefrorene gemischte Beerenfrüchte im Eisfach zu haben, damit kann man hervorragend kochen und auch wohlschmeckende Milchshakes herstellen (siehe Rezeptteil).

100 g Erdbeeren sind allerdings mengenmäßig eher etwas für den berühmten „hohlen Zahn". Daher empfehle ich Ihnen, die Menge, die Sie verzehren möchten, lieber als Belag auf einem leckeren Tortenboden (gleicher Teig wie bei den Nussplätzchen) zu verwenden. Mit einem ordentlichen Klecks Schlagsahne wirklich ein absolut geniales Diätessen!

Beerensorten wie Holunderbeeren, Maulbeeren oder Sanddornbeeren habe ich in meiner Tabelle ganz bewusst weggelassen, da sie entweder nicht schmecken (zu sauer), erst aufwendig gekocht werden müssen oder gar nicht im Handel erhältlich sind. Den Kohlenhydratanteil handelsüblicher Obstsorten können Sie in der folgenden Tabelle nachschauen.

Mal eine Kiwi, 3 Aprikosen, Pflaumen oder 2 Mandarinen zwischendurch? Auch machbar, bei diesen Mengen kommen nicht viel Kohlenhydrate auf einmal zusammen. Anders kann es da aber schon bei einer dicken Pampelmuse in der Einleitungsphase aussehen! So ein Exemplar bringt ganz locker 250 g auf die Waage und würde ihre Kohlenhydratbilanz mit fast 19 g belasten. Zusammen mit dem, was sich über den Tag sonst noch an Kohlenhydraten addiert, kommen Sie schnell über die magische Grenze von 60 g Kohlenhydraten pro Tag in der Einleitungsphase hinaus und fliegen aus der Ketose.

Noch einmal ganz deutlich: In der Erhaltungsphase, in der es nur noch darauf ankommt, das Gewicht bequem zu halten und sich bei guten Blutwerten rundum wohl zu fühlen, ist es vollkommen egal, ob Sie nun 70 oder 200 g Nettokohlenhydrate am Tag verputzen, solange Sie Ihr Gürtel oder Ihre Waage nicht ermahnt, etwas weniger unbedarft Kohlenhydrate zu sich zu nehmen. Wieviel Kohlenhydrate eine Person vertragen kann ohne zuzunehmen, ist eine individuelle Angelegenheit, vergleichbar mit der unterschiedlichen Sonnenempfindlichkeit von Menschen. Der eine bekommt nach 5 Minuten im Schatten schon einen Sonnenbrand, der andere kann sich eine halbe Stunde in die pralle Sonne legen und wird sofort braun.
Der Konsum von Gemüse und kohlenhydratarmen Obst („Five a day") ist empfehlenswert und sinnvoll, da wir auf diese Weise mit Vitalstoffen und wichtigen Basen versorgt werden.

Doch wenn man die Kohlenhydrate zu Anfang unserer Diät nicht klar bilanziert, verfällt man erfahrungsgemäß ganz schnell wieder in eine „Ist-doch-egal-Haltung", einen üblichen Trott ohne Maß und Ziel. Kontrollieren Sie sich daher lieber selbst, bevor jemand fragt: „Sag mal, hast Du wieder zugenommen?"

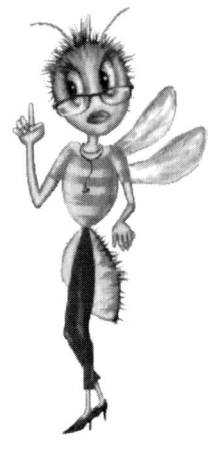

Nur für Streber:

Grundsätzlich unterscheidet man zwei Formen von Fruktose-Unverträglichkeiten: Die Fruktose-Malabsorption und die hereditäre (erbliche) Fruktoseintoleranz (HFI).

Bei Betroffenen mit Fruktose-Malabsorption hat wahrscheinlich das Transportsystem für Fruktose im Dünndarm, der so genannte GLUT-5 Transporter, einen Knacks. Durch einen Vorgang, den man im Fachjargon Osmose nennt, sammelt sich im Dünndarm Wasser an, und es entstehen Durchfälle, weil der Dickdarm es gar nicht schaffen kann, soviel Flüssigkeit wieder rückzuresorbieren.

Da in der Natur nie etwas unverbraucht bleibt, stürzen sich im Dickdarm dann die Darmbakterien auf den unverwerteten Fruchtzucker und bauen ihn ab.

Dabei entstehen Gase, die für den geschwollenen Leib und die schmerzhaften Blähungen verantwortlich sind. Da es derzeit keine Medikamente zur Therapie der Fruktose-Malabsorption gibt, ist eine fruktosearme Ernährung der einzig wirksame Weg, die Symptome dauerhaft zu bekämpfen.

Die so genannte hereditäre Fruktoseintoleranz (HFI) ist eine angeborene Störung des Fruktosestoffwechsels, die meist schon im ersten Lebensjahr entdeckt wird, da solche Kleinkinder klinisch akut erkranken, sobald ihnen fruktosehaltige Kost zugefüttert wird. Die Inzidenz (Häufigkeit) dieser Erbkrankheit liegt bei 1:20.000 (Wolf 1992). Durch den Stoffwechseldefekt (Aldolase-B-Mangel oder Fruktose-1,6-Biphosphatase-Mangel) kann Fruktose im Körper nicht abgebaut werden und häuft sich in den Zellen bis zu einer toxischen Grenze an.

Dadurch kann auch eine normale Verstoffwechselung der Glukose nicht mehr stattfinden, und es kommt zu Unterzuckerungen (Hypoglykämien). Fruktoseaufnahmen führen bei den Betroffenen zu schweren Leber- und Nierenschädigungen, weshalb manche Patienten auch eine natürliche Abneigung gegen alles Süße, sowie Obst und Gemüse haben. Nur eine streng fruktosefreie Ernährung kann hier ein normales Überleben sichern.

Rein praktisch gesehen, wüssten Sie als Erwachsener daher ganz genau, wenn Sie über eine erbliche Form der Fruchtzuckerunverträglichkeit verfügen würden, ich erwähne es hier also nur der Vollständigkeit halber.

Ich habe in meiner Tabelle nur Obstsorten bis 13 g Nettokohlenhydrate pro 100 g aufgeführt und möchte Sie bitten, andere Obstsorten in Ihrer Nährwerttabelle nachzuschlagen. Kirschen z.B. enthalten 13,3 g Kohlenhydrate auf 100 g und sind ein tolles Obst. Wenn im Sommer diese prallen, roten Früchtchen beim Obsthändler in der Auslage liegen, kann man kaum widerstehen. Wenn Sie dann Lust auf Kirschen bekommen, gönnen Sie sich ruhig welche. Kaufen Sie aber dann nur 1/4 Pfund und versuchen Sie, an diesem Tag an anderer Stelle ein paar Kohlenhydrate einzusparen. Genauso machen Sie es mit allen anderen Obstsorten, die Sie sehr gerne essen und auf die Sie nicht verzichten wollen. Es ist halt alles eine Frage des Managements….

Männer essen übrigens meiner Erfahrung nach sowieso viel lieber Gemüse als Obst, und dann ist es deutlich einfacher mit der Kohlenhydratbilanzierung.

Ausgerechnet Bananen

Bananen werden gerne als Powerfrucht und natürlicher Fitness-Snack für unterwegs an den gesundheitsbewussten Verbraucher gebracht. Schülern werden die gelben Dinger gleich im Doppelpack mit in die Schule gegeben, denn Sie sind ja so gesund, und Obst macht die lieben Kleinen ja angeblich auch nicht dick.

Außerdem werden die gelben Kraftpakete gleich in einer so praktischen Verpackung geliefert. Mami erspart sich das zeitaufwändige Einwickeln und muss sich nicht das Hirn zermartern, was man dem Spross denn sonst so in die Schule mitgeben könnte. Ganze 18 kg Bananen isst der Durchschnittsdeutsche pro Kopf und Jahr!

Tatsächlich ist so eine Banane auch die ideale Zwischenmahlzeit für den Marathonläufer. Kaum im Magen hat so ein Marathoni die Banane im Wettkampf schon wieder verbrannt. Sollten Sie noch eines der selten gewordenen kindlichen Exemplare Ihr Eigen nennen, das dauernd mit seinen Freunden herumturnt, auf dem Bolzplatz tobt, Baumhäuser baut und nicht nur virtuell Seifenkistenrennen fährt, ist ebenfalls gegen eine täglichen Banane nichts einzuwenden. Natürlich ist der Verzehr einer Banane für ein Kind tausendmal besser als der eines Schokoriegels!

Haben Sie einen kräftezehrenden Beruf? Arbeiten Sie z.B. als Bauarbeiter, der mit einem Riesenhammer Wände mit Muskelkraft niederreißt?
In diesem Falle können Sie auch weiterhin ganz beruhigt zur Banane als Obstmahlzeit greifen. Stemmen Sie jedoch nur den Bleistift und schieben Ihre Computermaus hin und her, empfehle ich Ihnen eine andere Obstsorte zu sich zu nehmen.
Der Konsum von Bananen ist für Kopfarbeiter nicht so toll für Blutzuckerspiegel.
Besonders sehr reife Bananen lassen Ihren Blutzucker und wenig später dann den Insulinspiegel ansteigen. Es gibt dutzendfach bessere Alternativen.

Obst als Fatburner

Im Handel sind einige Bücher zu erstehen, die bestimmte Nahrungsmittel als „Fatburner"
klassifizieren. Ganz oben auf der Hitliste der „Fettschmelzer" steht Obst.
Die in Obst enthaltenen Enzyme sollen dabei die Fettschmelze anregen oder „Nahrungs-
fette neutralisieren" – wie immer das gehen mag.

Schaut man sich diese Bücher, z.B. Marion Grillparzers Best Seller „Fatburner" jedoch
einmal etwas kritischer an, so beruht die Philosophie, wie man sein Gewicht reduziert,
auch wieder nur auf Fett einsparen und Bewegung.

So heißt es nämlich gleich im ersten Kapitel „Sport – der effektivste Fatburner".
Und da hat sie natürlich absolut recht. Insofern ist der Titel „Fatburner" also weniger auf
bestimmte Nahrungsmittel, sondern eher auf einen gesunden und bewegten Lebensstil
bezogen. Dass Enzyme aus Obst niemals irgendwas zum Schmelzen bringen, weiß die
Diplom-Ökotrophologin natürlich auch selbst und schreibt z.B. zum Genuss von Ananas:
"Die süßsaure Exotin enthält im Strunk Bromelin. Das kurbelt nicht, wie so oft behauptet,
die Fettschmelze in den Zellen an." Na also, sie weiß es also doch… (Grillparzer 1999).

Nettokohlenhydratanteil verschiedener Obstsorten pro 100g essbarem Anteil

Obstsorte	g KH/ 100 g
Limone	1,9
Papaya	2,4
Zitrone	3,2
Melone (Charentais-Melone)	5,3
Guave	6
Kaktusfeigen	7,1
Grapefruit (Pampelmuse)	7,5
Orange	8,3
Wassermelone	8,3
Aprikosen (Marillen)	8,5
Kiwi	9,1
Mandarinen	10,2
Pflaumen	10,2
Apfel	11,4
Ananas	12,4
Birne	12,4
Honigmelone	12,4
Nektarine	12,4
Mango	12,8
Feige	12,9

Frau Grillparzer betont in ihren Büchern auch stets wie wichtig es ist, genügend Eiweiß zu sich zu nehmen, damit der Körper während einer Diät nicht an sein Muskeleiweiß geht. Brav gelernt, theoretisch weiß sie also tatsächlich gut Bescheid.

Nur mit der Umsetzung hapert´s, denn rechnet man einmal nach, wie viel Gramm Eiweiß man pro Tag nach ihrem Diätplan aufnimmt, ist man klassisch unterversorgt.

Ja, ja, so ist das halt mit der Theorie und der Praxis….

Obst als Vitaminquelle

Ja aber, werden Sie oft hören, wenn Du so wenig Obst isst, bekommst Du doch gar nicht genügend Vitamine. Das ist doch völlig ungesund!

In der Diskussion mit solchen Kritikern lohnt es sich, einmal zusammen einen Blick in eine Nährwerttabelle zu werfen. Vergleicht man nämlich einmal den Vitamingehalt von 100 g Apfelsine mit 100 g Rinderfilet oder 100 g Rinderleber, so ist man verblüfft, denn bei allen B-Vitaminen „siegt" das Rinderfilet eindeutig über die Orange.

Beim Vitamin A übertrifft die Rinderleber eine Orange sogar um das 5.000-fache und glänzt auch noch mit einem ganz passablen Vitamin C Gehalt.

Fazit: Der Obstesser ist dem Fleischesser *nicht* überlegen!

Da Sie bei der Ernährung nach dem „Bi(e)nären System" auch noch Fisch und viel Gemüse essen, bräuchten Sie *theoretisch* gar keine Obstmahlzeiten einzunehmen, um Ihren Vitamingehalt zu decken (vgl. auch Kapitel Vitamine und Nahrungsergänzungsstoffe).

Da wir aber auf Vielseitigkeit und Abwechselung setzen, und Sie ja auch Ballaststpffe brauchen, machen Sie es doch einfach so, dass Sie in der Erhaltungsphase für Ihre „Five a day" drei Portionen Gemüse und zwei Portionen kohlenhydratarmes Obst wählen. So empfiehlt es auch Nikolai Worm mit seiner LOGI-Methode.

Vergleich des Vitamingehaltes von Obst, Gemüse und Fleisch

Vitamin	Orange	Rosenkohl	Rinderfilet	Rinderleber
Vit. A	3 µg	94 µg	keine Daten	15300 µg
Vit. E	0,3 mg	0,6 mg	keine Daten	0,7 mg
Vit. B1	0,09 mg	0,13 mg	0,1 mg	0,3 mg
Vit. B2	0,04 mg	0,13 mg	0,13 mg	2,9 mg
Niacin	0,4 mg	0,7 mg	4,6 mg	13,6 mg
Vit. B6	0,1 mg	0,3 mg	0,5 mg	0,71 mg
Vit.C	50 mg	112 mg	keine Daten	31 mg

Total hipp und angesagt: Smoothies

Seit einigen Monaten werden so genannte „Smoothies" von verschiedenen Lebensmittelkonzernen als „wertvoller Beitrag für eine gesunde Ernährung" beworben.

Produkte mit trendigen Phantasienamen wie "Knorr vie", "Schwartau Fruit2day" oder "True Fruits Smoothie" gelten selbst bei unseren kritischen Szenekids als „voll cool".
So manche Mutter ist dankbar, ihrem Sprössling wenigstens auf diese Art und Weise einmal etwas vermeintlich „Gesundes" mit in die Schule geben zu können und zahlt gerne die umgerechneten hohen Preise von bis zu 6,60 € pro Liter.

Smoothies werden als „Ganzfruchtsaftgetränke" bezeichnet, da ihre Grundlage aus dem Fruchtpüree ganzer Früchte besteht. Ihre dickflüssige Konsistenz gibt den „Smoothies" ihren Namen, denn „smooth" bedeutet im Englischen soviel wie sanft, weich oder sämig, was das „Mouthfeeling" (Mundgefühl) beschreiben soll, das sich beim Trinken des dickflüssigen Saftes einstellt.

Smoothies stammen eigentlich aus den sonnenverwöhnten Bundesstaaten der USA, wo sie in Saftbars, aus frischem Obst im Mixer zubereitet werden.
Allerdings ist der Begriff „Smoothie" weder in Deutschland noch den USA lebensmittelrechtlich klar definiert, d.h. es gibt keinerlei Regelung welche Getränke als „Smoothie" bezeichnet werden dürfen und welche nicht.

Haben solche „Smoothies" in einem Ernährungskonzept nach dem „Bi(e)nären System" einen Platz? Meine Antwort: Nein!

Der Grund: Bananen bilden oft die Grundzutat eines „Smoothies", weshalb sie schon einmal einen hohen Gehalt an Fruchtzucker haben. Ist die Konsistenz zu dick, werden sie mit Obstsäften flüssiger gemacht, sind sie zu dünn, werden sie durch Wasserentzug eingedickt. Selbst ein zusätzlicher Zuckerzusatz, und die Zugabe von Konservierungsstoffen ist problemlos möglich.

„Smoothies" sind keine Gesundheits-, sondern Marketingprodukte von Lebensmittelkonzernen, die uns teure Produkte für eine vermeintlich „gesunde" Ernährung zur Gewissensberuhigung verhökern.

Wenn Sie in der Erhaltungsphase Ihren Obstanteil allmählich steigern und auch einmal Lust auf einen „Smoothie" haben, dann machen Sie ihn sich selbst: Werfen Sie alles, was Sie an Obst im Hause haben in eine Küchenmaschine, mixen kräftig durch, geben eventuell ein klein wenig Wasser für eine bessere Konsistenz hinzu und schmecken mit ein paar Tropfen Süßstoff ab.

Trinken Sie davon nicht mehr als ein Glas auf einmal, um den Blutzuckerspiegel nicht zu sehr zu belasten. Reste sind im Kühlschrank gut aufzuheben, aber im Allgemeinen finden sich im Familien- und Kollegenkreise immer ein paar dankbare Abnehmer.

Da sind sich alle einig: Gemüse ist gesund

Eigentlich müssten wir uns diese Seite im Buch rot markieren.
Endlich einmal können alle Menschen, die sich für eine „gesunde Ernährung" einsetzen, einmütig im selben Chor singen. Ist das nicht großartig? Und angesichts der vielen konträren Ansichten auf diesem Gebiet extrem bemerkenswert.

Sie sollten täglich mehrmals Gemüse zu sich nehmen. Gemüse sättigt, schmeckt gut und enthält viele wertvolle Inhaltsstoffe, ohne uns mit Kohlenhydraten zu überfluten und eine Insulinausschüttung auszulösen. Daher ist es für unsere Ernährung besser geeignet als Obst. Schon 1999 konnte durch eine Studie mit 1100 Teilnehmern bewiesen werden, dass Menschen, die häufig Salat und Gemüse verzehrten, deutlich seltener an Diabetes erkrankten, als Studienteilnehmer, die statt dessen Obst konsumierten (Williams 1999).

Gemüse enthält außerdem viele Ballaststoffe, die für eine gute Verdauung sorgen und sind daher unbedingt in Ihr Ernährungskonzept zu integrieren. Natürlich gibt es bei Gemüse auch wieder kohlenhydratreichere und kohlenhydratärmere Varianten, wovon wir letztere wie immer bevorzugen. Falls Sie das mögen und gut vertragen, sollten Sie zwischendurch immer auch einmal etwas rohes Gemüse essen, z.B. eine Karotte, ein bisschen Kohlrabi oder Zucchini. Männern läuft es da oft kalt den Rücken herunter. Sie finden es einfach nur furchtbar, rohes Gemüse zu essen.
Sollten Sie auch zu dieser Gruppe Mannsbilder gehören, lassen Sie es einfach. Essen soll Ihnen schließlich Spaß machen.

Wenn Sie Kinder haben, sollten sie sich angewöhnen, diesen ab und zu mal einen Rohkostteller hinzustellen. Kinder (und Erwachsene) wollen manchmal einfach nur etwas knabbern. Wenn Kinder gar nicht erst lernen, dass als Knabbereien Chips oder Plätzchen auf den Tisch kommen, vermissen sie auch nichts. Sie haben die Weichen für eine gesunde Ernährung gestellt.

Um an dieser Stelle jetzt nicht auf jede einzelne in Deutschland erhältliche Gemüsesorte näher einzugehen, möchte ich im folgenden ein kurzes Statement zu den einzelnen Gruppen abgeben. Damit Sie zwischendurch immer mal nachschauen können, wie viele Kohlenhydrate in welchem Gemüse vorhanden sind, empfehle ich Ihnen unbedingt die Anschaffung einer aktuellen Nährwerttabelle.

Salate

Fast 50 verschiedene Salatsorten können Sie heute theoretisch erstehen, praktisch führen die meisten Geschäfte natürlich nur die gängigsten Sorten. Sie dürfen bei allen bedenkenlos zugreifen!

Eisbergsalat hat sich mittlerweile zu einer sehr beliebten Sorte gemausert, da er im Kühlschrank ziemlich lange knackig bleibt. Er hat jedoch von allen angebotenen Sorten den geringsten Anteil an Ballaststoffen.

Daher greifen Sie ruhig auch einmal zu Feldsalat, Endiviensalat oder dem normalen Kopf-salat „von früher".

Viele Menschen kennen Fenchel noch nicht als Salat. Er schmeckt köstlich. Das auf Seite 341 aufgeführte Rezept stammt aus Tunesien.

Damit es nicht langweilig wird, können Sie den Salat auch mit Tomate oder Radieschen garnieren. Würzen Sie mit getrockneten Kräutern, Salz und Pfeffer und benutzen Sie als Marinade gutes Olivenöl mit ein wenig Zitronensaft.

Soll Salat nicht als Beilage, sondern als Hauptmahlzeit genossen werden, mischen Sie Thunfisch aus der Dose unter. Verwerfen Sie unbedingt das Öl, in das der Thunfisch eingelegt wurde, denn es ist meist von schlechter Qualität. Verwenden Sie stattdessen hochwertiges Leinöl für die Marinade. Da Leinöl einen leicht fischigen Beigeschmack hat, ist es für Fischgerichte ganz ideal (vgl. Kapitel Fette und Öle, Seite 86). Es eignet sich jedoch nur zur Zugabe zu *kalten* Speisen, da es nicht hitzestabil ist.

Auch Gurken oder Paprika können Sie für einen Salat verwenden. Bei eingelegten Salz- oder Gewürzgurken empfiehlt es sich, wieder sehr genau das Etikett zu studieren. Fast alle im Handel erhältlichen Gewürzgurken liegen in einem Sud, der Zucker enthält. Bei Papri-kaschoten sollte man die grünen, den gelben oder roten Exemplaren vorziehen, da diese wesentlich weniger Kohlenhydrate enthalten.

Schön ist es natürlich, wenn man einen Salat gleich für mehrere hungrige Mäuler zuberei-ten kann, sonst ist es ein wenig mühsam, eine Portion nur für eine einzelne Person zu zaubern.

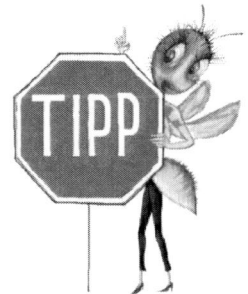

Verwenden Sie zum Säuern besser einige Tropfen Zi-tronensaft als einen schlechten Essig. Der in vielen Geschäften angebotene Balsamicoessig ist gewöhnli-cher Weinessig und enthält Traubenmost und Zucker-couleur zur Braunfärbung, da der Begriff "Balsamico" nicht geschützt ist und von jedem Essig-Hersteller verwendet werden darf. Dieses Gemisch sollte daher nicht für ein Dressing benutzt werden.

Etwas anderes ist es, wenn Sie an einen echten "Aceto Balsamico Tradizionale di Modena" heran kommen. Dieser muss mindestens 12 Jahre gelagert worden sein (für die Qualität "extravecchio" sogar 25 Jahre!) und darf nur von speziellen Herstel-lern nach strengen Regeln gefertigt und angeboten werden.

Ein 12-jähriger „Aceto Balsamico Tradizionale" kostet im Handel ca. 50 Euro pro 100 ml, ein über 25 Jahre alter etwa 100 Euro. Ein solcher Essig hat eine sirupartige Konsistenz, glänzt mit einem unnachahmlichen Aroma und kann von Ihnen gerne genossen werden. Wünschen Sie sich doch mal ein Fläschchen zum Geburtstag!

Kennen Sie diese „Jumbo-Tassen", in denen auch gerne Milchkaffee serviert wird? Die lassen sich ganz gut als Maß heran ziehen. Was an Salat ganz locker gefüllt in eine solche Tasse passt, ist etwa die richtige Menge Salat, die Sie jeweils mittags und abends essen sollten.

In guten Vorratsdosen hält sich Salat übrigens im Kühlschrank recht lange frisch. Angemachter Salat kann in den Dosen auch problemlos mitgenommen werden.

Sprossen und Keimlinge

Eine vitaminreiche Bereicherung für Ihren Salat sind Sprossen und Keime.
Keimlinge kann man in speziellen Keimschalen, zur Not aber auch in einem Einmachglas selber anziehen. Das Saatgut dazu erhält man im Bioladen oder Reformhaus, wo man Ihnen sicher auch Tipps zur Anzucht geben kann.

Besonders lecker sind die Sprossen der Luzerne, bei uns als Alfalfa-Sprossen auf dem Markt. Die Bezeichnung Alfalfa kommt aus dem Arabischen und bedeutet soviel wie "gute Nahrung". Sie haben einen fein-würzigen Geschmack und enthalten reichlich Vitamin C. Auch der scharfe Rettichsamen schmeckt im Salat super.

Der Vitamingehalt des Samens erhöht sich beim Keimen beträchtlich. Je nach Art ist der höchste Vitamingehalt gewöhnlich 50 bis 96 Stunden nach Beginn des Keimens erreicht. Keimlinge liefern besonders große Mengen an Vitamin C und B-Vitaminen, aber auch erhebliche Mengen an Vitamin A und E.

Besonders wenn man Kinder hat, kann die Selbstanzucht auf der Fensterbank in einem Keimgerät ein Riesenspaß sein. Ein solches Gerät gibt es entweder neu für rund 20 Euro im Bioladen, oder Sie erhalten es für ein paar Euro bei ebay (geben Sie „Biosnacky" bei ebay ein). Es besteht im Wesentlichen aus übereinander stapelbaren Plastikschalen, auf die man das Saatgut ausstreut.

Jedes Schälchen hat einen Abfluss, so dass überflüssiges Wasser in die jeweils untere Schale ablaufen kann. So gibt es keine Staunässe und das Saatgut kann nicht schimmeln. Morgens und abends wird jede Schale unter fließendem kaltem Wasser abgewaschen. Das Keimgerät stellt man an einen hellen Platz jedoch nicht in die pralle Sonne. In dem Gerät entwickeln sich dann unter optimaler Temperatur und Luftfeuchtigkeit kleine Pflänzchen, die man als Ganzes essen kann.

Wenn Sie keine Zeit oder keine Lust zum selber Anziehen haben, können Sie auch auf gekeimte Kressesamen zurückgreifen, die es mittlerweile an fast jeder Gemüsetheke gibt. Viele Geschäfte führen auch schon Sojasprossen regelmäßig in ihrem Sortiment, stets frisch erhält man sie immer in Asia-Shops.

Spinat, Mangold, Portulak

Spinat ist ein extrem kohlenhydratarmes Blattgemüse und daher sehr zu empfehlen. Mit 4,1 mg Eisen pro 100 g ist er auch ein guter Eisenlieferant, da er jedoch Oxalsäure enthält, das die Eisenaufnahme in unserem Darm hemmt, kann unser Körper nur etwa 2% des Eisens tatsächlich aufnehmen.

Der Mythos vom extrem eisenhaltigen Spinat hält sich immer noch. Hintergrund dieses Irrglaubens ist, dass der Schweizer Chemiker Gustav von Bunge im Jahre 1890 bei einer Analyse von Spinat einen Eisengehalt von 35 mg pro 100 g ermittelte. Diese Zahl fand Eingang in die Lehrbücher und wurde 40 Jahre lang unkritisch bei jeder Neuauflage abgeschrieben und übernommen.

Irgendeinem kritischen Geist (leider ist nicht übermittelt, wer es war) fiel dann aber einmal die große Diskrepanz des Eisengehaltes von Spinat und anderem grünen Blattgemüse auf und forschte nach. Und siehe da: Bunge hatte den Eisengehalt an getrocknetem und pulverisierten Spinat und nicht an Frischware bestimmt. In Trockenware ist der Eisengehalt natürlich erheblich höher.

Ich erzähle Ihnen diese Geschichte nicht nur als nette Anekdote, sondern möchte sie auch als exemplarisches Beispiel dafür nennen, wie lange sich Ernährungsirrtümer und Mythen auch in der Wissenschaft halten. Wenn es schon fast 50 Jahre dauerte, einen simplen Kommafehler zu korrigieren, wie viele Jahre werden wir warten müssen, bis auch der Letzte weiß, dass Fette nicht fett machen, sondern Kohlenhydrate?

Spinat, so höre ich Sie frohlocken, das ist endlich wieder mal was, was ich fertig kaufen kann und dann auch noch den Guten, den mit dem „Blubb frischer Sahne", das ist doch toll kohlenhydratarm.

Schön wär's, kann ich nur sagen! Der Spinat mit dem „Blubb" ist wieder einmal ein wunderbares Beispiel, wie man den Verbraucher mit geschicktem Marketing an der Nase herumführen kann. Natürlich denkt man, sei der berühmte „Blubb" ein Schuss leckere frische Sahne. Schließlich heißt er ja auch „Rahmspinat".

Doch schauen Sie aber mal aufs Etikett. Statt Sahne bekommen Sie bei einigen Anbietern Kohlenhydrate, nämlich modifizierte Stärke und Zucker untergejubelt.
Wählen Sie daher den einfachsten Spinat „ohne alles" aus der Kühltheke und verfeinern Sie ihn selbst zu Hause, mit einem Schuss Sahne, ein bisschen Creme fraîche oder auch mit ein bisschen ausgelassenem Speck. Spinat schmeckt als Gemüsebeilage toll zu allen Fleisch- und Fischgerichten (besonders zu Lachs!) oder einfach nur zu Rührei.

Mangold schmeckt so ähnlich wie Spinat, obwohl er eine Kulturform der Rübe ist. Über viele Jahre hinweg fast nur noch von Kleingärtnern angebaut, wird er nun zunehmend auch in Geschäften angeboten. Gleiches gilt für Portulak, einem Gemüse, das ursprünglich aus Afrika und Kleinasien stammt. Beides enthält extrem wenige Kohlenhydrate.

Immer mehr Menschen ab 55 Jahren sind von der so genannten altersbedingten Makula-degeneration betroffen, die fast bis zur vollständigen Erblindung der Betroffenen führen kann. Die Makula, auch gelber Fleck genannt, ist ein Stück unserer Netzhaut und stellt den Ort unseres schärfsten Sehens dar. Betroffene klagen anfangs über verschwommene Bilder beim Lesen, im fortgeschrittenen Stadium erkennt der Patient nur noch schemen-hafte Umrisse und Kontraste in seiner Umgebung.

Die genauen Ursachen der Erkrankung sind noch nicht geklärt. Eine Hypothese ist, dass die Abfallprodukte, die bei der photochemischen Umwandlung von Lichtreizen in unse-ren Sinneszellen anfallen, im höheren Alter vom Auge nicht mehr vollständig entsorgt werden können. Eine Studie aus dem Jahre 1994 konnte zeigen, dass Menschen, die reich-lich dunkelgrüne Gemüses zu sich nahmen, wesentlich weniger häufig eine Makuladegene-rationen zeigten als andere. Man führt den Schutz auf die in grünen Gemüsen reichlich vorhandenen sekundären Pflanzenstoffe Lutein und Zeaxanthin zurück (Seddon et al. 1994). Sorgen Sie also durch Ihre Ernährung dafür, dass Ihnen diese Alterserscheinung erspart bleibt.

Dass Kinder angeblich keinen Spinat mögen, halte ich für totalen Quatsch.
Meiner Meinung nach hängt es ausschließlich damit zusammen, Kinder so früh wie mög-lich mit der ganzen kulinarischen Vielfalt unserer Gerichte bekannt zu machen und das Verkosten neuer Gerichte als etwas Spannendes, Positives und Erstrebenswertes zu ver-mitteln. Besonders wenn Kinder bei der Zubereitung von Speisen aktiv mitmachen dür-fen, entwickeln sie „kulinarische Intelligenz", wie Jürgen Dollase es so treffend bezeichnet (Dollase 2006).

Kohlsorten

Blumenkohl, Brokkoli und Rosenkohl gibt es das ganze Jahr über preiswert und fertig geputzt aus der Tiefkühltruhe. Legen Sie sich entsprechende Vorräte an.
Besonders für Singles oder bedauernswerte Geschöpfe, bei denen Partner und Familie die Ernährungsumstellung boykottieren, kann so immer eine Einzelportion entnommen wer-den.

Wählen Sie dabei immer Rohprodukte, kaufen Sie keine Fertigprodukte mit irgendwelchen Zusätzen. Aus frischem oder gefrorenem Blumenkohl lässt sich ein köstliches Püree zau-bern (siehe Rezeptteil). Brokkoli und Rosenkohl schmecken toll mit ein wenig gutem Oli-venöl und lassen sich mit einer Scheibe Käse als „Schnellgericht" in Mikrowelle oder Grill überbacken. Mit Wirsing und Grünkohl und einem Kilo Hackfleisch lassen sich im Schnellkochtopf wunderbare Eintöpfe zaubern, die man wieder portionsweise einfrieren kann. Machen Sie alles wie immer und lassen nur die Kartoffeln weg.

Rotkohl, auch Blaukraut genannt, schmeckt natürlich als Beilage zur Ente oder Gans vor-trefflich. Wenn Sie ihn selbst zubereiten, kochen Sie ihn gar und geben ganz zum Schluss ein wenig Süßstoff dazu, um den zugegebenen Essig zu neutralisieren.

Die Steckrübe oder Kohlrübe enthält relativ viele Kohlenhydrate und ist daher höchstens in der Erhaltungsphase zu verwenden. Weißkohl oder Weißkraut wird im Handel oder auch in Restaurants und Imbissbuden als Salatbeilage angeboten. Leider enthalten diese Salate fast immer Zucker, ein gründliches Studium des Etiketts ist daher unvermeidlich.

An dieser Stelle möchte ich noch einmal etwas zur Kohlsuppendiät sagen.
Haben Sie diese auch schon einmal ausprobiert? Vor einiger Zeit war diese auch als „Magic Soup-Diät" bekannte Kur ja ein richtiger Modetrend.
Der „geniale Trick" unserer bereits bekannten Ernährungsexpertin Marion Grillparzer: Man kocht sich eine Suppe aus verschiedenen Gemüsen wie Zwiebeln, Kohl, Weißkraut usw., aber sonst nix. Kein böses Fett, kein Fleisch, keine Einlage (Grillparzer 2003). Von dieser „köstlichen" Suppe darf man dann soviel man will essen und das zu jeder Tageszeit.

Ich erspare mir an dieser Stelle einen eigenen Kommentar und zitiere stattdessen lieber noch einmal Susanne Fröhlich zum Thema Kohlsuppendiät:
„Bis auf den Kohl an sich eine schöne Sache. (…) Nach wenigen Tagen riecht alles nach Kohl – man selbst eingeschlossen. (…) Ich (…) hatte nach fünf Tagen Kohlsuppe eine wirkliche Kohlphobie und musste die Diät beenden."

Kann ich gut verstehen!
Also, wenn Sie Lust auf Kohlsuppe haben, dann essen Sie sie. Ich empfehle Ihnen allerdings vorher aus einer Rinderbeinscheibe oder dicken Rippe eine kräftige Fleischbrühe zu kochen. Und meine Hühnersuppe mit Chinakohl ist auch immer wieder ein Hit, an der Sie sich nicht so schnell leid essen.

Spargel, Knoblauch, Zwiebeln & Co

Alles drei lecker, alles drei erlaubt.

Zwiebeln und andere Liliengewächse wie Knoblauch, Schalotten und Schnittlauch enthalten schwefelhaltige Substanzen, die die Gesundheit aktiv unterstützen. Die Inhaltsstoffe haben eine antimikrobielle Wirkung und wurden schon bei den Ägyptern um 1500 v. Chr. zur Behandlung entzündeter Wunden eingesetzt.
Außerdem entschärfen Sie die berühmt-berüchtigten freien Radikale in Ihrem Körper, die für eine vorzeitige Hautalterung verantwortlich sind und unter dem Verdacht stehen, Krebs auszulösen.

Verantwortlich für die gesundheitlich positive Wirkung sind schwefelhaltige Verbindungen, so genannte Thiosulfonate, die den Arachidonsäurestoffwechsel und damit die Bildung von Entzündungsvermittlern hemmen.
Ajoen und Allicin hemmen die Thrombozytenaggregation und beugen so der Bildung von Blutgerinnseln vor, das Blut wird "dünner" wie der Laie sagt. Ajoen hat einen ähnlich starken Einfluss auf die Blutplättchenaggregation wie Aspirin, das von Ärzten als „Herz ASS" gerne zur Prophylaxe verschrieben wird.
Knoblauch als natürliches Aspirin, ist das nicht praktisch?

Wenn Sie allerdings jetzt glauben, aufgrund des Knoblauchgeruches besser Knoblauch-kapseln zu benutzen und dann den gleichen Effekt zu haben, muss ich Sie enttäuschen. Nur frischer Knoblauch hat diese Wirkung, keine Tablette, kein Öl, kein sonstiger Extrakt. Wer also die gesundheitsfördernden Eigenschaften von Knoblauch ausnutzen möchte, muss ihn frisch genießen und in Kauf nehmen, dass der ein oder andere Mitmensch mal die Nase rümpft. Der beste Trick ist, den Kritikern etwas vom eigenen Essen anzubieten, so dass sie selber eine „Fahne" haben.

Machen Sie sich zur Gewohnheit, so oft wie möglich eine Zehe Knoblauch klein zu schneiden und die Stückchen roh mit ein bisschen Käse zu essen. Sehr schön kann man mit Knoblauch auch eine Art „Tsatsiki" mit körnigem Frischkäse zaubern.
Knoblauch ist auch besonders reich an dem berühmten Coenzym Q10 (Ubichinon), das Herzproblemen und frühzeitigem Altern entgegen wirkt.

Alternativ lässt sich Schnittlauch verwenden, der nicht ganz so geruchsintensiv ist. Auch Ingwer macht seinen „Job" als Radikalfänger recht gut, hat aber keinerlei unangenehmen Geruch.

Für die Abwehr aggressiver freier Radikale in Zwiebeln und Knoblauch ist auch das Flavonoid Quercetin zuständig. Es ist hitzestabil, so dass es auch in einem gekochten Gericht noch enthalten ist.

Viele Hunde und Katzenbesitzer glauben, auch für ihren vierbeinigen Freund sei Knoblauch sehr gesund und mischen regelmäßig frischen Knoblauch ins Futter.
Angeblich soll das auch gegen Zecken und Flöhe wirken.

Richtig ist jedoch, dass Knoblauch und Zwiebeln bei Hunden und Katzen schwerste Veränderungen des Blutbildes bewirken und bis zu lebensbedrohlichen (so genannten „hämolytischen Anämien") führen können.

Bringen Sie also bitte Ihren Hund, nicht auf diese Weise um!

Zur Spargelzeit wird in fast jedem Restaurant „Spargel mit gekochtem Schinken und frischen Kartoffeln" angeboten. Greifen Sie herzhaft zu, nur lassen Sie die Kartoffeln weg. Die klassische dazu servierte „Sauce hollandaise" enthält eigentlich nur Butter, Eier und ein wenig Weißwein und passt damit ideal in unser Ernährungskonzept.

Leider tendieren heute selbst Restaurants der besseren Kategorie dazu, die Saucen nicht mehr selbst zu machen, sondern vorgefertigt einzukaufen, sog. „Convenience-Produkte". Diese enthalten dann leider wieder modifizierte Stärke, Zucker oder Mehl.

Fragen Sie also konkret nach, und ordern Sie beim geringsten Zweifel etwas ausgelassene Butter oder Olivenöl zu Ihrer Spargelportion.

Wenn Sie Spargel selbst zubereiten, ist es nicht notwendig, ihn in einem Sud kochenden Wassers zu garen. Gehen Sie viel einfacher vor, indem Sie die Stangen nur schälen, abwaschen und längs in eine flache, feuerfeste Form legen. Geben Sie lediglich 2-3 Eßl. Wasser und 1 Eßl. Olivenöl darüber und decken die Form mit Alufolie zu. Nach nur 30-40 Minuten bei 180°C im Backofen sind Stangen mittlerer Dicke genussfertig. Für diesen Tipp bin ich dem Berliner Sternekoch Kolja Kleeberg, Besitzer des Restaurants VAU, nicht nur deshalb dankbar, weil der Spargel auf diese Weise keinerlei Aroma ans Kochwasser abgibt und sehr intensiv schmeckt, sondern auch weil die Zubereitung sehr viel schneller geht und deutlich weniger Arbeit macht.

In unseren Diskountern gibt es in den meisten Monaten sehr preiswert gefrorenen Spargel, der sogar schon geschält ist. Setzen Sie diesen unbedingt in Ihrer Küche ein. Man kann ihn auch für die klassischen Schinkenröllchen mit Spargel verwenden. Er eignet sich auch bestens für unseren göttlichen Geflügelsalat (vgl. Rezeptteil). Spargel aus der Konserve ist zwar vom Kohlenhydratanteil akzeptabel, aber der leicht metallische Dosengeschmack erfüllt absolut nicht meine Ansprüche an ein gutes Essen.

Wer frischen Spargel liebt, kennt das Phänomen. Einige Stunden nach dem Genuss der köstlichen Stangen nimmt der Urin einen ausgesprochen widerlichen Geruch an.
Dies liegt daran, dass Enzyme in unserem Körper die schwefelhaltigen Inhaltsstoffe im Spargel abbauen und auf diese Weise unangenehm riechende Zwischenprodukte entstehen (White 1975).

Da nicht nur ihr Urin, sondern jede (!!!) Ihrer Körperflüssigkeiten diesen sehr unangenehmen Geruch annimmt, empfehle ich Ihnen dringend, bei Rendezvous der intimeren Art auf den Genuss von Spargel zu verzichten.

Da es im Bereich „sexual correctness" in Deutschland offensichtlich noch viel Nachholbedarf gibt, verweise ich in diesem Zusammenhang gerne auf die Bücher von Lou Paget („Die perfekte Liebhaberin", „Der perfekte Liebhaber")

Ein Gemüse, das dem Spargel sehr ähnlich sieht und auch so ähnlich schmeckt, sind Schwarzwurzeln. Sie werden allerdings nur noch sehr selten im Handel angeboten und stehen auch bei Restaurants nicht oft auf der Karte. Da Schwarzwurzeln viel unverdauliches Inulin enthalten (vgl. Topinambur) und den Blutzuckerspiegel nicht negativ beeinflusst, können Sie diese gerne probieren, wenn Sie einmal Gelegenheit dazu haben sollten.

Es macht allerdings deutlich mehr Mühe Schwarzwurzeln zu schälen als Spargel. Außerdem ist es ratsam, dabei Handschuhe zu tragen, denn der milchige Saft der Schwarzwurzeln hinterlässt sonst hässliche braune Flecken an den Händen.
Die geschälte Wurzel unbedingt mit Zitronensaft beträufeln, da sie sonst anlaufen.

Zucchini

Zucchini gehören zu den Kürbissen. Der Name kommt aus dem Italienischen und bedeutet soviel wie "kleiner Kürbis". Während man ihn vor Jahren in Deutschland noch gar nicht kannte, gibt es ihn in gelber oder grüner Variante äußerst preiswert heute fast ganzjährig in Supermärkten zu erstehen.

Man kann ihn sowohl gefüllt oder als Eintopf zubereiten, er schmeckt aber auch roh hervorragend. Versuchen Sie unbedingt einmal die Käse-Zucchini-Häppchen als Zwischengericht oder Vorspeise. Schälen Sie die Zucchini möglichst nicht, da Sie mit der Schale wertvolle Ballaststoffe aufnehmen.

Hülsenfrüchte

Hülsenfrüchte enthalten zwar in absoluten Zahlen pro 100 g verzehrbarem Anteil relativ viele Kohlenhydrate, lassen den Blutzuckerspiegel aber aufgrund ihrer Ballaststoffe nur wenig ansteigen. Hülsenfrüchte haben nur eine geringe glykämische Last.
Bei allzu unbesorgtem Genuss kommen jedoch in der Summe schnell ziemlich viele Kohlenhydrate zusammen. Ich empfehle daher in der Einführungsphase, nur wenige Hülsenfrüchte zu essen.

Ganz praktisch betrachtet heißt das: Sie müssen jetzt nicht jede Kidneybohne einzeln aus einem Salat pulen, sondern können diese getrost mitessen. Umgekehrt sollten Sie in Ihrer Betriebskantine aber auch nicht unbedingt 2 Teller Linsen-, Bohnen oder Erbsensuppe verputzen, zumal darin ganz sicher auch jede Menge verkochte Kartoffeln schwimmen.

Frische, gekeimte Mungobohnen oder Alfalfa-Luzerne, die ja ebenfalls zu den Hülsenfrüchten gehören, können im Salat bedenkenlos gegessen werden.
Auch können Sie Ihren Geflügelsalat mit ein paar Zuckererbsen verfeinern (die gefrorenen eigenen sich am besten).

Die alte Weisheit, dass jedes Böhnchen auch ein Tönchen gäbe, stimmt übrigens nur bedingt. Zwar werden die in Hülsenfrüchten reichlich vorhandenen unverdaulichen Ballaststoffe (Stachyose und Raffinose) von unseren Darmbakterien zu besonders viel Gas umgesetzt, doch hat man in der Regel deutlich weniger Blähungen, wenn man keine Kohlenhydrate zu den Hülsenfrüchten verspeist.

Tomaten

Zum Thema Tomaten habe ich mich im Kapitel Getränke schon ziemlich ausführlich geäußert, deshalb fasse ich mich hier nur kurz. Tomaten enthalten das gesundheitlich wertvolle Lykopen und erträglich viele Kohlenhydrate. Tomaten als Beilage sind also gar kein Problem.

Auch Tomaten mit Mozzarella und Basilikum, also der klassische „Insalata Caprese", den man eigentlich in jedem Restaurant bekommt, eignet sich hervorragend als Hauptmahlzeit oder Zwischengericht.

Da der echte Büffelmozzarella nicht nur deutlich besser schmeckt, sondern auch weniger Kohlenhydrate enthält, ist dieser zu bevorzugen, wenn man die Wahl hat. Leider wird aus Kostengründen in den meisten Pizzerien auf Mozzarella aus Kuhmilch zurückgegriffen. Bestreuen Sie Ihren Insalata Caprese mit reichlich frisch gehacktem Basilikum, und verwenden Sie dazu gutes Olivenöl.

Ein Teller voll heißer Suppe ist etwas ganz Tolles im Herbst oder Winter.
Sehr beliebt, schnell gemacht und portionsweise einfrierbar ist unsere Tomatensuppe (siehe Rezeptteil). Sie eignet sich vortrefflich als Vorspeise, macht aber auch als Hauptgericht gut satt. Natürlich essen Sie die Tomatensuppe immer ohne Weißbrot. Machen Sie diesbezüglich niemals eine Ausnahme!

Tomatensuppe im Restaurant ist immer kohlenhydrathaltiger, da die Fleischeinlage geringer ist und fast immer die berühmte „Prise Zucker" für den guten Geschmack zugefügt wurde, wie es jeder Koch gelernt hat. Sie dürfen trotzdem zugreifen. Da in Restaurants zur Suppe immer ein Körbchen Weißbrot gereicht wird, bitten Sie den Kellner immer das Brot wieder mitzunehmen, damit Sie gar nicht erst in Versuchung kommen. Erfahrungsgemäß reicht eine einzige Ausnahme, um wieder in alte, schlechte Gewohnheiten zu verfallen.

Ein Glas Tomatensaft als Getränk zwischendurch ist ebenfalls stets zu empfehlen.
Sind Sie ein großer Ketchup-Fan, können Sie diesen auch sehr gut selbst herstellen (siehe Rezeptteil). Ketchup, der im Handel erhältlich ist, ist für Sie tabu, da er fast zur Hälfte aus Zucker besteht.

Tomatenpflanzen entwickeln sich übrigens hervorragend auf dem Balkon und der Terrasse, so dass Sie sogar selbst Tomaten ziehen können. Die Pflanzen müssen nur sehr regelmäßig gegossen werden und benötigen sonst nicht viel Pflege.
Wenn Sie Kinder haben denken Sie bitte immer daran, wie pädagogisch wertvoll es ist Ihnen zu zeigen, wie Nahrungsmittel angebaut werden, und dass es viel Mühe macht, sie zu erzeugen. Nur auf diese Weise können Kinder auch eine Achtung vor Lebensmitteln entwickeln und ihren Wert ermessen.

Auf den geschmacklichen Unterschied zwischen Freilandtomaten und Gewächshaustomaten muss ich Sie sicher auch nicht erst aufmerksam machen. Wer einmal den Unterschied geschmeckt hat, ist für immer bekehrt. Essen Sie Tomaten aufgrund der Ballaststoffe grundsätzlich mit Schale.

Pilze

Alle Pilze, ob Steinpilz, Pfifferling, Champignon, Hallimasch und Austernpilz, sind extrem kohlenhydratarm und dürfen bedenkenlos gegessen werden.

Nur Trüffel liegen mit etwa 7,5 g Kohlenhydraten pro 100 g verzehrbarem Anteil etwas höher. Da 100 g weißer Trüffel jedoch etwa 600 Euro kostet, habe ich nicht unbedingt die Sorge, dass Sie sich durch das Essen von Trüffeln mit Kohlenhydraten überfluten. Es sei denn, Sie wählen Trüffel aus Schokolade!

Pilze sollten immer im Keller oder Kühlschrank, ungewaschen und nie länger als 24 Stunden aufbewahrt werden. Champignons dürfen in kleineren Mengen auch roh verzehrt werden und können zur Abwechslung auch einmal in einem Salat landen.

Pilze schmecken sehr gut als Belag auf einem Eieromelette, auch als Gemisch mit anderen Gemüsesorten. Extrem lecker und schnell zubereitet sind mit Hackfleisch gefüllte Champignons (siehe Rezeptteil), die man mit verschiedenen Käsesorten überbacken kann.
Die großen Champignons kommen aus Zuchtanlagen und enthalten kaum Schmutz oder Schadstoffe. Daher werden Sie nicht abgewaschen, sondern nur mit einem Küchenpapier etwas sauber geputzt. Sie werden sehr preiswert ganzjährig in Supermärkten angeboten.

Avocado und Auberginen

Viele Figurbewusste meiden den Genuss von Avocados, da sie gehört haben, dass diese sehr fettreich sind. Sie jedoch wissen mittlerweile, dass Fett immer nur in der Kombination mit Kohlenhydraten in die Fettzellen gelangt. Reife Avocados enthalten etwa 70% gesunde, einfach gesättigte Fettsäuren und fast keine Kohlenhydrate und sind für eine Ernährung nach dem „Bi(e)nären System" wie geschaffen.

Füllen Sie als Zwischenmahlzeit eine halbe Avocado einfach mit einigen Krabben und löffeln Sie die Frucht aus oder probieren Sie einmal die herzliche Avocadopaste (siehe Rezeptteil) als Beilage zu Fisch oder Fleisch. Absolut phantastisch schmeckt auch das Auberginenmus (siehe Rezeptteil) als Beilage zu Grillfleisch. Auch als leckere Dipps für ein Fleischfondue sind diese ideal.

Ingwer

Ingwer ist ein wunderbares und vielfältig einsetzbares Gewürz, das sich im Kühlschrank ziemlich lange hält. Sie sollten davon stets etwas im Hause haben.
Selbst eine verschrumpelte Wurzel lässt sich noch weiter verwenden, z.B. indem man

daraus Tee zubereitet (siehe Kapitel Getränke). Ingwer enthält eine geballte Ladung unterschiedlichster ätherische Öle, Harzsäuren, sowie Gingerol, eine scharf aromatische Substanz, von der die englische Bezeichnung „ginger" abgeleitet ist. Gingerol ist aber nicht nur für den Geschmack verantwortlich, sondern teilweise auch für die heilsame Wirkung des Ingwers.

In der Naturheilkunde wird Ingwer zur Behandlung von Verdauungsbeschwerden, Blähungen und zur Vorbeugung von Übelkeit und Erbrechen (z.B. bei Reise- oder Seekrankheit) verwendet. Er hemmt die Thrombozytenaggregation, regt die Magensaft-, Speichel- und Gallebildung an und ist förderlich für die Verdauung. Sogar über eine günstige Wirkung bei Magengeschwüren, Kopfschmerzen und rheumatischen Gelenkbeschwerden wird berichtet.

Mittlerweile bekommt man preiswerten, frischen Ingwer wirklich in jedem Supermarkt. Nur, wenn Sie ihn wirklich nicht mögen, sollten Sie auf seine Anwendung in der Küche verzichten. Also, keine Ausreden! Anfangen!

Kürbis

Kürbisse sind bei uns in deutschen Landen zwar schon seit 400 Jahren heimisch, erobern aber erst langsam wieder unsere Küche. Früher galten Sie als „arme Leute Essen". Kürbisse werden überwiegend im Oktober geerntet und angeboten. Da ein Kürbis auf 100 g essbaren Anteil nur etwa 5 g Kohlenhydrate hat, ist er für die Ernährung nach dem „Bi(e)nären System" ideal geeignet.

Kürbisfleisch ist gesund, weil es reich an Antioxidantien ist und viele Ballaststoffe enthält. Besonders der japanische Hokkaido-Kürbis, auch Maronenkürbis genannt, wird in deutschen Restaurants immer beliebter. Sein leuchtend orangefarbenes Fruchtfleisch ist fester als das seiner größeren Verwandten und bei ihm kann man sogar die Schale mitessen.

Der relativ kleine Kürbis lässt sich gut als Ganzes füllen, sieht auch auf dem Tisch appetitlich aus und ist ein tolles Gericht, wenn Sie einmal für Gäste kochen möchten.

Auch eine Kürbiscremesuppe (siehe Rezeptteil) kommt bei Gästen immer gut an. Traditionell werden einige Tropfen Kürbiskernöl auf die Suppe gegeben. Ebensogut können auch ein paar Tropfen sehr gutes Olivenöl verwendet werden.

Kartoffeln

Interessanterweise wurde die Kartoffel Mitte des 16. Jahrhunderts nach Europa nicht als Nahrungsmittel, sondern als Zierpflanze eingeführt, da das üppige Laub recht schöne Blüten trägt. Allerdings sind alle oberirdischen Teile der Pflanze giftig und enthalten das Alkaloid Solanin, so dass der Verzehr von Blättern und Blüten sogar zum Tode führen kann. Die Pflanze schützt sich mit diesem Gift gegen Fressfeinde.

Die landwirtschaftliche Nutzung von Kartoffeln begann erst in der zweiten Hälfte des 18. Jahrhunderts. Sie wurde zu einer Hauptnahrungsquelle der armen Bevölkerung. Für den Großteil der Menschen wurde die Kartoffel zur praktisch einzigen Ernährungsgrundlage, besonders in Irland. Friedrich der Große sorgte in Preußen mit Gesetzen für die Akzeptanz der Kartoffel, anfangs gegen heftigen Widerstand der Bauern. Ohne die Kartoffel hätten die Menschen zahlreiche Kriege und Seuchen nicht überstehen können.

> *Wo Schmalhans Küchenmeister ist,*
> *da zählt man die Kartoffeln zu den Bodenschätzen.*
> Werner Mitsch, (*1936), deutscher Aphoristiker

Vielleicht liegt es daran, dass die Kartoffel besonders bei älteren Leuten so ein rundweg positives Image hat und auch von Ernährungswissenschaftlern und Ärzten immer wieder betont wird, wie gesund und vitaminreich die tolle Knolle doch sei.

Man kann offensichtlich gar nicht früh genug damit anfangen, die lieben Kleinen an den Genuss der Kartoffel zu gewöhnen. Und so heißt es auf der website für Babyernährung (www.babyernaehrung.de): *„Wertvolle Inhaltsstoffe zeichnen die Kartoffel besonders aus. Deshalb sollten Kartoffeln mehrmals in der Woche auf dem Speiseplan stehen. Für Säuglinge im 2. Lebenshalbjahr und Kleinkinder wären 6 Kartoffel-Mahlzeiten optimal."* Und so macht die gute Mutti Kartoffelbrei und Stampfkartoffeln zum (angeblichen) Wohle ihres kleinen Sprösslings.

Doch nun zu den Fakten: Kartoffeln enthalten etwa 15% Kohlenhydrate in Form von Stärke. Kaum im Mund, zerlegt das Enzym Amylase die Stärkemoleküle in Glukose. Auf den Blutzucker wirken Kartoffeln daher ähnlich wie eine entsprechende Menge reiner Zucker. Die Bauchspeicheldrüse schüttet Insulin aus, die übliche Achterbahn des Zuckerstoffwechsels kann beginnen.

Würde der deutsche Michl tatsächlich nur ein oder zwei Pellkartöffelchen als Beilage zu seinem Mahl verzehren, wäre das Problem auch nicht so groß.

Tatsächlich jedoch hauen sich die Deutschen aber massenhaft Kartoffeln auf den Teller, und wenn mittags noch welche übrig bleiben, brät man sie abends in der Pfanne zu Bratkartoffeln an, damit auch nichts umkommt. Übrig gebliebene Kartoffeln wegzuwerfen, gilt besonders bei älteren Semestern als eine Art Todsünde.

280 Millionen Tonnen Kartoffeln werden alljährlich auf der Welt geerntet und vermarktet, ein gigantischer Markt, den man sich natürlich auf jeden Fall bewahren möchte. Von diesem Riesenberg verspeist jeder Bundesbürger durchschnittlich 75 kg im Jahr, mehr als 40% davon in Form industriell verarbeiteter Produkte.

Chips und Fritten, Fertig-Rösti, Kroketten, Kartoffelpuffer und Püree, Kartoffelklöße und Kartoffelsalat, das sind des Deutschen Leibgerichte. Und ihre Bäuche nehmen auch allmählich die Form einer dicken Kartoffel an....

Eine Ernährung nach dem „Bi(e)nären System" bedeutet raus aus der Blutzuckerfalle. Wir brauchen Kartoffeln nicht als „Sättigungsbeilage", weil wir uns nämlich an den Sachen satt essen, die super schmecken und auch noch gut für unsere Gesundheit sind. Es gibt jedoch regelrechte „Kartoffel-Junkies", bei denen schon der Gedanke keine Kartoffeln mehr essen zu dürfen, einen heftigen Entzug auslöst.

Tatsächlich ist eine häufig genannte Begründung gar nicht erst mit dem „Bi(e)nären System" anzufangen: „Auf Kartoffeln kann ich nicht verzichten."
Wenn Sie auch zu dieser Gruppe gehören, sollten Sie das Buch an dieser Stelle zuklappen, und es weiter verschenken.

Topinambur

Topinambur, auch Erdartischocke oder Erdbirne genannt, wird besonders in Naturkost-läden als gesunde Alternative zur Kartoffel, besonders für Diabetiker, angeboten.
Dies liegt daran, dass die Knollen den Mehrfachzucker Inulin enthalten. Inulin, auch Alantstärke genannt, ist ein Gemisch von Polysacchariden, das nicht mit dem Hormon Insulin verwechselt werden darf.
Der Mehrfachzucker Inulin wird in einigen essbaren Gemüsen statt der normalen Stärke als Reservestoff eingelagert, z.B. bei Topinambur, Schwarzwurzeln, Zichorien oder Arti-schocken. Da dem Menschen das Enzym fehlt, welches Inulin knacken könnte (die so genannte Inulinase) langt es im menschlichen Körper unverdaut vom Dünndarm bis in den Dickdarm. Erst dort schaffen Bakterien dann das, wozu wir nicht in der Lage sind, die Bindungen werden geknackt und Inulin wird zu kurzkettigen Säuren umgebaut.

Davon profitieren besonders die Bifidobakterien, Milchsäurebakterien, die die Darmflora verbessern. Daher haben inulinhaltige Lebensmittel eine probiotische Wirkung. Die For-schung arbeitet derzeit daran, den Ballaststoff so zu modifizieren, dass man ihn z.B. als probiotische Backzutat verwenden könnte (Pressemitteilung der Uni Dresden). Da Topin-ambur eher wie eine Artischocke, aber nicht wie eine Kartoffel schmeckt, stellen Sie keine Alternative für „Kartoffel-Junkies" dar. Diese kann man dann schon eher mit Blumen-kohlpüree als Ersatz für Kartoffelpüree begeistern.

Baden-Württemberg ist in Deutschland das Hauptanbaugebiet von Topinambur, daher bekommt man das Gemüse dort eher zu kaufen als in anderen Bundesländern.
Sollten Sie im Urlaub daher mal auf Topinambur stoßen, probieren Sie ihn nur. Im Schwarzwald braut man sogar einen Schnaps aus der Erdbirne, den so genannten Rossler.

Süßkartoffeln

Die Süßkartoffel oder Batate wird manchmal mit Topinambur verwechselt.
Tatsächlich haben Sie aber nichts gemein. Süßkartoffeln sind noch stärkehaltiger als die normale Kartoffel und sollten daher in Ihrer Küche keine Verwendung finden.

Mais

Auch Mais ist ein sehr kohlenhydratreiches Gemüse und sollte daher nicht auf Ihrem Teller landen. Nicht umsonst heißt er ja „Zuckermais". Auch hier heißt es rein praktisch gesehen nicht, dass Sie einzelne Maiskörner aus einem Salat pulen sollen, wenn sich in einem Restaurant einmal eines auf Ihrem Teller verirrt. Die glykämische Last, ist beim Verzehr kleiner Mengen gering.

Wenn Sie im Restaurant aber bewusst einen Salat für sich bestellen, dann sagen Sie der Bedienung einfach „aber bitte ohne Mais, dagegen bin ich allergisch". Das klappt immer!

Auch die bei Grillpartys und in Steakhäusern sehr beliebten gegrillten Maiskolben mit Butter lassen Sie bitte links liegen, ebenso wie die Folienkartoffeln. Essen Sie dafür lieber einen Schaschlikspieß mehr.

Algen

In der traditionellen japanischen Küche finden Tang und Meeresalgen reichlich Verwendung. Da größere landwirtschaftliche Anbauflächen in Japan fehlen, die Algen jedoch entlang der Küstenlinien gut geerntet werden können, ist es ein leichtes, sich dieses „Meeresgemüses" zu bedienen.

In Südostasien werden große Algen entweder roh als Salat verzehrt oder wie Gemüse gedünstet. Der Verbrauch liegt bei jährlich ca. 9 Millionen Tonnen pro Jahr.

Wir Deutschen kennen Algen dagegen meist nur als "Wickelumhüllung" von Sushi. Algen liefern reichlich Ballaststoffe, ungesättigte Fettsäuren, Beta-Carotine, Vitamin B2, Kalzium und Jod. Da Deutschland Jodmangelgebiet ist, stellen in den Speiseplan integrierte Algen als Gemüsebeilage eine interessante Möglichkeit der Jodzufuhr dar.

Allerdings muss man wissen, dass eine plötzliche, übermäßige Zufuhr von Jod vor allem nach jahrelanger massiver Unterversorgung auch unerwünschte Folgen haben kann: Wird eine nach Jod lechzende Schilddrüse plötzlich mit Jod überschüttet, kann es zu einer plötzlichen akuten Schilddrüsenüberfunktion (Hyperthyreose) kommen.

Fazit: wenn Sie beim Japaner Algen serviert bekommen, essen Sie diese ruhig. Wenn Sie ab und zu mal etwas mit Algen kochen möchten, probieren Sie es aus.

Gemüse aus der Gefriertruhe

Immer wieder taucht die Frage auf, ob denn die Verwendung von Tiefkühlgemüse mit „gesunder Ernährung" vereinbar sei. Meine Antwort: ein klares Ja.

Tiefkühlgemüse wird reif und erntefrisch Schock gefrostet, wobei die Vitamine weitgehend erhalten bleiben. Damit ist es Frischgemüse, das evtl. lange transportiert wird und dann auch noch lange im Supermarktregal liegt, überlegen. Am allerbesten ist aber eines: ganz frisch geerntetes Gemüse aus dem eigenen Garten.

Schauen Sie bei Tiefkühlgemüse unbedingt auf die Inhaltsliste.

Kaufen Sie unbearbeitete Produkte.

Gemüse pur, ohne Saucen. Kräuterbutter oder Blubb. Den können wir besser selber machen.

Milch und Milcherzeugnisse

Milch enthält Milchzucker (Laktose), einem Zweifachzucker bestehend aus Glukose und Galaktose. Das Enzym Laktase spaltet das Disaccharid im Dünndarm in seine beiden Einzelbestandteile auf.

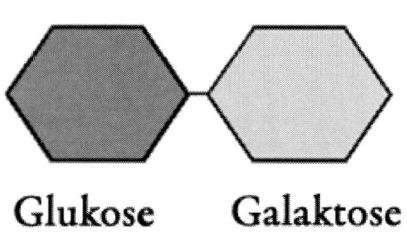

Die so frei werdende Galaktose wird z.B. in Schleimhäute (intestinale Mucosa) eingebaut, weshalb dieser Zucker auch die wenig appetitliche deutsche Bezeichnung „Schleimzucker" trägt.

Zur Energiegewinnung können wir Galaktose allerdings nicht verwenden, überschüssige Galaktose wird deshalb durch einen chemischen Prozess zu Glukose umgebaut und „verbrannt". Unser Körper ist auch in der Lage, bei Bedarf selbstständig Glukose zu Galaktose umzubauen.

Muttermilch enthält reichlich Milchzucker. Das Überleben des Säuglings ist daher davon abhängig, ob dieser mit dem Milchzucker klar kommt oder nicht, andernfalls wäre er dem Tode geweiht. Daher hat „Mutter Natur" das Ganze clever eingefädelt: Quasi in Vorbereitung auf seine Speisung mit Muttermilch nach der Geburt bildet der Fötus schon im Mutterleib das Enzym Laktase aus.

Da dies allerdings erst in den letzten Wochen der Schwangerschaft geschieht, haben Frühgeburten oft einen entwicklungsbedingten Laktasemangel. Das völlige Fehlen einer Laktaseaktivität ist selten, aber möglich. Wie bei der Fruktoseintoleranz auch (siehe Kapitel Obst) handelt es sich hier um eine Erbkrankheit.

Nach dem Abstillen verlieren drei Viertel der Weltbevölkerung die Fähigkeit, Laktose aufspalten zu können. Dieses Phänomen haben sie übrigens mit den meisten Säugetieren gemein.

Darin liegt auch der Grund, dass zwar noch kleine Kälbchen an Mamis Euter saugen, erwachsene Rinder jedoch Wasser trinken.

Aus dem gleichem Grunde soll man auch Katzen oder Igeln keine Kuhmilch zu trinken geben, sie können den Milchzucker darin nicht aufspalten und reagieren genau wie wir Menschen mit heftigen Bauchkrämpfen, Blähungen und Durchfällen.

Allerdings stellt sich der Laktasemangel erst allmählich ein, so dass Kinder meist erst ab dem 5. Lebensjahr die Symptome bei Milchzuckerunverträglichkeit zeigen (Ledochowski et al. 2003).

Interessanterweise haben Menschen aus nordischen Ländern weit weniger Probleme Laktose zu verwerten als Menschen aus südlicheren Gefilden oder Asien, wo nahezu 87% der Bevölkerung auf Laktose mit gesundheitlichen Beschwerden reagieren (Yang et al. 2000). Konsequenterweise enthält die asiatische Küche daher auch kaum Laktose enthaltende Speisen, nicht einmal Käse, der nur noch ganz wenig Milchzucker enthält, ist in der asiatischen Küche existent.

Wenn man also weiß, dass man auf Milchzucker mit Bauchkneifen oder gar Durchfällen reagiert, wäre es also die natürlichste Sache der Welt einfach die Nahrungsmittel konsequent wegzulassen, die Laktose enthalten.

Doch was tun wir? Gewohnt, dass es einfach gegen jedes noch so kleine Zimperlein gefälligst ein Medikament von der bösen bösen Pharmaindustrie zu geben hat, wählen wir den einfachen Weg und werfen uns als Tablette das ein, was wir selbst nicht haben.

Das Enzym Laktase gibt es mittlerweile in Tablettenform. Man nimmt es einfach eine halbe Stunde vor einer Mahlzeit ein und auf diese Weise kann der Betroffene weiter wie gewohnt leben, ohne einmal das Gehirn einschalten zu müssen und sich um das, was er tagtäglich konsumiert, Gedanken zu machen.

Gerne befriedigt die Industrie die Nöte der stetig wachsenden Kundschaft und siehe da: „Minus L Milch" steht seit Neustem in den Regalen unserer Supermärkte. Dies ist normale Kuhmilch, in denen die Industrie freundlicherweise schon die Milchzuckerspaltung für uns übernommen hat. Was unser Körper nicht kann, macht eben die Fabrik! Sehr praktisch, denn das Leben kann einfach so weiter gehen wie vorher.
Doch vielleicht sollte es das ja gar nicht. Der Einfachzucker Galaktose wird nämlich z.B. mit Erkrankungen wie „Grauer Star" oder Unfruchtbarkeit in Verbindung gebracht (Skalka 1980). Vielleicht wehrt sich der Körper mittels seiner „somatischen Intelligenz" auf diese Weise mit dem ungeliebten Zucker konfrontiert zu werden? Laktosefreie Milch hat einen süßen Geschmack. Das liegt daran, dass die beiden Einzelkomponenten des Milchzuckers, nämlich Glukose und Galaktose, ja noch in der Milch enthalten sind. „Minus L-Milch" enthält daher genauso viele Kohlenhydrate wie normale Kuhmilch. Beides ist für eine Ernährung nach dem „Bi(e)nären System" daher nicht geeignet.

Da ein kleines Glas Kuhmilch schon mit fast 5 g Kohlenhydraten zu Buche schlägt, sollten Sie Milch sparsam und bewusst verwenden. Da Schafsmilch, Stutenmilch oder Ziegenmilch alle in etwa gleich viele Kohlenhydrate enthalten, ist der Umstieg auf diese Produkte keine Alternative.

Einige Menschen, ich gehöre übrigens auch dazu, mögen ihren Kaffee partout nicht schwarz. Ist dies bei Ihnen auch der Fall, so verwenden Sie lieber flüssige süße Sahne, aber niemals Kondensmilch oder „Kaffeeweißer".

Gegen einen Klecks Sahne auf Ihrem Plätzchen, Ihrem Erdbeerkuchen oder Ihrer Tomatensuppe ist nichts zu sagen. Sollten Sie ausnahmsweise gekaufte Sprühsahne verwenden, achten sie jedoch unbedingt darauf, dass diese ungesüßt bzw. mit Süßstoff gesüßt ist. Natürlich schmeckt frisch geschlagene Sahne einerseits besser, außerdem kann Sprühsahne durch den Verarbeitungsprozess Oxycholesterin (ranziges Cholesterin, vgl. Seite 104) enthalten. Ebenso erlaubt ist die Verwendung von saurer Sahne, Schmand, Creme fraîche oder Butter beim Kochen.

Für die Herstellung von Kakao oder Milchshakes empfiehlt sich die Verwendung kohlenhydratarmer Sojamilch (ungesüßt und ungesalzen).

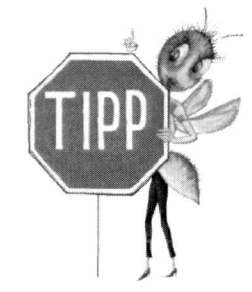

Da Sie schon relativ viele tierische Fette zu sich nehmen, denken Sie bitte daran, beim Kochen aus Gründen der Ausgewogenheit pflanzliche Fette wie Olivenöl und Rapsöl zu bevorzugen. Verwenden Sie jedoch keine stark Omega-6 haltigen Pflanzenöle, wie z.B. Maiskeimöl (vgl. Kapitel Fette und Öle).

Joghurt, Kefir, Molke

Joghurt, Buttermilch, Dickmilch, Kefir und Molke sollten Sie in der 14-tägigen Einleitungsphase zunächst von Ihrem Speiseplan streichen. In der Erhaltungsphase ist der Genuss eines kleinen Becher Naturjoghurts erlaubt, falls Sie ihn vermissen sollten und ohne Probleme vertragen.
Schon Paracelsus sagte: „*Dosis facit venenum*" – „die Dosis macht das Gift".
Da im Mittelmeerraum etwa 70% aller Menschen Probleme mit der Verstoffwechselung von Milchzucker haben, enthalten von dort importierte Produkte aufgrund anderer Fermentierungsverfahren oft wesentlich weniger Laktose.

Haben Sie also ein türkisches Geschäft in der Nähe, greifen Sie einmal zum dortigen Joghurt oder Kefir. Der Gang zum türkischen Händler lohnt sowieso immer, da es hier erfahrungsgemäß die leckersten Oliven und das frischeste Gemüse gibt.

Probieren Sie außerdem auch einmal unsere wunderbare Joghurt-Torte aus (siehe Rezeptteil).

Sollten Sie aufgrund von Verdauungsbeschwerden oder zur allgemeinen Stärkung Ihrer Abwehrkräfte bisher so genannte pro- und präbiotische Joghurts verwendet haben und dies in der Erhaltungsphase gerne weiter machen möchten, achten Sie bitte unbedingt darauf, dass diese zuckerfrei sind. Probiotisch heißt wörtlich übersetzt "für das Leben", und die Argumentationskette der Lebensmittelhersteller ist recht simpel:

Der Darm gilt als Sitz des Immunsystems. Um dessen Darmflora positiv zu beeinflussen, empfehlen die Produzenten der Joghurt-Drinks (z.B. Actimel von Danone, LC1 von Nestlé oder Yakult) besonders „gute" Bakterien zu uns zu nehmen. Diese „braven" Bakterien siedeln sich dann laut Hersteller im Darm an und - schwupps - haben wir ganz viele Abwehrkräfte, eine tolle Verdauung und immer so gute Laune wie die Leute in den Werbespots.

Eine Studie konnte zeigen, dass die tägliche Einnahme eines probiotischen Joghurtes (hier Actimel®) bei älteren Patienten in einem Krankenhaus, die mit Antibiotika behandelt wurden, das Auftreten von Durchfällen verhindern kann (Hickson 2007).

Allerdings gibt es auch Berichte, über Schädigungen durch probiotische Joghurts bei immungeschwächten Patienten (Presterl 2001, Boyle 2006). Im Februar 2008 wurden Studienergebnisse publiziert, in der der Nutzen von Probiotika bei 298 Patienten mit akuter Entzündung der Bauchspeicheldrüse geprüft wurde.

Bei diesen schwerkranken Patienten kam es im Vergleich zur Kontrollgruppe zu deutlich mehr Todesfällen (Besselink 2008). Aus diesem Grunde gilt die Anwendung von Probiotika bei kritisch kranken Patienten nun als kontraindiziert.

Von *Prä*biotika spricht man übrigens, wenn den „braven" Bakterien zusätzlich noch Oligosaccharide als Wegzehrung mit in das Produkt gegeben werden. Natürlicherweise finden sich solche Oligosaccharide als „Ballaststoffe" in verschiedensten Pflanzen, bei der industriellen Fertigung präbiotischer Erzeugnisse stammen sie allerdings aus Abfallprodukten der Gemüse verarbeitenden Industrie. Guten Appetit!

Apropos Abfall: Auch Molke wurde von der Industrie in den letzten Jahren mit einem so unvergleichlichen Werbeaufwand zu einem „Life-Style Produkt" hochgepuscht.

Bei Molke handelt es sich um eine Flüssigkeit, die bei der Herstellung von Käse und Quark anfällt, also um schnöden Rückstand, den man früher an die Schweine verfüttert hat. Nicht einmal ins Abwasser darf Molke ohne vorherige Reinigung von den Käsereien eingeleitet werden, also wohin mit den jährlich weltweit anfallenden 150 Millionen Tonnen? Daher entschloss man sich die Brühe, die aus 94 % Wasser, 4,5 % Milchzucker, etwas Restfett, Kasein und ganzen 1% Molkeneiweiß besteht, zum Gesundheitsprodukt zu entwickeln.

Und wir sind ja so gutgläubig. Durch die Angst vor Fett, Cholesterin und Purinen lässt sich mit ein paar schlanken, gibbelnden Models alles verkaufen: „Mein Molkedrink" sagt das eine Blondchen zu ihrer Barbiepuppen-Freundin „schmeckt richtig gut."

Klar Mädel, man hat Dir ja auch ordentlich künstliche Farb- und Geschmacksstoffe unter die unappetitlich gelblich- grüne Brühe gejubelt. Und Du zahlst dafür auch noch 69 Cent pro Becher. Echt cool!

Quark und Frischkäse

Streng genommen gehören auch Quark und Frischkäse bereits zu den Käsesorten, ich behandle sie hier aber separat. Beides ist zur Ernährung nach dem „Bi(e)nären System" bestens geeignet.

Quark, in Österreich auch Topfen genannt, eignet sich wunderbar zur Herstellung leckerer „Topfenknödel" (siehe Rezeptteil). Körniger Frischkäse ist nahezu ein Tausendsassa. Fast kohlenhydratfrei (es gibt ihn zwischen 1-4 g KH pro 100 g) wird er in meinen Rezepten häufig eingesetzt wie Sie beim Stöbern im Rezeptteil feststellen können. Frischkäse lässt sich toll mit ein paar frischen Kräutern und Knoblauch verfeinern und in gekochten Schinken rollen. Das ist echt köstlich. Auch die Verwendung von Ricotta, einem Kuhmilchfrischkäse aus Piemont, ist problemlos.

Käse

Käse enthält so gut wie keine Kohlenhydrate, daher können Sie bedenkenlos jede Form von Weich- und Hartkäse genießen. Nur bei Scheibletten und Schmelzkäse müssen Sie aufpassen, diese beiden Käsesorten enthalten manchmal recht viele Kohlenhydrate (Etikett studieren!)

Eine Käseplatte als leckeres Dessert in einem guten Restaurant gehört dort zum Standardangebot, und man gibt sich meist viel Mühe, exklusive und interessante Sorten zusammenzustellen. Auf diese Weise hat man die Möglichkeit, verschiedene teure Edelschimmelkäse und Rohmilchkäse einmal auszuprobieren.

Essen Sie zu Ihrer Käseplatte auf jeden Fall die Deko-Walnüsse mit, lassen Sie aber bitte das Brot und die Weintrauben liegen. Gerade bei Geschäftsessen, wo man die Beteiligten vielleicht noch nicht gut kennt und sich daher nicht als „Kohlenhydratschmäher" outen möchte, kann man auf diese Weise völlig unbemerkt nach dem „Bi(e)nären System" leben und das Essen genießen. Ihre (dicken) Geschäftsfreunde erfreuen sich zum Dessert an Tiramisu und Creme brulee, und Sie genießen charmant lächelnd eine Käseplatte.

Eine Einladung zum Käsefondue gestaltet sich leider schon schwieriger. Der klassischen Fonduemasse wird zur besseren Verflüssigung nämlich fast immer auch Wein oder Kirschwasser und Speisestärke zugesetzt. Außerdem werden ja kleine Stückchen Weißbrot in den Topf getunkt, was für Sie ja auch nicht in Frage kommt.

Kommen Sie um die Situation jedoch gar nicht herum und möchten Sie keine „Käseallergie" vortäuschen, bitten Sie den Gastgeber, Ihnen etwas Gemüse (Zucchini, Champignons) zu reichen und tunken Sie diese stattdessen in die Sauce. So kommen Sie wenigstens um das schreckliche Weißbrot herum!

Allerdings hat der Trend zum Käsefondue bei Einladungen jedoch aufgrund der allgemeinen Fett- und Cholesterinhysterie stark abgenommen, man ist allenfalls als Gast in der Schweiz damit konfrontiert, wenn die Schweizer Gastgeber gerne eine landesübliche Spezialität servieren möchten. Wenn Sie selbst Käse einkaufen, bevorzugen Sie vor allem reife und fette Käsesorten. Zum einen schmecken diese sowieso am allerbesten, zum anderen wird Milchzucker während des Reifungsprozesses immer mehr abgebaut.

Kaufen Sie den Käse am Stück, da er so zum einen wesentlich besser lagerfähig ist und zum anderen in vorgeraspeltem Käse ein Teil des natürlichen (ungefährlichen) Cholesterins zu (gefährlichem) Oxycholesterin umgewandelt sein kann (vgl. 104). Nehmen Sie Käse etwa 1 Stunde vor dem Essen aus dem Kühlschrank, damit er sein volles Aroma entfalten kann. Wer es sich erlauben kann, sollte unbedingt ein wenig frischen Knoblauch zum Käse essen, in der Erhaltungsphase ist natürlich auch das Glas Wein dazu unschlagbar. Genießen Sie Ihren Käse aber vor allem ohne Angst vor einem steigenden Cholesterinspiegel, auch wenn Ihnen die „Ja aber –Fraktion" etwas anderes berichten wird.

Pausensnack und echtes Schmankerl - Nüsse

An dieser Stelle muss ich einmal das Hohelied auf die Nuss singen.
Nüsse sind wirklich ein idealer Begleiter für unterwegs, machen keine schmutzigen Finger, helfen toll über den „kleinen Hunger" hinweg und lassen sich auch beim Kochen kreativ einsetzen.

Nüsse enthalten neben cholesterinsenkenden mehrfach ungesättigten Fettsäuren (MUFA) wie Omega-3-Fettsäuren etwa 10% unverdauliche Ballaststoffe, die sich ebenfalls günstig auf den Blutcholesteringehalt auswirken (Almario 2001).
Das Fett in Nüssen ist also absolut hochwertig. Außerdem enthalten Nüsse wichtiges Selen, die wertvolle Aminosäure Tryptophan, pflanzliche Schutzstoffe und wertvolles Vitamin E für gesundes Blut, straffe Haut und gute Augen. Häufiger Verzehr von Nüssen senkt das Risiko für Durchblutungsstörungen und für den Herzinfarkt um 40-50% (Hu 1998, Albert 2002)

Botanisch gesehen ist längst nicht alles, was wir landläufig als Nuss bezeichnen eine solche. So ist z.B. die Erdnuss eine Hülsenfrucht wie die Erbse.
Pinienkerne dagegen stammen aus den Zapfen von Kieferngewächsen. Die Marone, auch Esskastanie genannt, ist dagegen auch für den Botaniker eine „echte" Nussfrucht. Ernährungstechnisch ist diese Klassifizierung jedoch von keinerlei Bedeutung, denn was die medizinische Bedeutung der Inhaltsstoffe betrifft, sind die Unterschiede zwischen den verschiedenen Nussarten eher gering. Sie können sich allerdings ganz erheblich im Kohlenhydratanteil unterscheiden.

Bevorzugen Sie daher in der Einführungsphase die kohlenhydratärmeren Varianten, oder essen Sie entsprechend weniger davon, damit Sie nicht zu viele Kohlenhydrate aufnehmen.

Die Tabelle auf Seite 296 gibt einen guten Überblick über den Nährstoffgehalt von unterschiedlichen Samen oder Nüssen. In der Einleitungsphase können Sie problemlos Erdnüsse, Haselnüsse, Kokosnüsse, Macadamianüsse, Mandeln, Paranüsse, Pekanüsse, Sonnenblumenkerne oder Walnüsse knabbern.

20 g sind für einen Snack immer eine vernünftige Größenordnung, der nur mit 2-4 g Kohlenhydraten zu Buche schlägt. Natürlich meine ich dabei aber nicht die in Öl gerösteten Erdnüsse aus dem Supermarkt, die neben den Chips und anderen Snacks in der Knabberecke liegen.

Im Bezug auf den Preis und die Qualität der Waren sind auch bei Nüssen unsere Discounter unschlagbar. Walnüsse gibt es hier preiswert fertig geknackt, sauber und appetitlich verpackt in wieder verschließbaren Beuteln. Gleiches gilt für Pekanüsse und Paranüsse, wobei letztere allerdings recht teuer sind. Der hohe Umsatz an diesen Waren in diesen Geschäften ist außerdem ein Garant für Frische und Qualität.

Bei Erdnüssen, die übrigens große Mengen an Resveratrol (kennen wir vom Wein) beinhalten, sollte man auch immer einmal die ganzen Nüsse kaufen und selbst knacken. Das macht besonders Kindern sehr viel Spaß!

Achtung „Herpianer":

Sollten Sie häufig Probleme mit unschönen Lippenbläschen (Herpes simplex Infektionen) haben, steigern Sie Ihren Nusskonsum bitte nur langsam. Nüsse enthalten eine hohe Konzentration der Aminosäure L-Arginin, die das Herpes-Virus für seine Vermehrung braucht. Ein reichlicher Nussverbrauch kann daher die Entwicklung von Herpes fördern. Schauen Sie also erst einmal wie Ihr Körper reagiert.

Da die Aminosäure L-Lysin der Gegenspieler des L-Arginin ist, kann die Einnahme von reinem L-Lysin (zweimal täglich 2 g) bei einem akuten Herpes-Ausbruch Wunder wirken. Sie bekommen L-Lysin in der Apotheke oder können es im Internet bestellen.

Eiweiß-, Fett- und Kohlenhydratgehalt in Gramm je 100 g verzehrbarem Anteil

Samen-oder Nussart	Eiweiß	Fett ges.	Fett MUF	KH netto	in Phase
Cashewnuss	17,2	42	7,3	30,5	Erhaltungsphase
Erdnuss	26	48,1	14,4	8,3	Einleitungsphase
Haselnuss	13	61	8,6	11,4	Einleitungsphase
Kokosnuss	3,9	36,5	0,7	4,8	Einleitungsphase
Kürbiskerne	24,4	45,6	23,6	14,2	Erhaltungsphase
Leinsamen	28,8	30,9	20,9	in Spuren	Einleitungsphase
Macadamianuss	7,5	73	1,7	in Spuren	Einleitungsphase
Marone	3,4	1,9	0,5	41,2	gar nicht
Mandel süß	19	54	12,9	3,7	Einleitungsphase
Mohnsamen	23,8	42,2	31,1	4,2	Einleitungsphase
Paranuss	14	67	28,1	3,6	Einleitungsphase
Pekanuss	9,3	72	16,6	4,4	Einleitungsphase
Pinienkerne	13	60	k.A.	20,5	Erhaltungsphase
Pistazienkerne	20,8	51,6	7,6	17,5	Erhaltungsphase
Sesamsamen	20,9	50	19,4	10,2	Einleitungsphase
Sonnenblumenkerne	26,5	49	28	12,3	Einleitungsphase
Walnuss	15	62	41,7	12,1	Einleitungsphase

Paranüsse kann man ganz wunderbar in geschmolzener dunkler Schokolade wenden und anschließend trocknen lassen. Ein wirklich köstliches und gesundes Konfekt! Pinienkerne und geschälte Sonnenblumenkerne lassen sich sehr gut in der Pfanne mit ein wenig Öl anrösten und über den Salat geben. Doch Achtung: Pinienkerne verbrennen ganz leicht, da müssen Sie höllisch aufpassen.

Ein sehr leckerer Pausensnack sind auch unsere Nussplätzchen, die man sehr gut mitnehmen kann. Der Teig lässt sich außerdem gut als alternativer Pizzateig nutzen (siehe Rezeptteil).
Wichtig ist, dass Nüsse immer frisch und appetitlich duften und frei von Schimmelspuren sind. Die von den Schimmelpilzen gebildeten Aflatoxine sind nämlich sehr giftig und stehen auch unter dem Verdacht Krebs auszulösen. Eine angeschimmelte Nusstüte gehört also in den Müll. Der Inhalt sollte keinesfalls mehr gegessen werden, auch wenn einige Nüsse noch nicht verschimmelt sind. Zur Lagerung von Nüssen sollte man diese in einem gut verschlossenen Behälter in den Kühlschrank legen, da die mehrfach ungesättigten Fette durch Licht und Wärme schnell oxidieren.

Leider reagieren immer mehr Menschen auf Nüsse allergisch. Häufig haben besonders diejenigen Probleme, die auch auf früh blühende Bäume wie Borke, Hasel oder Erle reagieren. Schon 1% der Amerikaner reagieren beispielsweise allergisch auf Erdnüsse (Senti et al. 2000). Wenn Sie auch zu den bedauernswerten Nussallergikern gehören, wissen Sie es vermutlich schon selbst und haben wahrscheinlich auch Probleme mit anderen Nahrungsmittelallergien.

Meist treten bei Nussallergikern starke Symptome im Mund auf (sog. enorale Symtomatik), der Hals juckt, die Lippen schwellen an und viele Patienten beschreiben ein „pelziges" Gefühl im Mund. Jedenfalls ist das Ganze sehr unangenehm und auch gefährlich, wenn Sie eine neue Nussart ausprobieren, mit der Sie vorher noch nie in Kontakt gekommen sind.

Ihr Körper zeigt eventuell schwerste Abwehrreaktionen, was bis zu einem sog. anaphylaktischen Schock mit Kreislaufversagen führen kann. Dies ist dann wirklich ein ernst zu nehmender medizinischer Notfall und Sie müssen umgehend einem Arzt vorgestellt werde, der Ihnen entsprechende Medikamente verabreicht, da eine solche körperliche Reaktion lebensbedrohlich werden kann.

Manche Allergiker können aber z.B. nur einige Nussarten nicht vertragen und haben mit anderen wieder gar keine Probleme. Manche Menschen reagieren z.B. bei Mandeln nur auf die äußere Schale, sobald diese entfernt wurde, ist alles in Ordnung.
Bei Haselnussallergikern kommt es häufig vor, dass Haselnüsse problemlos vertragen werden, sobald diese erhitzt wurden, d.h. mit Haseln in Kuchen oder Plätzchen gibt es keine Probleme. Umgekehrt findet man in der medizinischen Fachliteratur wiederum Hinweise, dass sich in erhitzten Pecanüssen so genannte „Neoallergene" bilden, die wiederum ein hohes allergisches Potential aufweisen (Berrens 1996).

Was ist also die Quintessenz aus dem Gesagten?

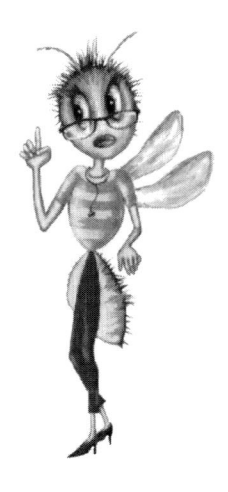

• Wenn Sie noch nie ein Problem mit Allergien auf Nüsse hatten, ist die Wahrscheinlichkeit, dass Sie gesundheitliche Probleme durch Nüsse bekommen, sehr gering. Dies gilt auch, wenn Sie in Zukunft größere Mengen an Nüssen und Samen essen.

• Bauen Sie häufig einen Nusssnack in Ihren Speiseplan ein und wechseln Sie zwischen möglichst vielen Sorten hin und her.

• Verbrauchen Sie Ihre Vorräte schnell, kaufen Sie in Läden mit hohem Durchsatz, und lagern Sie Ihre Vorräte gut verpackt im Kühlschrank.

• Werfen Sie angeschimmelte Nüsse grundsätzlich weg.

Brot, Getreide, Nudeln, Reis

In der Einleitungsphase, üblicherweise 14 Tage, sollten Sie definitiv auf jede Form von Brot, Nudeln oder Reis verzichten.

In der Erhaltungsphase können Sie sich ab und zu am Morgen eine Scheibe Vollkornbrot gönnen. Kaufen Sie das Brot im Bioladen, und frieren Sie es portionsweise ein. So haben Sie dann immer eine frische und appetitliche Scheibe zur Hand.
Auch ein Müsli am Morgen (Bioladen, ohne Zuckerzusatz) ist in der Erhaltungsphase ab und zu wieder erlaubt, solange Sie nicht wieder zunehmen. Versuchen Sie Ihre Kohlenhydrataufnahme vor eine sportliche Aktivität zu legen, allerdings verzichten Sie damit auf eine optimale Fettverbrennnung (Prinzhausen 2005).

Sollten Sie länger in der ketogenen Phase bleiben wollen und Sie der Brotverzicht stören, empfehle ich Ihnen, Ihr Brot selbst zu backen. Rezepte dazu finden Sie im Rezeptteil dieses Buches.

Von Firmen, die sich auf die Bedienung der Konsumwünsche von Menschen eingestellt haben, die kohlenhydratarm leben, werden auch fertige Brotbackmischungen zum Selberbacken angeboten. Damit die Mischung natürlich kaum Mehl enthält, aber irgendwie ein fester Teig und nach dem Backen ein schnittfähiger Brotlaib entstehen soll, werden diesen Mischungen große Mengen an Gluten beigemischt. Viele Menschen reagieren jedoch sehr empfindlich auf Gluten, weshalb ich nicht für die Verwendung solcher Backmischungen bin.

Nudeln und Reis als Sättigungsbeilage zu Fleisch oder Fisch sollten Sie generell verschmähen, sonst fallen Sie ruck-zuck wieder in alte Gewohnheiten. Essen Sie sich an der eigentlichen Hauptmahlzeit rundum satt.

Haben Sie in der Erhaltungsphase einmal Lust auf Pasta, essen Sie diese, denn sonst werden Sie sich eingeschränkt fühlen und etwas vermissen. Wählen Sie aber bitte Vollkornnudeln. Gleiches gilt für Reis, bitte wählen Sie ungeschälten Reis (Vollkornreis).

Gewürze

Passende Gewürze geben einer Speise erst den richtigen Pepp.
Leider sind wir Deutschen beim Würzen nicht besonders experimentierfreudig und bleiben oft bei unserer Standardwürzmischung „Salz und Pfeffer" hängen.
Spice up your life! Trauen Sie sich unbedingt Ihrem Essen (und damit Ihrem Leben) mehr „Würze" zu geben.
Die geschmackverbessernden Komponenten der Gewürze sind ihre leicht flüchtigen ätherischen Öle. Wo immer es geht verwenden Sie bitte frische Gewürze, d.h. frischen Knoblauch statt Knoblauchpulver, frische Chilischoten statt Chilipulver, echte Vanille statt Vanillearoma.

Im Sommer bekommt man mittlerweile in fast jedem Supermarkt frische Kräuter wie Thymian, Basilikum, Estragon oder Rosmarin. Greifen Sie zu!
Rosmarin übersteht im Topf auf dem Balkon sogar meist unsere milden Winter und sieht zudem sehr dekorativ aus.

Kaufen Sie grundsätzlich nur kleine Mengen an Gewürzen ein, lagern diese trocken und kühl (also bitte nicht im Schrank über der Dunstabzugshaube) und verbrauchen diese rasch. Lang gelagerte Gewürze verlieren jedes Aroma und sind oft mit Schimmelsporen versetzt.

Wo immer es geht, lagern Sie bitte das Gewürz im Ganzen und zerkleinern es unmittelbar bevor Sie es den Speisen zusetzen (also Pfefferkörner mahlen, Muskatnuss reiben). Achtung bei Gewürzmischungen wie Currypulver, hier „verlängern" die Hersteller nur allzu gerne mit Zucker und Stärkemehl. Flüssigwürze wie „Maggi", enthält Glutamat als Geschmacksverstärker, ein guter Koch braucht so etwas nicht.

Gleiches gilt für „Fondor". Hauptbestandteile von Fondor sind Salz, Stärke, gehärtetes Pflanzenöl, diverse Gewürzextrakte und wieder Glutamat, auf das sensible Personen mit Kopfschmerzen, Mundtrockenheit, Hautrötungen, Nackensteifheit, Gliederschmerzen und Übelkeit reagieren können. Piment ist übrigens keine Kunstmischung wie Fondor, sondern ein raffiniertes Gewürz aus den unreifen Früchten des Nelkenpfeffers (Pimenta officinalis).

Safran ist ein Gewürz, das aus einer im Herbst violett blühenden Krokus-Art gewonnen wird. Als Gewürz dienen seine getrockneten Stempelfäden, die aus jeder einzelnen Blüte mit der Hand entfernt werden. Um ein Kilogramm Safranpulver zu erhalten müssen die Staubfäden aus etwa 150.000 Blüten gezupft werden. Kein Wunder also, dass Safran als das teuerste Gewürz der Welt gilt. Für ein Gramm Safran zahlt man im Handel je nach Angebot bis zu 14 €. Safran hat ein bitteres, scharfes Aroma, was gut zu Fisch und Geflügelgerichten passt.

Der in Safran enthaltene Farbstoff Crocin gibt Gerichten eine intensiv goldgelbe Farbe. Die hauchdünnen Staubfäden dürfen nicht mitgekocht werden. Am besten zerstößt man die Fäden in einem Mörser, weicht sie einige Minuten in etwas warmen Wasser ein und gibt die Flüssigkeit gegen Ende der Garzeit dem Gericht zu. Da Safran gern gefälscht wird, kaufen Sie die Fäden immer nur als Ganzes.

Keine Angst vor Zimt! Im vierten Quartal 2006 geisterte das große Gerücht durch die Gazetten, dass uns Zimtsterne krank machen, was bei vielen Verbrauchern Angst vor dem Jahrhunderte lang genutzten Gewürz Zimt auslöste. Der in Zimt enthaltene „Problemstoff" ist das Cumarin, ein natürlicher Aromastoff, der in vielen Pflanzen enthalten ist. Hochdosiert kann er in Tierversuchen Erbrechen, Schwindel und Leberschäden auslösen. Doch keine bange! Sie müssten kiloweise Kuchen oder Zimtsterne essen, um in eine gefährliche Größenordnung (mehr als 0,1 mg Cumarin pro kg Körpergewicht pro Tag) vorzustoßen. Darum lassen Sie sich die Freude an dem leckeren Zimtaroma nicht verderben!

Gewürze haben nicht nur positive Auswirkungen auf den Geschmack von Speisen, sondern fungieren in Ihrem Körper zusätzlich als Radikalfänger, wirken entzündungshemmend, antibakteriell, stärken das Immunsystem und regen den Stoffwechsel an. Die medizinisch wertvollen Inhaltsstoffe können aber nur dann wirken, wenn man sie nicht totkocht, daher ist es wichtig, Gewürze dem Gericht immer erst zum Ende eines Garvorgangs zuzusetzen.

Im Urlaub auf einem arabischen Gewürzmarkt Gewürze einzukaufen ist meist nicht empfehlenswert. Oft stehen die auf Touristenmärkten angebotenen Gewürze stundenlang in der Sonne, sind verschnitten und werden unter hygienisch schlechten Bedingungen abgefüllt, so dass die Würzmischungen Bakterien und Schimmelpilze enthalten. Auch bei Gewürzen gilt: Qualität hat ihren Preis.

Salz

Wie das Fett, ist auch das Salz in den letzten Jahren in den Verruf geraten, unserer Gesundheit abträglich zu sein. Anhänger der „Ja aber Fraktion" behaupten, dass zuviel Salz den Blutdruck erhöhe und dadurch das Risiko für Herzkreislauferkrankungen steigere.

Tatsächlich verfügt unser Körper wieder einmal über ein ausgeklügeltes Regelsystem und kann überschüssiges Natrium recht gut über die Nieren entsorgen. Für gesunde Menschen ist eine Verringerung des Salzkonsums daher unnötig, da gesundheitlich nicht von Vorteil. Personen mit normalem Blutdruck reagieren auf die Zufuhr von Salz in puncto Blutdruck sehr individuell. Eine Reduktion der Salzaufnahme bei Patienten mit Bluthochdruck führt entweder zu gar keinen oder nur zu sehr geringen Änderungen (minus 1,27 mm Hg systolisch bzw. minus 0,54 mm Hg diastolisch).

Ein Durchschnittsmensch mit normaler körperlicher Betätigung benötigt mindestens 2 bis 3 g Salz pro Tag, das entspricht einem gestrichenen bis leicht gehäuften Kaffeelöffel voll. Bekommt unser Körper diese Menge nicht, so kann es zu negativen Auswirkungen auf den menschlichen Körper kommen (Aldermann 1995).
Kochsalz ist reines Natriumchlorid. Lösen wir es in Wasser auf, zerfällt es in Natrium- und Chlorid-Ionen. Chlorid-Ionen spielen unter anderem eine entscheidende Rolle bei der Produktion der Magensäure, welche für die Eiweißverdauung sehr wichtig ist. Sind wir der Hitze ausgesetzt (z.B. in der Sauna) oder gehen körperlich anstrengenden Tätigkeiten nach, wird viel Salz über den Schweiß verloren, so dass sich der Salzbedarf verdoppeln kann.
Übrigens ist nicht nur in Wurst, fast-food oder pikanten Snacks Salz enthalten. Auch bestimmte Gemüsesorten wie Sellerie, Fenchel und Mangold enthalten 2-3 g NaCl pro Kilogramm.

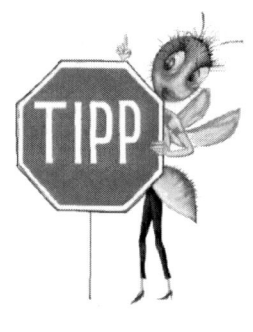

Verwenden Sie anstelle von normalem Kochsalz unraffiniertes Meersalz (Fleur de Sel oder auch Flor de Sal). Dieses Meersalz setzt sich an heißen, windstillen Tagen als hauchdünne Schicht an der Wasseroberfläche des Meerwassers ab und wird mit langen Bambusstangen mit flachen Sieben wie der Rahm auf der Milch mit der Hand abgeschöpft und dann an der Sonne getrocknet.

Natürlich hat so ein Aufwand wieder seinen Preis: 125 g Meersalz kosten etwa 5 €. Je hübscher das Salz verpackt ist, desto teurer wird´s. Aber man kommt ewig damit aus. Denken Sie wieder daran, sich solche Nettigkeiten mal zum Geburtstag zu wünschen. Mit Meersalz führen Sie Ihrem Körper neben dem NaCl auch weitere Mineralien und Spurenelemente. Meersalz enthält zu 2 bis 3,8 Prozent Magnesium, entgegen vielfältiger Meinung ist der natürliche Jodgehalt von Meersalz jedoch gering.
Essen Sie wenig Seefisch, sollten Sie daher lieber jodiertes Speisesalz verwenden. Im Handel wird auch mit Folsäure angereichertes Salz angeboten.

Von der Lust schwach zu werden

Das „Bi(e)näre System" ist eine Ernährungsform, welche lebenslang durchgeführt werden sollte. Durch die Tatsache, dass man stets satt ist und sich nur wenige Dinge versagen muss, stellt dies in der Regel auch kein Problem dar. Allerdings wird es immer wieder einmal Situationen geben, in denen Sie entweder genötigt oder verführt werden, Nahrungsmittel zu sich zu nehmen, die in keinster Weise ins Konzept passen.
Dazu gehört vielleicht das Stückchen selbstgebackene Buttercremetorte bei Erbtante Carlotta, dessen Ablehnung automatisch zu einer Testamentsänderung führen würde. Auch das 6-Gänge-Menü mit geeistem Kaiserschmarren und handgemachten Pralinés bei Alfons Schuhbeck, zu dem Sie dieser verdammt gut aussehende junge Porschefahrer eingeladen hat, taugt zum Schwachwerden. Wer denkt schon daran, dass Champagner auf nüchternen Magen den Blutzuckerspiegel in die Höhe schnellen lässt, wenn man mit George Clooney anstößt?

Oder aber es gibt Tage, an denen einfach alles schief geht. Sie ramponieren sich morgens an einer Parkhaussäule den metallic-silbernen Designerlack Ihres Neuwagens, machen eine miserable Figur bei der englischen Präsentation vor den britischen Geschäftspartnern, so dass Ihr Chef „not amused" ist oder erfahren telefonisch nach 12 Wochen Honeymoon mit Mr. oder Mrs. Right, dass er oder sie Sie zukünftig nun doch nicht mehr treffen möchte.

Die wenigsten Mitmenschen verfügen in solchen Situationen über die eiserne Disziplin, sich die Joggingschuhe anzuziehen und die spontan ausgeschütteten Frust- und Freßhormone durch ein kleines 10 Kilometer Läufchen abzutrainieren.

Wahrscheinlicher ist dagegen der Griff zur Nuss-Nougat Schokolade mit 15% Kakaoanteil von der lila Kuh, zur triefenden Kartoffelchipstüte voller trans-Fette und ein King-Size Pommes-Gau begleitet mit einem extra großen Heinecken Pils.

Am nächsten Morgen kommt dann der große Kater. Magen und Darm reagieren umso unwirscher auf den Angriff der Kohlenhydrat-Aliens, je länger Sie abstinent waren. Hose oder Rock sitzen spackig auf den Hüften und der von Ihnen vor sich hergeschobene Kugelbauch lässt glauben, Sie hätten einen überdimensionierten Meisenknödel verschluckt.

In solchen Augenblicken schaltet sich bei einem Großteil der Menschen der „Nun ist es auch egal-Autopilot" ein, und das ist ein Riesenfehler.

Einmal einer solchen Kohlenhydrat-Fressorgie erlegen, kommt man wieder auf den Geschmack, schmeißt alle guten Vorsätze wieder über den Haufen, vergisst völlig, welche Erfolge man mit einer anderen Ernährungsform gehabt hat und stürzt sich, vergleichbar einem Alkoholiker, wieder ins Elend.

Daher mein dringender Appell an Sie: Sollten Sie einmal einen solchen Absturz erleben, gehen Sie am nächsten Morgen auf keinen Fall auf die Waage und tun so, als sei überhaupt nichts geschehen. Ignorieren Sie Ihren Sündenfall wie Bill Clinton den Sex mit Monica Lewinski.

Gehen Sie einfach wieder zu Ihrem normalen kohlenhydratarmen Leben über und starten am besten wieder in Phase I. Es trifft nämlich den Nagel auf den Kopf, wenn der Volksmund behauptet, dick werde man nicht zwischen Weihnachten und Sylvester, sondern zwischen Sylvester und Weihnachten.

Ein einziger Ausrutscher allein lässt Sie nicht gleich wieder zum Sumo-Ringer mutieren, sehr wohl aber viele Ausrutscher hintereinander. Also nicht entmutigen lassen!

Ich wünsche Ihnen beim Abnehmen mit dem „Bi(e)nären System" sehr viel Erfolg. Vor allem aber wünsche ich Ihnen ein Leben voller Genuss und Befriedigung.

Die ersten 7 Tage

Mich hat die Erfahrung gelehrt, dass es vielen Menschen leichter fällt, sich die ersten 7 Tage an einen festen Speiseplan zu halten, um allmählich Sicherheit bei der Auswahl ihrer Nahrungsmittel zu bekommen. Wenn Sie also mögen, gehen Sie einfach genau nach diesem Plan vor. Falls Sie sich sicher genug fühlen, fahren Sie Ihr eigenes individuelles Programm.

Die hier angegebenen Mengen gelten für eine Person und sättigen im Allgemeinen sehr gut. Sollten Sie mit den angegebenen Portionen nicht satt werden, so erhöhen Sie bitte einfach die entsprechenden Mengen, ohne sich irgendwelche Sorgen um zusätzlich aufgenommene Kalorien zu machen.

Dass Sie Hunger haben, ist nicht Sinn der Sache und nicht das Prinzip des „Bi(e)nären Systems". Im Gegenteil, Sie sollen Ihrem Körper signalisieren, dass er absolut nichts zu befürchten hat, sie ihm nichts vorenthalten werden, sondern ihn im Gegenteil rundum verwöhnen.

Sie sollen sich allerdings auch nicht zum Essen zwingen, wenn Sie keinen Hunger haben. Dass der Appetit auf natürliche Art und Weise nachlässt, ist ein interessantes Phänomen bei kohlenhydratreduzierten Diäten und liegt daran, dass Ihr Blutzucker endlich nicht mehr Achterbahn mit Ihnen fährt.

Für viele Dicke, die fast ihr ganzes Leben „auf Diät" gelebt haben, ist es eine vollkommen neue Erfahrung, dass das Bewusstsein nicht mehr nur um das Essen kreist. Wenn Sie keinen Hunger haben, lassen Sie einfach eine Zwischenmahlzeit weg. Ziel ist nur eines: Dass Sie sich zu jeder Zeit satt und zufrieden fühlen!

Nach drei Tagen Ernährung nach diesem Plan kommen Sie ziemlich wahrscheinlich in die Ketose, die Sie mit den entsprechenden Teststäbchen nachweisen können. Es ist nicht notwendig diese Teststäbchen zu verwenden. All meine Probanden empfanden es jedoch als höchst motivierend, ihre Ketose durch die Teststäbchen „sichtbar" machen zu können und dadurch regelrecht „vor Augen geführt zu bekommen", dass sich in ihrem Leben etwas ändert.

Idealerweise starten Sie Ihre neue Ernährungsweise an einem Montag. Das Wochenende davor können Sie dazu nutzen, Ihre Wohnung und Ihren Kühlschrank von „Kohlenhydratbomben" wie Marmelade, Ketchup, Eis und Plätzchen zu befreien und in aller Ruhe einzukaufen, so dass Sie gut bevorratet über die Woche kommen.

Natürlich sollte Salat und Gemüse immer möglichst frisch eingekauft werden. Sollten Sie doch in der misslichen Situation sein unter der Woche in kein Geschäft zu kommen, kaufen Sie Salat und Gemüse am Samstag und lagern diese bis zum Verbrauch im Gemüsefach des Kühlschrankes. Für Menschen mit wenig Zeit zum einkaufen eignet sich gefrorenes Gemüse oft besser.

Das „Bi(e)näre System

Rezepte

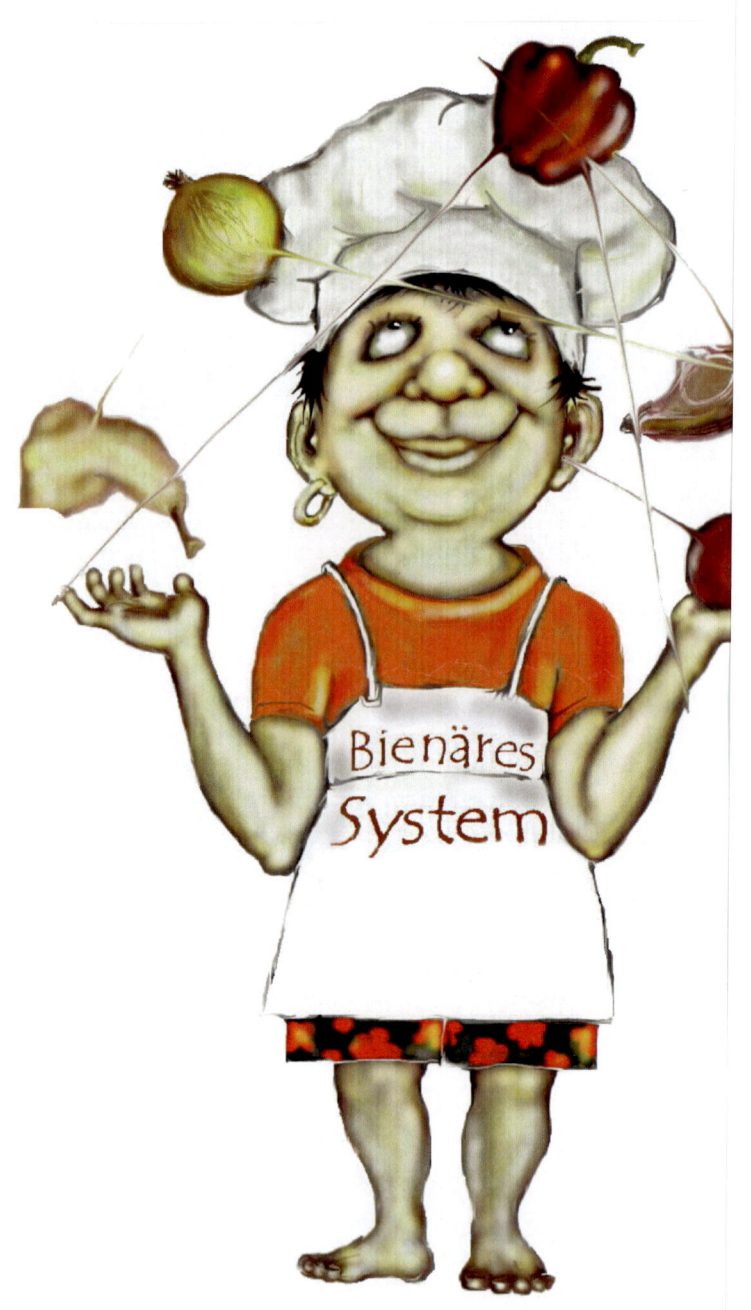

Das „Bi(e)näre System"

Rezepte

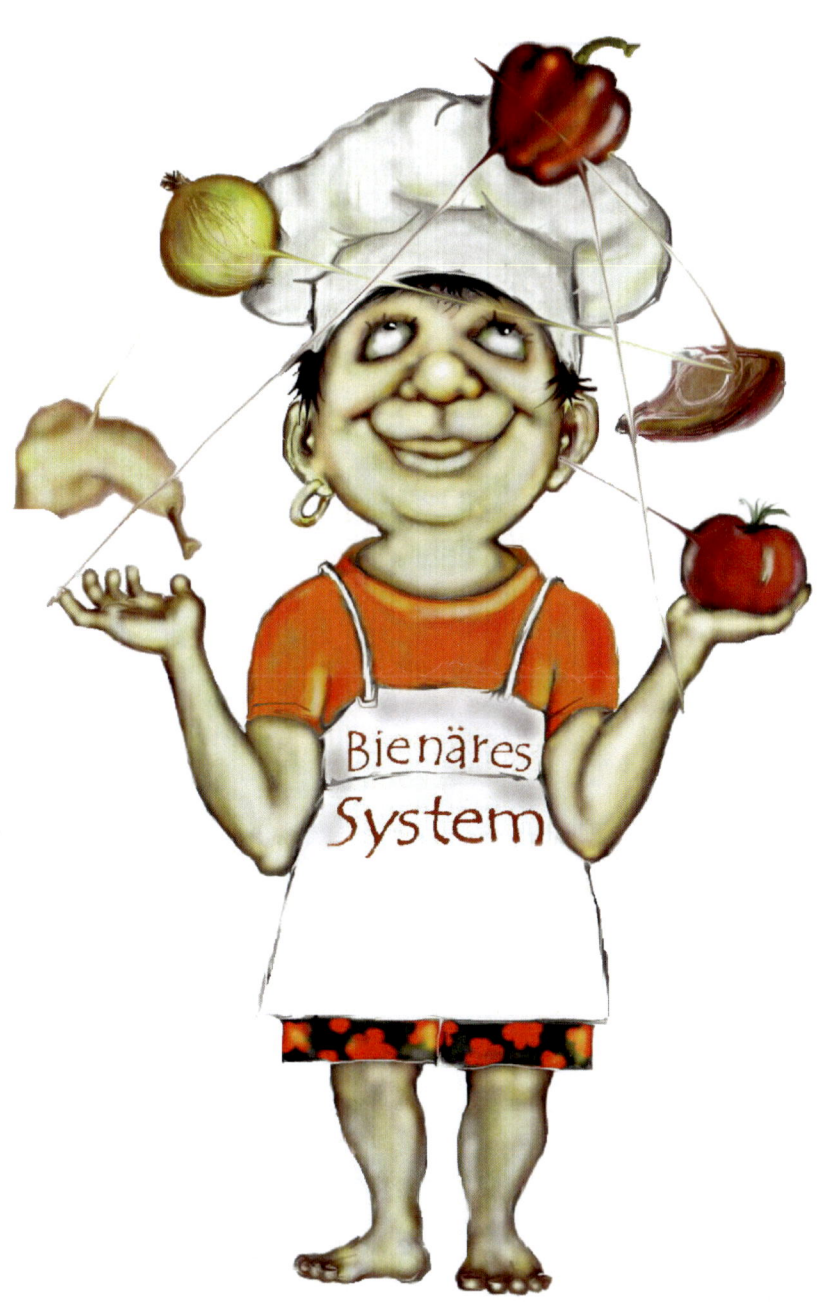

Die ersten 7 Tage

Mich hat die Erfahrung gelehrt, dass es vielen Menschen leichter fällt, sich die ersten 7 Tage an einen festen Speiseplan zu halten, um allmählich Sicherheit bei der Auswahl ihrer Nahrungsmittel zu bekommen. Wenn Sie also mögen, gehen Sie einfach genau nach diesem Plan vor. Falls Sie sich sicher genug fühlen, fahren Sie Ihr eigenes individuelles Programm.

Alle hier angegebenen Mengen gelten für eine Person und sättigen im Allgemeinen sehr gut. Sollten Sie mit den angegebenen Portionen nicht satt werden, so erhöhen Sie bitte einfach die entsprechenden Mengen, ohne sich irgendwelche Sorgen um zusätzlich aufgenommene Kalorien zu machen.

Dass Sie Hunger haben, ist nicht Sinn der Sache und nicht das Prinzip des „Bi(e)nären Systems". Im Gegenteil, Sie sollen Ihrem Körper signalisieren, dass er absolut nichts zu befürchten hat, sie ihm nichts vorenthalten werden, sondern ihn im Gegenteil rundum verwöhnen.

Sie sollen sich allerdings auch nicht zum Essen zwingen, wenn Sie keinen Hunger haben. Dass der Appetit auf natürliche Art und Weise nachlässt, ist ein interessantes Phänomen bei kohlenhydratreduzierten Diäten und liegt daran, dass Ihr Blutzucker endlich nicht mehr Achterbahn mit Ihnen fährt.

Für viele Dicke, die fast ihr ganzes Leben „auf Diät" gelebt haben, ist es eine vollkommen neue Erfahrung, dass das Bewusstsein nicht mehr nur um das Essen kreist.
Wenn Sie keinen Hunger haben, lassen Sie einfach eine Zwischenmahlzeit weg.
Ziel ist nur eines: Dass Sie sich zu jeder Zeit satt und zufrieden fühlen!

Nach drei Tagen Ernährung nach diesem Plan kommen Sie ziemlich wahrscheinlich in eine Ketose, die Sie mit den entsprechenden Teststäbchen nachweisen können.
Es ist nicht notwendig diese Teststäbchen zu verwenden. All meine Probanden empfanden es jedoch als höchst motivierend, ihre Ketose durch die Teststäbchen „sichtbar" machen zu können und dadurch regelrecht „vor Augen geführt zu bekommen", dass sich in Ihrem Leben etwas ändert.

Idealerweise starten Sie Ihre neue Ernährungsweise an einem Montag. Das Wochenende davor können Sie dazu nutzen, Ihre Wohnung und Ihren Kühlschrank von „Kohlenhydratbomben" wie Marmelade, Ketchup, Eis und Plätzchen zu befreien und in aller Ruhe einzukaufen, so dass Sie gut bevorratet über die Woche kommen.

Natürlich sollte Salat und Gemüse immer möglichst frisch eingekauft werden. Sollten Sie jedoch in der misslichen Situation sein unter der Woche in kein Geschäft zu kommen, kaufen Sie Salat und Gemüse am Samstag und lagern diese bis zum Verbrauch im Gemüsefach des Kühlschrankes. Für Menschen mit wenig Zeit zum einkaufen eignet sich gefrorenes Gemüse oft besser.

Sonntage sollten Sie generell als „Vorkoch-Tage" nutzen, d.h. möglichst viele Gerichte vorbereiten, portionsweise abpacken und einfrieren, damit es während der Woche keinen Notstand gibt. Sollte Ihnen ein Gericht besonders gut munden, so spricht überhaupt nichts dagegen, es häufiger zu essen.

Stete Abwechselung ist allerdings ein Garant dafür, dass Sie sich nicht an etwas leid essen, und Sie die Ernährung nicht als eintönig empfinden. Sollten Sie bestimmte Nahrungsmittel gar nicht mögen, versuchen Sie diese durch andere kohlenhydratarme Alternativen zu ersetzen.

Ich habe die warme Mahlzeit in meinem Plan auf den Abend geschoben, da ich davon ausgehe, dass Sie berufstätig sind und erst am Abend zum Kochen kommen.
Selbstverständlich können Sie Mittag- und Abendessen aber auch tauschen, wenn das besser in Ihren individuellen Tagesablauf passt. Diejenigen von Ihnen, die ihre Mahlzeiten in Betriebskantinen oder Restaurants einnehmen müssen, verweise ich ernährungstechnisch auf die Tipps in den entsprechenden Kapiteln dieses Buches.
Achten Sie unbedingt auf eine ausreichende Flüssigkeitszufuhr, essen Sie täglich Ihre Ballaststoffe, und nehmen Sie Ihre Nahrungsergänzungsmittel ein.

Würdigen Sie Essen als wunderbare, lustvolle Beschäftigung, und nehmen Sie sich Zeit, Ihre Mahlzeit auch zu genießen. Kein Essen vor dem Fernseher! Kein Zeitunglesen beim Essen! Stopfen Sie sich nicht zwischen Tür und Angel etwas hinein, nur weil Sie Hunger haben! Lernen Sie zu genießen!

Wer es sich „geruchstechnisch" erlauben kann, sollte seine Speisen stets mit frischem Knoblauch würzen. Das ist echt lecker und sehr gesund.

In Gesellschaft ist natürlich alles viel schöner. Nehmen Sie also Ihre Mahlzeiten nicht allein, sondern am besten im Kreise netter Menschen zu sich, mit denen Sie einfach gerne zusammen sind.

Im Bett: ein Glas (0,2 l) Mineralwasser (still oder mit Kohlensäure) trinken (Flasche am Bett aufbewahren).

Aufstehen und nach dem Toilettengang wiegen.

Frühstück

Spiegeleier

Zutaten:

3 frische Hühnereier aus Freilandhaltung (!), Butter, Leinsamen, Salz und Pfeffer

Zubereitung:

Die drei Eier in einer beschichteten Pfanne mit etwas Butter anbraten,
1 gehäuften Teelöffel Goldsaat (Leinsamen) noch in der Pfanne darüber streuen, mit Salz und Pfeffer würzen. dazu: Kaffee oder Tee

KH:	1,2 g
Eiweiß:	20,1 g
Fett:	10,7 g
Kcal:	318

Wer den Leinsamen nicht in den Speisen mag, kann den Teelöffel natürlich auch so in den Mund nehmen und herunterspülen, unbedingt mit viel Flüssigkeit nachspülen. Wer gerne Milch im Kaffee trinkt, nehme Vollmilch (3,5%) und mische sie zur Hälfte mit Sahne, ggf. mit etwas Süßstoff süßen.

Zwischenmahlzeit:

1 Becher körnigen Frischkäse (200 g, z.B. Edeka, Gut & Günstig Halbfettstufe 4%) mit etwas Süßstoff vermengen und je nach Geschmack mit Zimt bestreuen.
Körniger Frischkäse ist eine wohlschmeckende, proteinreiche Alternative zu Quark, der sehr viel mehr Kohlenhydrate enthält. Frischkäse, auch „Hüttenkäse" genannt, wird von verschiedenen Anbietern verkauft, besonders kohlenhydratarm ist die Hausmarke von

Edeka. Unbedingt immer das Etikett genau studieren.

KH:	2 g
Eiweiß:	26 g
Fett:	6 g
Kcal:	160

Mittagessen:

150 g Eisbergsalat klein schneiden und mit 1 Eßl. Olivenöl, 1 Teel. Leinsamen, Salz und Pfeffer vermengen (lässt sich gut vorbereiten und in einer Vorratsdose mitnehmen).

3 Würstchen* (kalt oder warm, falls Mikrowelle vorhanden) mit etwas scharfem Senf. Als Würstchen empfehle ich Böklunder Frankfurter Art oder Meica Bio-Wiener, wichtig: weder im Würstchen selbst noch in der Beize sollte Zucker enthalten sein. Gleiches gilt für den Senf.

KH:	2,6 g
Eiweiß:	19 g
Fett:	45 g
Kcal:	500

Zwischenmahlzeit:

20 g Macadamianüsse (unbedingt abwiegen!).

KH:	0,8 g
Eiweiß:	1,5 g
Fett:	14,6 g
Kcal:	140

Vor dem Abendessen: wenn möglich, Körperfettgehalt bestimmen.

Abendessen:

2 Teller (je 250 ml) Gulaschsuppe (siehe Rezeptteil). Unbedingt mehr davon Kochen und portionsweise einfrieren!

KH:	7 g
Eiweiß:	56 g
Fett:	22,5 g
Kcal:	265,5 g

Zum Essen die Nahrungsergänzungsmittel einnehmen.

Gesamtbilanz von Tag 1:

KH: 13 g
Eiweiß: 122 g
Fett: 99 g
Kcal   1383

> Und wie war´s sonst so? Überprüfen Sie sich! Haben Sie genug getrunken?
> Sind Sie satt und zufrieden? Haben Sie auch alles für den nächsten Tag parat?
> Fühlen Sie sich gut und motiviert? Haben Sie sich auch ein wenig bewegt? Die Treppe
> genommen oder gar einen Spaziergang gemacht? Prima, weiter so!

> ➤ **Tag 2**

Im Bett: ein Glas (0,2 l) Mineralwasser (still oder mit Kohlensäure) trinken (Flasche am
Bett aufbewahren)
Aufstehen und nach dem Toilettengang wiegen.

Frühstück

Champignonomelette

Zutaten:

2 Eier
1 gehäufter Eßl. (25 g) vollfettes Sojamehl
Salz und Pfeffer
1 mittelgroßer frischer Champignon (30 g)
1 geh. Teelöffel Butter
1 Teelöffel Goldsaat

Zubereitung:

Eier und Sojamehl mit dem Zauberstab auf höchster Stufe sehr schaumig schlagen.
Teig mit Salz und Pfeffer würzen. Champignons in Scheiben schneiden.
In einer beschichteten Pfanne etwas Butter erhitzen. Die Champignonscheiben hinein
legen und mit dem Teig übergießen. 1 Teelöffel Leinsamen darüber streuen.
Von beiden Seiten bei mittlerer Hitze goldbraun werden lassen.

dazu: Kaffee oder Tee wie am Vortag

KH: 1,3g
Eiweiß: 17,3 g
Fett: 23 g
Kcal: 298

Mittagessen:

Insalata Caprese

1 mittelgroße Tomate in Würfel schneiden.
1 Kugel Mozzarella-Käse in Scheiben schneiden.
Das Ganze mit 1 Eßl. Olivenöl und (frischen oder getrockneten) Kräutern oder Basilikum vermengen. Vor dem Essen mit 1 Teelöffel Leinsaat bestreuen.

KH:	4 g
Eiweiß:	23 g
Fett:	55 g
Kcal:	430

Zwischenmahlzeit:

2 Scheiben gekochten Schinken

KH:	0 g
Eiweiß:	14,9 g
Fett:	2,4 g
Kcal:	83

Abendessen:

150 g grüner Salat mit 1 Eßl. Olivenöl, 1 Teelöffel Leinsamen, Salz und Pfeffer,
1 gegrillter Hähnchenschenkel (200 g) mit Haut

Zum Essen die Nahrungsergänzungsmittel einnehmen.

KH:	3 g
Eiweiß:	46 g
Fett:	55 g
Kcal:	675

Natürlich sind selbst gegrillte Hähnchenschenkel besonders appetitlich. Kaufen Sie diese am besten ein, wenn Ihr Metzger gerade ein Angebot hat, grillen diese und frieren einige davon ein. Hähnchenschenkel sind nämlich auch kalt ein wunderbarer Genuss, selbst wenn dann die krosse Haut nicht mehr ganz so superschmeckt.

Hähnchenschenkel (zumindest aber ein halbes Hähnchen) bekommt man aber auch in jeder Imbissstube.
Achten Sie aber unbedingt darauf, dass das Fleisch direkt frisch von Grill kommt und nicht erst wieder in der Fritteuse erwärmt wird. Dies würde Ihnen ungesunde trans-Fettsäuren zufügen. Dann essen Sie Ihr Fleisch lieber kalt.

Gesamtbilanz von Tag 2:

KH: 8 g
Eiweiß: 101 g
Fett: 115 g
Kcal: 1486

War es ein guter Tag für Sie? Haben Sie mit Lust geschlemmt?
Leinsamen nicht vergessen? Genug getrunken? Falls nicht, zwingen Sie sich unbedingt dazu, vor dem Schlafengehen noch etwas Flüssigkeit aufzunehmen.
Eine große Tasse Kräutertee wäre doch etwas.

> ## Tag 3

Im Bett: ein Glas (0,2 l) Mineralwasser (still oder mit Kohlensäure) trinken (Flasche am Bett aufbewahren.

Aufstehen und nach dem Toilettengang wiegen.

Frühstück

Rühreier mit Käse

Zutaten:

3 Eier
1 Eßl. kohlensäurehaltiges Mineralwasser
1 große Scheibe (30 g) Goudakäse
etwas Schnittlauch (oder andere Kräuter)
Salz und Pfeffer
1 Teel. Goldsaat
etwas Butter zum Braten

Zubereitung:

Die Eier in einem tiefen Teller mit den Kräutern und dem kohlensäurehaltigen Mineralwasser mit einer Gabel verquirlen (macht locker!). In einer beschichteten Pfanne etwas Butter erhitzen, den Teig hinein geben und mit einem Pfannenwender stetig rühren. Nach und nach den klein geschnittenen Gouda dazu geben, so dass er sich mit dem Teig vermengt. Einen gehäuften Teelöffel Goldsaat über das Rührei streuen.
Achtung: Nicht zu lange in der Pfanne lassen, wird sonst trocken!

dazu: Kaffee oder Tee wie immer

KH:	1,2 g
Eiweiß:	28,1 g
Fett:	17,7 g
Kcal:	418

Mittagessen:

150 g Feldsalat mit 1 Eßl. Olivenöl, 30 g Schinkenwürfel, 30 g Käsewürfeln und einem Becher körnigen Frischkäse zu einem Salat vermengen, 1 Teel. Leinsamen, Salz und Pfeffer, frische oder getrocknete Kräuter zufügen, 6 Walnusshälften in der Hand zerdrücken und drüberstreuen

KH:	4,6 g
Fett:	26,3 g
Eiweiß:	41,4 g
Kcal	470

Zwischenmahlzeit

bis zu 4 selbstgebackene Nussplätzchen (siehe Rezeptteil)

Nährwertangaben pro Stück:

0,4 KH	5,8 Fett	2 g Eiweiß	65 Kcal

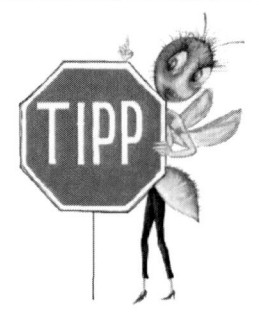

Bei Interesse vor dem Abendessen zum ersten Mal einen Test auf Ketokörper im Urin durchführen. Mit hoher Wahrscheinlichkeit ist er schon positiv. Jetzt fängt das „echte" Abnehmen an. Ihr Fett schmilzt.

Abendessen:

2 Fischfrikadellen (siehe Rezeptteil) serviert auf ein paar Blättern Eisbergsalat mit etwas Leinsaat und 1 kleinen Tomate

(unbedingt wieder viele Frikadellen zubereiten und einfrieren; lassen sich an einem hektischen Tag gut auftauen und warm machen).

KH:	2 g
Eiweiß:	30 g
Fett:	25 g
Kcal	390

Zum Essen die Nahrungsergänzungsmittel einnehmen.

Gesamtbilanz von Tag 3:

KH:	12 g
Eiweiß:	107 g
Fett:	92 g
Kcal:	1538

Wie war es heute? Sie waren doch nicht hungrig, oder? Wie klappt es mit der Verdauung? Denken Sie ans Trinken! Sitzt der Hosenbund schon lockerer?
Für Bewegungsmuffel: Versuchen Sie heute einmal einen kleinen Spaziergang. Stramm gehen, 10 Minuten in eine Richtung und dann wieder ab nach Hause. Schlechtes Wetter gibt es nicht, nur schlechte Kleidung.

➤ **Tag 4**

Im Bett: ein Glas (0,2 l) Mineralwasser (still oder mit Kohlensäure) trinken (Flasche am Bett aufbewahren).

Aufstehen und nach dem Toilettengang wiegen. Während der ersten drei Tage werden Sie relativ viel Gewicht verlieren, da Sie Ihre Glykogenspeicher entleeren. Dies ist ein Gemisch aus Zucker und Wasser. Natürlich werden Sie aber auch etwas Körperfett verlieren. Trotzdem ist es doch ein richtig schönes Gefühl, die Pfunde purzeln zu sehen, oder?

Frühstück

Blaubeeromelette (siehe Rezeptteil)

dazu: Kaffee oder Tee wie immer

KH: 3,3
Eiweiß: 19,8
Fett: 25,1
Kcal: 302

Zwischenmahlzeit

3 Frikadellen (ca. 150 g)

Nährwertangaben: 1,5 g KH
                      24 g Fett
                      21 g Eiweiß
                      304 Kcal

Frikadellen immer „en gros" herstellen. Am wenigsten Arbeit macht es, die Frikadellen auf mehrere Backbleche zu tun und im Backofen mit Umluft zu garen. Pro Blech kann man mindestens 30 Stück zubereiten. Natürlich geht es aber auch in der Pfanne. Machen Sie sie nicht zu groß!

Je 3 Stück immer als Portion einfrieren, dann haben Sie immer eine feine Zwischenmahlzeit parat.

Mittagessen

150 g Friseesalat mit 1 Eßl. Olivenöl, 1 Dose (150 g) Thunfisch (möglichst in Wasser eingelegt) und 1 fein gewürfelte Tomate zu einem Salat vermengen, 1 Teel. Leinsamen, Salz und Pfeffer, frische oder getrocknete Kräuter zufügen, 6 Walnusshälften in der Hand zerdrücken und drüberstreuen.

Sollten Sie keinen in Wasser eingelegten Thunfisch bekommen können, kaufen Sie den in Öl eingelegten und lassen den Fisch gut abtropfen. Das Öl in Fischdosen ist meist minderwertig. Nutzen Sie lieber gutes und gesundes Olivenöl.

Nährwertangaben:	6 g KH	51 g Fett	38 g Eiweiß	630 Kcal

Vor dem Abendessen: Bei Interesse Test auf Ketonkörper im Urin durchführen.
Noch immer positiv? Prima!

Abendessen

3 Blumenkohlpuffer (siehe Rezeptteil)

Nährwertangaben:	8 g KH	50 g Fett	16 g Eiweiß	550 Kcal

Nahrungsergänzungsmittel nicht vergessen!

Gesamtbilanz von Tag 4:

KH:	19 g
Fett:	150 g
Eiweiß:	95 g
Kcal:	1780

> ➤ **Tag 5**

Im Bett: ein Glas (0,2 l) Mineralwasser (still oder mit Kohlensäure) trinken (Flasche am Bett aufbewahren).

Aufstehen und nach dem Toilettengang wiegen.

.

<u>Frühstück</u>

Rühreier mit Salami oder Schinken

<u>Zutaten:</u>

3 Eier
1 Eßl. kohlensäurehaltiges Mineralwasser
1 Eßl. Rapsöl
4 Scheiben (30 g) Salami oder geräucherter Schinken
etwas Schnittlauch (oder andere Kräuter)
Salz und Pfeffer
1 Teel. Goldsaat

<u>Zubereitung:</u>

Die Eier mit dem Zauberstab oder in einem tiefen Teller mit den Kräutern und dem kohlensäurehaltigen Mineralwasser mit einer Gabel verquirlen. In einer beschichteten kleinen Pfanne etwas Öl erhitzen, den Teig hinein geben, kurz anbacken lassen und dann mit einem Pfannenwender nicht zu hektisch rühren.
Nach und nach den klein geschnittenen Gouda dazu geben, so dass er sich mit dem Teig vermengt. Einen gehäuften Teelöffel Goldsaat über das Rührei streuen. Cave: Nicht zu lange in der Pfanne lassen, sonst wird es trocken!
dazu: Kaffee oder Tee wie immer
Nährwertangaben: 1 g KH   37 g Fett   26 g Eiweiß   365 Kcal

Zwischenmahlzeit

20 g Walnüsse (das sind 18 Hälften)

Nährwertangaben: 2 g KH
                          12 g Fett
                          3 g Eiweiß
                          130 Kcal

Gefüllte Champignons

Zutaten:

6 Champignons
150 g Hackfleisch
1 Eßl. getrocknete Kräuter
Salz, Pfeffer, Currypulver
1 Eßl. Olivenöl zum Braten

Zubereitung:

Die Champignons putzen, die Stiele entfernen, klein schneiden und mit dem Hackfleisch vermengen. Die Hackfleischmasse würzen und in die Champignons füllen.
Die gefüllten Champignons vorsichtig mit etwas Olivenöl in der Pfanne anbraten

Nährwertangaben: KH 1,5 g   Fett 30 g   Eiweiß 34 g   Kcal 414

Abendessen

Nun ist es Freitagabend, und Sie können mal ein bisschen aufwendiger kochen.
Freitag gibt´s ja bekanntlich immer Fisch.

Gönnen Sie sich daher z. B. einen schönen Seefisch in Folie (z.B. 200 g Rotbarschfilet mit 10 g Butter), dazu 150 g Eisbergsalat angemacht mit etwas Olivenöl und Knoblauch, falls Sie am Samstag nicht arbeiten müssen.

Nährwertangaben: 4 g KH   26 g Fett   37g Eiweiß   412 Kcal
Nahrungsergänzungsmittel nicht vergessen!

Gesamtbilanz von Tag 5:

KH: 12 g
Fett: 105 g
Eiweiß: 100 g
Kcal: 1333

Horchen Sie einmal ganz bewusst in sich hinein. Wie fühlen Sie sich?
Ist es nicht ein tolles Gefühl, schon fünf Tage lang „auf Kurs" geblieben zu sein?
Hatten Sie irgendwann einmal Hunger? Sicher nicht. Und trotzdem wird Ihre Waage sich schon ein bisschen weniger anzeigen, oder?
Freuen Sie sich aufs Wochenende!

Im Bett: ein Glas (0,2 l) Mineralwasser (still oder mit Kohlensäure) trinken (Flasche am Bett aufbewahren).

Aufstehen und nach dem Toilettengang wiegen.

Frühstück

Mandelomelette

Zutaten:

2 Eier
1 gehäufter Eßl. (25 g) vollfettes Sojamehl
1 gehäufter Eßl. Mandelscheiben (gibt´s im Backbereich des Supermarktes)
etwas Süßstoff
1 geh. Teelöffel Butter
1 Teelöffel Goldsaat

Zubereitung:

Eier und Sojamehl mit dem Zauberstab auf höchster Stufe sehr schaumig schlagen. Teig mit Süßstoff süßen. In einer beschichteten Pfanne die Butter zergehen lassen. Die Mandelscheiben in der Pfanne verteilen und mit dem Teig übergießen.
1 Teel. Leinsamen darüber streuen. Von beiden Seiten bei mittlerer Hitze goldbraun werden lassen.

dazu: Kaffee oder Tee wie immer

Nährwertangaben: 2 g KH 32 g Fett   23 g Eiweiß   381 Kcal

Zwischenmahlzeit

30 g mittelalter Gouda in Würfel geschnitten

Nährwertangaben: 0 g KH
                         7 g Fett
                         9 g Eiweiß
                         110 Kcal

Gefüllte Zucchini

Zutaten:

300 g Zucchini (1-2 Stück, je nach Größe)
50 g frische Champignons
30 g Schinkenwürfel
20 g frisch geriebener Parmesan (nicht aus der Tüte!)
1 Ei

Zubereitung:

Die Zucchini waschen und halbieren. Das Innere mit einem Löffel auskratzen.
Die Champignons putzen und würfeln. Das ausgehöhlte Fruchtfleisch mit allen übrigen Zutaten gründlich vermengen und die Zucchinihälften damit füllen.
Bei 225°C im Backofen 20 Minuten garen.

Nährwertangaben: 7 g KH   10 g Fett   21 g Eiweiß   300 Kcal

Abendessen

Thunfischsoufflé

Zutaten:

150 g Thunfisch aus der Dose (in Wasser)
1 Tomate
1 Knoblauchzehe
1 Packung körniger Frischkäse (200g)
2 Eier

Zubereitung:

Frischkäse, Eier und Knoblauch und die Hälfte des Fisches mit einem Zauberstab zu einer cremigen Sauce verquirlen. Die Tomate würfeln. Den restlichen Fisch grob zerpflücken und in einer kleinen feuerfesten Form verteilen. Das Ganze mit der Sauce übergießen. Bei 200°C 30 Minuten im Backofen garen.

Nährwertangaben: 10 g KH   42 g Fett   78 g Eiweiß   722 Kcal

Nahrungsergänzungsmittel nicht vergessen!

Gesamtbilanz von Tag 6:

KH: 19 g
Fett: 91 g
Eiweiß: 131 g
Kcal: 1513

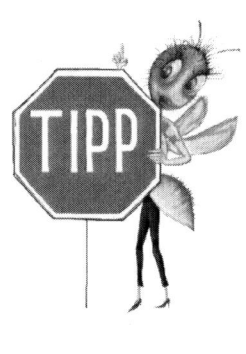

Zeit für ein wenig Logistik. Wenn Sie am Samstag einkaufen, überlegen Sie gut, was Sie für das Wochenende und die kommende Woche alles nötig haben. Freuen Sie sich auf einen Schlemmersonntag und bereiten Sie schon jetzt den Käsekuchen für den Sonntagsnachmittagkaffee zu.

Falls Sie abends ausgehen: keine Ausnahmen zulassen, nur weil es bisher alles so toll geklappt hat und Sie meinen, sich etwas „erlauben" zu dürfen. Ein Fruchtsaft, ein Bier oder ein einziges normales „Plätzchen" und Ihre gesamten Bemühungen der ersten Woche waren umsonst. Das ist es doch nicht wert, oder?

> **Tag 7**

Frühstück

Im Bett: ein Glas (0,2 l) Mineralwasser (still oder mit Kohlensäure) trinken (Flasche am Bett aufbewahren).

Aufstehen und nach dem Toilettengang wiegen. Nun müsste Ihre Waage schon eine deutliche Gewichtsveränderung zeigen.

Horchen Sie in sich: Geht es Ihnen gut, wie sehen Sie aus? Fühlen Sie sich fit und dynamisch? Falls nicht, trinken Sie genug, und haben Sie immer brav Ihre Nahrungsergänzungsmittel genommen? Haben Sie sich bewegt? Waren Sie an der frischen Luft? Haben Sie gern und mit Freude gegessen? Waren Sie auch immer satt? Haben Sie Ihr Erfolgstagebuch geführt? Haben Sie täglich mindestens einmal einen anderen Menschen angelächelt?

Wenn Sie alle Fragen mit „Ja" beantwortet haben, sind Sie auf dem absolut richtigen Weg und haben allen Grund, einen Schlemmersonntag einzulegen.
Starten Sie mit einem Gourmetfrühstück.

Rühreier mit Krabben

Zutaten:

3 Eier
1 Eßl. kohlensäurehaltiges Mineralwasser
50 g gepulte Krabben (frisch oder Dose)
Salz und Pfeffer
1 Teel. Goldsaat

Zubereitung:

Die Eier mit dem Zauberstab oder in einem tiefen Teller mit den Kräutern und dem kohlensäurehaltigen Mineralwasser mit einer Gabel verquirlen.
In einer beschichteten kleinen Pfanne etwas Butter erhitzen, die Krabben hinein geben und etwa 1 Minute garen lassen. Den Teig darüber geben, kurz anbacken lassen und dann mit einem Pfannenwender nicht zu hektisch rühren.
Einen gehäuften Teelöffel Goldsaat über das Rührei streuen. Cave: Nicht zu lange in der Pfanne lassen, sonst wird es trocken!

Nährwertangaben: 1,5 g KH   19 g Fett   29 g Eiweiß   294 Kcal

Zwischenmahlzeit:

1 Milchshake mit roten Beeren (siehe Rezeptteil)

Nährwertangaben: 3,5 g KH   6 g Fett   22 g Eiweiß   161 Kcal

Mittagessen:

3 Röllchen aus gekochtem Schinken gefüllt mit Frischkäsezaziki (siehe Rezeptteil) und frischen Tomatenscheiben.

Nährwertangaben: 5 g KH   7 g Fett   33 g Eiweiß   216 Kcal

Zwischenmahlzeit

1 Stück Sahne-Käsekuchen (siehe Rezeptteil) zum Kaffee

Nährwertangaben pro Stück:
1,5 g KH   15 g Fett   4 g Eiweiß   153 Kcal

Abendessen:

1 Rindersteak (200 g) mit grünem Salat und Kräuterbutter

Das Rindersteak mit etwas Öl in der Pfanne von beiden Seiten je 3-4 Minuten anbraten (je nach Dicke und gewünschter Garstufe). Danach in eine Alufolie einwickeln und 5 Minuten „ruhen" lassen.
1 Eßl. Butter salzen und mit Kräutern der Provence (und ggf. frischem Knoblauch) vermischen.
Dazu 150 g Salat mit Oliven- oder Rapsöl.

Nährwertangaben pro Stück:

1 g KH	31 g Fett	47 g Eiweiß	481 Kcal

Gesamtbilanz von Tag 7:

KH:	12,5 g
Fett	78 g
Eiweiß:	174 g
Kcal	1305

➢ **Tag 8**

Ich bin mir sehr sicher, dass Sie nach 7 Tagen bereits sehr gut wissen, auf was es ankommt, und was Sie essen dürfen und was nicht.
Sie können theoretisch ab Tag 8 einfach wieder mit dem Frühstück von Tag 1 beginne und sich für den Mittags- oder Abendtisch etwas aus den Rezepten aussuchen. Einige Menschen möchten aber auch gerne wieder einmal etwas Brot zum Frühstück. Backen Sie daher am Wochenende Ihr erstes „low-carb" Brot, schneiden es in Scheiben und frieren es portionsweise ein.

Variieren Sie und seien Sie kreativ:

- Statt Hähnchen genießen Sie auch mal Pute, Gans oder Ente, je nach Verfügbarkeit, Jahreszeit und Geldbeutel.

- Statt Gulaschsuppe machen Sie mal Hühnersuppe oder Käsesuppe und frieren diese portionsweise ein.

- Zweimal wöchentlich sollte mindestens Fisch auf Ihrem Speiseplan stehen, entweder warm oder kalt. Bevorzugen Sie dabei fetten Seefisch (z.B. Heilbutt). Wenn es schnell gehen muss, ist es überhaupt kein Problem, auch einmal zu einer Fischkonserve (z. B. Hering in Tomatensauce) zu greifen.

- Statt eines teuren Steaks oder Lammfleisch, reicht natürlich auch ein Schnitzel oder Kotelett, falls Sie nicht so teuer einkaufen möchten. Wählen Sie, wenn möglich „Bioqualität".

- Nüsse dürfen Sie in der Einleitungsphase zwischendurch knabbern, jedoch nur etwa 20 g pro Tag. Sollten Sie in der Einleitungsphase wider erwarten nicht abnehmen, müssen Sie auf diesen kleinen Snack leider verzichten.

- Unterlassen Sie es in der Anfangsphase nicht, ab und zu auch einmal etwas Süßes in Ihren Speiseplan einzubauen. Das ist gut für die Motivation. Halten Sie sich dabei an meine Rezepte für Süßspeisen und nutzen Sie Süßstoff in geringst möglicher Menge.. Ihr Verlangen nach Süßem wird allerdings immer weiter nachlassen.

- Variieren Sie bei den Ölen, die Sie beim Kochen verwenden, zwischen Raps- und Olivenöl. In den Salat, Joghurt oder Milchshake gehört immer ein klein wenig Leinöl.

Die Anschaffung eines low-carb Kochbuches kann ich Ihnen nur empfehlen.

Über 120 verschiedene Rezepte finden Sie in dem Kochbuch der Ernährungswissenschaftlerin Franca Mangiameli, die ebenfalls eine Verfechterin der LOGI-Methode ist (siehe Literaturverzeichnis). Ebenfalls sehr empfehlenswert ist das Buch „Die Erfolgsdiät" von Edeltraut Rückert.

Brot, Muffins, Plätzchen, Kuchen und Süßspeisen

Es gibt zahlreiche Möglichkeiten, Speisen die üblicherweise mit Mehl hergestellt werden, als kohlenhydratarme Variante selbst zu machen. Von den Fertigprodukten, die im Internet angeboten werden, halte ich überhaupt nichts. „Low-carb" Fertigbackmischungen wird z.B. immer Gluten (Weizenklebereiweiß) beigemischt, um Brot schnittfester zu machen. Gluten können jedoch viele Menschen nicht vertragen. Außerdem sind die Produkte teuer und längst nicht so schmackhaft wie unsere Rezepte.

Viele Menschen, die sich länger nach den Regeln des „Bi(e)nären Systems" ernähren, verlieren vollkommen die Lust auf Brot und vermissen es überhaupt nicht. Andere möchten ab und an doch schon mal eine „Stulle" essen.

Daher hier ein schönes und sehr schnell nachzumachendes Rezept für ein

„low – carb" Brot

Zutaten:

6 Eier
100 g Weizenkleie
200 g vollfettes Sojamehl
300 g körniger Frischkäse
50 g zerlassene Butter
1 Eßl. guter Balsamicoessig
1 Päckchen Backpulver
1 Prise Salz

Zubereitung:

Die Eier mit dem Frischkäse in einer Schüssel schaumig schlagen. Die anderen Zutaten dazu geben, gut durchmischen und zu einem geschmeidigen Teig verarbeiten (eventuell etwas Wasser hinzugeben). Eine Brotform (möglichst aus Silikon) gut einfetten und die Masse hinein geben.

Das Ganze im vorgeheizten Backofen bei 200°C 45 Minuten lang backen.
Nach der Backzeit herausnehmen, stürzen und auf einem Gitterrost abkühlen lassen.
(Nicht in der Form abkühlen lassen, das Brot wird sonst pampig!)

Brot nach dem Abkühlen in Scheiben schneiden und portionsweise einfrieren.
Natürlich lassen sich aus dem Teig auch Brötchen formen, Backzeit dann auf 25 Minuten verringern. Probieren Sie dieses Brot einmal mit der selbstgemachten Leberwurst oder unserem Auberginenkaviar. Ein Hochgenuss!

Ungefähre Nährwertangaben pro Scheibe:

KH: 1 g
Fett   4 g
Eiweiß: 7 g
Kcal   68

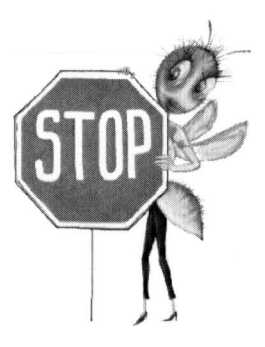

Dieser Brotteig eignet sich nicht zur Verarbeitung in einer Brotbackmaschine.
Probieren Sie es bitte gar nicht erst, sonst werden Sie mich verfluchen!

Blaubeeromelette

Dieser Omeletteteig ist vielfältig verwendbar und schmeckt auch ohne Blaubeeren sehr gut. Man kann das Grundrezept variieren und das Omelette pikant, z.B. mit Käse und Schinken herstellen (dann natürlich den Süßstoff weglassen).
Da die Pfannkuchen auch exzellent kalt schmecken, eignen sie sich daher auch als Nachmittagssnack beim Kaffee.

Zutaten:

1 Ei
1 gehäufter Eßl. (25 g) Mandelmehl
30 g frische Blaubeeren (falls nicht zu bekommen, können gefrorene genutzt werden, gibt´s in jedem Supermarkt. Achtung: sie müssen unbedingt ungezuckert sein!)
etwas Süßstoff
2 Eßl. Mineralwasser
1 geh. Teelöffel Butter
1 Teelöffel Goldsaat

Zubereitung:

Eier, Mineralwasser und Mandelmehl mit dem Zauberstab auf höchster Stufe sehr schaumig schlagen.
Den Teig mit Süßstoff süßen. In einer beschichteten kleinen Pfanne die Butter zergehen

lassen und den Teig einfüllen. Die Blaubeeren auf dem Pfannkuchen verteilen. 1 Teel. Leinsamen darüber streuen. Von beiden Seiten bei mittlerer Hitze goldbraun werden lassen.

Nährwertangaben pro Omlette:

KH:	6 g
Fett	30 g
Eiweiß:	13 g
Kcal	333

Muffins

Diese kleinen Küchlein sind eine tolle Leckerei zwischendurch und eignen sich wunderbar als Frühstück oder als Nachmittagssnack zu einer schönen Tasse Tee oder Kaffee. Mit einer Tasse unseres köstlichen Kakaos machen sie sogar so satt, dass sie glatt eine Mahlzeit ersetzen können. Man kann sie auch pikant zubereiten (siehe Rezept Spinatmuffins).

Zutaten:

250 g Sojamehl
5 Eier
50 g zerlassene Butter
¼ l Sojamilch (ungesüßt und ungesalzen)
1 Päckchen Backpulver
flüssiger Süßstoff

Zubereitung:

Alle Zutaten zusammen in eine Schüssel geben, gut durchmischen und zu einem geschmeidigen Teig verarbeiten. Dabei die Sojamilch vorsichtig dosieren, der Teig darf nicht flüssig werden. Mit Süßstoff süßen. Da Süßstoff beim Erhitzen etwas an Süße verliert, leicht überdosieren.

Die Masse in Muffinförmchen füllen und im vorgeheizten Backofen bei 175 °C 35 Minuten backen. Nach der Backzeit herausnehmen und auf einem Gitterrost abkühlen lassen.

Ungefähre Nährwertangaben pro Muffin:

KH:	1 g
Fett	16 g
Eiweiß:	21 g
Kcal	256

Mittlerweile bekommt man übrigens sogar schon Muffinförmchen aus Silikon.

Achten Sie auf Angebote beim Discounter. Natürlich können Sie auch Förmchen aus Papier benutzen.

Die Muffins nicht in den Silikonförmchen abkühlen lassen, sondern stürzen.

Soja-Waffeln

Diese Waffeln sind eine absolut köstliche Schlemmerei zum Sonntagsnachmittagskaffee und eignen sich perfekt zum Mitnehmen.

Da man sie problemlos einfrieren und in der Mikrowelle wieder auftauen kann, sind sie außerdem eine schnelle Frühstücksvariante aus dem Gefrierfach, falls man einmal keine Zeit zum morgendlichen Omelettebacken hat.

<u>Zutaten für ca. 16 Waffeln (je nach Waffeleisen)</u>

400 g Sojamehl
500 g Magerquark
9 Eier
1 Tütchen Backpulver
¼ Liter Sojamilch
60 - 70 ml Rapsöl
etwas geröstetes Sesamöl
4 Messlöffel Eiweisspulver
Süßstoff

<u>Zubereitung:</u>

Die Eier trennen und das Eiklar mit etwas Süßstoff steif schlagen. Den Magerquark mit den Eigelben und dem Öl verrühren und Sojamehl, Backpulver und Eiweißpulver sowie etwas Sojamilch dazugeben. Das geschlagene Eiklar vorsichtig unterheben und die Masse süßen.

Falls der Teig zu fest ist solange Sojamilch dazugeben, bis eine geschmeidige Waffelteigmasse entstanden ist. Die Waffeln in einem Waffeleisen auf Stufe 5 etwa 3 Minuten backen und zum Servieren mit Eiweißpulver und Canderel (durch ein Sieb) bestäuben.

Nährwertangaben pro Waffel:

KH:	3 g
Fett	12 g
Eiweiß:	19 g
Kcal	205

Plätzchen

Zum Kaffee möchte man manchmal etwas naschen und auch dafür ist in unserer „low carb" Welt bestens gesorgt.

Das nachfolgende Mandelplätzchenrezept ist ein einfaches Grundrezept für diverse Gerichte, in denen Sie sonst einen Teigboden aus Mehl verwendeten (z.B. Tortenboden, Pizza). Es können aber eben auch Plätzchen daraus geformt werden, die man ganz prima mitnehmen kann.

Für den „kleinen Hunger zwischendurch" oder beim Kaffeetrinken hat man so stets etwas Schmackhaftes dabei, ohne seine KH-Bilanz in irgendeiner Weise zu gefährden. Die Zubereitung geht sehr schnell und hält wirklich nicht lange auf. Sie bleiben etwa 5 Tage lang frisch und verderben nicht, womit sie den Idealsnack zum Mitnehmen darstellen. Bewahrt man sie jedoch länger als 5 Tage in einer Keksdose auf, droht eventuell Schimmelgefahr.

Aus dem nachfolgenden Rezept lassen sich etwa 40 Plätzchen mit einem Durchmesser von ca. 3 cm formen. Entscheiden Sie also selbst, ob Sie sie einfrieren oder nicht. Es hängt einfach von Ihrem individuellen Verbrauch und der Zahl Ihrer netten Kollegen zusammen, denen sie ein Plätzchen anbieten.

Mandelplätzchen

Zutaten:

400 g feingemahlene Mandeln
2 ganze Eier
20 g zerlassene Butter
1 Teelöffel Backpulver
etwas flüssiger Süßstoff

Zubereitung:

Zutaten gründlich verkneten und nach Belieben süßen (etwas „übersüßen").
Der Teig sollte eine relativ trockene Masse ergeben, die sich gut formen lässt.
Daraus kleine Teigkugeln bilden (Ø 3cm) und nach Belieben verzieren (z.B. ganze Mandel, Walnuss, Haselnuss draufsetzen, in Sesam oder Mohn wälzen)

Bei 160° C etwa 40 Minuten im Backofen backen.

Nach dem Erkalten einige Plätzchen in geschmolzene „Herrenschokolade" (mit mindestens 75% Kakaoanteil) tunken, aber nur, wenn die Plätzchen nicht zum Mitnehmen gedacht sind (Kleckergefahr!)
Natürlich lassen sich die Plätzchen auch mit Walnüssen, Haselnüssen oder Paranüssen herstellen, haben dann jedoch pro Stück einen etwas höheren Kohlenhydratanteil.

pro Plätzchen   KH : 0,4 g (bei Mandeln), ca. 1 g (bei Walnüssen, Haselnüssen)
Fett: 5,8 g   Eiweiß: 2 g   kcal: 60

Kokosmakronen

Makronen sind „eigentlich" ein Gebäck aus einem Teig aus 1/3 Zucker, 1/3 Eischnee und 1/3 Mandeln oder Kokos. Der Name Makrone leitet sich vom griechischen makarios ab, was Glückseligkeit bedeutet.

So ein paar Makrönchen zum Kaffee machen auch mich immer wieder auf´s Neue glücklich. Zucker brauche ich dafür aber nicht, und Glückseligkeit empfinde ich immer dann, wenn mir eine Hose trotz aller Schlemmerei in Kleidergröße 36 noch zu weit ist.

Zutaten:

120 g   fein geriebene Mandeln
4 Eier
200 g   Koskosflocken
6 Eßl. Rosenwasser
zwei Prisen Salz
Süßstoff nach Geschmack

Zubereitung:

Eigelb und Eiklar trennen. Die Eigelb in den Kühlschrank stellen und anderweitig verwenden (z.B. als Omelette backen, klein schneiden und dann als Suppeneinlage, auch „Flädle" genannt, verwenden. Kann man einfrieren!) Die Kokosflocken in eine Schüssel geben, gründlich mit dem Rosenwasser benetzen, und die Masse nach Belieben süßen. Das Eiklar mit Süßstoff süßen und sehr steif schlagen. Nicht stehenlassen und vorsichtig unter die Kokosmasse geben. Mit einem Löffel ca. 40 Häufchen auf ein mit Backpapier belegtes Kuchenblech setzen (keine Backoblaten verwenden, denn diese bestehen aus Mehlteig!) Bei 170° C im Ofen etwa 20 Minuten goldbraun backen.
Die Makronen lassen sich wunderbar portionsweise einfrieren.
Nährwertangaben pro Plätzchen:
0,5 g KH   4 g Fett   1,5 g Eiweiß   40 kcal

Mürbe Weihnachtsplätzchen

Selbst zu Weihnachten gibt es mannigfache Möglichkeiten, köstlich zu naschen.
Den weihnachtlichen Pfiff erreicht man durch typische Gewürze wie Kardamon oder
Zimt. Aber diese Plätzchen schmecken auch zu jeder anderen Jahreszeit.

Zutaten:

1 Ei
150 g fein gemahlene Mandeln (zu kaufen in jedem Lebensmittelgeschäft)
 50 g gehobelte Mandeln oder Mandelsplitter
 40 g vollfettes Sojamehl
 90 g zerlassene Butter
1 Prise Salz
1 Teelöffel Zimt (gemahlen)
1 Prise Koreander (gemahlen)
1 Prise Kardamon
1 Prise Muskatnuss (wenn möglich frisch gemahlen)
Süßstoff nach Belieben

Zubereitung:

Die Butter in der Mikrowelle vorsichtig verflüssigen (Achtung: abdecken!) und zusammen
mit allen anderen Zutaten in eine ausreichend große Rührschüssel geben. Das Ganze mit
dem Rührmixgerät solange kräftig durchkneten bis eine homogene Masse entstanden ist.
Mit Süßstoff abschmecken (etwas kräftiger süßen, da beim Backen Süße verlorengeht).

Den fertigen Teig zu einer großen Kugel formen und in einen Gefrierbeutel tun. Das
Ganze zwei Stunden im Kühlschrank ruhen lassen.

Anschließend aus dem Teig möglichst viele ca. 3 cm große Kugeln formen, platt drücken
und auf ein mit Backpapier ausgelegtes Blech legen.
Im vorgeheizten Backofen bei 200°C bei Umluft etwa 12 Minuten goldgelb backen.
Vorsichtig herausnehmen und erkalten lassen.

Der gesamte Teig enthält ca. 10 g Kohlenhydrate. Je nach Größe der Plätzchen kommt
man auf ca. 40 Stück. Ein Plätzchen hat also ungefähr 0,25 g Kohlenhydrate. Kein Problem also, nachmittags bei einer schönen Tasse Tee oder Kaffee ein paar davon zu verdrü-
cken.

Bethmännchen

Bethmännchen sind eine Gebäckspezialität aus Frankfurt am Main, die ebenfalls meist zur
Weihnachtszeit angeboten werden. Mir schmecken sie aber das ganze Jahr über! Sie sind

benannt nach der Frankfurter Bankiersfamilie Bethmann. Die drei Mandelhälften sollen der Überlieferung nach für je einen Sohn der drei Söhne der Familie Bethmann stehen. Im Originalrezept wird die Teigmasse mit Puderzucker hergestellt. Dieser wurde natürlich durch Süßstoff ersetzt. Außerdem verwenden wir statt Speisestärke das pflanzliche Bindemittel Bindobin (siehe unten).

Zutaten:

200 g gemahlene Mandeln
50 g enthäutete Mandeln (einfach kochendes Wasser über die ganzen Mandeln schütten,
    danach flutscht das innere problemlos aus der braunen Haut)
1 Ei
1 Teel. Bindobin
1 Eßl. Rosenwasser (kann man sehr preiswert in der Apotheke kaufen)
flüssiger Süßstoff

Zubereitung:

Eigelb und Eiklar trennen. Das Eiklar sehr steif schlagen und mit dem Mandelmehl, Rosenwasser, und Bindobin vermengen. Beliebig süßen.
Den fertigen Teig zu einer großen Kugel formen und in einen Gefrierbeutel tun.
Das Ganze zwei Stunden im Kühlschrank ruhen lassen.
Anschließend aus dem Teig möglichst viele ca. 3 cm große Kugeln formen und diese auf ein mit Backpapier ausgelegtes Blech legen. An jede Kugel seitlich drei Mandelhälften drücken, so dass die Kugeln spitz nach oben zulaufen.
Das Eigelb mit einigen Tropfen Wasser verdünnen, einige Tropfen Süßstoff unterrühren und die Bethmännchen damit bestreichen.

Im vorgeheizten Backofen bei 180 °C bei Umluft etwa 15 Minuten goldgelb backen.
Vorsichtig herausnehmen und erkalten lassen.

Was ist Bindobin?

Bindobin ist ein pflanzliches Binde- und Verdickungsmittel, das man mittlerweile in jedem Reformhaus oder Bioladen in 100 g Gläsern erhält. Einmal gekauft, kommen Sie damit wirklich jahrelang aus. Wenn das Glas trocken steht, wird es weder schlecht, noch etablieren sich Motten darin. Bindobin ist in der Küche extrem nützlich. Es kann kalt oder warm angerührt werden und ist zum Andicken von Suppen oder Saucen, für Desserts usw. bestens geeignet. Setzen Sie es einfach überall dort, wo Sie früher Mondamin (Speisestärke!) als Saucenbinder verwendet haben.
Bindobin ist Johannisbrotkernmehl, auch unter dem Namen Karobenmehl bekannt.
Der Johannisbrotbaum (auch Karubenbaum oder Karobbaum) wächst im Mittelmeerraum und Vorderasien. Das Mehl, wird aus den langen, flachen, schotigen Früchten des Baumes, dem sog. Johannisbrot gewonnen. Es ist weiß, manchmal leicht beige und vollkommen geschmacksneutral.

Es handelt sich hier um ein Polysaccharid aus Galaktose (20%) und Mannose (80%). Das Mehl kann von unseren Verdauungsenzymen nur teilweise verdaut werden und fungiert damit als Ballaststoff. Neben dem Mehrfachzucker sind noch ca. 6% Eiweißstoffe sowie einige wasserlösliche Pflanzenfarbstoffe (Flavonoide) und Spuren von Mineralien enthalten. Johannisbrotkernmehl kann zwischen dem 80- und 100-fachen seines Eigengewichts an Wasser binden und ist damit fünfmal so quellfähig wie Stärke.

Als Lebensmittelzusatzstoff ist Johannisbrotkernmehl mit der europäischen Zulassungsnummer E 410 als Lebensmittelzusatz zugelassen und in vielen industriell hergestellten Produkten zu finden. Dabei unterliegt es keiner Höchstmengenbegrenzung. Oft liest man, dass Johannisbrotkernmehl leicht abführend wirkt. Dies mag stimmen, wenn man es in größeren Mengen zu sich nimmt. Bedenken Sie aber bitte, dass Sie höchstens 2-4 g davon in ein Essen rühren. Ich selbst habe davon jeden falls noch nie etwas gemerkt. Ähnliche Eigenschaften hat übrigens auch das Guarkernmehl, dies ist jedoch weitaus schwieriger zu bekommen.

Nusskuchen

Der nachfolgende Nusskuchen eignet sich ebenfalls als Frühstücksvariante für diejenigen, die morgens lieber etwas Süßes mögen oder keine Zeit für ein opulentes Frühstück haben.

Zutaten:

7 Eier
1 Tasse (100 g) fein gehackte Walnüsse
 (am besten frisch in einer Küchenmaschine selber mahlen)
Süßstoff nach Belieben

Zubereitung:

Eigelb und Eiklar trennen. Das Eigelb in eine kleine Rührschüssel eines elektrischen Mixers geben, und die Masse 10 Minuten lang bei mittlerer Geschwindigkeit mit dem Schneebesen schlagen. Anschließend nach Belieben mit Süßstoff süßen.
Das Eiklar zu schnittfestem Eischnee schlagen und ebenfalls nach Belieben mit Süßstoff süßen. 1/3 des Eischnees unter die Eigelbmasse mischen und dann mit den Nüssen und dem restlichen Eischnee vermischen. Nicht zu lange umrühren, damit der Eischnee nicht zusammenfällt. Mit Süßstoff gut süßen, die Schaummasse umgehend in eine gut eingefettete Kuchenform füllen und in den vorgeheizten Backofen schieben. Bei 160 °C ca. 45 Minuten bei Umluft backen (im Gasherd etwas länger).

Den fertigen Kuchen 10 Minuten in der Form abkühlen lassen und auf ein Drahtsieb oder auf einen Kuchenteller stürzen. Nach dem völligen Erkalten in etwa 12 gleichgroße Stücke aufteilen.

Der Kuchen lässt sich in Folie gewickelt im Kühlschrank aufheben und auch Einfrieren und eignet sich hervorragend zum „Mitnehmen". Je nach Geschmack mit oder ohne Schlagsahne genießen.

Kohlenhydrate insgesamt: 18 g
Kohlenhydrate pro Stück   1,5 g

Sahne-Käsetorte

Die nachfolgende Sahne-Käsetorte ist ein absoluter Genuss, den Sie sich sogar in der Einleitungsphase öfter einmal gönnen dürfen, da ein Stück davon nur 1,5 g Kohlenhydrate hat. Diese Torte ist auch als Dessert am Ende eines besonderen Essens eine echte Delikatesse.

Zutaten:

¼ Tasse kaltes Wasser
¼ Tasse (60 g) flüssige süße Schlagsahne
250 g Doppelrahm-Frischkäse (KH-arm sind z.B. Buko oder die Hausmarke von Aldi)
3 Beutel gemahlene Gelatine
2 zimmerwarme Eier
1 echte Vanilleschote
1 Eßl. Zitronensaft
abgeriebene Schale einer ungespritzten 1/4 Zitrone
¾ Tasse flüssige Schlagsahne (190 g)
Zimt

Zubereitung:

Die Gelatine 10 Minuten in dem kaltem Wasser quellen lassen. Den Doppelrahm-Frischkäse mit der Sahne in einem kleinen Kochtopf auf kleiner Hitze erhitzen und zum Schmelzen bringen. Die Gelatine unterrühren (Vorsicht: Die Masse darf nicht kochen, sonst härtet die Gelatine nicht mehr aus.)

Die Masse von der Kochstelle nehmen, abkühlen lassen und das glatt geschlagene Eigelb, den Vanille-Extrakt (bzw. das ausgekratzte Mark der Vanille-Schote), Zitronensaft sowie die Zitronenschale hinzutun. Nach Belieben mit Süßstoff süßen.

Die 190 g Sahne zu Schlagsahne, und die beiden Eiklar zu Eischnee schlagen, und beides mit Süßstoff nach Belieben süßen. Nun zuerst die Schlagsahne und dann den Eischnee unter die erkaltete Käsemischung heben und vorsichtig glatt rühren.

Eine Kastenform mit Frischhaltefolie auslegen, und den Boden mit Zimt bestreuen. Kuchenmasse einfüllen und für einige Stunden in den Kühlschrank stellen bis die Masse erhärtet ist. Danach stürzen und Käsekuchen in etwa 12 gleichgroße Stücke teilen. Gekühlt servieren.

Nährwertangaben pro Stück:

1,5 g KH	15 g Fett	4 g Eiweiß	153 Kcal

Joghurt-Torte

Die Joghurt Torte ist auch sehr mundend und noch bedeutend schneller zubereitet als die Sahne-Käse-Torte. Da Sie allerdings einen etwas höheren Kohlenhydratanteil aufweist, empfehle ich deren Verzehr erst in der Erhaltungsphase.

Zutaten:

500 g türkischer Joghurt mit 10% Fettgehalt (gibt es in jedem türkischen Geschäft in kleinen Eimerchen)
3 Beutel gemahlene Gelatine
1 echte Vanilleschote
1 Dose Mandarinen
etwas flüssiger Süßstoff
Zimtpulver

Zubereitung:

Eine Kastenform mit Frischhaltefolie auslegen, und den Boden mit etwas Zimt bestäuben. Den Joghurt in eine Schüssel geben. Die Vanilleschote gründlich auskratzen und das Mark in die Masse geben. Die gemahlene Gelatine in eine Tasse füllen und mit heißem (aber nicht kochendem!) Wasser übergießen und auflösen.
Die vollständig gelöste Gelatine in die Joghurtmasse geben, mit etwas flüssigem Süßstoff süßen und mit einem Küchenquirl sehr gründlich verrühren.
Die Hälfte der Creme in die Kastenform füllen, dann die Mandarinchen verteilen und mit der restlichen Masse auffüllen.

Bei den Mandarinchen können Sie entweder auf die mit Süßstoff eingelegten zurückgreifen (die allerdings unverhältnismäßig teuer sind) oder auch eine „normale" Dose mit gezuckerten Früchten verwenden, wenn Sie die Früchte gut abtropfen lassen. Den Saft unbedingt verwerfen! Natürlich können Sie auch anderes frisches Obst, z.B. Erdbeeren, Himbeeren, Brombeeren verwenden. Besonders originell ist die Verbindung von Erdbeeren und rotem Pfeffer.

Mindestens vier Stunden in den Kühlschrank stellen, bis die Masse schnittfest ist.
Die gesamte Torte auf eine passende Platte stürzen und in 12 Stücke schneiden.
Im Kühlschrank hält sich die Joghurt-Torte etwa 3 Tage.

Die Joghurtmasse können Sie auch sehr gut in Souffle-Schälchen füllen und mit einer Himbeer-Sauce als Dessert servieren. Dazu einfach gefrorene Himbeeren auftauen, mit Süßstoff süßen und durch ein Sieb streichen. Die so entstehende Sauce ist einfach genial und bildet optisch einen tollen Kontrast zu dem hellen Joghurt, so dass sich ein Dessertteller toll herrichten lässt. In Schraubdeckelgläschen lässt sich dieses tolle Dessert auch in die Schule oder ins Büro mitnehmen.

Nährwertangaben pro Stück:

| 5 g KH | 8 g Fett | 3 g Eiweiß | 105 Kcal |

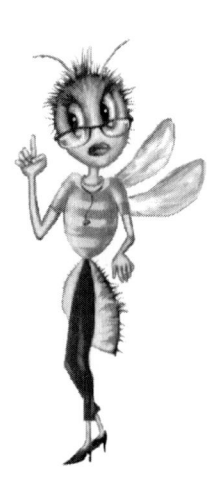

Gemahlene Gelatine ist sehr viel einfacher zu verarbeiten als Blattgelatine, die erst vorquellen muss. Sobald diese gemahlene Variante mit Wasser verrührt wurde, ist sie gebrauchsfähig. Also keine Angst, falls Ihnen früher einmal eine Speise mit Gelatine misslungen sein sollte.

Bitte verwenden Sie niemals künstliche Aromen, wie z.B. Vanille, Rum, Butter oder Ähnliches, die es im Supermarkt in kleinen Fläschchen zu kaufen gibt und bei der Generation unserer Mütter und Großmütter sehr beliebt waren.
Hierbei handelt es sich um Chemiecocktails, die unserem Geschmacksempfinden ein Aroma nur vorgaukeln, aber nichts Natürliches an sich haben. Verwenden Sie immer nur echte und unverfälschte Zutaten. Eine Vanilleschote kostet etwa 1,50 € das Stück. Die ausgekratzte Schote sollten Sie nicht wegwerfen, sondern stattdessen in ein Gefäß mit Salz legen. Auf diese Weise entsteht ein hocharomatisches Würzsalz, das Speisen eine pikante Note gibt. Vanille- oder Vanillinzucker sind natürlich ebenso tabu.

Linsen-Apfel-Kuchen

Sicher haben Sie noch nie einen Kuchen mit Linsen gegessen, oder? Ist aber total lecker, und die Linsen sind eine hochwertige Eiweißquelle.

Ein Stück Linsen-Apfelkuchen eignet sich als Frühstück ebenso wie als schnelle Zwischenmahlzeit. Er lässt sich gut einfrieren, ist aber aufgrund seiner krümeligen Konsistenz nicht so gut zum Mitnehmen geeignet, d.h. man kann ihn nicht „nebenbei" beim Autofahren essen.

Aufgrund seines relativ hohen Kohlenhydratgehaltes von 10 g pro Stück bitte entweder erst in der Erhaltungsphase in den Speiseplan aufnehmen oder nur ein kleines Stück nehmen.

Zutaten:

100 g getrocknete Linsen
200 g Sojamehl
5 Eier
1 großer säuerlicher Apfel
50 g Butter
ca. 1 Glas (100 ml) Sojamilch
1 Beutel Backpulver
Süßstoff

Zubereitung:

Die Linsen in einem Sieb mit kaltem Wasser waschen, bis das Wasser klar ist. Anschließend werden die Hülsenfrüchte in Wasser mit ein paar Tropfen Süßstoff je nach Sorte ca. 20-40 Minuten weich gekocht und abgegossen.

Etwas abkühlen lassen und mit einem Zauberstab zu einem feinen Mus pürieren. Zusammen mit allen weiteren Zutaten (außer dem Apfel) in eine Schüssel geben und gründlich durchmischen. Solange Sojamilch hinzugeben, bis ein geschmeidiger Teig entsteht. Den Apfel schälen, entkernen und in kleine Scheiben schneiden.

Die Hälfte der Masse in eine gefettete Kuchenform geben und die Apfelscheiben darauf verteilen. Den Rest des Teiges über die Äpfel geben und den Kuchen bei 170° C 45 min bei Umluft backen.

Pro Stück ca. 10 g KH

Eine weitere Variante für die Erhaltungsphase ist der

Linsen-Schoko-Kuchen

Zutaten:

100 g getrocknete Beluga-Linsen
200 g Sojamehl
4 Eier
2 EL echtes Kakaopulver
50 g Butter

ca. 1 Glas (100 ml) Sojamilch
100 g getrocknete Aprikosen (ca. 10 Stück)
1 Beutel Backpulver
Süßstoff

Zubereitung:

Die Linsen in einem Sieb mit kaltem Wasser waschen, bis das Wasser klar ist. Anschließend werden die Hülsenfrüchte in Wasser mit ein paar Tropfen Süßstoff ca. 20 Minuten weich gekocht und abgegossen.

Etwas abkühlen lassen und mit einem Zauberstab zu einem feinen Mus pürieren. Die getrockneten Aprikosen mit dem Messer zerkleinern. Zusammen mit allen weiteren Zutaten in eine Schüssel geben und gründlich durchmischen. Solange Sojamilch hinzugeben bis ein geschmeidiger Teig entsteht.

Die Masse in eine gefettete Kuchenform geben und bei 170° C 45 min backen.

Pro Stück ca. 11 g KH

Aufgrund des hohen Gehaltes hochwertigen Eiweißes (ca. 25-30 % in der Trockenmasse) sind Linsen eine wunderbare Zutat. Theoretisch lässt sich jede Linsensorte im Kuchen verarbeiten, die schwarze Beluga-Linse mit ihrem leicht nussigen Geschmack, passt jedoch besonders gut zum Kakao. Dieser Linsen-Schoko-Kuchen hält sich mindestens 4 Tage lang und bleibt dabei noch wunderschön saftig. Wer möchte, kann den Kuchen natürlich auch mit einem Guss aus Bitterschokolade versehen

Quarkknödel mit Erdbeermus

Dieses Rezept eignet sich entweder als süße Hauptspeise für 2 Personen oder aber als wunderbares Dessert zum Ende eines Menüs und reicht dann für 4 Personen.

Zutaten für die Knödel:

250 g	Sahnequark
2	Eier
50 g	fein gemahlene Mandeln
1 Eßl.	Weizenkleie

1 Meßl. Bindobin (siehe unten)
Süßstoff zum Süßen

Zutaten für das Erdbeermus:

500 g   frische Erdbeeren (im Winter tiefgefrorene benutzen)
2 cm   Ingwer
Süßstoff zum Süßen

Zubereitung des Erdbeermus:

Die Erdbeeren waschen, putzen und vierteln. In einer gebutterten Pfanne mit etwas Wasser zum Sieden bringen. Den Ingwer fein schneiden und in die Erdbeermasse geben. Solange köcheln lassen, bis die Erdbeeren weich sind und zum Schluss nach Belieben mit Süßstoff süßen.

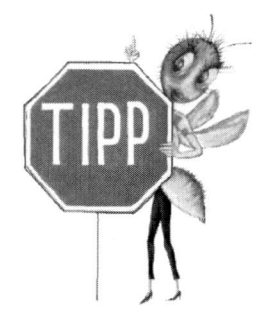

In der Erdbeerzeit kann man wunderbar größere Mengen davon zubereiten und portionsweise einfrieren. Auf diese Weise hat man eine preiswerte und absolut köstliche Sauce, die sich äußerst vielseitig verwenden lässt. Sie ist z.B. auch als Marmeladenersatz nutzbar. Auch eine Mischung mit Rhabarber (100 g Rhabarber = 1,4 g KH) schmeckt göttergleich und senkt zudem noch den KH-Anteil des Mus erheblich.

Zubereitung der Knödel:

Eigelb und Eiklar trennen. Das Eigelb mit den übrigen Zutaten verquirlen und die Masse mit Süßstoff süßen. Das Eiklar sehr steif schlagen und vorsichtig unter die Masse heben. Den Teig 10 Minuten ruhen lassen.

In einem großen Topf drei Liter Wasser zum Kochen bringen.
Temperatur herunterstellen (Wasser darf nicht mehr kochen!) und mit einem Löffel etwa walnussgroße Knödel in das Wasser gleiten lassen.

Die Knödel ca. 5 Minuten im Wasser ziehen lassen. Mit einer Schaumkelle herausnehmen und mit dem noch warmen Erdbeermus auf einem Essteller servieren.
Die Gesamtmasse inklusive Mus enthält 40 g Kohlendrate.

Quarksoufflé zu Ehren von Horst Lichter

Kennen Sie den sympathischen Fernsehkoch Horst Lichter?
Er kokettiert häufig damit, dass er ja eben kein Sternekoch sei und ihm daher auch einmal das ein oder andere Soufflé zusammenfalle.

Ein Soufflé (von französisch souffle = Hauch, Atem) ist in der Spitzengastronomie ein lockerer Auflauf aus Eiern und Mehl und eine besondere Herausforderung für den Koch, da schon ein frühzeitiges Öffnen des Herdes das kunstvolle Gebilde zum Einsturz bringen kann.

Da wir bei unserem Rezept kein Mehl verwenden, welches unser Backwerk stabilisiert, ist ein „Einsturz" leider auch bei unserem Soufflé nicht die Ausnahme, sondern die Regel. Allerdings tut dies dem köstlichen Geschmack unseres Backwerkes nicht den geringsten Abbruch. Probieren Sie dieses „fast-food" Gericht unbedingt aus, wenn Ihnen der Sinn einmal nach einer ungewöhnlichen Süßspeise steht.

Es ist mein persönliches Lieblingsgericht, und ich esse es manchmal zweimal pro Woche zum Brunch.

Zutaten für 2 Personen:

1 Pfund Magerquark
4 Eier
1 säuerlicher Apfel
etwas Butter zum Einfetten
Süßstoff zum Süßen

Zubereitung:

Den Magerquark und die Eier mit dem Mixer gründlich verquirlen und süßen.
Den Apfel schälen und in dünne Scheiben schneiden. Zwei Lasagneschalen leicht mit Butter einfetten und mit den Apfelscheiben auslegen. Die Quarkmasse darüber füllen und bei 175°C ca. 30 Minuten goldgelb werden lassen. Vorsichtig aus dem Ofen nehmen und möglichst schnell servieren.

Beeren-Milchshake für 1 Person:

Zutaten:

50 g gefrorene gemischte Beerenfrüchte
¼ l Sojamilch (ungesüßt und ungesalzen)
2 Meßlöffel Eiweißpulver (neutral oder mit Vanillegeschmack)

Zubereitung:

Die Früchte nur antauen lassen, nicht komplett auftauen lassen – das schmeckt einfach besser. Alles ab in den Mixer und eventuell mit Süßstoff nachsüßen.

Nährwertangaben: 3,5 g KH   6 g Fett   22 g Eiweiß   161 Kcal

Heiße Schokolade á la low carb

Zutaten für 2 Personen:

500 ml Sojamilch (ungesüßt und ungesalzen)
40 g Kakaopulver (ca. 3 gehäufte Esslöffel)
ein Klecks Schlagsahne obendrauf

Zubereitung:

Vermischen Sie das Kakaopulver mit ca. 1/3 der Sojamilch und bringen Sie die Mischung auf dem Herd oder in der Mikrowelle fast (!) zum Kochen.
Um den Kakao klümpchenfrei zu bekommen, mischen Sie ihn unbedingt mit einem Zauberstab sehr kräftig durch. Das müssen Sie tun, sonst klappt es einfach nicht!
Zudem bekommt der Kakao dadurch noch eine sehr schöne cremige Note.
Den Rest der Sojamilch dazugeben, umrühren, ggf. noch einmal etwas erwärmen und mit einem Klecks Schlagsahne servieren.

Nährwertangaben pro Portion:

4 g KH ca. 20 g Fett (je nach Sahnemenge)   7 g Eiweiß   250 Kcal

Ein frisch gemachter Salat ist immer etwas Schönes und sättigt gut und lange.
Er hält sich fertig angemacht auch gut im Kühlschrank. Variieren Sie bei der Salatsorte und den verschiedenen Zutaten.

Salat Nizza für 2 Personen

Zutaten:

1 Eisbergsalat (ca. 400 g)
2 große Tomaten (ca. 200 g)
50 g Edamer Käse
2 gekochte Eier
1 kleine Zwiebel (ca. 50 g)
1 Dose Thunfisch (naturell, eingelegt in Wasser)
30 ml Olivenöl
50 g Joghurt
1 Knoblauchzehe
20 g Sonnenblumenkerne
Salz, Pfeffer, Kräuter der Provence

Zubereitung:

Den Salat putzen und klein schneiden. Die Zwiebel und den Knoblauch in feine Scheiben schneiden, mit Joghurt und Öl gut vermischen und mit etwas Salz, Pfeffer und den Kräutern würzen. Die Tomaten und die Eier würfeln, den Edamer in feine Streifen schneiden, den abgetropften Thunfisch grob zerpflücken. Alles gründlich mit der Sauce vermischen und zum Servieren mit den Sonnenblumenkernen bestreuen.

Nährwertangaben pro Person: 11 g KH, 47 g Fett, 35 g Eiweiß, 608 Kcal

Tunesischer Fenchelsalat für 2 Personen

Dieser erfrischende Salat ist eine köstliche Beilage zu Fleisch oder eine schnelle Zwischenmahlzeit. Serviert man ihn mit Käsestückchen und Walnüssen, eignet er sich auch als Hauptmahlzeit.

Zutaten für 2 Personen:

2 große frische Fenchelknollen
5 Eßl. Olivenöl
Saft einer halben frischen Zitrone
grobes Salz (Meersalz), Pfeffer

Zubereitung:

Den rohen Fenchel putzen und klein schneiden. Mit den restlichen Zutaten vermengen und als Salatbeilage servieren.

Nährwertangaben pro Person: 8 g KH, 25 g Fett, 4 g Eiweiß, 280 Kcal

Salat mit Linsen und Putenbruststreifen für 2 Personen

Zutaten:

1 Kopfsalat
50 g Linsen
1 Zwiebel
2 Putenbrustfilets á 200 g
2-3 Teelöffel Senf (zuckerfrei)
6 Eßl. Olivenöl
1 Eßl. Tomatenmark
1 Knoblauchzehe
1 kleines Stück Ingwer
½ Teelöffel Kurkuma
½ Teelöffel Kreuzkümmel
Salz, Pfeffer, Korianderpulver (nach Belieben)

Zubereitung:

Die Linsen über Nacht einweichen, abspülen und gut abtropfen lassen.
Zwiebel und Knoblauchzehe würfeln, Ingwer fein reiben und zusammen in 1 Eßl. Olivenöl anbraten. Gewürze dazu geben. 0,2 l Wasser und die Linsen dazu geben.
1 Teelöffel Salz dazu geben. In einem geschlossenen Topf (je nach Linsensorte) etwa 30 Minuten garen. Anschließend mit Salz, Pfeffer und Zitronensaft abschmecken.

Den Kopfsalat putzen und in mundgerechte Stücke schneiden.
Die Putenbrustfilets mit einem Esslöffel Olivenöl anbraten und noch warm in Streifen schneiden. Den Salat auf einem Teller anrichten. Etwas gekochte Linsen über den Salat geben und mit Putenbruststreifen garnieren. Aus Senf, Öl und Tomatenmark das Dressing zubereiten und vor dem Servieren über das Gericht geben.

Nährwertangaben pro Portion: 13 g KH, 24 g Fett, 57 g Eiweiß, 492 Kcal

Brokkoli mit Schinken-Tomatensauce und gerösteten Mandelstiften

Dieses Rezept eigenet sich entweder als Hauptgericht für 2-3 Personen und als Vorspeise für 4-6 Personen.

Zutaten:

1 kg frischer Brokkoli
100 g fein gehackte Zwiebel
1 Knoblauchzehe
100 g geräucherte Schinkenwürfel (bekommt man fertig im Supermarkt)
100 g Mandelstifte
3-4 frische Tomaten (ca. 300 g)
1 Teel. Tomatenmark
Chili, Salz, Pfeffer, 1 Eßl. Rapsöl zum Anbraten

Zubereitung:

Den Brokkoli putzen und in kochendem Salzwasser 10 Minuten garen. Das Gemüse schälen und in kleine Würfel schneiden. Die Zwiebeln in einer kleinen Pfanne in Rapsöl anschwitzen, den Schinken, die Tomaten und den Knoblauch dazugeben. Alles zusammen kurz erhitzen, dann das Tomatenmark unterrühren und das Ganze mit Salz, Pfeffer und Chili abschmecken.

In einer kleinen Pfanne die Mandelstifte ohne Fett anrösten.

Den Brokkoli auf den Tellern anrichten, die Tomatensauce darüber gießen und mit den Mandelstiften bestreuen.

Nährwertangaben pro Portion bei Aufteilung für 4 Personen:
14 g KH, 10 g Fett, 26 g Eiweiß, 295 Kcal

Blumenkohlpüree

Dieses Püree ist ein wunderbarer Ersatz überall dort, wo Sie sonst Kartoffelpüree eingesetzt hätten.

Zutaten für 4 Personen:

1 großer frischer Blumenkohl
50 g Butter (alternativ 50 g Doppelrahmfrischkäse)
Salz, Pfeffer, Muskatnuss

Zubereitung:

Den Blumenkohl putzen und in einem Schnellkochtopf 15 Minuten weich dünsten.
Den noch heißen Blumenkohl in einer Schüssel mit der Butter und den Gewürzen vermengen und mit einem Kartoffelstampfer oder Zauberstab zum Püree verarbeiten.
Unbedingt frisch geriebene Muskatnuss verwenden.

Nährwertangaben pro Portion bei Aufteilung für 4 Personen:
3 g KH, 11 g Fett, 2,5 g Eiweiß, 120 Kcal

Zwiebelkuchen

Zwiebelkuchen ist etwas ausgesprochen Köstliches. Mit nur 4,9 g Kohlenhydrate auf 100 g gehören Zwiebeln zu den verhältnismäßig kohlenhydratarmen Gemüsesorten und passen demnach problemlos in unser Konzept. Zwiebeln wirken antimikrobiell, antiasthmatisch, antiallergisch und lipidsenkend. Im Stoffwechsel können Zwiebeln dazu beitragen, das Gesamtcholesterin zu verringern und das gute HDL-Cholesterin zu erhöhen. Wenn Sie es bisher gewohnt waren, von Zwiebelkuchen Blähungen zu bekommen, werden Sie sehr angenehm überrascht sein. Dieser Effekt bleibt hier vollkommen aus, da er wohl nur zusammen mit Kohlenhydraten auftritt.

Dieser Zwiebelkuchen schmeckt kalt und warm und eignet sich demnach zum Mitnehmen. Machen Sie einfach eine größere Menge davon, und frieren Sie wieder etwas davon ein.

Zutaten:

100 g   Mandeln (entweder als Mandelmehl im Supermarkt gekauft oder in der Küchenmaschine fein gemahlen, Enthäutung nicht notwendig)
2 große Zwiebeln
100 g   Schinkenwürfel
4 ganze Eier
2 Eßl. Sojamehl
2 Eßl. Quark
1 Knoblauchzehe
1 Prise Salz
etwas Chili (frisch oder Pulver), etwas Rapsöl

Zubereitung:

Mandeln und Zwiebeln zusammen in eine Küchenmaschine geben und fein zerkleinern. Die restlichen Zutaten bis auf die Schinkenwürfel dazu geben und zu einem geschmeidigen Teig verarbeiten. Zum Schluss die Schinkenwürfel unterheben und den Teig etwa

4 cm hoch in eine Silikonbackform füllen. Der Teig geht so gut wie gar nicht auf. Im vorgeheizten Backofen bei 175°C etwa 40 Minuten backen. Herausnehmen und in 8 Kuchenstücke schneiden. Lauwarm servieren.

Dass wir auf den typischen Federweißen (gepresster Traubenmost!) verzichten, ist klar, oder? Ich wollte auf alle Fälle mal daran erinnern!

Nährwert pro Kuchenstück:

1,1 g KH   15 g Fett   14 g Eiweiß   200 Kcal

Fischfrikadellen (4 Stück)

Zutaten:

1 Dose Thunfisch (bitte auf das Zeichen „delphinfreundlich gefangen" achten)
½ Becher (100 g) körnigen Frischkäse
1 Teelöffel vollfettes Sojamehl
1 Messlöffel Bindobin
1 Ei
getrocknete Kräuter (z.B. Schnittlauch, Basilikum, Salatkräuter)

Zubereitung:

Den Thunfisch in einem Sieb gut abtropfen lassen. Es ist zu empfehlen Thunfisch zu verwenden, der nicht in Öl eingelegt ist, da das zum Einlegen verwendete Öl meist nicht so gut. Lassen Sie die Fischeinlage sehr gründlich abtropfen.

Den Thunfisch in einem tiefen Teller mit der Gabel fein zerdrücken und mit allen übrigen Zutaten gründlich vermengen. Mit Salz, Pfeffer und etwas Chili-Pulver oder Rosenpaprika würzen.

Mit der Hand kleine Frikadellen formen und in einer Pfanne in Olivenöl bei mittlerer Hitze goldbraun anbraten.

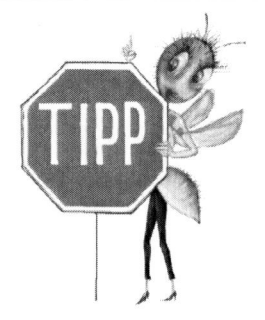

Die Frikadellen sind sehr locker, man braucht beim Wenden daher etwas Geschick und genügend Platz in der Pfanne. Diese Frikadellen schmecken auch sehr gut kalt und eigenen sich zum Mitnehmen.

Nährwertangaben pro Fischfrikadelle:

1,1 g KH   12,5 g Fett   15 g Eiweiß   195 Kcal

Frikadellen (30 Stück)

Zutaten:

1 kg Hackfleisch halb und halb
3 Zwiebeln á 100 g
2 Knoblauchzehen
2 Eier
2 Eßl. getrocknete Kräuter
Salz, Pfeffer, Chillipulver

Zubereitung:

Zwiebeln und Knoblauch schälen und zusammen in einer Küchenmaschine pürieren.
In einer Schüssel mit dem Fleisch und den Eiern gründlich verkneten. Mit Kräutern und
Gewürzen abschmecken. Mit der Hand ca. 30 kleine Frikadellen formen und in einer
Pfanne in Olivenöl bei mittlerer Hitze goldbraun anbraten oder auf einem Backblech bei
200°C garen.

Nährwertangaben pro Stück:

0,5 g KH   8g Fett 6,9 g Eiweiß   101 Kcal

Pikante Schinkenhäppchen

Zutaten:

einige Scheiben gekochter Schinken
frische Zucchini
Käse (Gouda, Ziegenkäse, Schafskäse)

Zubereitung:

Die Zucchini in dünne Scheiben schneiden und zwischen zwei Scheiben etwas Käse legen.
Dieses „Sandwich" in eine Scheibe gekochten Schinken wickeln.

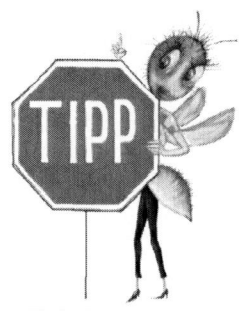

Das Ganze schmeckt roh schon richtig gut, gewinnt aber noch, wenn die Päckchen von beiden Seiten in der Pfanne kurz angebraten werden.
Wenn man verschiedene Käsesorten nimmt, ist es auch eine tolle Vorspeise, falls man Gäste hat.

Pro Päckchen 7 g Eiweiß, Kohlenhydrate sind nur in Spuren vorhanden und müssen nicht mitgerechnet werden.

Putenrouladen „Florentiner Art"

Zutaten:

4 Putenschnitzel (ca. 150 g Stück)
300 g gefrorener Blattspinat
1 Eßl. Rapsöl
30 g grob zerkleinerte Walnüsse
1 Packung Mozzarella (170 g)
1 Eßl. Olivenöl
Salz, Pfeffer, Sojasoße

Zubereitung:

Den Mozzarella in Scheiben schneiden.
Die Putenschnitzel nebeneinander auf eine Arbeitsfläche legen und mit Salz und Pfeffer würzen. Den aufgetauten Spinat in Rapsöl andünsten, und die Walnüsse dazugeben. Das Putenfleisch erst mit dem Spinat, dann mit Mozzarella belegen, das Ganze aufrollen und mit einem Küchenzwirn oder Zahnstocher zur Roulade zusammenschnüren.

Olivenöl in der Pfanne erhitzen und die Rouladen darin von allen Seiten gleichmäßig anbräunen. ¼ l Wasser mit etwas Sojasoße würzen und das Bratgut damit ablöschen. Abgedeckt etwa 30 Minuten in dem Sud schmoren.

Nährwertangaben pro Stück:
1,5 g KH   19 g Fett   30 g Eiweiß   295 Kcal

Gefüllte Champignons

Dieses Gericht eignet sich entweder für 2 Personen als Hauptgericht oder als Vorspeise für 6 Personen.

Zutaten:

6 frische große Champignons
250 g Hähnchenbrust
100 g körniger Frischkäse
1 Eßl. Olivenöl
1 Knoblauchzehe
Salz, Pfeffer, Kräuter, Chilipulver

Zubereitung:

Die Champignons waschen, putzen und die Stiele entfernen. Die rohe Hähnchenbrust mit dem Frischkäse, der Knoblauchzehe und den Champignonstielen in der Küchenmaschine zu einem Mus pürieren. Olivenöl und Gewürze dazu geben. Das Mus mit einem Messerrücken großzügig auf den Pilzen verteilen. Bei 180°C im vorgeheizten Backofen 30 Minuten garen.

Nährwertangaben pro Champignon:
0,4 g KH   3g Fett 20 g Eiweiß   70 Kcal

Hühnerbrust im Parmaschinkelmantel auf warmen Feldsalat und Tomatensalsa

Zutaten für 4 Personen.

4 Hühnerbrüste ohne Haut und Knochen
8 Scheiben Parmaschinken (oder ein anderer geräucherter Schinken)
1 Eßl. Kräuter der Provence
400 g Feldsalat
100 g Mandelstifte oder Pinienkerne

für die Sauce (Tomatensalsa):

1 Mango
200 g Kirschtomaten
1 Eßl. Tomatenmark
Olivenöl, Balsamico-Essig, Salz, Pfeffer, Chilipulver, etwas Süßstoff

Zubereitung:

Für die Sauce Tomaten würfeln, mit etwas Olivenöl, Balsamico und Tomatenmark vermischen. Mit Chili, Salz, Pfeffer und etwas Süßstoff pikant würzen.

Den Feldsalat sehr gründlich putzen. Die Hühnerbrüste mit den Kräutern einreiben und mit (wenig) Salz und Pfeffer würzen. Jede Hühnerbrust in 2 Scheiben Schinken einwickeln. In einer Pfanne kurz von allen Seiten anbraten und im vorgeheizten Backofen auf dem Rost 15 Minuten bei 180 °C nachgaren.

Die Pfanne mit dem Bratenfett zur Seite stellen und kurz vor dem Servieren den Salat in dieser Pfanne sehr kurz anschwitzen. Er soll nur „lauwarm" werden und etwas „Pfannenaroma" bekommen.

Die Mandelstifte in einer anderen trockenen Pfanne mit etwas Salz anrösten.

Den warmen Salat auf den Tellern verteilen. Die Hühnerbrüste schräg anschneiden und auf dem Salat anrichten. Die kalte Tomatensalsa über Salat und Fleisch verteilen und die Mandelstiften darübergeben.

Saftiger Salzbraten

Wenn Ihr Metzger einmal einen schönen großen Schweinebraten im Angebot hat, so greifen Sie zu. Damit kann man auf einfachste Weise einen saftigen Braten zaubern.

Zutaten:

1 Nackenbraten vom Schwein (ca. 2 kg)
1 kg (!) Salz
Kräuter der Provence

Zubereitung:

Das Kilo Salz gleichmäßig direkt auf einem Backblech verteilen. Den Schweinenacken gleichmäßig mit den Kräutern einreiben und auf das Salz legen. Im vorgeheizten Backofen bei 200 °C ungefähr 2 Stunden garen lassen. Den Salzbraten herausnehmen, das an der Unterseite haftende Salz grob entfernen und das Fleisch in ca. 2 cm große Scheiben aufschneiden.

Entweder warm mit einem Salat genießen oder als kalten Snack genießen. Die Scheiben lassen sich aber auch gut einfrieren und mit einer Tomate und ein wenig Käse im Mikrowellenherd überbacken.

Vitello tonnato

Eines meiner absoluten Lieblingsgerichte. Vielleicht kennen Sie es von Ihrem Lieblingsitaliener. Falls nicht, probieren Sie es einfach einmal aus. Es ist einfach nur köstlich.

Zutaten:

1 kg fertig gekochten Rinder- oder Schweinebraten in sehr dünnen Scheiben (entweder selbst kochen oder beim Metzger Bratenaufschnitt kaufen).
3 Eigelb
200 ml Olivenöl
Saft einer frischen Zitrone
3 Eßl. Kapern aus dem Glas
4 Sardellenfilets in Öl aus der Dose
2 Dosen Thunfisch
Salz, Pfeffer

Zubereitung:

Die dünnen Bratenscheiben auf einem Teller verteilen.
Aus den übrigen Zutaten eine Sauce herstellen, indem man alles (außer den Kapern) mit einem Zauberstab gründlich verquirlt. Diese Sauce über die Bratenscheiben gießen, so dass diese nicht mehr zu sehen sind. Die Kapern auf der Masse verteilen.

Vegetarisches

Zucchini-Taler („Reibepfannkuchen-Ersatz")

Zutaten (für ca. 6 Taler):

500 g frische Zucchini
1 Esslöffel Sojamehl
1 Esslöffel Weizenkleie
50 g geriebener Hartkäse (z.B. Parmesan)
2 frische ganze Eier
1 Knoblauchzehe
Frische oder getrocknete Kräuter

Zubereitung:

Die 500 g Zucchini auf einer groben Reibe in Stücke raspeln. Das Ganze mit etwas Salz vermengen und mindestens 10 Minuten ziehen lassen, damit Flüssigkeit aus dem Gemüse austritt. Anschließend die Masse gut ausdrücken, in eine Schüssel geben und mit den zwei Eiern, dem Käse, einem Esslöffel Sojamehl und einem Esslöffel Weizenkleie zu einem Teig verarbeiten. Diesen mit den Kräutern (Salatkräuter), Pfeffer, Chili und Knoblauch würzen. Falls die Masse noch sehr feucht ist, mit etwas Bindobin abbinden. In der Pfanne etwas Öl (oder Öl und Palmkernfett oder Öl und Butter) erhitzen. Die Zucchinimasse mit einem Löffel in die Pfanne geben und die Reibeplätzchen auf beiden Seiten knusprig braten.

Nährwertangaben: 12 g KH gesamt, bei 6 Talern also 2 g KH pro Taler

Dies ist ein Rezept für all die, die ihren Kartoffeln hinterher weinen und auf jedem Weihnachtsmarkt Kartoffelpfannkuchen verputzten. Meine Mutter hat nicht einmal gemerkt, dass die Reibeplätzchen nicht aus Kartoffeln waren. Die Zucchinitaler sind sehr weich und lassen sich nur schwer wenden, daher ausreichend Platz in der Pfanne lassen.

Kräuterkücherl

Zutaten:

4 Eier
100 g frisch geriebener Parmesankäse
100 g Sojamehl
2 Eßl. frische Kräuter
2-3 Knoblauchzehen
1 Eßl. Rapsöl
Salz und Pfeffer

Zubereitung:

Die Eier im Mixer verquirlen, salzen und pfeffern, den frisch geriebenen Käse und das Sojamehl unterrühren, bis ein glatter Teig entsteht. Die Kräuter hacken und unter die Masse heben. Den Knoblauch durch die Presse drücken und ebenfalls dazugeben. Rapsöl in der Pfanne erhitzen und jeweils einen Löffel von der Eiermasse in die Pfanne geben. Von beiden Seiten goldbraun anbraten. Wenn die Kücherl nicht zum Mitnehmen gedacht sind, servieren Sie diese mit Tomatensoße.
Für die Tomatensauce 3 frische Tomaten Salz, Pfeffer, etwas Balsamicoessig und etwas Olivenöl mit dem Zauberstab sehr gut pürieren und über die noch warmen Kücherl geben. Alle Kücherl zusammen enthalten etwa 10 g KH und 90 g Eiweiß.

Sellerie, paniert mit Parmesan und Mandelmehl

Zutaten:

1 kleine Sellerieknolle (600 g)
2 Eier
20 g Sahne
100 g Parmesan
100 g Mandelmehl
30 g Olivenöl
Salz, Pfeffer, Muskatnuss, etwas Zitronensaft

Zubereitung:

Den Sellerie schälen und in etwa 1 cm dicke Scheiben schneiden. Die Scheiben in einem Topf in Salzwasser mit einem Spritzer Zitronensaft 5 Minuten köcheln lassen bis die Scheiben „al dente" sind. Danach die Selleriescheiben herausnehmen und mit Küchenpapier trocken tupfen. Eier und Sahne vermischen und mit den Gewürzen abschmecken. Parmesan und Mandelmehl zu einem „Paniermehl" mischen.
Die Selleriescheiben nacheinander in der Ei-Sahne-Mischung und der Parmesan-Mandel-Mischung wenden. Die Scheiben in Olivenöl goldbraun anbraten.

Das gesamte Gericht enthält 19 g KH, 120 g Fett, 60 g Eiweiß und 1550 Kcal.

Auberginenomelette

Zutaten:

1 Aubergine (250 g)
3 Eier
20 g Sahne
10 g Olivenöl
Muskat, Salz, Pfeffer

Zubereitung:

Die Aubergine gründlich waschen, in Scheiben schneiden, und die Schnittflächen mit Salz bestreuen. 15 Minuten stehen lassen und anschließend mit Küchenpapier abtupfen. In einer Pfanne die Auberginenscheiben in Olivenöl von beiden Seiten goldbraun anbraten. Die Eier mit der Sahne verquirlen, mit Salz, Pfeffer, Muskat abschmecken und über die Auberginenscheiben geben. Bei reduzierter Hitze stocken lassen.

Das gesamte Gericht enthält 12 g KH, 50 g Fett, 20 g Eiweiß und 600 Kcal.

Nuss-Spinat

Für eine Person oder für 2 Personen als Beilage z.B. zu gebratener Hähnchenbrust oder Fischfilet.

Zutaten:

1 Packung gefrorener Blattspinat
50 g Mandelstifte
50 g Paranüsse
10 g Butter
Ingwer (2 cm)
1 Knoblauchzehe
Salz und Pfeffer

Zubereitung:

Den Spinat auftauen lassen und überschüssige Flüssigkeit abschütten. Die Paranüsse mit einem Küchenwunder grob zerkleinern. Knoblauch schälen und in Scheiben schneiden. Die Butter in der Pfanne erhitzen. Mandelstifte und Paranüsse leicht anrösten. Den Knoblauch und den Ingwer dazugeben und kurz erhitzen. Spinat dazugeben, umrühren und 5 Minuten kochen lassen. Vor dem Servieren mit Salz und Pfeffer abschmecken. Das gesamte Gericht enthält 9 g KH, 70 g Fett, 30 g Eiweiß und 780 Kcal.

Suppen

Tomatencremesuppe

Zutaten:

1 kg frische Tomaten
2 Tetrapacks passierte Tomaten (1 Liter)
2-3 Zehen Knoblauch
400 g Hackfleisch
etwas Ingwer
2 Eßl. Walnussöl
Geschälte Sonnenblumenkerne (1 Eßl. pro Teller)

Zubereitung:

Die Tomaten ungehäutet zusammen mit dem Ingwer und dem Knoblauch in einem Mixer pürieren. Zusammen mit 2 Tetrapacks passierten Tomaten in einen Topf füllen. Die Masse erhitzen und mit Kräutern, Salz, Pfeffer, Chili und evtl. etwas Süßstoff pikant abschmecken.

400 g Hackfleisch in der Pfanne „krümmelig" braten und mit Salz, Pfeffer und Paprika würzen.

Das Fleisch zu der Tomatenmasse in den Topf geben, 100 ml Sahne dazugeben und das Ganze 15 Minuten ziehen lassen.

In der Pfanne mit dem Bratensaft die Sonnenblumenkerne anrösten (zusätzlich etwas Walnussöl verwenden) und salzen.

Die Suppe auf den Teller geben, wenn vorhanden mit etwas frischem Basilikum verzieren und etwas geschlagene Sahne in die Mitte tun. Über jeden Teller einen Eßlöffel geröstete Sonnenblumenkerne streuen.

Die Menge reicht für etwa 10 Teller Suppe (1 Teller = 250 ml). Was nicht sofort gegessen wird, lässt sich sehr gut auf Vorrat einfrieren.

Insgesamt 130 g KH / Pro Portion 13 g KH
85 g Eiweiß gesamt / 8,5 g pro Portion

Käsesuppe

Zutaten:

500 g Rinderhack
250 g Schmelzkäse
250 g Frischkäse (z.B. Buko oder Philadelphia)
500 g Porree (ca. 4 Stangen)
250 g Zwiebeln
1 Eßl. körnige Brühe (aus dem Reformhaus oder Bioladen)
1 Dose Champignons
3 Zehen Knoblauch
1 Liter Wasser
1 Eßl. Rapsöl
Salz, Pfeffer, Muskatnuss

Zubereitung:

Die Zwiebeln schälen und grob zerkleinern, sowie die Porreestangen gründlich putzen und in Ringe schneiden. Beides in der Pfanne bei geringer Hitze andünsten.

Die Gemüsemasse in einen großen Topf umfüllen, mit 1 Liter Wasser begießen, und das Ganze zum Kochen bringen. Die körnige Brühe, die Knoblauchzehen und den Käse dazufügen. Sobald der Käse zerlaufen ist die Temperatur ganz zurückstellen, und das Ganze mit dem Pürierstab zu einer homogenen Masse verquirlen.

Die Champignons abtropfen lassen und halbieren.

Das Hackfleisch in der Pfanne „krümmelig" braten und mit Salz und Pfeffer würzen.

Das Fleisch zu der Käsemasse in den Topf geben und die halbierten Champignos zufügen. Die Suppe mit Muskatnuss abschmecken.

Die Menge reicht wieder für etwa 10 Teller Suppe (1 Teller = 250 ml).
Einfrieren ist auch hier kein Problem.

Nährwertangaben pro Portion (1 Teller):

5 g KH
18 g Eiweiß
30 g Fett
380 Kcal

Gulaschsuppe

Zutaten:

500 g Schweinegulasch
500 g Rindergulasch
250 g Zwiebeln
500 ml Wasser
2 Knoblauchzehen
1 Tetrapack passierte Tomaten (500 ml)
1 Teelöffel Kakaopulver
Salz, Pfeffer, scharfes Paprikapulver, Chilipulver

Zubereitung:

Das Fleisch in mundgerechte Stücke schneiden und in einer Pfanne in Olivenöl kurz anbraten. Zwiebeln und Knoblauch schälen, kleinschneiden und zusammen mit den passierten Tomaten und dem Wasser in einen großen Topf geben.

Das angebratene Fleisch dazu geben, sparsam mit Salz und Pfeffer würzen und mindestens eine Stunde lang bei schwacher Hitze leicht köcheln lassen.

Abschließend das Paprikapulver, Chilipulver und den Teelöffel Kakaopulver hinzugeben und mit Salz und Pfeffer endgültig abschmecken.

Nährwertangaben gesamt:
223 g Eiweiß
28 g Kohlenhydrate
90 g Fett
1062 Kcal

Pro Portion (1 Teller)
7 g KH
56 g Eiweiß
22,5 g Fett
265,5 Kcal

Kürbissuppe

Zutaten:

1 großer Hokkaidokürbis
250 g Rinderhack
100 g Zwiebeln
1 Becher Sahne (200 g)
2 Esslöffel Butter
1 Liter Wasser
2 Knoblauchzehen
Salz, Pfeffer, Currypulver
ggf. etwas Kürbiskernöl

Zubereitung:

Den Kürbis gründlich waschen, vierteln und mit einem Löffel das weiche Innere samt Kernen aus der Mitte entfernen, so dass nur das saubere Fruchtfleisch zurückbleibt. (Schälen ist beim Hokkaidokürbis nicht notwendig).

Das Fruchtfleisch in ca. 4 cm große Würfel schneiden. Die Zwiebel und den Knoblauch schälen und grob zerkleinern und zusammen mit den Kürbiswürfeln in Butter in einem großen Topf andünsten. Mit dem Wasser auffüllen und etwa 30 Minuten bei schwacher Hitze köcheln lassen.

Das Hackfleisch derweil in der Pfanne „krümmelig" braten und mit Salz und Pfeffer würzen. Das Fleisch zu der Kürbismasse in den Topf geben und die Sahne zufügen.
Das Ganze mit einem Zauberstab zu einer homogenen Suppe verarbeiten und ggf. noch etwas Wasser hinzufügen, falls die Suppe nicht flüssig genug ist.
Mit Salz, Pfeffer und Currypulver abschmecken, in Teller abfüllen und falls verfügbar etwas Kürbiskernöl darüber träufeln.

Nährwertangaben pro Portion (1 Teller):

KH	6 g
Eiweiß	7 g
Fett	11 g
Kcal	150

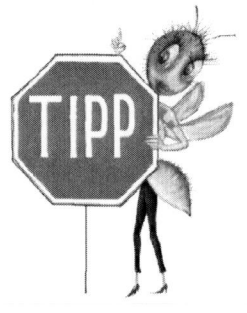

Es sieht toll aus und schmeckt auch noch gut, wenn man die Suppe mit ein paar angerösteten Sonnenblumenkernen bestreut.

„Chicken Soup for the Soul" – Hühnersuppe hausgemacht

Zutaten:

1 großes ganzes Suppenhuhn
1 Chinakohl (ca. 1 kg)
2 Liter Wasser
4 cm frischer Ingwer
Salz, Pfeffer, Chilipulver
Kräuter der Provence

Zubereitung:

Das Suppenhuhn gründlich säubern, und im Ganzen zusammen mit dem Wasser, Pfeffer und Chilipulver in einen Schnellkochtopf füllen. Mindestens 30 Minuten kochen lassen. Danach das Fleisch von den Knochen ablösen, in mundgerechte Stücke schneiden und in den Suppentopf zurück geben.

Ingwer schälen, Chinakohl putzen und alles in feine Streifen schneiden. Zusammen in die heiße Brühe geben, und die Suppe mit Salz und Kräutern abschmecken.
Noch einmal komplett aufkochen lassen.

Damit die Suppe ein wenig sämiger wird, den Pürierstab für nur wenige Sekunden in die Suppe halten.

Nährwertangaben pro Portion (1 Teller mit ca. 250 ml)

KH 1 g
Eiweiß 14 g
Fett 16 g
Kcal 220

Ketchup

Zutaten:

300 g Tomaten
1 kleine Zwiebel
1 Eßl. Tomatenmark
1 Eßl. Rapsöl
1 Teel. Zitronensaft
1 Meßlöffel Bindobin
etwas Süßstoff, Salz und Chilipulver

Zubereitung:

Zwiebeln und Tomaten grob würfeln. Mit allen anderen Zutaten in einen Topf geben und bei mittlerer Hitze 10 Minuten köcheln lassen. Mit einem Zauberstab gründlich pürieren und in ein sauberes Gefäß abfüllen. Der Ketchup schmeckt zu allen Fleisch- und Fischgerichten und hält sich im Kühlschrank ca. 3 Tage.

Nährwertangaben gesamt:

12,5 g KH	11 g Fett	4 g Eiweiß	170 Kcal

Pestosauce

Zubereitung:

50 g zerkleinerte Pinienkerne
30 g geriebener Parmesankäse (nicht aus der Tüte!)
1 Bündchen fein gehackter Basilikum
2 Knoblauchzehen
8 Eßl. bestes Olivenöl
Salz und Pfeffer

Zubereitung:

Die Pinienkerne in der Küchenmaschine fein vermahlen, anschließend Basilikum, Parmesankäse und Knoblauchzehen dazu geben. Allmählich das Olivenöl zugeben, bis eine cremige und homogene Masse entsteht. Nach Geschmack salzen und pfeffern.
Die Pesto schmeckt wunderbar zu allen Fleisch und Fischgerichten sowie zum klassischen Insalata Caprese, also Tomatensalat mit Mozzarella.

Nährwertangaben gesamt:

3,5 g KH   115 g Fett   21 g Eiweiß   1125 Kcal

Hausgemachte Mayonnaise

Für unsere Mütter war es ganz selbstverständlich Mayonnaise selbst herzustellen. Damals standen die geschmackskastrierten Varianten mit den zahlreichen Konservierungsstoffen noch nicht in den Supermarktregalen.

Da es allerdings noch nicht diese praktischen Zauberstäbe gab wie heute, musste alles von Hand zusammengerührt werden. War Mami dann zu eilig und gab zuviel oder zu schnell Öl auf einmal zu der Masse, trennte sich die Emulsion wieder und die Mayonnaise gerann. Daher galt die Herstellung von Mayonnaise als eine schwierige Angelegenheit. Mit dem Zauberstab kann man heute jedoch praktisch nichts falsch machen, trauen Sie sich also an das Rezept unbesorgt heran.

Diese Mayonnaise hat mit dem, was Sie aus dem Glas kennen, nicht das Geringste zu tun. Sie schmeckt einfach unvergleichlich. Aufgrund des rohen Eies ist sie allerdings schnell aufzubrauchen. Nutzen Sie die Mayonnaise als Dip zu Gemüse und vor allem als Sauce für unseren köstlichen Geflügelsalat und den Krabbencocktail.

Zutaten:

1 frisches Eigelb
½ Teel. scharfer Senf (Achtung: ohne Zuckerzusatz!)
1/8 l gutes Olivenöl
1 Teel. Zitronensaft
etwas Süßstoff
Salz und Pfeffer

Zubereitung:

Eigelb und Eiklar voneinander trennen. Das Ei muss unbedingt ganz frisch sein!
Das Eigelb mit einem Zauberstab in einem hohen Gefäß sehr schaumig rühren, den Senf hinzufügen. Das Olivenöl im sehr schwachen Strahl unter ständigem Rühren langsam und kontinuierlich zu der Eigelb-Senf-Masse geben, damit sich die Komponenten innig verbinden. Mit Salz, Pfeffer und Zitronensaft abschmecken, ggf. noch etwas Süßstoff hinzufügen.

Nährwertangaben gesamt:

0,2 g KH   132 g Fett   4 g Eiweiß   1200 Kcal

Salatsauce „turbo" für eine Person

Wenn es mal ganz schnell gehen muss,
versuchen Sie doch einmal unsere Salatsauce „turbo":

Zutaten:

1 Eßl Oliven oder Rapsöl
1 Eßl Joghurt
1 TL Tomatenmark
1 TL Balsamicoessig
1 TL getrocknete Kräuter
etwas Süßstoff

Zubereitung:

Alle Zutaten in einer kleinen Schüssel oder einer Tasse kräftig verrühren.

Frischkäse Zaziki

Zutaten:

1 Päckchen körniger Frischkäse
2 Knoblauchzehen
1 TL gefriergetrockneter Schnittlauch

Zubereitung:

Den Knoblauch durch eine Knoblauchpresse geben und mit dem Frischkäse und dem Schnittlauch vermengen. Das Ganze mit Salz und Pfeffer würzen.

Schmeckt sehr gut, wenn man ihn in eine Scheibe gekochten Schinken wickelt.

Scharfe Aioli

Aioli ist eine aus dem Mittelmeerraum stammende kalte Creme, die vor allem aus Knoblauch, Olivenöl und Salz besteht. Wegen des hohen Anteils an Knoblauch ist eine Aioli sehr scharf und wird klassischerweise als Beigabe zu Fleisch, Fisch und Gemüse in kleinen Schalen separat zum Essen serviert.

Zutaten:

100 ml bestes Olivenöl
2-3 große Knoblauchzehen
1 Teel. Senf (ungesüßt!)
1 Meßl. Bindobin
eine Prise Salz

Zubereitung:

Alle Zutaten in einem hohen Gefäß mit dem Zauberstab durchpürieren. Aioli etwas bei Raumtemperatur stehen lassen, damit das Bindobin emulgiert. Noch einmal durchrühren und kalt stellen. Die Aioli hält sich im Kühlschrank mehrere Tage. Allerdings sollten sie Aioli aufgrund des hohen Knoblauchgehaltes niemals alleine genießen.

Nährwertangaben gesamt:

8 g KH	100 g Fett	2 g Eiweiß	930 Kcal

Sauce Hollondaise

Eine Sauce Hollondaise ist der Klassiker zum Spargel. Gönnen Sie sich ab und zu diese Köstlichkeit. Den Spargel unbedingt im Backofen zubereiten.
Die Sauce reicht für 4-8 Portionen.

Zutaten:

2 Eßl. Weißwein
3 frische Eigelb
250 g Butter
1 Salz, weißer Pfeffer
etwas Zitronensaft

Zubereitung:

Die Butter bei niedriger Hitze vorsichtig zerlaufen lassen (Vorsicht: sie darf nicht kochen oder bräunen!). Eigelb mit den restlichen Zutaten mit dem Zauberstab schaumig rühren. Die flüssige Butter unter ständigem Rühren sehr langsam in die Masse geben, bis eine cremige Sauce entsteht. Noch warm servieren.

Nährwertangaben gesamt:

3 g KH	237 g Fett	17 g Eiweiß	2180 Kcal

Auberginenkaviar

Zutaten für 4 Personen:

2 große Auberginen (á 300 g)
250 g Fetakäse (Schafskäse)
4 mittelgroße Knoblauchzehen
3 Eßl. gutes Olivenöl
1 Teel. Kräuter der Provence
1 Prise Salz und Pfeffer

Zubereitung:

Die Auberginen abwaschen, halbieren und von dem grünen Strunk befreien.
Die Hälften mit etwas Olivenöl bestreichen und bei 220°C im vorgeheizten Backofen
etwa 30 Minuten garen. Zwischendurch einmal wenden.

Anschließend zusammen mit dem Schafskäse und den übrigen Zutaten in einer Küchenmaschine auf höchster Stufe pürieren bis eine homogene Masse entsteht.
Mit Salz und Pfeffer abschmecken und ggf. noch etwas Olivenöl zugeben, um die Cre-
migkeit zu erhöhen.

Die Masse in kleine Schälchen abfüllen und kühl stellen. Die klein geschnetzelte Haut der
Aubergine schimmert in der Masse schwarz wie Kaviar, was dem Dip seinen Namen gibt.

Nährwertangaben gesamt:
 20 g KH   78 g Fett   50 g Eiweiß   1000 Kcal

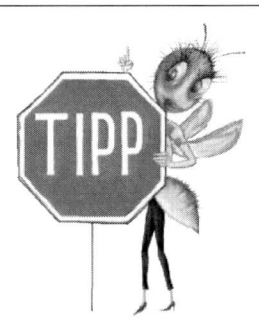

Der Auberginenkaviar ist ein köstlicher Begleiter zu
gegrilltem Fleisch und hält sich im Kühlschrank problemlos 3-4 Tage.

Hausmacher-Leberwurst

Diese Leberwurst ist schnell gemacht, schmeckt köstlich und ist ein toller Belag für eine Scheibe „low-carb" Brot. Auf diese Weise hat man die Gelegenheit eine echte „Stulle" zu genießen, wenn man einmal Lust darauf hat.

Zutaten:

250 g Geflügelleber
1 Zwiebel
200 g Schweinebauch
20 g bestes Olivenöl
20 g Rapsöl
20 g Butter

Zubereitung:

Den Schweinebauch in grobe Stücke schneiden und in einer Pfanne bei niedriger Hitze garen. Das Fleisch soll nicht bräunen. Die Zwiebel kleinschneiden und zusammen mit der Leber in der gleichen Pfanne anbraten. Die Butter vorsichtig verflüssigen. Alle Zutaten noch warm zusammen in eine Küchenmaschine geben und zu einer homogenen Masse verquirlen. Das Ganze mit Salz und Pfeffer würzen.

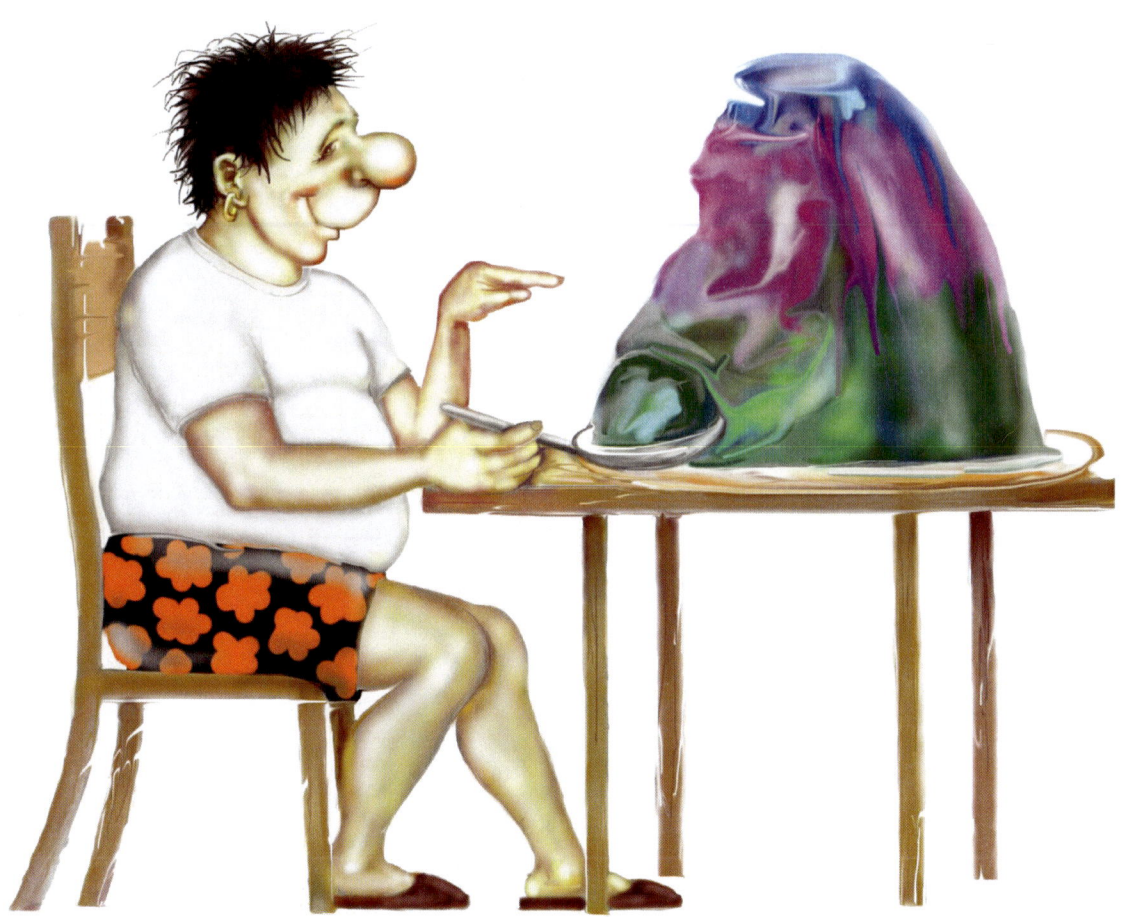

Götterspeise

Gerade, wenn man Kinder im Haus hat, muss man ab und zu auch einmal etwas Besonderes bieten. Götterspeise, auch als Wackelpudding oder Wackelpeter bekannt, ist bei Kids sehr beliebt. Man kann sie in den Geschmacksrichtungen Waldmeister (grüne Farbe), Himbeere und Kirsche (rote Farbe) oder Zitrone (gelb) herstellen.

Im Handel gibt es Instant-Pulvermischungen, die einfach nur in heißes Wasser eingerührt werden. Bitte achten Sie peinlich genau darauf, dass diese Fertigmischung keinerlei Zucker enthält. Süßen Sie die Masse einfach mit ein paar Spritzern Süßstoff.

Danach stellt man das Ganze in portionierten Schälchen für einen halben Tag in den Kühlschrank. Mit einem Klecks frischer Schlagsahne schmeckt Wackelpudding besonders im Sommer recht gut und ist eine tolle Erfrischung.

Da Wackelpeter keinerlei Kohlenhydrate enthält, können Sie ihn genießen, sooft Sie mögen. In kleine quadratische Würfel geschnitten, eignet er sich auch als farbenfroh dekorative Einlage in einem Joghurt. Achtung bei Kindern mit ADHS (Aufmerksamkeits-Defizit-Hyperaktivitätssyndrom): in jüngster Zeit mehren sich Berichte, dass rote Farbstoffe aus Lebensmitteln die Symptome von ADHS verstärken können (Mc Cann 2007).

Nuss-Nougat-Creme

Sollten Sie ab und zu zu Ihren Muffins, Waffeln oder low-carb-Brot" etwas Süßes essen wollen, so stellen Sie doch einmal Ihre eigene Nuss-Nougat-Creme her.
Die Creme hält sich im Kühlschrank etwa 14 Tage und ist sehr leicht zu machen.

Zutaten:

125 g geschmolzene Butter
3 Eßl. Kakaopulver
2 Eßl. Haselnusscreme (unter Druck zermahlene Haselnüsse, gibt es im Bioladen)
100 ml flüssige Sahne
Süßstoff nach Geschmack

Zubereitung:

Alle Zutaten mit dem Zauberstab zu einer homogenen Masse sehr gründlich vermischen, in ein sauberes Gefäß umfüllen und im Kühlschrank kaltstellen.

Festtagsrezepte

Es gibt immer wieder Familienfeiern, auf denen man seinen Gästen etwas Besonderes anbieten möchte, aber natürlich auch von den Speisen mitessen möchte.
Das nachfolgende Mousse au Chocolat Rezept stammt von Michel Montignac, und ich werde ihm dafür irgendwann einmal ein Denkmal setzten.

Natürlich ist klar, dass wir so etwas nicht jeden Tag kredenzen, sonst wäre es ja auch nichts Besonderes mehr. Ab und zu ist diese kleine Sünde es jedoch wert, in der Erhaltungsphase in den Speiseplan aufgenommen zu werden.

Mousse au Chocolat

Zutaten für 6-8 Personen:

400 g Bitterschokolade mit mindestens 70% Kakaoanteil
8 frische Eier
1 sehr starker Espresso oder 4 Eßl. Kaffee

1 Schnapsglas guter Rum (falls keine Kinder mitessen, sonst weglassen)
etwas abgeriebene Zitronen- oder Orangenschale (kann man im Bioladen auch in Tütchen kaufen, falls man nicht an ungespritzte Ware herankommt.)

Zubereitung:

Die Schokolade in Stückchen brechen und in einem Topf im Wasserbad bei mittlerer Hitze langsam zum Schmelzen bringen. Den Espresso, die abgeriebene Zitronenschale und ggf. den Rum unterrühren, und alles gründlich verrühren. Die Eier trennen und das Eiklar sehr steif schlagen.
Die etwas abgekühlte, aber noch flüssige Schokolade in die Schüssel mit dem Eigelb geben. Gut verrühren, bis eine homogene cremige Masse entstanden ist.

In diese Masse nach und nach den steifgeschlagenen Eischnee unterheben und zwar so lange, bis keinerlei Eiweißflocken mehr zu sehen sind. Anschließend mindestens 5 Stunden in den Kühlschrank stellen.

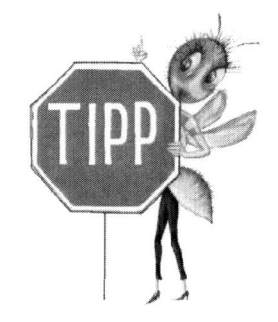

Da die Mousse einige Stunden kalt stehen muss, bietet es sich an, sie bereits am Vortag herzustellen. Dann hat man keinen Stress mehr, wenn man Gäste erwartet. Wegen der rohen Eier sollten Reste nicht aufbewahrt werden (Salmonellengefahr!). Allerdings liegt die Wahrscheinlichkeit, dass hier etwas übrig bleibt bei 0,1%.

Lebkuchen-Tiramisu für 6 Personen

Eine Besonderheit, die dazu auch noch toll aussieht, ist dieses Lebkuchen-Tiramisu. Machen Sie davon nur kleine Einzelportionen, wenn Sie es als Dessert anbieten möchten. Nach einem kompletten Menü ist es sonst zu mächtig.

Zutaten:

250 g Mascarpone (cremiger Frischkäse aus Crème fraîche und Sahne)
250 g Joghurt (10% Fett)
4 Eigelb
1 Espresso
Süßstoff
etwas echtes Kakaopulver
abgeriebene Zitronenschale
16 low carb Plätzchen
(hergestellt nach dem Rezept für „mürbe Weihnachtsplätzchen")
2 Teelöffel Lebkuchengewürz (bekommt man in der Apotheke!)

Zubereitung:

Die low-carb Plätzchen zerbröseln und mit dem Lebkuchengewürz vermischen.
Die 4 Eigelb mit dem Süßstoff schaumig schlagen. Zuerst den Joghurt und danach die Mascarpone in den Eierschaum unterheben, die Masse mit der Zitronenschale und dem Süßstoff abschmecken und das Ganze in eine Gefriertüte füllen.
Eine Ecke der Tüte vorsichtig abschneiden und dann als Tülle verwenden.
In einem hohen Sektglas die Mascarponecreme und die Plätzchenkrümel schichtweise einfüllen. Mit einem Teelöffel etwas Espresso auf die Plätzchenkrümel träufeln.
Die letzte Schicht muss Mascarponecreme sein. Mindestens 4 Stunden in den Kühlschrank stellen, vor dem Servieren die Oberfläche mit etwas Kakaopulver bestäuben.

Pro Portion 4 g Kohlenhydrate (nach den Kcal fragen Sie besser nicht!)

Literaturverzeichnis

Abbasi, F., McLauughlin, T., Lamendola,C.: High Carbohydrate Diets, Triglyceride-Rich Lipoproteins, and Coronary Heart Disease Risk. American Journal of Cardiology 85, 2000, 45-48

Achim, Achilles: Achilles Verse – mein Leben als Läufer , Heyne Verlag 2006

Achim, Achilles, Dimeo, Fernando, Karaß, Jens: Achilles Laufberater, Heyne Verlag 2007

Ärzte Zeitung, Sex zum Abnehmen, 15.07.2002

Ahn J, Schatzkin A, Lacey JV Jr, Albanes D, Ballard-Barbash R, Adams KF, Kipnis V, Mouw T, Hollenbeck AR, Leitzmann MF: Adiposity, adult weight change, and postmenopausal breast cancer risk. Arch Intern Med. 2007 Oct 22;167(19):2091-102.

Albert, C. M., Gaziano, J. M., Willett, W. C., Manson, J. E.: Nut consumption and decreased risk of sudden cardiac death in the Physicians´ health study. Arch. Intern. Med. 162, 1382–1387, 2002

Alderman MH, Madhavan S, Cohen H, Sealey JE, Laragh JH.: Low urinary sodium is associated with greater risk of myocardial infarction among treated hypertensive men.Hypertension. 1995 Jun; 25(6):1144-52

Alexeeff SE, Litonjua AA, Sparrow D, Vokonas PS, Schwartz J.: Statin use reduces decline in lung function: VA Normative Aging Study, Am J Respir Crit Care Med. 2007 Oct 15;176(8):742-7

Alfin-Slater, R B and Aftergood, L.: "Lipids," Modern Nutrition in Health and Disease, 6th ed, 1980, R S Goodhart and M E Shils, eds, Lea and Febiger, Philadelphia, p 134

Almario, R.U. et al.: Effects of walnut consumtion on plasma fatty acids and lipoproteins in combined hylipedemia; Am. J. Clin. Nutr. 2001; 74:72-79

Anderson, J. et al.: Meta-analysis of the effects of soy protein intake on serum lipids. N. Engl. J. Med. 1995; 333: 276-282

Anderson RA, Cheng N, Bryden NA, Polansky MM, Cheng N, Chi J, Feng J.: Elevated intakes of supplemental chromium improve glucose and insulin variables in individuals with type 2 diabetes. Diabetes. 1997 Nov;46(11):1786-91.

Arndt, K., Korte, S.: Die Anabole Diät - Ketogene Ernährung für Bodybuilder, Novagenics-Verlag, 2002

Arndt, K., Albers, T . Handbuch Proteine und Aminosäuren, Novalgenics Verlag, Arnsberg 2004

Arndt, K.: Low carb, good fat – Rezepte für die anabole Diät, Novalgenics Verlag, Arnsberg 2004

ATBC Cancer Prevention Study Group: The alpha-tocopherol, beta-carotene lung cancer prevention study: design, methods, participant characteristics, and compliance; Ann Epidemiol., 4(1):1-10, January 1994

Atkins, Robert C.: Die neue Atkins-Diät. Abnehmen ohne Hunger, Mosaik bei Goldmann, Deutsche Erstausgabe 1999

Atkins, Robert C.: Atkins for life. Mosaik bei Goldmann, Deutsche Erstausgabe 2004

Austin MA, Breslow JL, Hennekens CH, Buring JE, Willett WC, Krauss RM.: Low-density lipoprotein subclass patterns and risk of myocardial infarction. JAMA. 1988 Oct 7;260(13):1917-21.

Austin RC, Lentz SR, Werstuck GH.: Role of hyperhomocysteinemia in endothelial dysfunction and atherothrombotic disease. Cell Death Differ. 2004 Jul;11 Suppl 1:S56-64. Review.

Azziz R, Woods KS, Reyna R, Key TJ, Knochenhauer ES, Yildiz BO: The prevalence and features of the polycystic ovary syndrome in an unselected population; J Clin Endocrinol Metab. 2004 Jun;89(6):2745-9.

Ballasse, E.O., Féry, K.: Ketone body production and disposal: effects of fasting, diabetes and exercise; Diebetes Metab. Rev. 1989: 5 (3) 247-270

Ballotti S., de Martino M.: Rotavirus infections and development of type 1 diabetes: an evasive conundrum. J Pediatr Gastroenterol Nutr. 2007 Aug;45(2):147-56.

Bang, H.O., J. Dyerberg, et al.:The composition of foods consumed by Greenland Eskimos; Acta Med Skand, Bd.200, S 69-73, 1976

Banting FG, Best CH, Collip JB, Campbell WR, Fletcher AA: Pancreatic extracts in the treatment of diabetes mellitus. Canadian Medical Association Journal 12:141-146, 1922

Banting, W.: Letter on Corpulence, 1864

Bartelt, E.: Untersuchungen zum Überleben von Salmonella agona in Kräutertee, BfR 2004

Bell SJ, Sears B.: Low-glycemic-load diets: impact on obesity and chronic diseases. Crit Rev Food Sci Nutr. 2003;43(4):357-77.

Béliveau R, Gingras D.: Green tea: prevention and treatment of cancer by nutraceuticals. Lancet. 2004 Sep 18-24;364(9439):1021-2.

Benoit FL, Martin RL, Watten RH.: Changes in body composition during weight reduction in obesity. Balance studies comparing effects of fasting and a ketogenic diet. Ann Intern Med. 1965 Oct;63(4):604-12

Berger, M.: Bedarfsgerechte Insulintherapie bei freier Kost, Mainz 1999

Berneis K, Keller U: Steigender Fruktosekonsum als Auslöser des metabolischen Syndroms? Schweiz Med Forum 2006, 6, 187-189

Besselink, M.G.H. et al.: Probiotics increase mortality in patients with severe pancreatitis, Lancet 2008; Febr. 2008

Bjelakovic, Goran; Nikolova, Dimitrinka; Gluud, Lise Lotte et al: Mortality in Randomized Trials of Antioxidant Supplements for Primary and Secondary Prevention; JAMA 297: 842-857, 2007

Blair SN, Kohl HW, Paffenbarger RS , Clark DG, Cooper KH, Gibbons LW.: Physical fitness and all-cause mortality. A prospective study of healthy men and women. JAMA. 1989 Nov 3; 262(17):2395-401.

Blech, Jörg: Die Krankheitserfinder - wie wir zu Patienten gemacht werden, Fischer, Frankfurt 2003, S.78 ff

Bliznakov EG: Lipid-lowering drugs (statins), cholesterol, and coenzyme Q10. The Baycol case-a modern Pandora's box. Biomed Pharmacother 2002; 56: 56-59.

BMELV (Bundesministerium für Ernährung, Landwirtschaft und Verbraucherschutz): Nationale Verzehrsstudie II 2007

Boden G, Sargrad K, Homko C, Mozzoli M, Stein TP: Effect of a low-carbohydrate diet on appetite, blood glucose levels, and insulin resistance in obese patients with type 2 diabetes. Ann Intern Med. 2005 Mar 15;142(6):403-11.

Booth FW, Gordon SE, Carlson CJ, Hamilton MT: Waging war on modern chronic diseases: primary prevention through exercise biology. J Appl Physiol. 2000 Feb; 88(2):774-87.

Boyle RJ, Robins-Browne RM, Tang ML: Probiotic use in clinical practice: what are the risks? Am J Clin Nutr. 2006 Jun;83(6):1256-64

Brand-Miller JC, Holt SH, Pawlak DB, McMillan J.: Glycemic index and obesity. Am J Clin Nutr. 2002 Jul;76(1):281-285

Braunmiller, H.: Schwarz oder grün - Die Wahrheit über Tee; Focus online, 8.11.2007

Brehm, B. J., Seeley, R. J., Daniels, S.R., D'Alessio, D. A.: A randomized trial comparing a very low carbohydrate diet and a calorie restricted low fat diet on body weight and cardiovascular risk factors in healthy women. J Endocrinol Metab 88 (2003) 1617-1623

Bruker, Max O.: Zucker, Zucker.... Krank durch Fabrikzucker. Emu-Verlag, Lahnstein 1991. ISBN 3-891-89034-6

Brunner Huber LR, Toth JL.: Obesity and oral contraceptive failure: findings from the 2002 National Survey of Family Growth.Am J Epidemiol. 2007 Dec 1;166(11):1306-11. Epub 2007 Sep 4.

Busch, Ch.: Die Länger-Satt-Macher: Wie ein Glas Wasser, eine Suppe oder eine Scheibe Brot den Hunger abschalten können, Bild. T-Online 19.02.2007

Caballero, AE.: Metabolic and vascular abnormalities in subjects at risk for type 2 diabetes: the early start of a dangerous situation; Arch Med Res. 2005 May-Jun; 36(3):241-9

Cahill, GF: Starvation in men; N. Engl.J. Med. 1970; 282: 668-675

Caldú P, Hurtado I, Fiol C, Gonzalo A, Mínguez S. White wine reduces the susceptibility of low-density lipoprotein to oxidation. Am J Clin Nutr. 1996 Mar; 63(3):403-4.

Campbell JK, Canene-Adams K, Lindshield BL, Boileau TW, Clinton SK, Erdman JW Jr.: Tomato phytochemicals and prostate cancer risk. J Nutr. 2004 Dec; 134 (12 Suppl):3486S-3492S.

Castelli W.P.: Concerning the possibility of a nut, Arch Intern Med. 1992 Jul;152 (7):1371-1372

Chang-Claude J., Hermann S., Eilber U., Steindorf K: Lifestyle Determinants and Mortality in German Vegetarians and Health-Conscious Persons: Results of a 21-Year Follow-up. Cancer Epidemiol Biomarkers Prev, April 2005; 14(4), 963-968.

Chausmer AB: Zinc, insulin and diabetes; Review J Am Coll Nutr. 1998 Apr;17(2):109-15.

Chen ZY, Ratnayake WM, Fortier L, Ross R, Cunnane SC.: Similar distribution of trans fatty acid isomers in partially hydrogenated vegetable oils and adipose tissue of Canadians, Canadian Journal of Physiology and Pharmacology 73: 718, 1995

Chen TY, Smith W, Rosenstock JL, Lessnau KD.: A life-threatening complication of Atkins diet. Lancet. 2006 Mar 18; 367(9514):958

Choi HK, Atkinson K, Karlson EW, Willett W, Curhan G.: Alcohol intake and risk of incident gout in men: a prospective study. Lancet. 2004 Apr 17; 363(9417):1277-81.

Choi HK, Liu S, Curhan G.: Intake of purine-rich foods, protein, and dairy products and relationship to serum levels of uric acid: the 3. National Health and Nutrition Examination Survey. Arthritis Rheum. 2005 Jan; 52(1):283-9.

Choi HK, Curhan G.:Coffee, tea, and caffeine consumption and serum uric acid level: the third national health and nutrition examination survey. Arthritis Rheum. 2007 Jun 15;57(5):816-21.

Choi HK, Curhan G: Soft drinks, fructose consumption, and the risk of gout in men: prospective cohort study. BMJ. Feb 9; 336(7639):309-12, 2008

CGHF: Collaborative Group on Hormonal Factors in Breast Cancer. Breast cancer and breast-feeding: collaborative reanalysis of individual data from 47 epidemiological studies in 30 countries, including 50302 women with breast cancer and 96973 women without the disease. Lancet 2002 (20. Juli); 360: 187-95

Clemons M, Goss P.: Estrogen and the risk of breast cancer. N Engl J Med. 2001 Jan 25; 344(4):276-85.

Cordain L, Lindeberg S, Hurtado M, Hill K, Eaton SB, Brand-Miller J.: Acne vulgaris: a disease of Western civilization; Arch Dermatol. 2002 Dec;138(12):1584-90.

Cordain, L: The Paleo Diet: Lose Weight and Get Healthy by Eating the Food You Were Designed to Eat, Wiley 2002

Cordain L, Eades MR, Eades MD.: Hyperinsulinemic diseases of civilization: more than just Syndrome X, Comp Biochem Physiol A Mol Integr Physiol. 2003 Sep;136(1):95-112

Cordain, L.: Das Getreide – zweischneidiges Schwert der Menschheit. Novalgenics Verlag 2004

Cordain, L., Friel, J.: The Paleo Diet for Athletes, Rodale 2005

Cordain L.: Implications for the role of diet in acne. Semin Cutan Med Surg. 2005 Jun;24(2):84-91.

Crane FL: Biochemical functions of coenzyme Q10. J Am Coll Nutr 2001; 20: 591-598.

Cranton EM, Frackelton JP: Free radical pathology in age-associated diseases: Treatment with EDTA chelation, nutrition and antioxidants. Journal of Holistic Medicine 1984; 6 (1) :6-37.

Dansinger ML, Gleason JA, Griffith JL, Selker HP, Schaefer EJ.: Comparison of the Atkins, Ornish, Weight Watchers, and Zone diets for weight loss and heart disease risk reduction: a randomized trial, JAMA. 2005 Jan 5;293(1):43-53.

Darlington GA, Kreiger N, Lightfoot N, Purdham J, Sass-Kortsak A.: Prostate cancer risk and diet, recreational physical activity and cigarette smoking. Chronic Dis Can. 2007;27(4):145-53.

Davies PM, Simmonds HA, Singer B, Mant TG, Allen EM, Vassos AB, Hounslow NJ. Plasma uridine as well as uric acid is elevated following Fruktose loading. Adv Exp Med Biol. 1998; 431:31-5

Dawson-Hughes B, Harris SS.: Calcium intake influences the association of protein intake with rates of bone loss in elderly men and women. Am J Clin Nutr. 2002 Apr;75(4):773-9.

Dawson-Hughes B, Harris SS, Rasmussen H, Song L, Dallal GE.: Effect of dietary protein supplements on calcium excretion in healthy older men and women. J Clin Endocrinol Metab. 2004 Mar;89(3):1169-73.

De Vivo, D.C., Leckie, M.P. Ferrendelli, J.A.: Chronic ketosis and cerebral metabolism; Pediatr. Res. 1967; 11: 561

Demeule M, Michaud-Levesque J, Annabi B, Gingras D, Boivin D, Jodoin J, Lamy S, Bertrand Y, Béliveau R.: Green tea catechins as novel antitumor and antiangiogenic compounds. Curr Med Chem Anticancer Agents. 2002 Jul; 2(4):441-63.

Deutsche Rheumaliga: GICHT, Merkbaltt Rheuma MB 1.6/BV/05/2003, Deutsche Rheuma-Liga Bundesvernad e.V., 5. Auflage 2003

DiSilvestro RA.: Zinc in relation to diabetes and oxidative disease; Review; J Nutr. 2000 May;130(Suppl):1509

Dollase, Jürgen: Kulinarische Intelligenz; Tre Torri Verlag, Wiesbaden 2006

Douglas K: "Super size me" revisited - under lab conditions. New Scientist, 27. Januar 2007

Drabsch Y, Hugo H, , Zhang R, Dowhan DH, Miao YR et al.: Mechanism of and requirement for estrogen-regulated *MYB* expression in estrogen-receptor-positive breast cancer cells, PNAS Aug 21, 2007, Vol. 104, No. 34 13762-13767

Ducros V.: Chromium metabolism. A literature review; Biol Trace Elem Res. 1992 Jan-Mar; 32: 65-77.

Ehrenreich MJ.: A case of the re-emergence of panic and anxiety symptoms after initiation of a high-protein, very low carbohydrate diet. Psychosomatics. 2006 Mar-Apr;47(2):178-9

Elia, M., Wood S., Khan, K. et al.: Ketone body metabolism in lean male adults during short-term starvation, with particular reference to forearm muscle metabolism; J.Clin. Sci. 1990; 78: 579-584

Elmadfa, I et al: Die große GU Nährwert-Kalorien-Tabelle; Gräfe & Unzer 2005

Engelberg, H.: Low serum cholesterol and suicide; Lancet 1992; 339:727-729.

Enig, M.: Trans Fatty Acids in the Food Supply: A Comprehensive Report Covering 60 Years of Research, 2nd Edition, Enig Associates, Inc, Silver Spring, MD, 1995, 4-8

Enig, M., Fallon, S.: "The Skinny on Fats" in: Nourishing Traditions: The Cookbook that Challenges Politically Correct Nutrition and the Diet Dictocrats, Second Edition 1999

Eriksson KF, Lindgärde F.: Prevention of type 2 (non-insulin-dependent) diabetes mellitus by diet and physical exercise. The 6-year Malmö feasibility study. Diabetologia. 1991 Dec;34(12):891-8.

Eriksson J, Taimela S, Koivisto VA.: Exercise and the metabolic syndrome. Diabetologia. 1997 Feb; 40(2):125-35.

Facchini FS, Saylor KL.: A low-iron-available, polyphenol-enriched, carbohydrate-restricted diet to slow progression of diabetic nephropathy. Diabetes. 2003 May;52(5):1204-9.

Farquharson J, Jamieson EC, Abbasi KA, Patrick WJ, Logan RW, Cockburn F: Effect of diet on the fatty acid composition of the major phospholipids of infant cerebral cortex. Arch Dis Child. 1995 Mar;72(3):198-203.

Fallon S, Enig, MG: "The Cave Man Diet", Price-Pottenger Nutrition Foundation Health Journal, Vol 21, No 2. (619) 574-7763, 1999

Fam AG.: Gout, diet, and the insulin resistance syndrome. J Rheumatol. 2002 Jul; 29(7):1350-5.

FDA, Final Rule: Food labelling – health claims; soy protein and coronary heart disease. Fed. Reist. 19999; 64: 57700-33

Felton, C.V. et al.: Dietary polyunsaturated fatty acids and composition of human aortic plaques. Lancet, 1994, 344:1195-1196

Féry F, Balasse EO: Ketone body production and disposal in diabetic ketosis. A comparison with fasting ketosis. Diabetes; 1985 Apr;34(4):326-32

Filan SL, Llewellyn-Jones RH.: Animal-assisted therapy for dementia: a review of the literature. Int Psychogeriatr. 2006 Dec;18(4):597-611

Fine KD, Santa Ana CA, Porter JL, Fordtran JS.: Intestinal absorption of magnesium from food and supplements. J Clin Invest. 1991 Aug;88(2):396-402.

Flammer AJ, Hermann F, Sudano I, Spieker L, Hermann M, Cooper KA, Serafini M, Lüscher TF, Ruschitzka F, Noll G, Corti R: Dark chocolate improves coronary vasomotion and reduces platelet reactivity. Circulation. 2007 Nov 20;116(21):2376-82.

Flatt, J.P.: Use and storage of carbohydrate and fat; Am. J. Clin. Nutr. 1995; 61: 925

Fleming, Alexander: On a Remarkable Bacteriolytic Element Found in Tissues and Secretions. In: Proceedings of the Royal Society of London. Bd. 93B, S. 306-317, 1922

Fleshner N, Zlotta AR: Prostate cancer prevention: past, present, and future. Cancer. 2007 Nov 1;110(9):1889-99.

Förster H, Ziege M.: Increase of plasma uric acid concentration after oral administration of Fruktose, sorbit and Xylit, Z Ernahrungswiss. 1971 Dec;10(4):394-396

Forsythe CE, Phinney SD, Fernandez ML, Quann EE, Wood RJ, Bibus DM, Kraemer WJ, Feinman RD, Volek JS: Comparison of low fat and low carbohydrate diets on circulating Fatty Acid composition and markers of inflammation. Lipids. 2008 J.; 43 (1):65-77.

Foster, G. D., Wyatt, H. R., Hill, J. O., McGuckin, B. G., Brill, C., Mohammed, B. S., Szapary, P.O., Rader, D.J., Klein, S.: A randomized trial of a low-carbohydrate diet for obesity. N Engl J Med 348 (2003) 2082-90

Freedland SJ, Mavropoulos J, Wang A, Darshan M, Demark-Wahnefried W, Aronson WJ, Cohen P, Hwang D, Peterson B, Fields T, Pizzo SV, Isaacs WB: Carbohydrate restriction, prostate cancer growth, and the insulin-like growth factor axis; Prostate. 2007 Nov 12; 68(1):11-19

Freudenheim JL, Ambrosone CB, Moysich KB, Vena JE, Graham S, Marshall JR, Muti P, Laughlin R, Nemoto T, Harty LC et al.: Alcohol dehydrogenase 3 genotype modification of the association of alcohol consumption with breast cancer risk. Cancer Causes Control. 1999 Oct; 10(5):369-77.

Frey, J., Neuhäuser-Berthold, M., Elis,S.A., Duncker, S. Rose, F., Blum, W.F. Remschmidt, H. Geller, F., Hebebrand, J.: Lower serum leptin levels in female students of the nutritional sciences with eating disorders, Eur J Nutr 42 (2003) 3, 142-148

Friedmann E, Thomas SA: Pet ownership, social support, and one-year survival after acute myocardial infarction in the Cardiac Arrhythmia Suppression Trial (CAST). Am J Cardiol. 1995 Dec 15;76(17):1213-7.

Friedmann E, Thomas SA, Stein PK, Kleiger RE.: Relation between pet ownership and heart rate variability in patients with healed myocardial infarcts. Am J Cardiol. 2003 Mar 15;91(6):718-21.

Friel, J :Die Trainingsbibel für Triathleten, Covalonga Verlag, Bielefeld, Deutsche Ausgabe 2007

Frisch, R.E.: Female fertility and the body fat connection. University of Chicago 2002

Fröhlich, Susanne: Moppel-Ich – der Kampf mit den Pfunden, Fischer-Verlag 2005

Gäng, M., Turner, D.C. (Hrsg.): Mit Tieren leben im Alter, Reinhardts Gerontologische Reihe, Band 4, 2005

Gannon MC, Nuttall FQ.: Effect of a high-protein, low-carbohydrate diet on blood glucose control in people with type 2 diabetes. Diabetes. 2004 Sep;53(9):2375-82.

Gao X, Qi L, Qiao N, Choi HK, Curhan G, Tucker KL, Ascherio A.: Intake of added sugar and sugar-sweetened drink and serum uric acid concentration in US men and women. Hypertension. 2007 Aug;50(2):306-12.

Garg A, Bonanome A, Grundy SM, Zhang ZJ, Unger RH.:Comparison of a high-carbohydrate diet with a high-monounsaturated-fat diet in patients with non-insulin-dependent diabetes mellitus. N Engl J Med. 1988 Sep 29;319(13):829-34.

Gaziano JM, Buring JE, Breslow JL, Goldhaber SZ, Rosner B, VanDenburgh M, Willett W, Hennekens CH: Moderate alcohol intake, increased levels of high-density lipoprotein and its subfractions, and decreased risk of myocardial infarction. N Engl J Med. 1993 Dec 16;329(25):1829-34.

German JB, Walzem RL:The health benefits of wine. Ann. Rev Nutr. 2000;20:561-93.

Ghirlanda, Oradei, Manto, Lippa, Uccioli, Caputo, Greco, Littarru. Evidence of plasma CoQ10 - lowering effect by HMG-CoA reductase inhibitors: a double-blind, placebo-controlled study. J Clin Pharmacol 1993 Mar;33(3):226-9.

Giovannucci E, Rimm EB, Liu Y, Stampfer MJ, Willett WC.: A prospective study of tomato products, lycopene, and prostate cancer risk. J Natl Cancer Inst. 2002 Mar 6;94(5): 391-398.

Goldstein DJ.: Beneficial health effects of modest weight loss. Int J Obes Relat Metab Disord. 1992 Jun;16(6):397-415.

Gonder, Ulrike "Fett! Unterhaltsames über fette Lügen und mehrfach ungesättigte Versprechungen" Stuttgart: 2006

Gonzalez, Carlos A. et al.: Meat Intake and Risk of Stomach and Esophageal Adenocarcinoma within the European Prospective Investigation into Cancer and Nutrition (EPIC). Journal of the National Cancer Institute 2006; 98: 345

Graham DJ, Staffa JA, Shatin D, Andrade SE, Schech SD, La Grenade L, Gurwitz JH, Chan KA, Goodman MJ, Platt R.: Incidence of hospitalized rhabdomyolysis in patients treated with lipid-lowering drugs; JAMA 2004 Dec 1;292(21):2585-90

Greene P, Willett W, Devecis J, Skaf A: Pilot 12-week feeding weight loss comparison: low-fat vs. low-carbohydrate (ketogenic) diets [Abstract]. Obes Res 11:A23, 2003

Gresser, Ursula et al. 1989. Uric acid levels in Southern Germany in 1989. Klin. Wochenschr. 1990; 68:1222-8.

Gresser, Ursula: Diagnose und Therapie der Gicht, Deutsches Ärzteblatt, Heft 44, Jg.100, Okt. 2003

Griffin BA, Minihane AM, Furlonger N, Chapman C, Murphy M, Williams D, Wright JJ, Williams CM : Inter-relationships between small, dense low-density lipoprotein (LDL), plasma triacylglycerol and LDL apoprotein B in an atherogenic lipoprotein phenotype in free-living subjects. Clin Sci (Lond). 1999 Sep;97(3):269-76

Grillparzer, Marion: Fatburner – so einfach schmilzt das Fett weg; Gräfe und Unzer 1999

Grillparzer, Marion: Die magische Kohlsuppe - das Kultbuch; Gräfe & Unzer, 2003

Grodstein F, Levine R, Troy L, Spencer T, Colditz GA, Stampfer MJ.: Three-year follow-up of participants in a commercial weight loss program. Can you keep it off? Arch Intern Med. 1996 Jun 24;156(12):1302-6

Grübel P, Hoffmann JS, Chong FK et al.: Vector potential of houseflies (Musca domestica) for Helicobacter pylori. J Clin Microbiology 1997; 35: 1300-1303.

Halton TL, Willett WC, Liu S, Manson JE, Stampfer MJ, Hu FB.: Potato and french fry consumption and risk of type 2 diabetes in women. Am J Clin Nutr. 2006 ; 83(2):284-90.

Hannan MT, Tucker KL, Dawson-Hughes B, Cupples LA, Felson DT, Kiel DP.:

Effect of dietary protein on bone loss in elderly men and women: the Framingham Osteoporosis Study. J Bone Miner Res. 2000 Dec;15(12):2504-12.

Harjai KJ.: Potential new cardiovascular risk factors: left ventricular hypertrophy, homocysteine, lipoprotein(a), triglycerides, oxidative stress, and fibrinogen. Ann Intern Med. 1999 Sep 7;131(5):376-86

Hartenbach, Walter: Cholesterin - wertvollster Baustein des Lebens; Frieling und Partner GmbH 1999

Hartenbach, Walter: Die Cholesterin-Lüge. Das Märchen vom bösen Cholesterin, Herbig, 2002

Hartman AL, Gasior M, Vining EP, Rogawski MA: The neuropharmacology of the ketogenic diet. Pediatr Neurol. 2007 May;36(5):281-92

Hauner, Hans: Diabetesepidemie und Dunkelziffer, in Deutscher Gesundheitsbericht Diabetes 2008, vorgelegt von der Deutschen Diabetes-Union und dem nationalen Aktionsforum Diabetes mellitus (NAFDM) zum Weltdiabetestag im November 2007

Head J, Stansfeld SA, Siegrist J. The Psychosocial Work Environment and Alcohol Dependence: a Prospective Study. Occupational and Environmental Medicine. 2004; 61:219-224)

Heaney RP.: Dietary protein and phosphorus do not affect calcium absorption. Am J Clin Nutr. 2000 Sep;72(3):758-61.

Heaney RP.:Vitamin D: how much do we need, and how much is too much? Osteoporos Int. 2000; 2000;11(7):553-5

Hegsted M, Schuette SA, Zemel MB, Linkswiler HM.: Urinary calcium and calcium balance in young men as affected by level of protein and phosphorus intake; J Nutr. 1981 Mar;111(3):553-62.

Heilmeyer, P., Kohlenberg, S., Dorn, A., Faulhammer, S., Kliebhan, R.: Ernährunstherapie bei Diabetes mellitus Typ 2 mit kohlenhydratreduzierter Kost (LOGI-Methode), Intern. Praxis 2006; 46:181-191

Heilmeyer, P., Kohlenberg, S.: Wirkung der LOGI-Ernährung auf den Stoffwechsel bei Adipositas; Proc. Germ. Nutr. Soc., Vol. 8, 76-77, 2006

Heimann, Martin Prof. Dr., Max-Plack-Institut für Biogeochemie Jana, Januar 2008, persönliche Kommunikation

Herold, Innere Medizin, 2007

Hettiarachchi KD et al: The effects of repeated exposure to sub-toxic doses of plecomacrolide antibiotics on the endocrine pancreas In: DFood and Chemical Toxicology 2006; 44: S.1966-1977.

Hibbeln JR, Salem N Jr: Dietary polyunsaturated fatty acids and depression: when cholesterol does not satisfy. Am J Clin Nutr. 1995 Jul;62(1):1-9.

Hibbeln JR: Seafood consumption, the DHA content of mothers' milk and prevalence rates of postpartum depression: a cross-national, ecological analysis. J Affect Disord. 2002 May;69(1-3):15-29.

Hickson M, D'Souza AL, Muthu N, Rogers TR, Want S, Rajkumar C, Bulpitt CJ: Use of probiotic Lactobacillus preparation to prevent diarrhoea associated with antibiotics: randomised double blind placebo controlled trial. BMJ 2007 Jul 14;335(7610):80.

Hobhouse, Henry: Sechs Pflanzen verändern die Welt. Chinarinde, Zuckerrohr, Tee, Baumwolle, Kartoffel, Kokastrauch. Klett-Cotta, Hamburg 2001 (4. Aufl.)

Hodis HN: Triglyceride-rich lipoprotein remnant particles and risk of atherosclerosis; Circulation. 1999 Jun 8;99(22):pp 2852

Hoglund K, Thelen KM, Syversen S, Sjogren M, von Bergmann K, Wallin A, Vanmechelen E, Vanderstichele H, Lutjohann D, Blennow K.: The effect of simvastatin treatment on the amyloid precursor protein and brain cholesterol metabolism in patients with Alzheimer's disease. Dement Geriatr Cogn Disord. 2005;19(5-6):256-65.

Hoogeveen EK, Kostense PJ, Jakobs C, Dekker JM, Nijpels G, Heine RJ, Bouter LM, Stehouwer CD: Hyperhomocysteinemia increases risk of death, especially in type 2 diabetes: 5-year follow-up of the Hoorn Study; Circulation. 4/2000;101(13):1506-11.

Holmes MD, Colditz GA, Hunter DJ, Hankinson SE, Rosner B, Speizer FE, Willett WC.: Meat, fish and egg intake and risk of breast cancer. Int J Cancer. 2003 20;104(2):221-7.

Horrobin DF, Manku MS: Premenstrual syndrome and premenstrual breast pain (cyclical mastalgia): disorders of essential fatty acid (EFA) metabolism. Prostaglandins Leukot Essent Fatty Acids. 1989 Sep;37(4):255-61.

Howell WH, McNamara DJ, Tosca MA, Smith BT, Gaines JA.: Plasma lipid and lipoprotein responses to dietary fat and cholesterol: a meta-analysis. Am J Clin Nutr. 1997 Jun;65(6):1747-64

Hu, FB., Rimm EB., Stampfer, M.J. et al.: Frequent nut consumption and the risk of coronary heart disease in woman: prospective cohort study. BMJ 1998; 317: 1341-1345

Hu FB, Stampfer MJ, Manson JE, Rimm E, Colditz GA, Speizer FE, Hennekens CH, Willett WC.: Dietary protein and risk of ischemic heart disease in women. Am J Clin Nutr. 1999 Aug;70(2):221-7.

Hu FB, Stampfer MJ, Rimm EB, et al.: A prospective study of egg consumption and risk of cardiovascular disease in men and women. JAMA 1999; 281: 1387-1394

Ioachimescu AG, Brennan DM, Hoar BM, Kashyap SR, Hoogwerf BJ.: Serum uric acid, mortality and glucose control in patients with Type 2 diabetes mellitus: a PreCIS database study. Diabet Med. 2007 Nov

Ishizaka N, Ishizaka Y, Toda E, Nagai R, Yamakado M.: Association between serum uric acid, metabolic syndrome, and carotid atherosclerosis in Japanese individuals. Arterioscler Thromb Vasc Biol. 2005 May;25(5):1038-44. Epub 2005 Mar 3.

JAMA: keine Autoren aufgef.: Multiple risk factor intervention trial. Risk factor changes and mortality results. Multiple Risk Factor Intervention Trial Research Group. JAMA. 1982 Sep 24;248(12):1465-77.

Jeppesen J, Schaaf P, Jones C, Zhou MY, Chen YD, Reaven GM.: Effects of low-fat, high-carbohydrate diets on risk factors for ischemic heart disease in postmenopausal women. Am J Clin Nutr. 1997 Apr;65(4):1027-33.

Johnson RJ, Segal MS, Sautin Y, Nakagawa T, Feig DI, Kang DH, Gersch MS, Benner S, Sánchez-Lozada LG.: Potential role of sugar (Fruktose) in the epidemic of hypertension, obesity and the metabolic syndrome, diabetes, kidney disease, and cardiovascular disease. Am J Clin Nutr. 2007 Oct;86(4):899-906.

Jones PJ.: Regulation of cholesterol biosynthesis by diet in humans; Am J Clin Nutr. Vol. 66(2):438-46, 1997

Katan MB, Zock PL, Mensink RP: Effects of fats and fatty acids on blood lipids in humans: an overview; Am J Clin Nutr. 1994 Dec; 60(6 Suppl):1017S-1022S.

Kern, F.: Normal plasma cholesterol in an 88-year-old man who eats 25 eggs a day. New England Journal of Medicine, 1991/324/ 896

Kerstetter JE, O'Brien KO, Insogna KL.: Low protein intake: the impact on calcium and bone homeostasis in humans. J Nutr. 2003 Mar;133(3):855-861

Key TJ, Fraser GE, Thorogood M, et al.: Mortality in vegetarians and nonvegetarians: detailed findings from a collaborative analysis of 5 prospective studies, Am J Clin Nutr. 1999 Sep; 70 (3 Suppl):516-524

King, T.M., Veech, R.L.: Feeding a high fat ketogenic diet reduces mitochondrial Q/QH2 in brain while pure ketones oxidize Q/Q2 in heart; FASEB J. 1998; 12:379, A 1375

Klaus, S.: Regulation von Hunger und Sättigung, Ärztemagazin PHOENIX - Ernährung & Lebensqualität 02/2007

Koeslag, J.H.: Post-exercise ketosis and the hormon response to exercise: a review; Med. Sci. Sports Exerc. 1982; 14: 327-334

Koga, Y. et al.: Recent Trends in Cardiovascular Disease and Risk Factors in the Seven Countries Study: Japan, Lessons for Science from the Seven Countries Study, H Toshima, et al. Springer, New York, 63-74, 1994

Korner J, Aronne LJ.: The emerging science of body weight regulation and its impact on obesity treatment. J Clin Invest. 2003 Mar;111(5):565-70.

Koydl, W: Der Fall "Fat Boy" in England - Sie lieben ihn zu Tode; Süddeutsche Zeitung online, 26.02.2007

Kousa A, Moltchanova E, Viik-Kajander M, Rytkönen M, Tuomilehto J, Tarvainen T, Karvonen M.: Geochemistry of ground water and the incidence of acute myocardial infarction in Finland; J Epidemiol Community Health. 2004 Feb;58(2):136-9.

Kratzik CW, Schatzl G, Lunglmayr G, Rücklinger E, Huber J.: The impact of age, body mass index and testosterone on erectile dysfunction. J. Urol. Jul;174(1):240-3. 2005

Kritchevsky D.: Diet and atherosclerosis; J Nutr Health Aging. 2001;5(3):155-9.

Larsson, Susanna C., Bergkvist, Leif, Wolk, Alicja: Consumption of sugar and sugar-sweetened foods and the risk of pancreatic cancer in a prospective study, American Journal of Clinical Nutrition, Vol. 84, No. 5, 1171-1176, November 2006

Lavoisier, Antoine Laurent: Traité élémentaire de chimie (1789)

Layman DK, Boileau RA, Erickson DJ, Painter JE, Shiue H, Sather C, Christou DD. A reduced ratio of dietary carbohydrate to protein improves body composition and blood lipid profiles during weight loss in adult women. J Nutr. 2003 Feb;133(2):411-7.

Layman DK, Shiue H, Sather C, Erickson DJ, Baum J. :Increased dietary protein modifies glucose and insulin homeostasis in adult women during weight loss. J Nutr. 2003 Feb;133(2):405-10.

Layman DK, Baum JI.: Dietary protein impact on glycemic control during weight loss. J Nutr. 2004 Apr;134(4):968-973

Ledochowski, M., Bair, H., Fuchs, D.: Laktoseintoleranz; Journal für Ernährungsmedizin 2005; 5 (1), 7-14

Lee, I-Min; Cook, Nancy R et al.: Vitamin E in the Primary Prevention of Cardiovascular Disease and Cancer: The Women's Health Study: A Randomized Controlled Trial, JAMA. 2005; 294:56-65.

Lee MS, Wahlqvist ML, Yu HL, Pan WH.: Hyperuricemia and metabolic syndrome in Taiwanese children. Asia Pac J Clin Nutr. 2007;16 Suppl 2:594-600

Lentz SR.: Mechanisms of homocysteine-induced atherothrombosis; J Thromb Haemost. 2005 Aug;3(8):1646-54.

Lev-Yadun S, Gopher A, Abbo S.: Archaeology - the Cradle of Agriculture, in: Science 288 (Juni 2000/2) S. 1602–1603

Lewin: Biology and Culture Meet in Milk, Science 2 January 1981:

Li EK.Gout: a review of its aetiology and treatment. Hong Kong Med J. 2004 Aug;10(4):261-70.

Lichtenstein AH, Van Horn L.: Very low fat diets, Circulation. 1998 Sep 1;98(9):935-9

Lichtenstein, A. et al: Effects of different forms of dietary hydrogenated fats on serum lipoprotein cholesterol levels. N Engl J Med 1999; 340 : 1933-37

Lindermayer, H.: Bayerische Landesanstalt für Landwirtschaft, persönliche Kommunikation 2008

Loenen HM, Eshuis H, Löwik MR, Schouten EG, Hulshof KF, Odink J, Kok FJ.: Serum uric acid correlates in elderly men and women with special reference to body composition and dietary intake (Dutch Nutrition Surveillance System). J Clin Epidemiol. 1990;43(12):1297-303.

Lorenz-Meyer, H.: Omega-3 fatty acids and low carbohydrate diet for maintenance of remission in Crohn's disease. A randomized controlled multicenter trial; German Crohn's Disease Study Group, Scand J Gastroenterol., 31(8):778-85, 1996

Losonczy KG, Harris TB, Havlik RJ.: Vitamin E and vitamin C supplement use and risk of all-cause and coronary heart disease mortality in older persons: the Established Populations for Epidemiologic Studies of the Elderly. Am J Clin Nutr. 1996 Aug;64(2):190-6.

Ludwig, David: Ending the Food Fight: Guide Your Child to a Healthy Weight in a Fast Food/Fake Food World, Houghton Mifflin Company 2007

Lutz, Wolfgang: Kranker Magen, kranker Darm; Sayla Fachverlag 1995

Lutz, Wolfgang: Leben ohne Brot; Informed Verlag 2004

Lyu LC, Hsu CY, Yeh CY, Lee MS, Huang SH, Chen CL.: A case-control study of the association of diet and obesity with gout in Taiwan. Am J Clin Nutr. Oct;78(4):690-701.2003

Kaaks R : Plasma insulin, IGF-I and breast cancer, Gynecol Obstet Fertil. 2001, Review Mar;29 (3): 185-189

Kasper H. (1996): Ernährungsmedizin und Diätetik; Urban und Schwarzenberg, München

Knekt P, Reunanen A, Järvinen R, Seppänen R, Heliövaara M, Aromaa A.: Antioxidant vitamin intake and coronary mortality in a longitudinal population study. Am J Epidemiol. 1994 Jun 15;139(12):1180-9.

Knopp, R., Retzlaff, B.M.: Saturated fat prevents coronary artery disease? An American paradox American Journal of Clinical Nutrition, Vol. 80, 1102-1103., 2004

Krüll, Jürgen: Gichtdiät – Sinn und Unsinn purinarmer Kost, EU.L.E.n-Spiegel Nr.6, 12. Jahrgang, 27.12.2006

Machlin L.J., Bendich A.:Free radical tissue damage: protective role of antioxidant nutrients. FASEB Journal 1, 441-445, 1987

Mahabir S, Baer DJ, Johnson LL, Hartman TJ, Dorgan JF, Campbell WS, Clevidence BA et al.: Usefulness of body mass index as a sufficient adiposity measurement for sex hormone concentration associations in postmenopausal women. Cancer Epidemiol Biomarkers Prev. 2006 Dec;15(12):2502-7

Malik, Vasanti S., Schulze, Matthias B., Hu, Frank B.: Intake of sugar-sweetened beverages and weight gain: a systematic review; American Journal of Clinical Nutrition, Vol. 84, No. 2, 274-288, August 2006

Mangiameli, F. Das große LOGI Kochbuch. 120 raffinierte Rezepte zur Ernährungsrevolution von Dr. Nicolai Worm, Systemed-Verlag, Februar 2005

Mangiameli F, Worm N: LOGI-Guide, Systemed Verlag

Marienfeld S et al.: Frühkindliche Ernährung und Typ-1-Diabetes In: Dtsch Arztebl 2007; 104(9): A 570- 575

Martin WF, Armstrong LE, Rodriguez NR: Dietary protein intake and renal function; Nutr Metab (Lond). 2005 Sep 20;2:25.

Mavropoulos JC, Yancy WS, Hepburn J, Westman EC.: The effects of a low-carbohydrate, ketogenic diet on the polycystic ovary syndrome: a pilot study. Nutr Metab (Lond). 2005 Dec 16; 2:35.

McCann D, Barrett A, Cooper A, Crumpler D, Dalen L, Grimshaw K, Kitchin E, Lok K et. al. Food additives and hyperactive behaviour in 3 and 8/9 year old children in the community: a randomised, double-blinded, placebo-controlled trial. The Lancet. Online publication 06-09-2007 doi: 10.1016/S0140-6736(07)61306-3

McCullough, Fran: Leben ohne Kohlenhydrate. Die Langzeitanwendung kohlenhydratarmer Diäten, Novagenics-Verlag, Arnsberg 2004

McLaughlin T, Abbasi F, Lamendola C, Yeni-Komshian H, Reaven G.: Carbohydrate-induced hypertriglyceridemia: an insight into the link between plasma insulin and triglyceride concentrations. J Clin Endocrinol Metab. 2000 Sep;85(9):3085-8.

Mehnert, H.: Interview zu Diabetes, Süddeutsche.de, 1. November 2007

Merki, Christoph Maria: Zucker gegen Saccharin. Zur Geschichte der künstlichen Süßstoffe. Campus, Frankfurt a.M.-New York 1993. (Diss. Bern 1990) ISBN 3-593-34885-3

Messing, N.: "Heilen mit Sonnenblumenöl - 10 Jahre Ölziehkur, Zwischenbilanz einer sensationellen Erfolgsgeschichte" in "Natur und Heilen", Heft 11/2001, S. 12-21

Michels KB, Rosner BA, Chumlea WC, Colditz GA, Willett WC: Preschool diet and adult risk of breast cancer. Int J Cancer. 2006 Feb 1;118 (3):749-54.

Miller, Edgar R., Pastor-Barriuso, Roberto et al.: Meta-Analysis: High-Dosage Vitamin E Supplementation May Increase All-Cause Mortality; Annals of Internal Medicine, Vol. 142, Issue 1, January 2005

Mischoulon D, Fava M.: Docosahexaenoic acid and omega-3 fatty acids in depression. Psychiatr Clin North Am. 2000 Dec;23(4):785-94.

Montignac, Michel: Jeden Tag Wein, Artulen-Verlag 1996 (leider nur noch im Antiquariat erhältlich)

Montignac, Michel: Essen gehen und dabei abnehmen, Deutscher Taschenbuch Verlag 1999

Mortensen, Erik L., Jensen, Hans H., Sanders, Stephanie A., Reinisch, June M.: Better Psychological Functioning and Higher Social Status May Largely Explain the Apparent Health Benefits of Wine - A Study of Wine and Beer Drinking in Young Danish Adults; Arch Intern Med. 2001; Vol. 161, No 15:1844-1848.

Moysich KB, Freudenheim JL, Baker JA, Ambrosone CB, Bowman ED, Schisterman EF, Vena JE, Shields PG Apolipoprotein E genetic polymorphism, serum lipoproteins, and breast cancer risk. Mol Carcinog. 2000 Jan;27(1):2-9

Mozaffarian D, Rimm EB, Herrington, D: Dietary fats, carbohydrate, and progression of coronary atherosclerosis in postmenopausal women, American Journal of Clinical Nutrition, Vol. 80, No. 5, 1175-1184, 2004

Mozaffarian D, Rimm EB: Fish intake, contaminants, and human health: evaluating the risks and the benefits; Journal of American Medical Association. 2006 Oct 18;296 (15):1885-99.

Müller, C.: Gichterkrankung - Purinarme Kost gegen Schmerzen. aus: UGB-Forum 2/00, S. 68-71, UGB-Verband, 2000

Müller H, Lindman AS, Brantsaeter AL, Pedersen JI.The serum LDL/HDL cholesterol ratio is influenced more favorably by exchanging saturated with unsaturated fat than by reducing saturated fat in the diet of women.J Nutr. 2003 Jan;133(1):78-83.

Müller, Monika: Essen wie die Eskimos? Tabula Nr.1 Januar 2005, Seite 4-7

Müller-Nothmann, SD: Moderne Ernährungsmärchen; Schlütersche Verlagsgesellschaft, 2. Auflage 2007

Musa-Veloso K, Likhodii SS, Cunnane SC: Breath acetone is a reliable indicator of ketosis in adults consuming ketogenic meals. Am J Clin Nutr. 2002 Jul;76(1):65-70.

NABU: Naturschutz heute, Ausgabe Januar 2008

Nagata Y, Sonoda T, Mori M, Miyanaga N, Okumura K, Goto K, Naito S, Fujimoto K, Hirao Y, Takahashi A, Tsukamoto T, Akaza H.: Dietary isoflavones may protect against prostate cancer in Japanese men. J Nutr. 2007 Aug; 137(8):1974-9.

Nakagawa T, Hu H, Zharikov S, Tuttle KR, Short RA, Glushakova O, Ouyang X, Feig DI, Block ER, Herrera-Acosta J, Patel JM, Johnson RJ.: A causal role for uric acid in Fruktose-induced metabolic syndrome. Am J Physiol Renal Physiol. 2006

Nejentsev S, Howson JM. Et al.: Localization of type 1 diabetes susceptibility to the MHC class I genes HLA-B and HLA-A. Nature. 2007 Dec 6;450(7171):887-892. Epub 2007 Nov 14

New SA, Millward DJ.: Calcium, protein, and fruit and vegetables as dietary determinants of bone health; Am J Clin Nutr. 2003 May;77(5):1340-1;

Nielsen NR, Schnohr P, Jensen G, Grønbaek M.: Is the relationship between type of alcohol and mortality influenced by socio-economic status? J Intern Med. 2004 Feb;255(2):280-8.

Nielsen JV, Jönsson E, Ivarsson A.: A low carbohydrate diet in type 1 diabetes: clinical experience-a brief report. Ups J Med Sci. 2005;110(3):267-73.

Nielsen JV, Jönsson E, Nilsson AK.: Lasting improvement of hyperglycaemia and bodyweight: low-carbohydrate diet in type 2 diabetes. A brief report. Ups J Med Sci. 2005;110(2):179-83.

Nielsen JV, Joensson E.: Low-carbohydrate diet in type 2 diabetes. Stable improvement of bodyweight and glycemic control during 22 months follow-up. Nutr Metab (Lond). 2006 Jun 14;3:22

Nielsen JV, Westerlund P, Bygren P.: A low-carbohydrate diet may prevent end-stage renal failure in type 2 diabetes. A case report. Nutr Metab (Lond). 2006 Jun 14;3:23.

Nissen SE.: Effect of intensive lipid lowering on progression of coronary atherosclerosis: evidence for an early benefit from the Reversal of Atherosclerosis with Aggressive Lipid Lowering (REVERSAL) trial; Am J Cardiol. 2005 Sep 5;96(5A):61F-68F.

Norat, T. et al.: Meat, Fish, and Colorectal Cancer Risk: The European Prospective Investigation into Cancer and Nutrition, Journal of the National Cancer Institute 97(12): 906-916, 2005

Nuttall FQ, Gannon MC.: Metabolic response of people with type 2 diabetes to a high protein diet. Nutr Metab (Lond). 2004 Sep 13;1(1):6.

Nürnberg, K., Ender, K.: Weidehaltung und Fleischqualität; Forschungsreport 2001

O' Keefe JH et al., Alcohol and Cardiovascular Health. The Razor-Sharp Double-Edged Sword, Journal of the American College of Cardiology 2007; Vol. 50, No. 11: 1009-14

O'Malley RL, Taneja S: Obesity and prostate cancer. Can J Urol. 2006 Apr; 13 S.l 2:11-7.

Owen OE, Morgan AP, Kemp HG, Sullivan JM, Herrera MG, Cahill GF Jr.: Brain metabolism during fasting. J Clin Invest. 1967 Oct;46(10):1589-95.

Owen OE, Reichard GA Jr.: Human forearm metabolism during progressive starvation. J Clin Invest. 1971 Jul;50(7):1536-45.

Parillo M, Rivellese AA, Ciardullo AV, Capaldo B, Giacco A, Genovese S, Riccardi G.:A high-monounsaturated-fat/low-carbohydrate diet improves peripheral insulin sensitivity in non-insulin-dependent diabetic patients. Metabolism. 1992 Dec;41(12):1373-8.

Park SY, Murphy SP, Wilkens LR, Henderson BE, Kolonel LN: Fat and meat intake and prostate cancer risk: the multiethnic cohort study. Int J Cancer. 2007 Sep 15;121(6):1339-45.

Peeke, Pamela: Fettfalle 40, Weltbild Verlag 2001; Titel der Originalausgabe: Fight Fat after Forty

Pelletier, G. et al: Trans fatty acid isomers in Canadian human milk, Lipids 1992; 27: 761-769

Phinney SD: Ketogenic diets and physical performance. Nutr Metab (Lond). 2004 Aug 17;1(1):2

Pieper, Werner: Das Scheiss Buch - Entstehung, Nutzung und Entsorgung menschlicher Fäkalien, Grüner Zweig 1987

Pinckney, E. and Pinckney, C.: The Cholesterol Controversy, Sherbourne Press, Los Angeles, 130; 1973

Pohlmeier, Lars: Homocystein und Ox-LDL-Antikörper als mögliche Marker für die Atherosklerose- eine Untersuchung an 200 Blutspendern in Hamburg, Dissertation aus der Medizinischen Kernklinik und Poliklinik des Universitätsklinikums Hamburg-Eppendorf 2000

Plagemann A.: Perinatal nutrition and hormone-dependent programming of food intake. Horm Res. 2006;65 Suppl 3:83-9. Epub 2006 Apr 10.

Pollmer, Udo; Fock, Andrea; Gonder, Ulrike : Prost Mahlzeit. Krank durch gesunde Ernährung, Kiepenheuer u. W., Köln, 1996

Pollmer, Udo: Interview im Deutschlandradio Kultur vom 17. Februar 2007; http://www.dradio.de/dkultur/sendungen/mahlzeit

Pressemitteilung der TU Dresden: "Gesunde Kekse" - Maßgeschneiderte Nahrung für Darmbakterien: Lebensmittelwissenschaftler der TU Dresden entwickeln präbiotische Lebensmittel, 28.07.2006

Prinzhausen, Jan: LOGI und Low Carb in der Sporternährung, Systemed Verlag 2005

Pütz, Jean, Niklas, Christine, Norten, Ellen: Darm und Po - Gesunde Pflege von innen und außen, VGS Verlagsgesellschaft 1997

Raben A, Vasilaras TH, Møller AC, Astrup A.: Sucrose compared with artificial sweeteners: different effects on ad libitum food intake and body weight after 10 wk of supplementation in overweight subjects. Am J Clin Nutr. 2002 Oct;76(4):721-9.

Ravnskov, Uffe, Pollmer, Udo: Mythos Cholesterin. Hirzel, Stuttgart 2004

Re S, Zanoletti M, Emanuele E: Aggressive dogs are characterized by low omega-3 polyunsaturated fatty acid status; Vet Res Commun. 2007 Sep 19

Reaven GM.: Why Syndrome X? From Harold Himsworth to the insulin resistance syndrome. Cell Metab. 2005 Jan;1(1):9-14.

Reeves GK, Pirie K, Beral V, Green J, Spencer E, Bull D: Cancer incidence and mortality in relation to body mass index in the Million Women Study: cohort study. BMJ. 2007 Dec 1;335(7630):1134

Reitman ML.FGF21: A Missing Link in the Biology of Fasting.Cell Metab. 2007 Jun;5(6):405-7. PMID: 17550773

Remer T, Manz F.: Potential renal acid load of foods and its influence on urine pH. J Am Diet Assoc. 1995 Jul;95(7):791-7.

Renaud SC, de Lorgeril M.: Wine, alcohol, platelets, and the French paradox for coronary heart disease. Lancet. 1992 Jun 20;339(8808):1523-6.

Renaud SC, Guéguen R, Siest G, Salamon R.: Wine, beer, and mortality in middle-aged men from eastern France. Arch Intern Med. 1999 Sep 13;159(16):1865-70

Richard JL: Coronary risk factors - The French paradox; Arch Mal Coeur Vaiss. 1987 Apr;80 Spec No:17-21

Rimm EB, Stampfer MJ, Ascherio A, Giovannucci E, Colditz GA, Willett WC: Vitamin E consumption and the risk of coronary heart disease in men. N Engl J Med. 1993 May 20;328(20):1450-6.

Rimm EB, Stampfer MJ.: The role of antioxidants in preventive cardiology. Curr Opin Cardiol. 1997 Mar;12(2):188-94.

Ritchie, K., Carrière,I., de Medonsa, A. et al. : The neuroprotective effects of caffeine; Neurology 69, 536-545, 2007

Rizzoli R, Bonjour JP. Malnutrition and osteoporosis; Z Gerontol Geriatr. 1999 Jul;32 Suppl 1:I 31-7.

Roche HM. Dietary carbohydrates and triaeylglycerol metabolism. Proc Nutr Soc.,1999;58:201-7.

Roller E, Schulte KW, Hengge U, Ruzicka T, Kuhn A, Megahed M.: Eruptive xanthomas, Hautarzt. 2004 Oct; 55(10):978-80

Rote Liste 2007: Fachinformation Sortis® (Atorvastatin), Parke-Davis GmbH (ein Unternehmen der Pfizer-Gruppe), Stand Mai 2006

Rote Liste 2007: Fachinformation Aspirin N 100 mg ® Bayer Vital mbH Stand November 2005 [hier stellvertretend für die Substanz Acetylsalicylsäure]

Rote Liste 2007: Fachinformation Allpurinol-Ratiopharm® Ratiopharm GmbH Stand November 2006 [hier stellvertretend für die Substanz Allopurinol]

Roughead ZK: Is the interaction between dietary protein and calcium destructive or constructive for bone? J Nutr. 2003 Mar;133(3):866S-869S.

Skalka HW, Prchal JT. Presenile cataract formation and decreased activity of galacto-semic enzymes. Arch Ophthalmol. 1980 Feb;98(2):269-73

Samaha, F. F., Iqbal, N., Seshadri, P., Chincano, K. L., Daily, D. A., McGrory, J., Williams, T., Williams, M., Gracely, E. J., Stern, L.: A low-carbohydrate as compared with a low-fat diet in severe obesity. N Engl J Med 348 (2003) 2074-2081

Schatzkin A, Longnecker MP.: Alcohol and breast cancer. Where are we now and where do we go from here? Cancer. 1994 Aug 1;74(3 Suppl):1101-10.

Schmidt, E., Schmidt, N.: Leitfaden Mikronährstoffe; Urban & Fischer Verlag; München, Februar 2004, 337-342

Schnug, E.: Das kann ein Wässerchen trüben - Arsen und Uran in Mineralwässern 26.09.2003 - Bundesforschungsanstalt für Landwirtschaft; www.uni-protokolle.de

Schnohr P, Thomsen OO, Riis Hansen P, Boberg-Ans G, Lawaetz H, Weeke T.Egg consumption and high-density-lipoprotein cholesterol.J Intern Med. 1994 Mar;235(3):249-51.

Schoen RE, Tangen CM, Kuller LH, Burke GL, Cushman M, Tracy RP, Dobs A, Savage PJ.: Increased blood glucose and insulin, body size, and incident colorectal cancer. J Natl Cancer Inst. 1999 Jul 7;91(13):1147-54

Schroeter H, Heiss C, Balzer J, Kleinbongard P, Keen CL, Hollenberg NK, Sies H, Kwik-Uribe C, Schmitz HH, Kelm M.: Epicatechin mediates beneficial effects of flavanol-rich cocoa on vascular function in humans. Proc Natl Acad Sci U S A. 2006 Jan 24;103(4):1024-9

Scholl, J: Kondition, Kraft und Grünzeug gegen Diabetes; MMW Fortschr Med. 2005; 147(47), Seite 53-56

Scholl, J.: Homocysteinsenkung – Pro und Kontra, AAM 06/2006

Schwab US, Sarkkinen ES, Lichtenstein AH, Li Z, Ordovas JM, Schaefer EJ, Uusitupa MI: he effect of quality and amount of dietary fat on the susceptibility of low density lipoprotein to oxida-tion in subjects with impaired glucose tolerance. Eur J Clin Nutr. 1998 Jun;52(6):452-8.

Seddon, J.M., Ajaani, U.A., Sperduto, R.D. et al.: Dietary Carotenoids, Vitamins A,C and E, and Advanced Age Related Macular Degeneration. Eye Disease Case-Control Study Group, Journal of the American Medical Association 272 (18), 1994, 1413 – 1420

Senti, G., Ballmer-Weber, B.K., Wüthrich, B.: Nüsse, Samen und Kerne aus allergologischer Sicht; Schweiz. Med. Wochenschr. 2000, 130: 1795-1804

Setty AR, Curhan G, Choi HK. Obesity, waist circumference, weight change, and the risk of psoriasis in women: Nurses' Health Study II; Arch Intern Med. 8/2007, 13-27;167(15):1670-5

Shah O., Isley, W.: Ketoacidosis during a Low-Carbohydrate Diet; N Engl J Med 2006; 354:97-8

Shulgin, A.: Centrally active phenylethylamine, in Psych. Pharmac.Communications, 1,93-98, 1997

Sharman MJ, Kraemer WJ, Love DM, Avery NG, Gomez AL, Scheett TP, Volek JS.: A ketogenic diet favorably affects serum biomarkers for cardiovascular disease in normal-weight men, J Nutr. 2002 Jul;132(7)

Sidney W. Mintz: Die süße Macht. Kulturgeschichte des Zuckers. Campus, Frankfurt a. Main-New York 1992 (2. Aufl.). ISBN 3-593-34721-0

Simopoulos, A.P., Salem, N.: Omega-3 fatty acids in eggs from range-fed Greek chickens, New England Journal of Medicine, N Engl J Med. 1989 Nov 16;321(20):1412.

Simopoulos, A.P., Robinson, J.: "The Omega Diet"; New York, NY: HarperCollins. 1999

Simopoulos, A.P.: The Importance of the Ratio of Omega-6/Omega-3 Essential Fatty Acids. Biomedicine and Pharmacotherapy 56 (8), 2002, S. 365-379

Skov AR, Toubro S, Rønn B, Holm L, Astrup A.: Randomized trial on protein vs carbohydrate in ad libitum fat reduced diet for the treatment of obesity. Int J Obes Relat Metab Disord. 1999 May;23(5):528-36.

Smith-Warner SA, Spiegelman D, Yaun SS, van den Brandt PA, Folsom AR, Goldbohm RA, Graham S, Holmberg L, Howe GR, Marshall JR, Miller AB, Potter JD, Speizer FE, Willett WC, Wolk A, Hunter DJ: Alcohol and breast cancer in women: a pooled analysis of cohort studies. JAMA. 1998 Feb 18;279(7):535-40.

Sondike SB, Copperman N, Jacobson MS: Effects of a low-carbohydrate diet on weight loss and cardiovascular risk factor in overweight adolescents, J Pediatr. 2003 Mar;142(3):253-8

Spaak J, Merlocco AC, Soleas GJ, Tomlinson G, Morris BL, Picton P, Notarius CF, Chan CT, Floras JS.: Dose-related effects of red wine and alcohol on hemodynamics, sympathetic nerve activity, and arterial diameter. Am J Physiol Heart Circ Physiol. 2008 Feb;294 (2)

Spitzbart, M.: Leben Sie Ihr Glück!, Mosaik-Velag 2005

Stampfer MJ, Hennekens CH, Manson JE, Colditz GA, Rosner B, Willett WC.: Vitamin E consumption and the risk of coronary disease in women. N Engl J Med. 1993 May 20;328(20):1444-9.

Stampfer MJ, Krauss RM, Ma J, Blanche PJ, Holl LG, Sacks FM, Hennekens CH: A prospective study of triglyceride level, low-density lipoprotein particle diameter, and risk of myocardial infarction. JAMA. 1996 Sep 18;276(11):882-8.

Sutherland WH, Ball MJ, Walker H.:The effect of increased egg consumption on plasma cholesteryl ester transfer activity in healthy subjects. Eur J Clin Nutr. 1997 March;51(3):172-6.

Stamler J, Elliott P, Kesteloot H, Nichols R, Claeys G, Dyer AR, Stamler R.: Inverse relation of dietary protein markers with blood pressure. Findings for 10,020 men and women in the INTER-SALT Study. INTERSALT Cooperative Research Group. International study of SALT and blood pressure. Circulation. 1996 Oct 1;94(7):1629-34.

Stark, T. und Hofmann, T. (2005): Isolation, structure determination, synthesis, and sensory activity of N-phenylpropenoyl-L-amino acids from cocoa (Theobroma cacao). In: J. Agric. Food Chem. Bd. 53, Nr. 13, S. 5419-5428

Stark, T. et. al. (2006): Quantitative analysis of N-phenylpropenoyl-L-amino acids in roasted coffee and cocoa powder by means of a stable isotope dilution assay. In: J. Agric. Food Chem. Bd. 54, Nr. 8, S. 2859-2867

Stearns DM, Silveira SM, Wolf KK, Luke AM.: Chromium(III) tris(picolinate) is mutagenic at the hypoxanthine (guanine) phosphoribosyltransferase locus in Chinese hamster ovary cells; Mutat Res. 2002 Jan 15;513(1-2):135-42.

Stein I, Leventhal MC:Amenorrhea associated with bilateral polycystic ovaries. Am J Obstet Gynecol 1935; 29: 181-193

Stern L, Iqbal N, Seshadri P, Chicano KL, Daily DA, McGrory J, Williams M, Gracely EJ, Samaha FF: The effects of low-carbohydrate versus conventional weight loss diets in severely obese adults: one-year follow-up of a randomized trial. Ann Intern Med. 2004 May 18;140(10):778-85.

Stevens LJ, Zentall SS, Deck JL, Abate ML, Watkins BA, Lipp SR, Burgess JR: Essential fatty acid metabolism in boys with attention-deficit hyperactivity disorder, Am J Clin Nutr. 1995 Oct; 62(4):761-8.

Strunz, Ulrich: forever young –das Erfolgsprogramm, Heyne Verlag München 1999

Strunz, Ulrich: forever young – Geheimnis Eiweiß, Gräfe und Unzer Verlag München 2004

Strunz, Ulrich: Frohmedizin, Heyne Verlag München 2004

Sui X, LaMonte MJ, Laditka JN, Hardin JW, Chase N, Hooker SP, Blair SN: Cardiorespiratory fitness and adiposity as mortality predictors in older adults; JAMA. 2007 Dec 5;298(21):2507-16

Szabo, A.: Phenylethylamine - a possible link to antidepressant effects of exercises? British Journal of Sports Medicine, 2001, 35: 342-343

Takai, N et al.: Effect of psychological stress on the salivary cortisol and amylase levels in healthy young adults. Archives of Oral Biology 2004; 49: 963-968

Taubert D, Roesen R, Lehmann C, Jung N, Schömig E.: Effects of low habitual cocoa intake on blood pressure and bioactive nitric oxide: a randomized controlled trial. JAMA. 2007 Jul 4; 298 (1): 49-60.

Techniker Krankenkasse: Fettstoffwechselstörungen – eine Information für Patienten und Angehörige; TK Hamburg, 2. Auflage 2001, ISBN 3-933779-08-1

Techniker Krankenkasse: Diabetes mellitus Typ 2– eine Information für Patienten und Angehörige; TK Hamburg, 1. Auflage 2003, ISBN 3-933779-17-0

Tirosh A, Rudich A, Shochat T, Tekes-Manova D, Israeli E, Henkin Y, Kochba I, Shai I.: Changes in triglyceride levels and risk for coronary heart disease in young men. Ann Intern Med. 2007 Sep 18; 147(6):377-85.

Töller, M.: Evidenzbasierte Empfehlungen zur Ernährungstherapie und Prävention des Diabetes mellitus. Enährungs-Umschau 2005, 52: 216-219

Oh K, Hu FB, Manson JE, Stampfer MJ, Willett WC: Dietary Fat Intake and Risk of Coronary Heart Disease in Women: 20 Years of Follow-up of the Nurses' Health Study. In: Am J Epidemiol. 2005 Apr 1;161(7):672-9.

Olschewski P; Ellrott T; Jalkanen L; Pudel V; Scholten T; Heisterkamp F; Siebeneick S. Langzeiterfolg eines multidisziplinären Gewichtsmanagementprogramms. Münchner Medizinische Wochenschrift 1997; 139 (16): 245-250.

Omura T.: Geographical distribution of cerebrovascular disease mortality and food intakes in Japan. Soc Sci Med. 1987;24(5):401-7

Opoku-Afari, C.: Die Diät-Katastrophe; Systemed-Verlag, 1. Auflage 2006

Paget, Lou: Die perfekte Liebhaberin, Goldmann-Verlag 2000

Presterl E, Kneifel W, Mayer HK, Zehetgruber M, Makristathis A, Graninger W. Endocarditis by Lactobacillus rhamnosus due to yogurt ingestion? Scand J Infect Dis. 2001;33(9):710-4.

Richter, Hans-Jürgen: Des Pudels Kern. Bringt die AOK die Dicken um? Der Kassenarzt 04/2003

van der Poel, P.W. , H. Schiweck, T. Schwartz: Zuckertechnologie, Rüben- und Rohrzuckerherstellung. Bartens, Berlin 1998, ²2000. ISBN 3-87040-70-6

Veech RL, Chance B, Kashiwaya Y, Lardy HA, Cahill GFJr.: Ketone bodies, potential therapeutic uses, IUBMB Life. 2001 Apr;51(4):241-7

Velimirov, A., Müller, W.: Die Qualität biologisch erzeugter Lebensmittel, Bioaustria, Wien 2003

Vernon C, Eberstein JA: Die Atkins Diabetes Revolution. Frühzeitig erkennen und Risiken mindern, Deutsche Erstausgabe Mosaik bei Goldmann, 2006

Vessby B.: Dietary fat and insulin action in humans; Br J Nutr. 2000, 83 Suppl 1:91-96

Volek JS, Sharman MJ, Gomez AL, Scheett TP, Kraemer WJ.: An isoenergetic very low carbohydrate diet improves serum HDL cholesterol and triacylglycerol concentrations, the total cholesterol to HDL cholesterol ratio and postprandial pipemic responses compared with a low fat diet in normal weight, normolipidemic women, J Nutr. 2003 Sep;133(9):2756-61.

Wagstaff LR, Mitton MW, Arvik BM, Doraiswamy PM: Statin-associated memory loss: analysis of 60 case reports and review of the literature. Pharmacotherapy 2003; Jul;23: 871-880.

Wandt, Christina: Alle 20 Minuten ein Snack, Westdeutsche Allgemeine Zeitung, 28.02.2007

Wertz K, Siler U, Goralczyk R: Lycopene: modes of action to promote prostate health. Arch Biochem Biophys. 2004 Oct 1;430(1):127-34.

Westman EC, Yancy WS, Edman JS, Tomlin KF, Perkins CE.: Effect of 6-month adherence to a very low carbohydrate diet program; Am J Med. 2002 Jul;113(1):30-6

Westman EC: The Atkins Diet – transcript BBC Science & Nature TV & Radio Follow-up; Thursday 12 August 2004

Westman EC, Yancy WS Jr, Olsen MK, Dudley T, Guyton JR.: Effect of a low-arbohydrate, ketogenic diet program compared to a low-fat diet on fasting lipoprotein subclasses; Int J Cardiol. 2006 Jun 16;110(2):212-6.

Westman EC, Feinman RD, Mavropoulos JC, Vernon MC, Volek JS, Wortman JA, Yancy WS, Phinney SD: Low-carbohydrate nutrition and metabolism. Am J Clin Nutr. 2007 Aug;86(2):276-84.

White, R. H.: Occurence of S-Methyl Thioesters in Urines of Humans After They Have Eaten Asparagus, Science 189, 810-811, 1975

Williams, D.E., Wareham,N.J., Cox, B.D. et al.: Frequent Salad Vegetable Consumption is Associated with a Reduction in the Risk of Diabetes Mellitus; Journal of Clinical Epidemiolgy 52 (4), 1999, S.329-335

Williams PT, Krauss RM. Low-fat diets, lipoprotein subclasses, and heart disease risk. Am J Clin Nutr 1999;70:949-50.

Wolf, H.,.Klinge, D., Dtten, A.: Hereditäre Fruktoseintoleranz (HFI), Münchener Med. Wochenschr. 134 (1992) Nr.16

Worm, N.: Täglich Wein - Gesünder leben mit Wein und mediterraner Ernährung, Hallwag Verlag, 5. Auflage 1997

Worm, N.: In vino sanitas – an Weihnachten schützt Wein die Gesundheit besonders, Pharmazeutische Zeitung, Ausgabe 50/2000, Dezember 2000

Worm, N.: Täglich Fleisch – auch der Mensch braucht artgerechte Ernährung; Hallwag Verlag 2002

Worm, N.: Diätlos glücklich, systemed Verlag 2003

Worm, N.: Den Typ 2 Diabetes an der Wurzel packen, Systemed Verlag, 2003

Worm, N.: Syndrom X oder Ein Mammut auf den Teller, Systemed Verlag 2004

Worm, N.: Glücklich und schlank, Systemed Verlag, 5. Auflage 2005

Worm, N.: Je dichter desto dicker; Ärztemagazin PHOENIX - Ernährung & Lebensqualität 03/2005

Yancy, WS., Vernon M.C., Westmann, E.C.: A pilot trial of low-carbohydrate, ketogenic diet in patients with type 2 diabetes; Metabolic Sysndrome and Related Disorders 2003; 1: ff 239

Yancy WS Jr, Foy M, Chalecki AM, Vernon MC, Westman EC.: A low-carbohydrate, ketogenic diet to treat type 2 diabetes. Nutr Metab (Lond). 2005 Dec

Yang, Y., He, M., Cui, H., Bian, L., Wang, Z.: The Prevalence of lactase deficiency and lactose intolerance in Chinise children of different ages. Chin. Med. J. (Engl.) 2000; 113:1129-1132

Yamamoto T, Moriwaki Y, Takahashi S, Tsutsumi Z, Yamakita J, Higashino K.:

Effects of Fruktose and xylitol on the urinary excretion of adenosine, uridine, and purine bases. Metabolism. 1999 Apr;48(4):520-4.

Yoshizawa K, Willett WC, Morris SJ, Stampfer MJ, Spiegelman D, Rimm EB, Giovannucci E.: Study of prediagnostic selenium level in toenails and the risk of advanced prostate cancer. J Nat Cancer Inst. 1998 Aug 19; 90(16):1219-24.

Zhang SM, Willett WC, Selhub J, Hunter DJ, Giovannucci EL, Holmes MD, Colditz GA, Hankinson SE: Plasma folate, vitamin B6, vitamin B12, homocysteine, and risk of breast cancer; J Natl Cancer Inst. 2003 Mar 5; 95(5):373-80.

Haftungsausschluss

Dieses Buch wurde von der Autorin sorgsam erarbeitet.
Alle Angaben, Hinweise und Empfehlungen erfolgen jedoch ohne Gewähr.
Somit kann weder von der Autorin noch vom Verlag für etwaig entstandene Schäden oder
Nachteile eine Haftung übernommen werden.

Die größte Kraft des Lebens ist der Dank.
Hermann von Bezzel (1861 - 1917)

Dieses Buch wäre ohne zahlreiche Menschen niemals beendet worden.
Ich danke daher allen, die mich immer wieder dazu aufgefordert haben, es endlich zu Papier zu bringen. Dazu gehören letztendlich auch all die Menschen, die mit dem „Bi(e)nären System" erfolgreich abgespeckt haben.

Meinem Wiener Freund Wolfgang Kohlhofer und meinem Fitnesstrainer Diplom-Sportlehrer Ulrich Schröder danke ich für ihr gewissenhaftes Korrekturlesen, beharrliches Nachfragen und das Auffinden, zahlreicher Rechtschreib- und Zeichenfehler.

Herrn Dr. med. Peter Heilmeyer danke ich für seine wertvollen Anregungen und Kommentare aus medizinischer Sicht.

Meinem Grafiker Willi Schmidt danke ich herzlich für seinen unermüdlichen zeichnerischen Einsatz und die Gabe, aus meinen wirren Strichzeichnungen und Erklärungen aussagefähige, humorvolle Bilder zu zaubern.

Der größte Dank jedoch gilt meinem wunderbaren Ehemann Detlev von Glinski, der mich nicht nur seit 28 Jahren auf seinen Händen trägt und unermüdlich unterstützt, sondern mich immer wieder mit den leckersten low carb Gerichten beglückt.

Stichwortverveichnis

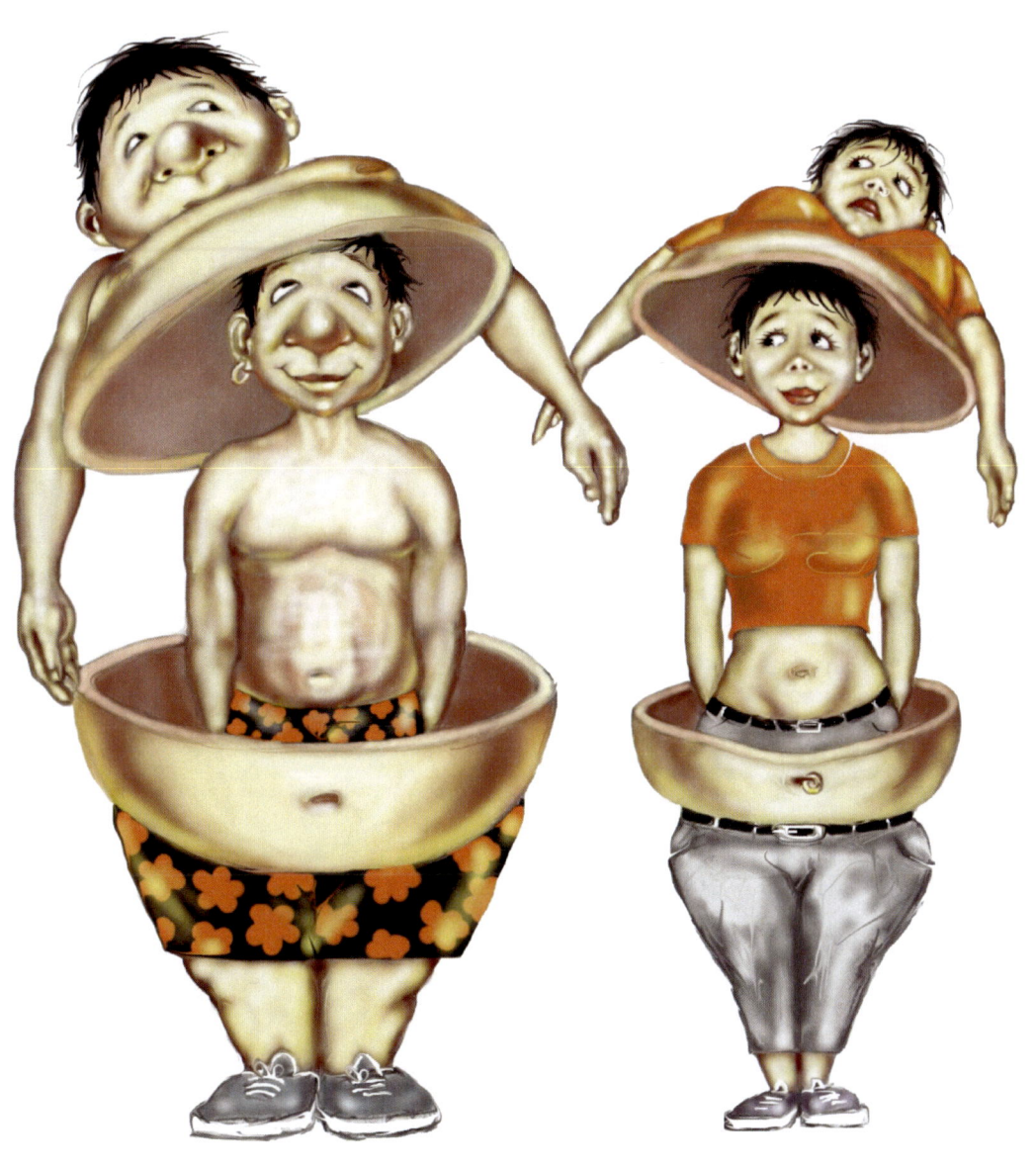

Das „Bi(e)näre System"
Vorher-Nachher-Show

Ursula Bien, Jahrgang 1963 studierte an der Ruhruniversität in Bochum Biologie mit den Schwerpunkten Biotechnologie, Biochemie und Biophysik. Nach Erlangung des Diploms arbeitete sie vier Jahre lang am Forschungszentrum Jülich.

1992 ging sie in die Pharmaindustrie und war im Laufe ihrer Karriere für verschiedene Unternehmen sowohl im Außendienst als auch im medizinischen Marketing tätig. Ihr Arbeitsschwerpunkt lag dabei von Anfang an im Bereich der Hämatologie und Onkologie. Seit 2004 ist sie Geschäftsführerin eines kleinen forschenden Pharmaunternehmens, welches Medikamente zur Bekämpfung bösartiger Blut- und Tumorerkrankungen herstellt.

Ernährungswissenschaften faszinierten Ursula Bien schon immer. Seit frühster Jugend las sie jedes Buch zu diesem Thema und verfolgte aufmerksam und kontinuierlich die wissenschaftliche Fachliteratur. 1993 stellte sie ihre Ernährung nach low carb Prinzipien um und reduzierte kontinuierlich die Kohlenhydrataufnahme zugunsten von Eiweiß und Fett. Lustvolles Schlemmen und die Auswahl bester Zutaten gehören beim Essen zu ihren Prinzipien. Sie ist Mitglied des deutschen Naturschutzbundes, von Foodwatch und des Vereins „Menschen für Tiere" und plädiert für eine artgerechte Haltung von Nutztieren, den Boykott tierquälerisch erzeugter Nahrungsmittel und die Ablehnung gentechnisch veränderter Lebensmittel.

Ursula Bien ist zertifizierte LOGI-Trainerin und engagiert sich ehrenamtlich in der Ernährungsberatung.

Detlev von Glinski ist seit 1995 mit Ursula Bien verheiratet. Durch die Umstellung seiner Ernährung auf low carb Prinzipien, entwickelte er sich vom übergewichtigen Couch Potato zum aktiven Triathleten. Mittlerweile hat er schon drei IRONMAN (3,8 km Schwimmen, 180 km Radfahren uns 42,195 km Laufen) absolviert und ist absolut rank und schlank. Als leidenschaftlicher Hobbykoch hatte er den Ehrgeiz, zu allen kohlenhydratreichen Speisen wohlschmeckende low-carb Alternativen zu entwickeln. Seine low-carb Rezepte bereichern den Rezeptteil dieses Buches. Mit den wissenschaftlichen Grundlagen der LOGI-Methode ist er genauso vertraut wie seine Frau.

Der Künstler **Willi Schmidt** wurde 1956 in Russland geboren und studierte von 1984 bis 1989 an der Kunsthochschule Kommunikationsdesign. Seit 1995 lebt er in Deutschland und ist als freischaffender Künstler in Offenbach am Main tätig.

Als Grafiker und Zeichner arbeitet er u.a. für verschiedene Agenturen, Verlage und Unternehmen. Seine humorvollen Illustrationen sind eine wunderbare Ergänzung des Buchtextes und zaubern dem Leser ein Lächeln auf das Gesicht.